L'évolution psychologique de la personnalité

1ère édition Chahine, 1929

ISBN : 2-7475-7784-8
EAN: 9782747577847

Pierre JANET

L'évolution psychologique de la personnalité

L'Harmattan
5-7, rue de l'École-Polytechnique
75005 Paris
FRANCE

L'Harmattan Könyvesbolt
1053 Budapest
Kossuth L.u. 14-16
HONGRIE

L'Harmattan Italia
Via Degli Artisti, 15
10124 Torino
ITALIE

NOTE ÉDITORIALE

L'ouvrage que nous présentons grâce à l'obligeance de Madame Noëlle Janet et de sa famille, et avec l'appui moral de l'Institut Pierre Janet, est le compte rendu intégral des conférences faites en 1929 au Collège de France dans le cadre de la Chaire de Psychologie expérimentale et comparée à laquelle l'illustre clinicien et psychopathologue avait été nommé pour succéder à Ribot. Le Programme de l'année était consacré au thème, déjà si sensible, de ***la Personnalité*** dont l'étude de la notion s'imposait avec l'émergence de la question, non seulement métaphysique, mais déjà socio-historiquement incertaine de son « avenir »...

Prononcées devant un public cultivé et exigeant, mais non universitaire, les leçons du Professeur, retranscrites par Miron Epstein, portent la trace du style oral de leur localisation. Sans rien abandonner de la rigueur, de la précision phénoménologique et contextuelle, comme des contrastes nuancés caractéristiques des cliniques d'un auteur mondialement réputé pour son esprit de finesse dans l'observation, les Cours ont, pour aborder les sujets les plus difficiles, un ton de familiarité où Janet « trahit », nous semble-t-il, quelques aspects de sa... personnalité. Une analyse fréquentielle de son vocabulaire ferait ressortir la répétition des adjectifs « curieux », « intéressant », « amusant », pour introduire un développement important ou pour recenser l'ouvrage d'un contemporain. Il nous semble que cela indique l'union, chez l'auteur, d'une propension à scruter les faits selon une attitude sceptique (ce terme, *à pleine charge étymologique*, étant aussi entendu au sens philosophique moderne); celle d'un scepticisme pour ainsi dire bonhomme, allié à une capacité à se laisser surprendre et de jouir des apparences. Cela, va sans dire, étant parfaitement compatible avec un parfait esprit de sérieux et une *implication profonde*. Remarquons ici, en passant, que rien n'est plus injuste (à notre point de vue) que l'opinion d'un Pradines voyant en Janet « un actif inémotif ». La lecture de ses écrits psychiatriques, de ses « médications psychologiques » et des rapports de cas dont il illustre aussi bien ses propos tenus en dehors des milieux médicaux, nous montre, au contraire, une personnalité sensible, « empathique », compatissante. Cela n'est pas forcément antinomique avec un manque d'illusions et une absence de « créditivité » (de crédulité) dans les Savoirs prétendument Absolus qui ne sont trop souvent que des idées reçues ; fussent-elles celles de Maîtres Penseurs. Je crois traduire ainsi ce que voulait dire l'un de ses auditeurs, du nom d'Henri EY, qui voyait en lui ni plus ni moins qu' « Un nouveau Socrate ». Questionneur et ironiste impénitent, ce dernier n'était certainement pas un non-Émotif Actif Primaire, pour employer les termes d'une caractérologie qui a eu son heure de succès... Mais laissons cela.

La notion de Personnalité ou, si l'on préfère, du Moi est – nous dit Janet – contrant ses plus chères références philosophiques (et, au premier chef, celle à Maine de Biran), une *construction évolutive*. Mais l'évolution ne saurait être confondue avec un processus linéaire. Elle se fait par *stades*, par paliers et *sauts* qualitatifs, mettant en jeu des processus de *synthèses*, d'*intégration* dans l'émergence de nouvelles phases fonctionnelles. Elle suppose aussi une *organisation hiérarchique* et une *régulation économique* des expressions et tendances, dans un long parcours qui va de « l'explosivité » de l'acte réflexe à *l'intériorisation* de la gesticulation verbale qui permettra l'Intentionnalité et l'Initiative.

Si nous tenions à souligner ces aspects basiques de la démarche de Janet, c'est parce qu'ils montrent ce que les nouveaux psychiatres « cognitivo-comportementalistes » perdent, dans une réduction platement « béhavioriste » ou opérationnaliste, de ce qu'est une véritable « psychologie de la conduite » : celle de Janet, dont les prétentions scientifiques ne sauraient se satisfaire des réductionnismes abrasants. Bien (voire parce) qu'elle refuse toute spéculation métempirique, la psychologie des conduites, repoussant tout recours dualiste, est une *psychologie concrète,* une psychologie de l'action. Il n'est qu'à considérer, pour s'en convaincre, ce qui est exposé dans le présent recueil de l'activité perceptive (la « construction de l'objet » y est décrite de façon bien plus radicale dans sa valeur native d'usage vital que ne l'avait fait Bergson, avec sa théorie de la perception comme effet des « sollicitations de notre motricité », ou que ne le fera Piaget et ses « schèmes » sensori-moteurs); on pourra aussi bien – via les actes de langage – se rapporter à ce qui est dit de la pensée comme action d'essai se faisant progressivement conceptualisation et représentation...

Quoi qu'il en soit, la « personnalisation » n'est pas que le résultat d'une genèse d'acquisitions quelconques. Elle relève aussi de *la composition* dans la succession et de *l'intrication unifiante* de ses *dimensions* corporelle, sociale et de temporalité vécue. Il est extrêmement important, alors, de souligner que Janet a toujours associé ici le développement et les émergences fonctionnelles avec leurs ratages, disruptions ou régressions pathologiques. Aucun phénomène morbide, insiste-t-il, n'est – quelle que soit sa nature – sans se faire jour à l'état d'ébauches, d'esquisses, de manifestations épisodiques frustes chez la Personnalité la plus normale. Aussi ne s'étonnera-t-on pas de trouver réunies dans les mêmes chapitres les considérations sur l'édification de la personnalité corporelle, du « *corps propre* », livrée en miroir des phénomènes pathologiques de *déperson-nalisation*; la construction de la *personnalité sociale* dans l'amour, la haine, la valorisation, l'individuation mise en continuité avec le sentiment d'emprise, le *délire d'influence ou de possession*, ou les « illusions » de *l'autisme.* Rien de surprenant, non plus, de voir la personnalité temporalisée se nouer, dans son *avenir biographique,* à de bien étranges *dissociations.*

C'est à travers ce jeu d'innovations, de déviations, de dérivations que l'on peut aborder, autrement qu'abstraitement, les problèmes de *la prise de conscience*, de *la nature de l'Esprit*; pour tout dire du processus du « *devenir-Soi* ».

Reste alors – au-delà de la fracture déjà repérée de mentalité entre la Vieille Europe (Janet parlait lui de, et pour, la France) et le Nouveau Monde – l'ultime et insoluble question du Moi d'un l'Homme qui se sait mortel : « **Et Après** ? ». C'est, nous semble-t-il, sans grande conviction que Janet va chercher, « entre rire et tristesse », une consolation, pour ceux que le problème taraude, dans les écrits de Renan, d' Einstein et de Lacombe. Mais, si une espérance est possible, c'est à Rabelais qu'il faut laisse le dernier mot : « Bon espoir gît au fond… *Osez espérer tout,* y compris l'immortalité, et *l'espérer de votre génie, de votre travail. Savoir et bonté »…*

Jacques Chazaud

PREMIÈRE PARTIE

LA PERSONNALITÉ CORPORELLE

3 DECEMBRE 1928.

I. — LE PROBLÈME DE LA PERSONNALITÉ

Mesdames,
Messieurs,

Nous avons décidé ensemble que nous prendrions cet hiver pour objet de nos études l'examen psychologique de la personnalité. Au fond, ce sujet continue bien les précédents, l'évolution dans le temps et l'étude des sentiments.

Ce titre « Etude psychologique de la personnalité » me rappelle à moi-même un petit souvenir un peu émotionnant : cela a été le premier titre de mes cours au Collège de France. En décembre 1895, quand j'ai eu l'honneur de prendre la suppléance du cours de Ribot, j'avais pris comme titre de mes cours « Etude de la Personnalité ». C'était un sujet que Ribot lui-même m'avait indiqué. Il trouvait qu'il était bien d'accord avec mes études précédentes sur les somnambulismes, sur les doubles existences, qu'il était bien à la mode, et il me disait qu'il plairait aux auditeurs, qu'il les intéresserait. Pendant tout le cours de l'année, Ribot qui, naturellement, s'intéressait à la suppléance de son cours, en suivait un peu les échos ; il écoutait les doléances des auditeurs et il me les rapportait. Or les auditeurs de ce temps-là étaient très étonnés de ma manière de procéder. Ils avaient certaines indignations. Par exemple, disaient-ils, quel singulier mélange fait-il dans ses citations ! Il nous cite des philosophes et même des philosophes spiritualistes — comme Spencer, comme Garnier, surtout comme Maine de Biran qu'il nomme à chaque instant — et immédiatement après, il rapporte des phrases de Charcot, de Sherrington et de Krœpelin. Quelle épouvantable salade ! De même, dans la description des faits, j'examinais de grandes théories métaphysiques à côté d'observations de détail sur telle ou telle névrose. Tout cela paraissait un peu confus.

Je me défendais de mon mieux et, ce qui est bizarre et ce qui montre que les hommes ne se perfectionnent guère, malgré tout, depuis cette époque reculée — cela fait 33 ans —, j'ai continué à battre devant vous la même salade. Pourquoi cela ?

C'est parce que j'ai le sentiment, et je crois avoir fini par vous le faire partager, que l'étroitesse d'esprit et le rétrécissement dans les spécialités n'est jamais une bonne chose et que, surtout lorsqu'on s'occupe de psychologie, il a des effets déplorables. La psychologie, par la définition même de son objet, touche absolument à tout. Elle est universelle. Il y a des faits psychologiques partout. Il y en a aussi bien dans les ouvrages d'un littérateur que dans les études anatomiques sur un cerveau. Si vous ne voulez considérer que le littérateur, que le moraliste ou que l'anatomiste, vous restreignez la psychologie à une partie très étroite, et vous arrivez forcément à des erreurs. Il faudrait au contraire être capable de généralisation, il faudrait être universel pour s'occuper d'études psychologiques, car il faudrait savoir ce que tous les hommes ont pensé dans tous les domaines et de quelle manière ils ont pensé.

Mais quand on admet cette nécessité de la généralisation en psychologie, il faut la pousser très loin. A l'époque dont je vous parle, dans mon premier cours en 1895, j'obéissais à la mode et je m'occupais surtout d'une maladie particulière : les somnambulismes, les doubles existences qu'on appelait alors des symptômes hystériques. Je crois aujourd'hui que j'avais raison d'en parler, mais que ce n'était qu'une petite partie du problème, car il y a bien d'autres troubles de la personnalité en dehors de ces doubles existences, et ce qu'il faudrait mélanger avec les spéculations métaphysiques, ce serait toute la pathologie mentale, et particulièrement l'étude des troubles mélancoliques et des troubles des persécutés dont nous aurons à parler car ils sont bien étranges dans leurs conceptions de la personnalité. Il faudrait mélanger tout cela avec les aperçus philosophiques de Maine de Biran sur l'ensemble de la personnalité.

Seulement, quand on se place à ce point de vue, on tombe dans un autre danger car il y en a de tous côtés. On tombe dans le danger de rendre les études interminables car, en somme, on peut, à propos de la personnalité, étudier n'importe quoi, et j'ai bien remarqué, en préparant le cours de cette année, qu'il n'y avait pas de limites à ce sujet, qu'on pouvait mettre tous les problèmes possibles dans l'étude de la personnalité. Les problèmes religieux évidemment, ne parlent que de la personnalité, de sa récompense, de sa punition, de son évolution et de son avenir. Les problèmes moraux se rattachent à la personnalité. Les problèmes élémentaires sur les sens sont des problèmes de personnalité.

Vous rappelez-vous un livre qui mérite beaucoup de succès, le livre de M. Villey sur « Le monde des aveugles », en 1914 ? Dans ce livre, M. Villey soutient perpétuellement une thèse, c'est que les aveugles de naissance sont des hommes comme les autres, qu'ils ont la personnalité comme les autres et qu'ils ont la même psychologie que les autres. Il voit donc là un problème et, en effet, c'est un problème de savoir si la présence ou l'absence de la vision ne change pas l'évolution de la personnalité.

On peut donc, à propos de la personnalité, parler de tout. Nous n'en finirions jamais. Ce n'est pas un cours en vingt-cinq leçons qu'il faudrait vous faire : c'est vingt-cinq cours de ce genre. J'ai même songé un moment à diviser cette étude en deux années, mais ce ne serait pas bon maintenant. Nous sommes arrivés à une époque où il n'est pas mauvais de résumer notre enseignement psychologique et de vous présenter quelques idées générales en raccourci. Il nous faudra donc abréger et abréger beaucoup.

Bien entendu, nous sommes obligés maintenant de laisser un peu de côté les maladies appelées autrefois hystériques qui avaient joué un très grand rôle dans mon premier cours. Nous avons consacré autrefois une douzaine de leçons aux fugues, aux somnambulismes variés, aux doubles existences comme celles de la Félida X. de Azam. Nous les résumerons cette année en une seule leçon et cela vers la fin du cours.

Mais, même en résumant autant que possible, il faut présenter des aperçus généraux et, pour cela, il me semble qu'une première notion est indispensable, c'est de nous faire entre nous une idée, non pas de ce que c'est que la personnalité — ce qu'elle est au fond nous est profondément inconnu — mais de nous faire une idée de ce que nous voulons appeler de ce mot, des objets que nous voulons étudier sous le nom de personnalité. C'est déjà quelque chose d'assez compliqué.

Je ne veux pas au commencement présenter une définition de la personnalité. C'est plutôt une conclusion qu'un commencement. Je voudrais présenter une définition verbale, dire de quoi on s'occupe et tâcher de nous en donner une idée d'ensemble.

Il me semble que ce que nous appelons personnalité, personne humaine, rentre dans un groupe de notions très générales, les notions d'unité, d'individualité, et les notions de distinction.

Commençons par les notions d'unité sous la forme la plus générale, et puis nous préciserons peu à peu pour voir ce que l'on peut appeler une personne.

Nous sommes habitués — c'est là une notion générale, c'est une forme de nos perceptions — à distinguer les objets les uns des autres. Nous ne les voyons pas tous confondus pêle-mêle dans une image vague ; nous les voyons séparément et nous sommes capables de les considérer séparément. Par exemple, je puis très bien attirer votre attention sur la lampe qui est sur ma table. Immédiatement vous avez dans l'esprit que c'est un objet distinct. Cette lampe n'est pas identique au pupitre, à la table ; elle ne se confond pas avec un banc ; elle est dans la salle mais elle n'est pas la même chose que la salle. Cette lampe est donc un objet particulier. Cela veut dire qu'elle présente deux propriétés : la première, c'est que, même si elle est composée de parties, ces parties se réunissent, elles forment un ensemble unique. Dans cette lampe, il y a un abat-jour, il y a une ampoule de verre, il y a des fils, des tubes métalliques, un pied, etc. Vous n'y pensez pas. Quand je vous dis : « la lampe », la lampe réunit dans une même expression et peut-être même dans une même idée plusieurs choses que l'on pourrait séparer, si l'on voulait, matériellement, qu'on peut séparer intellectuellement. La lampe présente donc à mes yeux une unité.

En second lieu — ce qui va avec ce premier caractère — elle présente une distinction. Comme je vous le disais, cette lampe n'est pas identique aux personnes, elle s'en sépare — séparation matérielle et séparation morale car, au moment où nous pensons à la lampe, nous ne pensons pas à une personne parmi vous, à un individu ; nous ne pensons pas au banc ni à la table. Nous avons donc cette vieille habitude de séparer les objets en leur donnant une distinction.

Ces deux caractères pourraient peut-être se réunir dans ce mot qu'employait le physiologiste Sherrington, le mot intégration : un objet est intégré quand il forme quelque chose à lui seul, une unité distincte, séparée des autres. Dans la personnalité, ce caractère-là se retrouve évidemment. Il joue un rôle essentiel. Une personne, à première vue, c'est un organisme humain, avec une tête, des bras, des jambes, mais c'est un corps unique. Nous n'appelons jamais une personne une réunion de deux corps. Quand deux jumeaux sont collés par le dos, nous sommes même très embarrassés pour dire où est la personnalité et nous aboutissons presque toujours à dire qu'il y a deux personnalités.

La personnalité implique donc une première notion : l'unité et la distinction des objets. Mais cependant, ne poussons pas les choses trop loin, car ce serait vite ridicule. Est-ce que je fais de cette lampe une personne ? Est-ce que je la considère comme une personnalité ? Et puis-je dire que ce pupitre, cette table, sont des personnalités distinctes les unes des autres, exactement comme vous êtes vous-mêmes des personnalités distinctes ? Evidemment non. Les objets ont une unité et une distinction qui est plus élémentaire, qui n'est pas la même chose que la distinction des personnalités. Essayons de nous rendre compte de cette différence. Pourquoi est-ce que je ne veux pas faire de la lampe une personne ? Pourquoi suis-je arrêté devant cette considération ? Voici la réflexion qui me vient à l'esprit et qui, je crois, est assez démonstrative sur ce point.

Quand nous considérons la lampe, qui donc établit et qui donc fait l'unité et la distinction ? L'unité de la lampe, elle est faite par moi, c'est moi qui l'ai établie ; et non seulement c'est moi qui l'ai établie, mais il y a avant moi un autre homme qui a construit la lampe, qui a pris séparément les fils, l'abat-jour, le pied, qui les a réunis. Cette unité est une construction artificielle faite par un ingénieur et par un ouvrier, et elle est actuellement une construction artificielle faite par moi-même. C'est moi qui donne à la lampe son unité, qui en fais un instrument particulier ayant un rôle spécial, lequel rôle lui donne son unité.

Il en est de même pour la séparation de la lampe et de tous les objets. Elle est faite par les hommes et par moi, car après tout, l'ouvrier aurait très bien pu s'arranger pour que la lampe fît partie de la table. Il y a des lampes qui sont insérées dans les tables et ne forment avec elles qu'un seul objet. C'est l'ouvrier qui les a séparées. C'est moi encore qui les sépare : je sépare la lampe des autres objets parce que je donne à la lampe un rôle différent de celui des autres.

Pour que vous compreniez cette description, rappelez-vous cette méthode psychologique dont je vous ai parlé l'année dernière, à propos de la mémoire et du temps. Le psychologue se trouve dans un embarras particulier qui n'existe pas au même degré dans les autres sciences, c'est qu'il y a des phénomènes psychologiques en lui et en dehors de lui. Le psychologue fait de la psychologie : lui-même il pense, il donne de l'unité, il perçoit ; or les objets, ce sont précisément des phénomènes de perception et des phénomènes d'intelligence. Le sujet et l'objet se rapprochent tellement qu'on est perpétuellement exposé à les confondre. Un très grand nombre des erreurs de la psychologie vient de là. Nous sommes toujours entraînés à mettre à l'extérieur dans notre objet d'étude, ce qui est en nous, ce qui est notre propre travail.

Dans notre exemple, c'est tout à fait apparent ; c'est moi qui mets dans la lampe son unité, mais la lampe n'a pas d'unité. Voici ce que cela veut dire : La lampe a une unité quand je la regarde. Mais si nous partions tous de la salle, s'il survenait un cataclysme qui ferait qu'aucune pensée n'existerait plus, cette lampe serait confondue avec les atomes de la salle, elle n'aurait pas d'unité. Elle n'en a pas en elle-même.

Pour avoir une unité, il faudrait qu'elle fasse quelque chose de très important et sur quoi je reviens toujours : il faudrait qu'elle agisse elle-même. Cette unité, il faudrait qu'elle la fasse elle-même et qu'elle ne l'emprunte pas à moi. En un mot, il n'y a dans la lampe qu'une unité qui vient du dehors, une unité artificielle que j'ai imposée. Il n'y a pas en elle un travail pour l'unité.

Nous arrivons donc à une seconde approximation qui va être un peu plus précise. La personnalité est un « travail » vers l'unification et la distinction et, au point de vue psychologique, nous appellerons d'abord une personnalité l'ensemble des opérations, des actes petits et grands, qui servent à un individu pour construire, maintenir, et perfectionner son unité et sa distinction d'avec le reste du monde. Voilà déjà un nouveau progrès.

Faut-il nous y arrêter ? Peut-être. Mais le domaine ne va-t-il pas encore être très grand ? Tout à l'heure, nous avions tous les objets matériels, mais maintenant, nous avons devant nous tous les êtres vivants, tous les organismes. Nous semons une graine de blé, elle fait une racine qui est bien collée avec la tige, une tige, des feuilles, des grains de blé, des organes. Ces organes sont intimement réunis et, bien mieux que cela, ils servent les uns aux autres. La racine donne des sucs à toute la plante. La feuille fournit de l'acide carbonique et de l'oxygène à toute la plante. Tout cela s'unit, se mélange par un travail. Après tout, c'est le grain de blé qui a construit la plante et il l'a construite avec cette espèce d'unité. Il pousse et on peut dire que pousser, pour les plantes, c'est un peu comme agir pour les hommes.

Voilà donc les plantes qui nous paraissent présenter d'une manière très nette une activité qui n'est pas uniquement extérieure, mais une activité intérieure pour établir, pour maintenir leur unité.

Quand je réfléchissais à cette activité interne des plantes, mon attention a été attirée sur un ouvrage qui vient de paraître récemment et qui est assez curieux au point de vue psychologique. Il indique un caractère des études psychologiques qui devient très important et qui sera peut-être différent des précédents.

Vous avez peut-être connu l'ouvrage qui a pour titre « Introduction biologique à l'étude de la neurologie et de la psychopathologie ». Il est rédigé par deux auteurs dont les noms sont à mon avis intéressants parce qu'ils indiquent des tendances assez différentes, tendances qui arrivent à se synthétiser. Le premier de ces auteurs est le Professeur Von Monakow, de Zurich, médecin et professeur d'anatomie du système nerveux, qui était le directeur de l'Institut d'Anatomie pathologique du cerveau et qui a publié tant de beaux ouvrages sur l'histoire cérébrale. Il est encore aujourd'hui directeur des Archives suisses de neurologie qui ressemblent un peu à la Revue neurologique française et qui publient une foule de travaux d'histologie normale et pathologique sur le système nerveux, la moelle épinière et le cerveau. Le Professeur Von Monakow représente donc tout à fait la science anatomique du système nerveux, l'ancienne étude neurologique.

Son collaborateur est M. R. Mourgue, médecin des asiles en France. M. Mourgue est surtout un psychologue, un érudit des études psychologiques. Il a un autre caractère qui, ici, ne peut que le rendre sympathique : il est un disciple enthousiaste de M. Bergson — ce n'est pas tout à fait la même chose que l'anatomie du système nerveux. Il a soutenu en Angleterre, en particulier auprès du Professeur Head, que les critiques de Bergson dans « Matière et Mémoire » avaient joué un grand rôle dans l'interprétation de l'aphasie et devaient donner lieu à une autre interprétation de ce syndrome.

Ces deux auteurs associés veulent faire pénétrer dans l'étude anatomique du système nerveux les idées de M. Bergson. Quelle singulière tentative ! C'est un assemblage encore plus étrange que celui que je faisais autrefois de Maine de Biran et de Charcot. Ils ont cependant réussi sur certains points d'une manière intéressante. En tous cas, dans tout cet ouvrage d'introduction, ils nous présentent un certain nombre d'hypothèses qui vont devenir pour nous un peu embarrassantes.

Je vous signale et je vous conseille de lire le chapitre I, après l'introduction, qui a pour titre « Biologie du monde des instincts ». Nos auteurs mettent un instinct fondamental avant tous les autres, au point de départ des instincts. Ils le baptisent d'un nom grec pour ne pas employer des mots qui ont déjà des significations conventionnelles. Ils proposent de l'appeler « hormé ». Ils prétendent qu'un être vivant ne pourrait pas se développer ni subsister s'il n'y avait au dedans de lui-même une impulsion qui se manifeste, qui va donner naissance à toutes les différentes fonctions, une impulsion fondamentale à vivre, à conserver sa vie, à la développer. « Il faut entendre sous l'expression de « hormé », la tendance vers une adaptation créatrice de la vie sous toutes ses formes à ses conditions d'existence tendant à assurer à l'individu le maximum de « sécurité », non seulement pour le moment présent, mais pour l'avenir le plus éloigné. C'est la matrice des instincts. » Au fond, c'est l'ancienne conception de M. Bergson sur l' « élan vital ».

Donc, la hormé est le point de départ des instincts. Ces instincts, nous n'avons pas à les voir, mais nous nous arrêtons un peu embarrassés devant le premier instinct de MM. Von Monakow et Mourgue, le premier qui sort de la « hormé ». Ce premier instinct, ils l'appellent l'instinct formatif. Mais oui, disent-ils, avant que l'être ne mange, qu'il ne se batte avec les autres, avant qu'il ne procrée, il est peut-être utile qu'il existe, il est peut-être bon qu'il soit complet. Vous admettez très bien que la génération n'arrivera que chez l'adulte. Mais comment l'adulte se développe-t-il ? Il faut qu'il se forme, et le premier de tous les instincts — instinct psychologique — c'est celui qui domine d'une manière remarquable dans l'ovule et dans l'embryon. La première psychologie ne doit donc pas commencer après la naissance comme le prétendent les psychologues les plus avancés. La première psychologie commence à la fécondation de l'embryon. C'est à ce moment qu'apparaît un instinct qui va travailler, qui va faire des actes très compliqués, car, au fond, si vous y réfléchissez, c'est assez compliqué que de construire un homme avec un petit œuf ; c'est un travail difficile. L'instinct qui va le construire, c'est l'instinct formatif.

Ce chapitre est très intéressant, mais j'oserai dire que son contenu nous désillusionne un peu. L'introduction, l'annonce de ce que l'on veut faire, est plus intéressante que le contenu. En somme, les auteurs nous promettent une psychologie de l'embryon. Je veux bien. Ce sera très intéressant. Mais il faudrait parler de l'embryon avec des termes psychologiques.

Or ces auteurs sont embarrassés, évidemment ; et alors après avoir annoncé leur plan, ils se contentent d'une collection de très belles figures d'embryologie. Ils nous disent : « Les choses se passent comme cela. Tel organe commence à apparaître, tel autre se développe, puis un troisième, un quatrième. » En somme la seconde partie ne diffère pas beaucoup des traités d'embryologie ordinaires. Je voudrais que l'on me montrât comment agit l'individu qui fabrique ses organes, en un mot que l'on conservât le langage psychologique dans ces nouvelles actions — si c'était possible. Je crois qu'on aura de la peine et je puis vous faire une observation qui indique une difficulté qu'on rencontrera.

Vous savez que, dans notre conception psychologique, la formation ne doit pas se distinguer de l'action. Toute action, en même temps qu'elle se fait, forme l'organe. Je crois que, même aujourd'hui, quand je parle pour la millième fois dans cet amphithéâtre, non seulement je mets en œuvre une faculté, une fonction, mais j'agis sur cette fonction. L'exercice transforme la fonction à chaque moment, et, au commencement, l'exercice crée l'organe et fait la fonction. Quand un être vit, quand un enfant est sorti du corps de la mère et qu'il commence à agir, je vois très bien l'instinct formatif. L'instinct formatif est mélangé avec l'action. Toutes les fois que l'enfant fait un mouvement du bras, il forme la fonction de son bras et je dirai même qu'il forme son bras. Il forme les organes et surtout les centres nerveux correspondants. Dans la psychologie ordinaire, quand nous voyons les choses, la formation est mélangée avec l'action, et la formation se présente toujours comme une conséquence, comme une partie secondaire de l'action. La description anatomique se borne à la formation, la description psychologique s'occupe de l'action. Mais quand vous considérez l'embryon, où est l'action ? Vous ne voyez que la formation.

Il est vrai que vous pourrez me dire : « La formation joue un rôle minime chez les hommes qui sont vieux, un rôle un peu plus grand chez les hommes qui sont jeunes. La formation est une partie plus importante de l'acte chez l'enfant qui vient de naître et, chez l'embryon, la formation est énorme et l'action très petite ». Si vous voulez, j'accorde tout cela. Mais pour conserver l'expression psychologique, il faudrait encore parler d'action même chez l'embryon. Or on ne parvient pas à cela et pourquoi ? Parce que nous nous trouvons ici devant une difficulté générale de la psychologie d'aujourd'hui.

Il y a deux ans, quand nous parlions de la pensée, je vous ai rappelé un autre ouvrage très amusant, d'un autre caractère, beaucoup moins scientifique. C'est l'ouvrage qui est signé sous le pseudonyme Pierre-Jean et qui a pour titre : « Psychologie organique ». Je vous avais dit que c'était fort amusant à lire et j'avais été rempli d'admiration pour les capacités psychologiques de la feuille de capucine. C'est évidemment un organe psychologique remarquable. Les exploits moraux d'une feuille de capucine sont admirablement bien décrits. En vous parlant de cet ouvrage, je vous disais : Il m'intéresse, m'amuse et il m'effraie un peu. L'auteur emploie perpétuellement un vocabulaire qui est déjà un vocabulaire connu .Il parle de mémoire, d'intelligence, de jugement. Il emploie à chaque instant le mot choix, le mot préférence. Mais qu'est-ce que tous ces mots ? Ce sont des mots qui n'ont de sens que dans la psychologie des hommes adultes. Faire un choix, cela ne se comprend que pour un adulte ; cela implique beaucoup d'opérations antérieures. Vraiment j'hésite à dire que la feuille de capucine est capable de faire une délibération et un choix réfléchi. Il y a dans tout cela des analogies lointaines qui ne sont pas faciles à expliquer.

Je vous disais à ce propos qu'il faut avoir de la prudence dans les conceptions de l'évolution. Quand nous voyons l'évolution, nous voyons un acte ou un être qui sort d'un autre et celui-ci encore d'un autre. Nous sommes portés à décrire le premier être, celui du commencement, d'après le dernier.

Voyez le développement d'un arbre. Vous dites : « Le chêne sort du gland. » Vous connaissez le gland, ce qui fait que vous n'hésitez pas, et vous n'avez pas envie de dire que le gland soit un chêne. Il ne ressemble pas à un chêne, ne comporte pas de feuilles, pas de fleurs. Autrefois, on disait que les êtres sortaient de petits êtres microscopiques qui n'ont qu'à se développer, et que l'homme sort de l'homunculus. Mais on a bien discuté tout cela. En somme, la théorie de l'évolution nous pose un problème qu'elle ne résout pas d'avance. Elle ne nous dit pas si l'être primitif ressemble à l'être terminal. Vous n'en savez rien et vous ne pouvez le savoir que par observation et par expérimentation. Quand vous considérez le chêne, vous savez que le chêne sort du gland parce que vous avez pris des glands, que vous les avez semés, que vous avez constaté que, du gland, sortait un petit arbuste, que cet arbuste finissait par être un chêne. Mais « a priori », vous n'en savez rien du tout, et si vous vous trouviez dans un pays étranger en présence d'arbres que vous ne connaissez pas du tout, vous ne pourriez pas dire d'avance quelle est la graine de ces arbres et vous ne pourriez pas le dire d'après la forme de l'arbre.

Il en est de même en psychologie. Evidemment les faits psychologiques d'aujourd'hui sortent de faits primitifs ou de faits très anciens, mais desquels ? Je n'en sais rien. Il faut le vérifier expérimentalement.

Quelle est, dans les premiers êtres vivants, la graine d'où est sorti le choix volontaire ? Je n'en sais rien. Il faut le vérifier, l'observer, comme en semant des glands et en voyant pousser des chênes. Vous ne pouvez pas affirmer d'avance en voyant la feuille de capucine qu'elle possède le choix, la mémoire, l'intelligence humaine. Or c'est ce que l'on fait quand on parle de l'instinct formatif des êtres et quand on fait toute la psychologie d'après cet instinct formatif.

Mais quoi qu'il en soit, cette réflexion et ce chapitre auquel j'ai fait allusion soulèvent à nos yeux une difficulté pour aujourd'hui. Quand on lit ce chapitre, on est convaincu que l'embryon a une personnalité, qu'il contient le germe de toutes les fonctions. Et alors pouvons-nous dire que tous les embryons, que tous les êtres vivants, que les herbes, que les arbres aient des personnalités ? Même question que tout à l'heure pour la lampe. Nous disions bien : « La lampe ressemble à la personnalité mais n'en est pas une ». Nous pouvons dire actuellement : « Un être vivant, un grain de blé qui pousse ou bien un embryon qui se forme, ressemble en quelque chose à la personnalité, mais il n'en est pas une. » Il faudrait faire une nouvelle distinction.

Comment séparer ce que nous appelons une personnalité de ce qui se présente chez ces êtres-là ? Ces êtres nous montrent évidemment un travail pour s'unifier, MM. Von Monakow et Mourgue le répètent à chaque pas : L'embryon travaille à ce qu'une partie éloignée joue un rôle par rapport à la partie précédente. Il travaille à s'unifier en dedans de lui. Je dirai même — la chose n'est pas dans l'ouvrage de ces auteurs — l'embryon travaille à se distinguer. Il se fabrique une peau — c'est déjà quelque chose — pour se séparer de la mère, et il s'en sépare même si bien qu'il prend un rythme cardiaque et une composition élémentaire qui n'est pas la même. Ce travail, c'est bien ce que nous appelions le travail de la personnalité.

Pour préciser, nous sommes obligés de faire un pas de plus et de dire : Tout l'univers présente des phénomènes d'unité et de distinction, car, en somme, le problème universel du monde, c'est la multiplicité. Je vous le dis à chaque instant, le monde nous embarrasse parce que le monde est multiple. Il y a autour de nous des millions, des milliards d'étoiles, d'objets, de grains de sable, il y a des millions d'hommes. C'est bizarre, nous sommes en présence de millions de choses et cette multiplicité, c'est là le problème contre lequel nous avons à lutter, surtout quand nous faisons la personnalité. Cette multiplicité étant si grande, si énorme, on est obligé de la subdiviser et de la considérer à des points de vue particuliers.

Il y a d'abord le point de vue qu'on peut appeler le point de vue de l'espace et le point de vue corporel. La lampe se distingue de la table au point de vue spatial, au point de vue corporel. L'embryon se distingue de la mère au point de vue corporel. Mais est-ce ce point de vue-là que nous envisageons quand nous parlons de personnalité ?

Pas tout à fait. Nous nous trouvons en présence d'un groupe et d'une multiplicité spéciale qui n'est pas la même que la multiplicité des objets. Avec sa vanité ordinaire, l'homme s'est mis à part des autres objets. L'ensemble des hommes est distinct de l'ensemble des objets. Est-ce une illusion ou une vérité ? En un mot, elle dirige toutes nos actions et quand nous parlons de personnalité, nous parlons surtout de la distinction d'une personne vis-à-vis d'une autre personne, de la distinction sociale.

Cette distinction sociale n'existe pas de la même manière chez tous les êtres vivants. Le grain de blé a une unité corporelle. L'épi de blé pousse et se distingue de la terre et des arbres environnants ; mais le grain de blé ne travaille pas particulièrement pour avoir une situation spéciale dans le champ de blé. Il ne travaille pas à se séparer des autres épis de blé et c'est tellement vrai que nous les confondons les uns avec les autres. Ils sont mélangés. Il forment des unités distinctes au point de vue physique ; ils ne forment pas des unités distinctes au point de vue social. Le point de vue social est le point de vue particulier qui domine la personnalité. Notre personnalité, c'est un travail interne pour s'unifier et se distinguer d'abord au point de vue matériel et surtout au point de vue social. En somme, ce qui fait la personnalité, c'est la société. La personnalité est une œuvre que nous faisons socialement pour nous distinguer les uns des autres et pour prendre chacun un rôle plus ou moins distinct du rôle du voisin. Voilà un caractère auquel nous arrivons.

N'y a-t-il que celui-là ? Dans la division de ce cours que nous avons à établir pour terminer, ne faut-il tenir compte que de ces deux distinctions : le côté corporel et le côté social ? Je crois qu'il y a d'autres multiplicités dans le monde. Il y en a infiniment, peut-être plus que nous n'en connaissons. Il y en a une autre à laquelle nous avons consacré nos leçons l'année dernière, multiplicité très curieuse, embarrassante, qui est la multiplicité des événements, des faits qui ne sont pas simultanés dans le même espace et qui se présentent irrégulièrement avant et après. Une personnalité n'existe pas seulement à l'instant présent ; elle s'étend encore sur le passé et sur l'avenir ; elle s'étend sur une longue période et elle rattache à elle-même ou bien elle sépare d'elle-même beaucoup d'événements passés. Nous disons à chaque instant : « Mais c'est moi qui ai été à tel endroit. C'est moi qui ai fait telle chose ». Si on nous prête un autre voyage, nous disons : « Non, ce n'est pas moi qui étais là. C'est une autre personne ». Ce qui fait que nous mettons le même travail d'unité et le même travail de distinction dans la multiplicité temporelle que dans la multiplicité spatiale et que dans la multiplicité sociale.

Peut-être y a-t-il d'autres multiplicités encore ? C'est bien possible et l'humanité cherche toujours à en découvrir. Si elle les découvre, il faudra que la personnalité s'unifie et se distingue à ce nouveau point de vue dans cette nouvelle multiplicité. Pour les hommes d'aujourd'hui, nous avons assez des trois précédentes et la personnalité se présente à nos yeux comme un travail interne et non pas uniquement externe, comme une série d'actions, de paroles et de travaux de toutes espèces pour s'unifier et se distinguer au point de vue corporel, au point de vue social et même au point de vue temporel.

Ces réflexions nous indiquent les divisions générales de ce cours que je voulais vous faire prévoir dès le début.

Autrefois, quand nous avons parlé de la personnalité, nous appliquions une méthode et un plan qui est assez simple, qui, je crois, est très bon et qui consistait à prendre notre division à nous, à laquelle nous sommes habitués, des phénomènes psychologiques superposés les uns aux autres.

Nous avons admis entre nous par simple convention, car on peut classer les faits comme on veut, cinq ou six degrés, cinq ou six paliers des opérations psychologiques : les opérations simplement réflexes qui existent dès le début de la vie, peut-être même déjà dans l'embryon ; les opérations perceptives, tous ces actes suspensifs si importants qui sont le point de départ des instincts des animaux ; les actions sociales, groupe capital qui va devenir le point de départ de transformations énormes pour toutes les opérations successives et qui existe déjà au moins chez quelques animaux ; puis les opérations intellectuelles, les premières croyances assséritives, les croyances réfléchies, les actes rationnels, les actes expérimentaux et enfin les actes progressifs, catégorie où nous mettons pêle-mêle toutes les inventions qui viennent s'ajouter aux opérations psychologiques précédentes.

Quand nous avons étudié la personnalité, nous nous sommes servis de ce plan, nous avons examiné la personne dans tous ces chapitres : Qu'est-ce que la personne au point de vue élémentaire, réflexe. Qu'est-elle au point de vue suspensif, au point de vue de la croyance, de la réflexion, de la raison, etc.

C'est un bon programme. Seulement, c'est bien long. Cela nous expose à des répétitions, à des explications assez longues. Vous connaissez maintenant ces différentes classifications psychologiques et ces différentes fonctions, et nous pouvons, je crois, avoir avantage à employer cette division du cours en trois parties que je vous ai fait prévoir.

La première partie étudiera la personnalité corporelle, que nous avons en commun avec les autres êtres vivants, mais qui nous sépare des corps bruts, qui consiste à s'unifier et à se distinguer dans le monde des objets. L'examen complet de la personnalité corporelle soulèverait bien des problèmes sur les sensibilités, sur les mouvements. Nous serons obligés de passer un peu vite sur elle.

Le deuxième groupe d'études, je vous le dis d'avance, occupera la majeure partie de ces leçons. Le plan de ce cours est malheureusement très inégal et il nous conduit à une division boiteuse : l'une des divisions est bien plus importante que les autres, non pas peut-être plus importante au point de vue de la réalité, mais par les études qu'elle soulève et par les travaux qui ont été faits. La majorité de ces leçons traitera de la seconde partie : la personnalité sociale.

Nous serons malheureusement obligés d'aller trop vite pour la troisième qui serait très intéressante : la personnalité temporelle, l'organisation de la personnalité dans le temps. Cette troisième division sera complétée par le cours de l'année dernière ; elle se réduira à quelques leçons.

Dans la prochaine leçon, nous aborderons la première partie avec le problème des sensations, en particulier le problème de la cénesthésie dans la personnalité.

6 DECEMBRE 1928.

II. — LA CENESTHESIE

Notre leçon d'aujourd'hui doit nous permettre de préciser un peu les idées générales sur l'étude de la personnalité dont nous parlions dernièrement. Nous en profiterons pour écarter quelques méthodes, quelques interprétations qui ont entre elles ce caractère commun d'être des philosophies de la personnalité.

A ce propos, puisque nous aimons les remarques générales, je voudrais vous signaler que, pendant bien des siècles, il y a eu une méthode d'interprétation qui a régné dans les travaux philosophiques. On expliquait toujours les choses d'une certaine manière et il faut nous en rendre compte. Cette explication, cette méthode qui régnait dans la philosophie antique, qui a régné encore à l'époque du cartésianisme, je pourrais l'appeler la méthode du parallélisme ou, si vous préférez un mot plus brutal, l'explication par le reflet.

Tâchons de comprendre par des exemples simples de quoi il s'agit. Je suppose que vous êtes dans une chambre fermée dont vous connaissez les murs ; vous savez que ces murs sont pleins et n'ont pas d'ouverture. Au milieu d'un de ces murs, vous voyez apparaître avec étonnement une tête d'homme. Vous êtes étonnés, vous vous demandez comment cette tête peut venir dans ce mur qui est plein, qui ne contient pas de fenêtre, pas d'ouverture. Votre embarras cesse lorsque quelqu'un vient vous donner une explication très simple et vous dit : « Vous n'avez pas fait attention. Sur ce mur il y a un miroir qui reflète quelqu'un qui est derrière vous. Retournez-vous, vous le verrez ».

Quand on vous a donné ces renseignements, vous avez le sentiment de satisfaction que l'on éprouve lorsqu'on a trouvé une explication qui paraît cohérente et assez suggestive, et vous n'interrogez pas. Cependant, à la rigueur, est-ce que cette explication est bien complète ? Pas tout à fait. On pourrait évidemment ergoter. En somme l'explication par le miroir a simplement déplacé le problème. Au lieu que vous ayez à vous interroger sur la tête qui apparaît dans le mur, vous avez à vous interroger sur la personne qui est derrière vous : d'où vient-elle, pourquoi est-elle là et pourquoi est-elle placée de manière à se refléter dans la glace ? Mais, en général, les curiosités humaines ne vont pas très loin. Quand on nous a donné une première explication, nous nous arrêtons et nous trouvons que c'est très clair. Cette explication par le reflet, vous comprenez ce que c'est quand il s'agit d'un cas simple comme celui-là.

J'ai l'impression que, pendant très longtemps, les philosophes se bornent à expliquer les choses de la même manière. Ils inventent des reflets, des miroirs et ils placent derrière ou devant le miroir un objet qui donne précisément cette impression dans la glace.

Rappelez-vous par exemple la vieille explication de la perception du monde extérieur chez les épicuriens, chez Démocrite ou encore chez Lucrèce. Pourquoi percevons-nous les corps ? Pourquoi percevons-nous des objets qui ont telle forme, telle couleur, telle place ? « Mais, disait Epicure, c'est excessivement simple. Les objets extérieurs réels « ont » cette propriété, ils « ont » cette couleur, cette forme, cette odeur, et ces objets détachent d'eux-mêmes une petite pellicule excessivement mince ; cette pellicule vous entre dans l'œil et comme elle vient d'un corps qui a telle forme, telle couleur, telle odeur, elle vous apporte la forme, la couleur et l'odeur de ce corps ». Vous avez compris la perception. C'est excessivement simple.

Passons à un autre exemple plus élevé et plus beau. Vous connaissez tous les idées platoniciennes. Platon examine un problème qui se pose à propos de la raison humaine et non pas à propos de la perception. Nous trouvons en nous, a-t-il remarqué, des idées générales très profondes, très importantes, idées de causalité, de finalité, d'unité, etc. Qu'est-ce que ces idées-là ? Quelle est leur vérité ? Quelle est leur valeur ? D'où viennent-elles ? — Vous n'avez pas réfléchi, dit Platon. C'est tellement simple. Il y a dans le monde extérieur, il y a dans la réalité des idées platoniciennes. Ces idées, ne cherchez pas trop ce que c'est. C'est bien simple. Elles ont exactement les mêmes caractères que vos pensées rationnelles : idée du bien, idée de la beauté, idée de l'unité, idée de la causalité. Il y a des idées de ce genre dans le monde extérieur. Par un mécanisme qui tient du miroir et qu'on appellera ici la réminiscence, ces idées se reflètent en vous, et ce que vous avez en vous, c'est le reflet de ces idées éternelles.

Eh bien, cette petite méthode, qui est l'explication par le reflet, si je ne me trompe, a été appliquée à notre problème d'aujourd'hui. On peut l'appliquer au problème de la personnalité et, pendant des siècles entiers, la personnalité a été expliquée par le reflet de quelque chose. Le reflet de quoi ? Oh ! c'est très simple : le reflet de l'âme. Mais qu'est-ce que l'âme ? Vous cherchez beaucoup trop loin. L'âme, c'est la personnalité. Elle a exactement les mêmes caractères. Vous avez remarqué la distinction des personnes les unes par rapport aux autres. Vous avez remarqué son identité au travers du temps. Mais l'âme possède justement ces caractères-là. L'âme a foncièrement de l'unité absolue. Il y a en elle de la distinction, puisqu'il y a autant d'âmes que d'individus et que ces âmes ne se confondent pas, que les monades s'isolent les unes des autres. Il y a de l'unité dans le temps : l'âme se développe, c'est toujours la même âme, c'est la même monade. L'âme étant ainsi caractérisée, la personnalité, c'est le reflet de l'âme. Vous avez tout de suite l'explication de la personnalité, vous n'avez pas besoin de chercher plus loin. Je suis convaincu que pendant les siècles passés, on n'a jamais expliqué la personnalité autrement que cela. Toutes les théories de la personnalité consistent dans une espèce d'hypostase qui projette en dehors de nous, dans le monde métaphysique, dans un monde inconnu, les qualités qu'on observe dans la personnalité. Une fois qu'on a fait cette hypostase, qu'on a mis sous le nom d'âme ce qui était la personnalité, on considère la première comme le reflet de la seconde. On peut tourner comme cela indéfiniment, l'âme sera la copie de la personnalité, et ainsi les choses paraissent excessivement simples.

Si vous relisez à ce point de vue, avec cette idée générale que je vous donne, les ouvrages philosophiques même d'aujourd'hui, vous verrez souvent que les choses sont comme cela. Je lisais dernièrement encore un ouvrage d'un médecin philosophe très intéressant quoique très spiritualiste, le Professeur Grasset. Il nous parle à plusieurs reprises de la personnalité ; c'est pour cette raison que je le relisais à propos de ce cours. Grasset n'est pas du tout embarrassé pour expliquer la personne. La personne, c'est tout simplement la vue de ce que nous sommes en réalité. L'être se voit lui-même avec les caractères qu'il possède. Les caractères que vous voyez dans la personnalité, ce sont les caractères de l'essence de l'être humain. Vous voyez de l'unité, mais l'essence de l'être humain a de l'unité. Vous voyez de l'identité, mais l'essence de l'être humain a de l'identité, donc pas de mystère. L'être humain se voit dans un miroir. Il n'y a pas d'autre explication dans toute cette philosophie.

Cela a duré pendant très longtemps, mais les meilleures plaisanteries doivent avoir une fin et, en somme, depuis cinquante ou soixante-quinze ans, depuis que la psychologie a essayé de se développer, de prendre des formes plus scientifiques, on n'a pas été très content de cette explication. Tous les philosophes, tous les psychologues les uns à la suite des autres, se sont moqués de cette explication, mais sans lui donner vraiment à mon avis le caractère que je vous fais ressortir aujourd'hui, sans montrer le cercle vicieux qu'elle contient. On a dit par exemple : « Qu'est-ce que cette prétendue âme dont vous vous servez pour expliquer la personnalité ? Elle n'est elle-même qu'un double, elle n'est, comme le disaient autrefois les ouvrages, qu'une translation de la personnalité dans un autre langage ; elle ne contient rien de plus et par conséquent ne nous apprend rien du tout. La science anthropologique et la science psychologique nous montrent que l'idée d'âme sort au contraire de la notion de personnalité dont elle est la transformation plus ou moins religieuse. Puisqu'elle en sort, elle ne peut pas l'expliquer ».

On pourrait faire, je crois, d'autres critiques peut-être plus intéressantes en se plaçant à un point de vue psychologique et scientifique. Toute cette explication par le reflet repose sur une sorte de postulat. Ce postulat est celui-ci : les qualiltés de l'objet passent dans la perception. Quand un objet a certaines qualités, nous le voyons avec ces qualités-là. Il suffit qu'il ait ces qualités pour qu'on les voit. Mais c'est un postulat qui est tout à fait indémontrable. Comment, parce qu'une personne est bonne, est-ce que vous la voyez toujours bonne ? Parce qu'elle est trompeuse ou mauvaise, est-ce que vous la voyez toujours mauvaise et trompeuse ? Est-ce que vous n'avez pas toutes les illusions sur une personnalité et sur les objets ?

La perception correspond-elle au caractère de l'objet ? Il est facile de comprendre que non. Quand même vous admettrez qu'il y a au fond de la réalité, pour chacun de nous, une âme, qui est une, qui est distincte des autres, qui est identique, est-ce que ces qualités de l'âme suffiraient pour vous donner dans votre conscience la perception de ces qualités-là ? Mais l'unité n'est pas une chose qui se voit. En réalité nous voyons des choses multiples. Quand je dis, comme dans la dernière leçon : « Cette lampe est une », est-ce que je vois son unité ? Pas du tout. En réalité, je ne vois que la multiplicité ; je vois des objets séparés les uns des autres et c'est moi qui, par la notion de l'usage, mets dans cette lampe de l'unité. Si vous voyez une âme qui est une — supposez même qu'elle le soit — vous ne percevrez pas par là-même son unité, vous la verrez se manifester par des fonctions, par des qualités différentes. Il faut découvrir son unité.

C'est encore bien pis si vous considérez l'identité. L'identité est une sorte d'unité dans le temps au travers de la multiplicité des événements et des phénomènes. Supposez que l'âme soit identique. Je l'admets. Mais elle se manifeste successivement, un jour, puis le lendemain, puis un troisième jour, par des phénomènes perpétuellement changeants. C'est vous qui devrez découvrir son unité. C'est comme si nous disions qu'une œuvre littéraire, une tragédie de Racine a de l'unité. Oui, elle a de l'unité, mais parce que vous la découvrez, vous la cherchez et il faut même la montrer aux élèves qui ne la voient pas. En réalité, la tragédie se manifeste par différents personnages, par différents actes, par différentes scènes qui sont toujours séparés les uns des autres, et l'identité foncière, qui existe peut-être, n'est pas du tout révélée quand le spectateur se borne à écouter ; il faut qu'il y ajoute quelque chose. Quand même donc il y aurait dans l'âme de l'unité et de l'identité, il n'en résulterait pas l'unité et l'identité de la personnalité. Vous supposez toujours que le miroir reflète exactement les qualités de l'objet. Vous admettez que le miroir n'est pas courbe. Or, malheureusement, quand nous considérons la conscience humaine, le miroir dans notre esprit est absolument déformant ; il transforme les objets et il ne suffit pas de prêter aux objets certaines qualités pour que nous les retrouvions dans le miroir.

Tout un ensemble d'études sont venues ensuite heurter cette ancienne métaphysique. Ce sont toutes les études anthropologiques, historiques et psychologiques. On est venu nous répéter : On se fait des illusions sur la personne humaine. Les philosophes lui donnent des qualités théoriques, des qualités abstraites et des qualités partout semblables. Les philosophes nous racontent que la personnalité humaine est toujours la même. Toutes les âmes, disent-ils, ont les mêmes propriétés, la même unité, la même identité foncière. Mais que voyons-nous en fait ? Nous voyons que la personnalité change continuellement. Si nous considérons des personnalités primitives ou sauvages, nous allons trouver chez elles des conceptions de la personne tout à fait différentes des nôtres, des conceptions primitives ridicules. Nous allons voir chez les sauvages des conceptions multiples de la personnalité. Vous vous rappelez les fameux sauvages qui ont ce qu'on appelle la bilocation, qui se placent eux-mêmes dans différents endroits à la fois. Ils disent avoir en eux-mêmes des esprits. Un de leurs esprits est à la chasse pendant que l'autre est dans la maison. Les âmes ne sont pas du tout réduites à une seule ; elles sont subdivisées, compliquées.

Les études sur les enfants aboutissent aux mêmes résultats. La personnalité enfantine varie incessamment. Elle n'est pas la même au moment de la naissance qu'elle deviendra à l'âge de un an, deux ans, trois ans. Vous vous rappelez nos leçons d'autrefois sur le langage et sur un élément du langage à mon avis très intéressant, à savoir les pronoms personnels. Pourquoi donc les tout petits enfants avant l'âge de trois ans ne savent-ils pas employer les pronoms personnels ? Pourquoi l'enfant dit-il à sa mère : « Bébé a soif. Donne à boire à bébé » tandis qu'il devrait dire : « J'ai soif, donne-moi à boire » ? Il ne met pas le je ni le moi ; il ne met que le nom propre. Il faut arriver à l'âge de quatre ou cinq ans pour qu'il emploie les pronoms personnels. Si vous considérez également dans les asiles des idiots et des imbéciles de différents degrés de développement, vous en trouverez des quantités qui, bien plus âgés — j'en ai vu un exemple chez une fille de trente deux ans — ne savent employer que les noms propres et disent encore « Bébé a soif ». Ils ne savent pas dire : « j'ai soif ». Il y a donc une modification dans le langage de la personne, modification qui correspond à une évolution de la personnalité.

Enfin la pathologie est venue complètement bouleverser tout cela. Elle répète depuis cinquante ans : Il n'y a rien de plus variable que la personnalité des malades. Il y a des malades qui perdent leur personnalité. Il y a des malades qui ne se reconnaissent pas eux-mêmes, qui disent d'eux-mêmes : « Je suis mort à telle date. Aujourd'hui, je ne suis pas présent, je n'existe plus ». Vous connaissez le petit malade de Séglas qui était très embarrassant à la promenade car il s'arrêtait en disant à sa garde : « Faites donc attention ; vous m'avez oublié à telle place. Allez donc me chercher. Je suis resté en arrière », et il fallait le chercher parce qu'il ne s'était pas retrouvé. Il y a des malades qui, non seulement se disent morts, mais dédoublés. Il suffit de faire allusion aux célèbres possédés du Moyen-Age qui ont rempli les religions pendant des siècles. Ces gens-là étaient possédés intérieurement par un démon, quand ce n'était pas par plusieurs. Ces démons avaient une personnalité comme eux-mêmes et les deux personnalités qui étaient en eux se disputaient à qui mieux mieux et se battaient entre elles. Ils avaient donc plusieurs personnalités et plusieurs âmes.

Dans ces conditions, quand on voit ainsi la personnalité évoluer au travers des siècles et des populations, quand on la voit changer dans l'enfance et dans l'âge adulte, quand on la voit varier indéfiniment chez les malades, peut-on répéter toujours que la personnalité n'est qu'un reflet de l'essence immuable de l'âme ? C'est bien douteux. A tous ces points de vue que je vous ai résumés, — conception un peu puérile de l'âme comme une hypostase, difficulté de la perception d'une âme unique et identique, variétés perpétuelles de l'idée de personnalité, — on peut dire que cette interprétation de la personnalité par le reflet, par le simple reflet d'une âme qui aurait les mêmes propriétés, est évidemment puérile et ne donne pas d'explication scientifique de ce qu'on appelle la personnalité humaine.

C'est dans ces conditions, après toute cette évolution philosophique, que s'est présentée une tout autre psychologie. La psychologie a eu la prétention de devenir plus scientifique, de se débarrasser des explications par le reflet. Elle a eu la prétention de voir les faits tels qu'ils étaient et, depuis une cinquantaine d'années, la psychologie physiologique, si l'on veut, est venue remplacer l'ancienne conception de la personnalité. Ribot avait donné de cette conception la meilleure incarnation. Cette psychologie se présente avec orgueil comme tout à fait différente de l'interprétation précédente. Celle-ci cherchait la personnalité dans l'âme idéale, l'âme métaphysique. La nouvelle psychologie est bien plus audacieuse et dit : La personnalité ne se trouve pas dans l'âme, elle se trouve dans le corps. C'est en regardant votre corps que vous trouvez votre personnalité. Cette personnalité, elle n'est pas dans toutes les données des sens, elle n'est pas dans toutes vos sensations, il y en a un très grand nombre qui nous viennent des corps extérieurs. Quand j'ouvre les yeux, je vois des formes et des couleurs. Je ne dis pas toujours qu'elles sont moi, je dis qu'elles sont autre chose. Il y a donc parmi les données des sens des éléments qui ne rentrent pas ou qui paraissent ne pas rentrer dans la personnalité. Mais il suffira de faire un choix parmi ces sensations. Il y en a qui ne sont pas extérieures, mais qui sont intérieures. En un mot, nous sentons notre corps, nous le sentons par toutes sortes de procédés, nous sentons la peau, nous sentons la chaleur du corps, nous sentons les organes intérieurs et cet ensemble de sensations se rapportant à notre corps nous donne la personnalité. Les caractères de la personnalité, unité, identité, distinction, viennent des caractères du corps.

En présentant cette idée philosophique de l'époque de Ribot d'une manière générale, j'ai un petit scrupule que je voudrais vous communiquer : Est-ce que cette interprétation est tellement différente qu'elle prétend l'être de la précédente ? Ribot se présentait comme un révolutionnaire et croyait qu'il expliquait la personnalité d'une manière tout à fait différente de l'ancienne métaphysique. Il disait même que c'était le contraire. Il faut bien se défier des choses contraires : On peut être contraire tout en étant la même chose. Les gens les plus opposés, les opinions les plus extrêmes sont souvent très identiques les unes aux autres. Rappelez-vous les religions ennemies, les frères ennemis, qui, au fond, sont exactement pareils. J'ai un peu peur que cette explication de la personnalité par le corps soit plus identique qu'on ne croit à l'ancienne explication métaphysique par l'âme, parce que c'est encore la même méthode d'explication par le reflet, par le miroir.

En réalité, dans l'explication par les sensations corporelles de Ribot, qu'y a-t-il ? Il y a cette idée générale que les qualités de la personnalité existent déjà dans le corps. Vous trouverez les textes dans les « Maladies de la personnalité », de 1885. En réalité, dit-il, le corps humain a de l'unité. Tous les organes sont réunis dans une même peau et dans un seul ensemble. Les organes du corps sont distincts d'un autre organisme. Mon corps ne se confond pas avec le vôtre, il reste identique pendant des années, il est toujours le même. Il a toujours les mêmes maladies, les mêmes dispositions, les mêmes compositions chimiques. Par conséquent la personnalité, avec son unité, sa distinction, son identité dont nous parlions dans la leçon précédente, cette personnalité vient du corps. J'ajoute qu'elle est un reflet du corps. Nous n'en sortons pas, nous sommes toujours au miroir, nous n'avons pas quitté l'explication par le miroir, seulement vous avez imaginé un autre objet, vous avez mis à la place de l'âme l'organisme et vous trouvez les propriétés de la personnalité dans l'organisme. Vous n'êtes pas sortis de la même explication.

J'ai eu l'occasion il y a peu de temps, dans le second volume de mon travail sur « l'Angoisse et l'extase », de montrer cette illusion des psychologues à propos d'un autre problème, le problème des sentiments. Dans l'histoire de la philosophie, il y a deux conceptions des sentiments qui paraissent absolument opposées, qui sont aussi des religions ennemies. Il y a l'interprétation philosophique des sentiments qui les préente comme de faits purement internes, comme des faits purement de conscience, comme des faits invisibles, insaisissables par les sens. A l'opposé, la conception des sentiments de William James n'en fait pas autre chose que des modifications corporelles périphériques. Maine de Biran, Garnier nous disaient que les sentiments sont le reflet de la force hyperorganique, le reflet de l'état d'âme. Et W. James vient nous dire : Les sentiments sont le reflet des réflexes vaso-moteurs, de l'état de l'organisme.

Je vois avec tristesse qu'ils sont toujours le reflet de quelque chose et rien du tout par eux-mêmes. Et cette théorie du reflet, qu'il s'agisse de métaphysique ou de psychologie, a un très grand inconvénient au point de vue physiologique et médical : le phénomène transformé en reflet ne sert plus à rien. Ce qui sert dans la vie, c'est l'homme réel, ce n'est pas son image dans la glace ; celle-ci est inactive, elle pourrait ne pas exister et l'homme existerait tout de même. Si les sentiments ne sont que des reflets dans une glace, ils ne servent à rien, vous pouvez les supprimer.

Comme on le répète aujourd'hui à chaque instant, il n'y a pas un phénomène physiologique, il n'y a pas un phénomène psychologique qui n'ait sa finalité. La finalité est une idée fausse quand vous l'appliquez au monde physique. Dire que la rotation de la lune a une finalité est une absurdité. Mais la finalité est un caractère des phénomènes physiologiques, un caractère de la biologie. Puisque les sentiments existent, c'est qu'ils ont un rôle, une fonction, ils ne sont pas un simple reflet.

On peut dire la même chose pour la personnalité. Mais comme la question a quelque importance et détermine l'ensemble des leçons que nous allons faire cet hiver, nous allons nous arrêter un peu sur l'interprétation par les sensations du corps, qui a rempli les ouvrages des philosophes il y a cinquante ou soixante ans. Actuellement, elle a un peu disparu chez les philosophes, mais il y a une catégorie de savants qui, malheureusement, — il faut le dire tout bas pour qu'ils ne l'entendent pas, — est toujours en retard. Ce sont les médecins. Les médecins sont toujours en retard d'au moins cinquante ans sur la science ; ils découvrent les idées cinquante ans après les autres. Les médecins d'aujourd'hui ont découvert l'explication par les sensations et aujourd'hui, vous verrez, dans tous les ouvrages médicaux, l'explication des troubles des aliénés par des modifications de l'organisme. Ils ne se doutent pas que c'est là un problème périmé, absolument transformé aujourd'hui. Comme cette interprétation a encore de l'importance, il faut l'étudier un peu plus que la précédente.

Cette interprétation prend son point de départ dans certaines perceptions que nous avons par rapport à notre propre organisme, les perceptions et les notions que nous avons par rapport au fonctionnement interne de l'organisme, à notre estomac, à notre intestin, les perceptions qu'on peut appeler des sensations viscérales. Cette thèse réunit toutes ces sensations viscérales en un bloc et elle donne un nom d'ensemble à ce bloc des sensations internes. Un philosophe et un psychologue très distingué de l'Allemagne d'autrefois. Herzen, appelait cela la panesthésie, la sensibilité générale. D'autres philosophes — je crois que le mot a été prononcé la première fois par Hamilton — appellent cet ensemble des sensations internes la cénesthésie (du grec koinos et aisthêsis, sensibilité commune). Nous nous servirons pour abréger du mot cénesthésie qui d'ailleurs, aujourd'hui, est employé partout. Il n'y a pas un médecin qui se respecte qui n'explique n'importe quoi par la cénesthésie. Du moment qu'il a prononcé le mot, tout est clair. Les déments aussi bien que les maniaques, que les mégalomanes ou les hypocondriaques, tout s'explique par la cénesthésie.

La cénesthésie correspond donc aux sensations internes. Ces sensations internes étaient déjà connues et soupçonnées par les anciens. Elles sont signalées par Aristote et Hippocrate. Leur étude a été plus poussée au XVIIIe siècle. Je vous signale le livre de Cabanis et en particulier le commentaire de Cabanis par le Dr Peisse. Ensuite, nous avons, à la fin du XVIIIe siècle et surtout dans la première partie du XIXe, une longue étude des sensations du corps. Il faudrait que je vous donne une liste d'auteurs qui durerait une demi-heure. Tous les auteurs du commencement du XIXe siècle ont écrit des thèses sur les sensations viscérales. C'est l'ouvrage de Seze à la fin du XVIIIe, l'ouvrage de Peisse dont je viens de parler ; ce sont d'innombrables pages de Maine de Biran, des pages de Bain, de Maudsley, beaucoup d'ouvrages de Jouffroy, des travaux de Paul Janet qui, à la suite de Maine de Biran, admet ce qu'il appelle un sentiment fondamental de l'existence, sentiment qui vient du fonctionnement de notre corps et auquel s'ajoutent — il est plus modeste — les notions plus précises de notre personnalité. Il y a encore l'ouvrage de Tissié sur le moi splanchnique, les ouvrages très nombreux sur ce point de Ribot qui adopte entièrement la cénesthésie, les ouvrages de Hermann, de Richet, de Bouillier, de Bertrand. Je vous signale en particulier comme résumé ce livre de Bertrand qui a pour titre « L'aperception du corps humain par la conscience » (thèse de Paris de 1880). Tous ces ouvrages, dont je ne cite que la centième partie, développent cette idée de la sensation du corps, des sensations internes ou viscérales mais tous mettent dans ces sensations un certain nombre de notions moins précises qu'on ne croit. On est toujours étonné quand on relit ces anciens ouvrages du vague des idées qui provoquent chez eux tant d'enthousiasme. Ces auteurs ont l'air de faire une description très scientifique, et en somme il y a très peu de faits, et des faits qui ne sont pas poussés au fond, qui ne sont pas analysés.

Qu'est-ce que ces sensations viscérales nous donnent ? Elles nous donnent d'abord des sentiments de plaisir et de douleur généralisés. Nous avons mal à l'estomac ou bien nous avons mal au ventre ou dans le dos, ou nous avons du plaisir dans l'estomac et nous sommes contents de digérer. Nous avons des sensations assez vagues de peine et de plaisir. Quelquefois les sensations de ces genre deviennent très aiguës. Il y a des douleurs aiguës organiques, en rapport avec l'intestin ; il y a des coliques de l'intestin, des coliques de certains organes qui sont particulièrement douloureuses (coliques néphrétiques, coliques du rein, coliques hépatiques, coliques de la vésicule biliaire). Il y a donc un ensemble de sensations qui ne sont guère que des douleurs. Ces douleurs se présentent sous des formes assez variées en apparence mais qui sont toujours des pincements, des tiraillements, des brûlures, des phénomènes qui ressemblent en somme à nos sensations externes.

A côté de ces notions vagues de plaisir et de douleur, tous ces auteurs, Ribot en particulier et beaucoup d'autres du même genre, par exemple Beaunis dans son livre sur « Les sensations internes », nous disent qu'il y a la notion des organes. En somme, surtout aujourd'hui, nous nous figurons tous savoir à peu près que nous avons des poumons, un cœur, un estomac et un tube digestif assez long et assez ennuyeux. Nous avons tous des notions sur ces organes, nous croyons savoir que nous avons un gros intestin quand on ne nous l'a pas enlevé, et même, si je vous interrogeais, la plupart d'entre vous me donneraient quelques petits renseignements. Ils diraient par exemple : « mon estomac a la forme d'une cornemuse ». Ils seraient très contents de dire cela. Ils préciseraient que le foie est à droite et que la rate est à gauche, que l'intestin est en bas. Ils se servent continuellement de ces notions qui sont très développées dans les ouvrages dont je viens de vous parler et sont rattachées aux sensations viscérales qui nous font connaître les organes.

Ces organes fonctionnent plus ou moins et nous avons à leur propos des sensations, sensation du besoin de manger, d'uriner, d'aller à la selle, besoin de différentes fonctions, besoin de respirer. A côté des besoins, nous avons la sensation du fonctionnement. Il me semble malheureusement que je sens ma digestion. Je sens fonctionner mon estomac, je sens même qu'il se contracte. Nous avons la sensation de la terminaison de l'action : mon estomac s'est vidé.

A côté de tout cela, qui n'occupe pas beaucoup de pages dans les ouvrages dont je vous parle, il y a une partie qui tient une place beaucoup plus considérable. On rattache à ces sensations viscérales, certains sentiments généraux, certains sentiments vagues. Par exemple, l'ouvrage de Bertrand contient un chapitre bien étrange pour moi. Il y a le chapitre où les enfants se sentent grandir et où les vieillards se sentent vieillir. C'est possible, c'est même assez vrai. Mais ce sentiment de vieillissement ou ce sentiment de grandissement de l'enfant est en rapport, disait M. Bertrand autrefois, avec des sensations des viscères. Ces sensations donnent des états de sentiment plus complexes comme les états de tristesse, les états de malaise ou les états de bonne santé et les états de joie. Ribot répète sans cesse que la mélancolie, la joie sont des reflets — il en est toujours aux reflets — de l'état de l'organisme et du fonctionnement de nos viscères.

Voilà les notions que l'on rattachait à cette conscience viscérale. Est-ce que tout cela est bien scientifique et très clair ? J'ai peur qu'il n'y ait dans toutes ces descriptions plus de littérature que d'observation clinique. Il y a bien des enfantillages dans tout cela. Est-il bien démontré que les sentiments de tristesse, de joie, de fatigue, d'effort, correspondent à des fonctionnements organiques, à l'état de l'intestin ou de l'estomac ? Mais le premier médecin venu vous dira qu'il y a bien des malades qui disent d'énormes sottises sur l'état de leurs organes. Il y a des malades, au commencement d'accès maniaques, qui sont dans un état de joie resplendissante. J'en ai vu récemment un bien curieux exemple. Le pauvre homme avait été pendant deux ans dans un état de dépression, de faiblesse, d'absence de volonté, de dégoût de la vie, et il venait me dire qu'il était actuellement admirablement bien. Les médecins n'ont pas de chance ; ils sont obligés de trouver que tout est mauvais. Evidemment, je trouvais mauvais qu'il fût en dépression pendant deux ans, mais je n'étais pas content non plus de le voir si heureux, j'étais inquiet de son bonheur. Ce qui me préoccupait particulièrement, c'est que je ne pouvais pas arriver à l'effrayer. Prenant là un triste rôle, j'essayais de lui dire : « Mais enfin rappelez-vous donc qu'il y a deux ans et demie, votre grande maladie mélancolique a commencé par une joie exubérante. Vous avez été tellement content de vous-même que j'en étais très inquiet et subitement vous êtes devenu mélancolique. Est-ce que votre joie d'aujourd'hui, qui dure depuis deux mois seulement, n'est pas inquiétante ? Il me semble que lorsqu'on a déjà eu comme vous trois grands accès de manie dépressive, on devrait avoir un peu peur du quatrième, et qu'on ne devrait pas s'abandonner à cette joie ». Il était impossible de l'inquiéter. Il éprouvait la satisfaction la plus complète, le bonheur le plus rayonnant. Trois jours après, il était dans un état de manie aiguë avec agitation et délire, qui n'est que le présage de la crise de stupeur qui va apparaître dans quelques jours.

Il y a là une preuve que ces sentiments de joie et de tristesse ne correspondent pas à l'état organique. D'ailleurs, comme je le faisais remarquer à l'asile, cet homme est très malade ; il a tout son tube digestif infecté, intoxiqué de toutes manières. Dans les moments de joie où il était, il avait trop mangé, trop bu d'alcool et avait compliqué encore son état d'intoxication. Ses fonctions sont très mauvaises ce qui n'empêche qu'il les sent admirablement bonnes.

Il en est exactement de même dans les sentiments de fatigue. Qui de vous ne connaît ces individus perpétuellement fatigués, faibles, qui ne peuvent pas faire dix pas sans être épuisés, et qui ont un corps superbe, en parfaite santé, sans aucun trouble.

Les sentiments sont bien plus compliqués que ces phénomènes de troubles organiques. Tout mon second volume de « L'angoisse et l'extase » est un essai d'explication du mécanisme complexe des sentiments, il y a tout un monde ; il y a le monde du système nerveux, le monde des réactions des organes les uns sur les autres, les phénomènes inconnus de la force nerveuse. Il y a surtout les réactions du cerveau et des organes de la base du cerveau. Il y a une foule de réactions régulatrices qui transforment l'état organique en état de sentiment. Mais l'état organique n'explique pas du tout l'état de sentiment.

Passons aux secondes notions qu'on rattache aux phénomènes de sensations internes, les notions des organes. Est-ce que vous croyez sérieusement que nous sentons bien notre estomac sous forme de cornemuse — qu'il n'a pas du tout en réalité car il est beaucoup plus long ? Est-ce que nous sentons réellement la place de notre foie, de notre intestin ? Quand un enfant de nos jours nous dit qu'il sait où est son cœur et son foie, je demande quelle leçon d'anatomie on lui a faite. Il ne fait que répéter des notions courantes. Il ne le sent pas en lui-même. Les vrais ignorants ne savent même pas qu'ils ont un cœur, ils ne le sentent pas du tout. Ces notions viscérales sont extrêmement rudimentaires. D'ailleurs, tout ce que vous dites sur elles n'existe que par rapport à des sensations extérieures. Vous parlez tout le temps de brûlure, de picotements, de pincements, de tiraillements, mais ce sont des phénomènes que fournit la peau lorsqu'elle est tiraillée, pincée ou brûlée et vous n'avez aucune sensation réellement propre à l'organe, vous ne les connaissez pas.

Il est vrai qu'il reste une difficulté qu'il ne faut pas supprimer. Ce sont les sensations de douleur dans les maladies organiques. Il y a des coliques néphrétiques, des coliques hépatiques et les organes nous font du mal. Je vous renverrai alors aux études toutes récentes qui ont été surtout faites en Angleterre, en particulier par le Professeur Head et par ses collaborateurs. La plupart de ces travaux sont publiés dans le « Brain ».

Ces auteurs ont fait une étude très intéressante sur les douleurs organiques. Ils ont montré une chose assez curieuse, c'est que l'organe viscéral, à lui tout seul, ne sent pas l'objet et ne souffre pas du tout. Il y a des lésions qui se développent dans le foie, qui envahissent la rate, des destructions pulmonaires que l'on ne sent pas du tout. Des chirurgiens un peu indiscrets, quand ils avaient ouvert différents organes, ont essayé de provoquer des sensibilités en prenant des périodes où les individus sont réveillés du sommeil chloroformique, ou bien ils ont étudié les sensibilités internes sur les lésions qui mettaient à nu certains organes ; toutes ces études ont révélé que les organes ne sentent rien du tout, que l'on peut tirailler, martyriser même la dure-mère du cerveau sans aucun résultat. Les organes ne sentent que très peu.

Alors, pourquoi souffrons-nous ? Sur ce point, M. Head et ses élèves ont fait des expériences et des études anatomiques très belles. Quand un organe est souffrant, il détermine une irritation par congestion et par empoisonnement, une irritation de tout son voisinage. Or dans son voisinage passent des organes très importants et en particulier les nerfs sensitifs de la périphérie ; ces nerfs sensitifs qui viennent se rendre au bras, à la poitrine, à différentes parties du corps sont irrités. Il y a là des lésions qui sont des lésions névritiques, qui se passent dans les nerfs. Bien mieux, Head prétend qu'il ne peut pas y avoir une maladie organique sans qu'il y ait une maladie du ganglion de la moelle épinière y correspondant. Le ganglion sensitif intérieur est irrité, malade, quand le foie, le poumon, l'estomac sont malades. Ce que vous sentez, c'est la répercussion de ces troubles sensitifs à la périphérie du corps. Comment pouvez-vous expliquer sans cela qu'un individu qui a une maladie du foie, qui a des calculs vésicaux ou bien un cancer du foie, vienne se plaindre au médecin d'une souffrance dans l'épaule droite ? C'est parce que l'irritation du foie s'est propagée sur des nerfs qui touchent certains nerfs moteurs, qui déterminent des spasmes, des contractions de tous les côtés, et ce sont ces contractions qui sont douloureuses.

En réalité, la plupart des phénomènes appelés viscéraux déterminent très peu la sensibilité. Ils ne déterminent qu'une sensibilité indirecte dans des organes externes. Les organes viscéraux aboutissent à la périphérie ; l'estomac aboutit à l'arrière-bouche, au pharynx et à la bouche ; l'intestin aboutit à l'anus ; les différents organes aboutissent à des terminaisons. Ces terminaisons mettent le monde intérieur en rapport avec le monde extérieur et nous sentons des phénomènes indistincts qui appartiennent à la peau extérieure et à la peau intérieure quand ils sont voisins. Ces sensations intérieures, ces sensations cénesthésiques qui sont très petites, ne peuvent donc pas à mon avis expliquer grand chose. Quand vous voyez des troubles généraux de toute la conduite dans les états mélancoliques, dans les états maniaques, dites-vous bien qu'il y autre chose qu'un simple mal d'estomac. L'état de l'organisme ne peut qu'agir d'une manière indirecte sur des régulateurs cérébraux et déterminer des phénomènes tout à fait différents.

Il résulte de toutes ces considérations que la conception de la personnalité à laquelle nous devons aboutir maintenant après avoir fait cette élimination, ne se présente pas tout à fait de la même manière qu'elle se présentait aux yeux un peu simples des philosophes et des psychologues de l'époque de Ribot. Ces auteurs-là mettaient toujours l'explication d'un phénomène avant lui, dans le passé. S'il s'agissait d'expliquer la pensée humaine, on l'expliquait par une âme antérieure créée par la Providence, il y a bien longtemps, une âme qui était créée et donnée une fois pour toutes. S'il s'agissait d'expliquer la personnalité, on mettait l'explication dans le passé, dans des choses déjà données. C'est un autre aspect de la théorie de l'instinct formatif de l'embryon dont je vous parlais dans la dernière leçon. On mettait toujours l'explication de la personnalité dans des phénomènes biologiques bien plus anciens.

J'ai une disposition d'esprit qui me pousse à voir les choses tout à fait autrement. L'explication me paraît résider dans l'avenir et non dans le passé. Les choses se font et se construisent et elles ne sont pas données toutes faites. Il y a une certaine unité de l'organisme qui est faite dans l'embryon, l'organisme est fait quand nous venons au monde. Mais la personnalité n'est pas faite. Sur cette unité de l'organisme vont se faire des constructions interminables, très compliquées, dans lesquelles l'éducation, la société, la philosophie vont avoir un grand rôle. La personnalité n'est pas un reflet, elle est une construction que nous faisons peu à peu et que nous superposons à ces données métaphysiques et à ces données biologiques antérieures.

Nous avons donc à nous préoccuper des différentes étapes de cette construction et c'est pourquoi, dans la prochaine leçon qui se rapportera encore un peu à ce sujet des sensations, nous étudierons ce qu'on peut appeler la pré-personnalité, les premiers germes de la personnalité dans les systèmes régulateurs du sens musculaire et du sens de l'équilibre.

10 DECEMBRE 1928.

III. — LE SENS DES ATTITUDES ET DE L'EQUILIBRE

Une des grandes difficultés de la science humaine, c'est ce que l'on peut appeler la continuité des phénomènes. Les choses ne sont pas séparées brusquement et nettement comme le voudrait l'esprit humain ; les choses passent de l'une à l'autre, lentement, par des nuances insensibles, sans qu'on puisse très bien distinguer des commencements et des fins. Au contraire, la science humaine est faite du langage. Je vous répète souvent que toute la vie humaine repose sur le langage, que la psychologie n'est qu'une application du langage à la conduite. Le langage est formé de paroles séparées, discontinues, qui ont besoin de définition, qui ne doivent pas se confondre. Comment voulez-vous appliquer ces paroles brutales et séparées à des phénomènes qui ne sont que des nuances et qui varient tout doucement les uns par rapport aux autres ?

C'est ce que nous avons senti très vivement en commençant ces études sur la personnalité. Nous sommes occupés depuis quelque temps à étudier les débuts de la personnalité, ce que l'on peut considérer comme son germe, tandis que plus tard, nous aurons à voir bien plus facilement son développement et surtout son développement social. Mais où placer le début de la personne humaine ? C'est très vague et très difficile à préciser.

Si l'on veut prendre les choses d'une manière générale, si on veut parler d'esprit, de pensée, d'unité dans les phénomènes, on peut dire qu'il y a de la personnalité partout. Nous venons de voir dernièrement un auteur qui plaçait la psychologie dans l'embryon qui se forme. Je veux bien. Il pourrait remonter plus loin, jusqu'aux plantes ; et même il pourrait ne pas s'arrêter aux plantes car s'il considère les cristaux, il verra de l'unité et de la coordination et il dira qu'ils ont une personnalité. Il n'en finira jamais et il mettra la personne dans les atomes. C'est peut-être vrai, mais ce n'est pas utile. Nous avons besoin, en psychologie, de parler de quelque chose de précis et non pas de choses vagues que l'on peut appliquer à tout. C'est pourquoi nous avons pris jusqu'à présent une habitude que nous devons, je crois, conserver. Les phénomènes psychologiques nets commencent dans une situation particulière. Ils commencent chez des êtres vivants d'un genre spécial, les êtres qui se meuvent dans l'espace, les êtres qui se déplacent. Avant que vous ne considériez le mouvement des êtres qui remuent les bras et les jambes, il y a peut-être des commencements d'esprit, mais c'est de la métaphysique et la psychologie ne le voit pas avec netteté et ne peut pas expérimenter sur ces choses. L'action morale, l'action psychologique réclame du mouvement et du mouvement d'un être dans l'espace, mouvement qui déplace le corps, qui le change, le transforme et qui aussi agit sur les objets. C'est à ce moment-là que nous pouvons faire naître les phénomènes psychologiques élémentaires. Mais à ce moment-là, pouvons-nous dire qu'il s'agit déjà de personnalité ?

Considérons les mouvements d'un être vivant qui vient de naître ou peu avant la naissance, des mouvements simples de ses bras, de ses jambes, des mouvements d'une partie de son corps. Les mouvements les plus simples, nous les avons définis comme des mouvements réflexes. Les mouvements réflexes contiennent-ils la personnalité ? Dans un sens vague, oui, si l'on veut, si vous appelez la personnalité uniquement la finalité, le rapport d'un phénomène avec la vie, avec l'ensemble de l'existence. Il y a déjà de l'ordre, de la finalité dans le moindre mouvement réflexe, et nous retombons dans la difficulté que nous éprouvions en considérant l'organisme qui se forme. Mais un mouvement réflexe est isolé ; en lui-même, il n'a pas d'unité. Si l'on considère un mouvement du réflexe rotulien et à côté un mouvement du réflexe de la pupille, ces deux mouvements sont indépendants l'un de l'autre ; ils ne s'unissent pas, ne se coordonnent pas, ils ne travaillent pas à se distinguer des autres êtres, il n'y a pas encore de personnalité.

La personnalité n'existe donc pas dans les phénomènes réflexes élémentaires. Il faut quelque chose de plus. Il faut que ces réflexes subissent déjà une certaine organisation, il faut que ces réflexes soient déjà gouvernés, coordonnés les uns par rapport aux autres. Le commencement de cette coordination qui va devenir énorme, qui va remplir toute la vie, je crois pouvoir le trouver dans deux groupes de phénomènes très intéressants et longuement étudiés, surtout à la fin du siècle précédent : les phénomènes que l'on peut grouper sous le nom de sens kinesthésique (du grec « kinêsis » et « aisthêsis », sens du mouvement) et ceux qui constituent le sens de l'équilibre, qui est encore une modification du mouvement et un sens du mouvement plus généralisé.

Ce fameux sens kinesthésique a été étudié depuis très longtemps et sous des noms très variés. On pourrait faire une énumération de tous les noms qui ont été proposés pour désigner ce sens-là. Il est bon que vous les connaissiez de manière à le retrouver, à le reconnaître. Je veux parler du sens musculaire de Charles Bell, du sens de la force de Weber, du sens de l'activité de Gerdy et de Landry, de la conscience musculaire de Duchenne de Boulogne, du sens du mouvement de Bain, du sens de l'innervation de Wundt, de la faculté locomotrice d'Hamilton, de l'impression kinesthésique de Bastian, du sens des attitudes segmentaires de Bonnier. J'aime assez ce dernier mot ; il est précis. Il permet d'opposer le sens kinesthésique au sens de l'équilibre. Le sens de l'équilibre gouverne le corps dans son ensemble, c'est la direction de tous les mouvements réunis ; tandis que le sens musculaire ne s'applique qu'à un mouvement particulier, le mouvement de mon bras par exemple, pendant que mon corps reste tranquille.

Ces sensations décrites sous des noms si variés sont synonymes. On prétend que, déjà au XVIe siècle, en 1557, dans les ouvrages de Scaliger, de Cesalpino de Arezzo, se trouvaient des remarques sur la notion de la résistance des objets, et ces auteurs disaient déjà : Nous n'avons pas uniquement les cinq sens connus (l'ouïe, la vue, etc.), nous avons un sens qu'on ne décrit par d'ordinaire, qui nous permet d'apprécier la résistance des objets.

Quoi qu'il en soit, ce sens fut très contesté. Des philosophes comme Malebranche, comme Hume le discutaient. Plus tard, Condillac y fait une allusion et, depuis l'époque de Condillac, il y a comme une sorte d'enthousiasme pour l'étude du sens musculaire. On peut citer d'innombrables noms : Destutt de Tracy, qui commence après Condillac ; Maine de Biran, Hamilton en Angleterre, Bastian, Charles Bell, le physiologiste ; Landry, Gerdy, Weber, Flournoy, Claparède, etc.

Je vous faisais remarquer que l'étude a été particulièrement féconde à la fin du XIXe siècle. On peut dire qu'à cette époque, dans toutes les revues paraissaient tous les mois de nombreux articles sur ce fameux sens musculaire. A la même époque, un travail de M. Victor Henry a donnée une bibliographie générale du sens musculaire (dans « L'Année psychologique » de 1898, p. 399 et 567). Cette bibliographie, à la fin du XIXe siècle, est extrêmement considérable.

Après cette floraison de travaux sur le sens kinesthésique, nous constatons encore une fois — car je vous l'ai fait remarquer bien souvent —, un fait historique assez curieux : bien que les études sur ce même problème ne soient pas terminées, car une foule de discussions durent encore, et qu'il reste beaucoup d'inconnu, on remarque manifestement un relâchement dans le travail. A partir du commencement de notre siècle, vous voyez que les études sur le sens kinesthésique diminuent. Feuilletez les revues philosophiques, psychologiques, neurologiques d'aujourd'hui ; les articles sur le sens musculaire deviennent rares. Vous en trouverez peut-être un par an ou tous les deux ans ; autrefois, il y en avait un tous les mois ou plusieurs. Je vous ai déjà fait remarquer ce fait historique, il est banal ; il se présente pour une foule d'études. Nous l'avons remarqué pour la suggestion, pour le sens de l'effort, pour les sentiments. Les études scientifiques subissent l'influence de la mode ; elles sont à un moment donné très répandues et puis on les abandonne, on parle d'autre chose.

Je crois que ce fait — l'enthousiasme à une époque et la disparition des études à une autre — a une signification morale. Il indique que le problème s'est présenté à une certaine époque, sous un aspect tout particulier. Ce point de vue n'a rien de général, rien de très important, mais il permet de dire des choses nouvelles : puisque le problème est regardé sous un angle spécial, on le voit un peu autrement et on en parle beaucoup. Puis cet intérêt s'épuise. Au bout d'un certain temps, tout ce que l'on pouvait dire à ce point de vue a été dit. On ne peut plus que répéter. Il faudrait changer de point de vue, se déplacer, regarder à côté, mais c'est très difficile et les observateurs ne savent pas toujours le faire. Tant qu'on ne s'est pas déplacé, le problème est arrêté, on n'en parle plus. Du moment que vous voyez une étude qui diminue, et de cette façon, c'est qu'il y avait un point de vue particulier assez mauvais. Tâchons de voir ce qu'il y avait d'incomplet dans cette étude du sens musculaire dans toute la deuxième partie du XIXe siècle.

Ce sens, ainsi que le mot même l'indique, était considéré comme une sensation particulière. D'une manière générale, on appelle sensation — du moins dans l'ancienne philosophie — un phénomène interne, qui suit une marche particulière, qui a son point de départ dans une excitation venant de l'extérieur, qui chemine vers le centre et qui s'arrête au centre. Par exemple, pour le tact, l'excitation vient sur la peau, elle chemine par les nerfs sensitifs, elle arrive par la moelle épinière et le cerveau au centre supposé de la conscience ; là se passe le phénomène de la sensation et tout est fini, on croit que tout est arrêté.

On a étudié le sens musculaire de cette manière-là et on a fait des remarques qui n'étaient pas sans intérêt. La première étude a porté sur les organes périphériques. Le sens musculaire devait venir de l'extérieur puisque c'était un sens qui gagnait le centre, un phénomène centripète. Il devait agir sur des organes spéciaux : la vue agit sur l'œil, le son agit sur l'oreille, il faut que la sensation musculaire agisse sur un organe particulier ; on a cherché où pouvait être cet organe.

La première hypothèse, comme dans les travaux du neurologiste Duchenne de Boulogne et du physiologiste Charles Bell, le met dans les muscles. Ce sont les muscles qui font le mouvement, qui appuient sur le corps. Ce sont les muscles qui doivent jouer le rôle récepteur. C'est assez vrai, il y a en partie un rôle musculaire.

On a fait ensuite des remarques plus précises. On a montré que ce n'était pas le muscle dans son ensemble qui jouait un rôle, mais surtout les terminaisons musculaires, les tendons et, plus que les tendons, les surfaces articulaires. L'auteur allemand Goldscheider par exemple, a fait sur ce point beaucoup d'expériences intéressantes en déterminant l'anesthésie des articulations par différents procédés. Quand les articulations deviennent anesthésiées, le sens musculaire disparaît, même s'il y a persistance de la sensibilité musculaire. On a donc mis le sens musculaire tantôt dans les articulations, tantôt dans les muscles, tantôt dans les différentes parties qui terminent les os ; tout cela sert d'organes récepteurs. Dans ces organes, on a découvert histologiquement des appareils particuliers, comme les corpuscules de Pacini, qui servent à la réception de ces phénomènes de sens du mouvement.

Ces phénomènes gagnent ensuite les nerfs sensitifs, la moelle épinière et probablement la base de l'encéphale, où ils doivent arriver à se transformer, disait-on, en sensations.

Tout cela n'est pas sans intérêt physiologique et anatomique. Je crois cependant que c'est une étude extrêmement incomplète. Aujourd'hui, nous ne connaissons pas de phénomène physiologique qui soit limité à cette partie périphérique et à un organe centripète, allant vers le centre. Nous ne connaissons pas de phénomènes qui soient de pures sensations qui se passent dans le centre nerveux, sans aucun mouvement à l'extérieur. On ne nous décrit là que la première partie de l'opération, la partie sensitive qui gagne le centre. Mais toute opération physiologique est double. Il y a non seulement le phénomène qui gagne le centre, la partie centripète, mais il y a la partie centrifuge et la réaction motrice.

D'ailleurs, dans tout mon enseignement, je vous ai répété que le fait psychologique commence avec une réaction, avec un mouvement. Si vous ne parlez que de l'introduction d'une excitation, vous n'êtes pas dans la vie psychologique, vous n'êtes que dans l'analyse physiologique qui décompose les faits, vous ne voyez que la moitié du phénomène. Dans la sensation visuelle, par exemple, il est très facile de voir que tous les phénomènes de vision sont des réactions réflexes. Il n'y a pas de lumière, s'il n'y a pas de rétrécissement de la pupille. Il n'y a pas d'objet visuel s'il n'y a pas de mouvement des yeux. Je revoyais dernièrement l'ancien livre de physiologie, si intéressant, de Nuel, sur la fonction visuelle. M. Nuel nous dit que toutes les prétendues sensations visuelles ne sont que des mouvements à l'intérieur de l'œil, des mouvements de l'œil dans son ensemble et des mouvements de la tête. Si vous supprimez ces mouvements réflexes, il n'y a pas de sensation visuelle. Par conséquent, à la fin du XIXe siècle, on n'étudiait que la moitié du phénomène kinesthésique et, en supprimant le mouvement qui en est la conséquence, on ne pouvait plus le comprendre. Le mouvement qui correspond à la sensation kinesthésique, c'est là, je crois, le problème principal qu'il faut aborder.

Pour le rendre sensible, permettez-moi de prendre un exemple pathologique qui exagère tout justement ce phénomène kinesthésique, qui le rend un peu grotesque et qui montre bien où est son importance. Je voudrais vous parler des phénomènes qu'on a appelés autrefois phénomènes cataleptiques, ou encore phénomènes catatoniques. D'une manière générale, voici en quoi ils consistent. Quand le médecin examine certains malades — je vous dirai tout à l'heure quel genre — il peut faire avec eux une expérience assez bizarre et qui produit un effet surprenant. Pendant que l'on parle au malade, on lui prend la main, et doucement, de manière à ne pas attirer son attention, tout en continuant à lui parler ou en le laissant parler, on soulève sa main, on la déplace, on la met en l'air dans une position quelconque et autant que possible en dehors du champ visuel. Puis, tout doucement, sans la secouer, on abandonne la main du sujet. Si vous opérez sur un individu normal, en faisant cet acte-là, cet individu ne comprend pas, il croit que c'est une plaisanterie et, dès que vous avez lâché sa main, il la laisse retomber sur ses genoux. Au contraire, chez les malades dont je vous parle, la main que vous avez mise en l'air reste en l'air, dans la position où vous l'avez placée, le sujet ne paraît pas s'en occuper, il parle d'autre chose et sa main reste toujours en l'air. Cette opération peut s'appliquer aux poignets, aux bras, aux jambes, aux doigts ; vous pourrez déplacer les doigts de différentes manières, ils resteront dans la position où vous les aurez mis. On dirait que l'on a affaire à un mannequin de modiste ou d'artiste dont les membres restent dans la position où vous les mettez.

Ce phénomène avait été étudié chez beaucoup de malades. Il a d'abord été remarqué chez ce groupe de malades qu'on étudia avec enthousiasme vers 1880 et jusqu'en 1895 : les hystériques en somnambulisme. On l'appelait alors la catalepsie.

Dans cette étude, il y a eu une critique et un mécontentement. On a dit : Ces individus sont énormément suggestibles. Ils obéissent à vos moindres désirs dès qu'ils les soupçonnent. Ces malades ont soupçonné que vous vouliez laisser leur main en l'air, ils se sont mis cela en tête et, comme ils croient que vous désirez que leur main reste en l'air, ils la laissent pour vous faire plaisir. C'est un simple phénomène de suggestion.

Qu'il y ait un peu de vrai dans certaines catalepsies compliquées, c'est possible, mais il y a beaucoup d'exagération. Aujourd'hui, on en revient et on fait la remarque d'ailleurs que les phénomènes hystériques de catalepsie et beaucoup d'autres, se rapprochent des phénomènes qu'on observe dans l'encéphalite léthargique, et qu'ils sont beaucoup plus physiques qu'on ne croyait. En tout cas, on n'a pas tardé à remarquer que ces phénomènes de maintien de l'attitude existaient chez une autre catégorie de malades qui n'ont pas du tout l'intelligence et la suggestibilité des hystériques. Ils subsistent dans les états de démence et en particulier dans les démences décrites par Krœpelin, les démences précoces.

Les déments précoces n'ont guère de sentiments ; ils n'ont aucune envie d'obéir. Loin de vouloir obéir, ils ont le caractère négativiste et envie de résister à tout ce qu'on leur demande ; ils ne comprennent rien et ne veulent pas faire ce qu'on leur dit. Et cependant chez les malades tombés en démence profonde, on observe le phénomène identique. C'est pour cela qu'on a changé un peu le mot. La science consiste souvent en changements de mots plus qu'en changements d'idées et on a appelé catatonie le même fait lorsqu'il se présente non plus chez les hystériques suggestibles mais chez les déments non suggestibles et d'une manière en apparence physique.

Je voudrais prendre un exemple dont j'aurai tout à l'heure à développer les particularités. Je reviens souvent ici aux mêmes sujets ; vous les connaissez et cela simplifie beaucoup la description.

Voici bien longtemps que j'observe dans une maison de santé des environs de Paris, deux sœurs jumelles tombées en démence précoce. C'est une catastrophe de famille comme il en arrive pour les maladies mentales. Ces deux sœurs, vers l'âge de seize ans ou seize ans et demi, à quinze jours d'intervalle, ont présenté des troubles mentaux qui ont toujours été en s'aggravant. Maintenant, depuis plus de vingt ans — car elles en ont quarante-cinq — ces deux jumelles sont dans un état de démence avancée. L'une et l'autre restent immobiles sur leurs fauteuils toute la journée et il est avantageux de les y laisser, car quand on veut leur faire faire quelque chose, on provoque des scènes de colère violente, délirante. Ces deux sœurs ne font aucune action ; elles sont d'ailleurs presque gâteuses. Elles se bornent à murmurer incessamment entre leurs dents d'anciennes récriminations qui ont rapport à leur jeunesse. Elles vomissent des injures contre la première garde qui s'est dévouée à elles quand elles avaient dix-huit ans. C'est toujours la réminiscence du passé sans aucun intérêt pour le présent. Je les ai décrites dans tous mes ouvrages sous les mêmes noms ; je les appelle Adèle et Agathe pour les rapprocher l'une de l'autre.

Chose curieuse et sur laquelle je reviendrai, celle que j'appelle Agathe n'a aucunement les phénomènes de catatonie. Lorsqu'on lui parle, elle n'écoute guère, mais quand on essaie de déplacer ses membres, elle les remet tout de suite à leur place. Si on lève son bras, elle le remet sur ses genoux, et même, si on insiste trop, elle présente une sorte de colère.

Mais Adèle est absolument étrange. Pendant qu'elle bavarde — car elle n'écoute pas beaucoup et elle récrimine encore sur son passé — pendant qu'elle proteste contre la garde ou les médecins qui l'ont soignée, si on déplace son bras ou même sa jambe, le membre déplacé reste dans l'attitude où on le met, et cela pendant très longtemps. J'ai observé, en continuant à rester près d'elle, une durée de plus de vingt minutes pendant laquelle les doigts restent dans la position où on les a placés, absolument immobiles, alors que l'autre bras, la bouche remuent.

J'ai étudié sur cette malade beaucoup de phénomènes de catatonie. J'ai eu l'occasion, au mois d'août dernier, au Congrès de Psychiatrie d'Anvers, où on avait mis à l'ordre du jour la question de la catatonie, de parler de cette malade et d'indiquer quelques-uns des phénomènes qu'elle présente.

Ce phénomène d'immobilité catatonique paraît purement physique ; on a envie de le comparer à la raideur d'un mannequin d'artiste dont le bras reste raide mécaniquement. C'est inexact : le bras est très souple. On peut le déplacer comme on veut ; il n'y a aucune raideur. Après l'avoir mis en place, vous pouvez le mettre ailleurs sans aucune résistance.

Mais, bien mieux, il y a des faits psychologiques qui se mêlent à ce phénomène. Cette immobilité s'adapte. Par exemple, pendant que le bras est en l'air et qu'on continue à parler à Adèle, je prends mon chapeau, je le mets sur son bras. Le bras reste en l'air, il peut supporter un objet physique. J'ai pu ajouter différents objets au chapeau et même, une fois, placer sur la main deux volumes in-octavo. Le bras restait en l'air, cinq minutes au lieu de vingt, à cause de la fatigue, mais il s'était adapté à ces deux volumes qu'il supportait. Il y a donc chez ces malades en démence une certaine disposition des membres, des réflexes nerveux, qui leur fait conserver l'attitude.

Mais, me direz-vous, vous vous adressez à des malades étranges, qui sont troublés moralement, qui ont des maladies nerveuses assez compliquées, pas toujours très bien connues. Il ne s'agit pas là d'un phénomène psychologique normal.

Je ne suis pas de votre avis. Je crois que nous sommes tous — il ne faut pas avoir trop de vanité — pareils à ces déments précoces. Nous avons des dispositions analogues. Si nous nous regardons bien nous-mêmes, nous allons observer beaucoup de phénomènes catatoniques qui existent chez chacun de nous.

Permettez-moi de vous rappeler une petite histoire personnelle. Si elle est ridicule, vous aurez l'avantage de vous dire que vous ne vous comportez pas comme cela. De temps en temps, il m'arrive de vouloir mettre une lettre à la poste. Alors, très honnêtement, la lettre étant préparée, je la prends dans ma main gauche entre le pouce et l'index et je me prépare à sortir. Je garde la lettre à la main parce que je sais que je suis facilement fautif ; je pourrais préparer des cours en route et l'oublier. Au bout d'un certain temps je rentre et, en enlevant mon pardessus, je m'aperçois d'une chose navrante : la lettre est toujours dans ma main.

Dans cette constatation, il y a plusieurs faits psychologiques. Le premier qui vous frappe, c'est la distraction. Oui, en route, j'ai pensé à autre chose et je suis passé devant les bureaux de poste sans m'y arrêter et sans remarquer que j'avais une lettre à la main. Mais ce n'est pas tout et je dirai même que ce phénomène de distraction n'est pas le principal. Ce qui est plus surprenant, ce qui est admirable, c'est que je n'aie pas perdu la lettre. En effet, ma main, si elle était distraite, aurait dû cesser de la tenir. Si je ne pensais pas à elle, j'aurais dû lâcher la lettre. Il y a donc eu non seulement distraction mais continuation de l'action. Au fond, j'ai fait attention à ma lettre ; tout en étant distrait, je continuais à la tenir.

Eh bien, nous avons tous des phénomènes de ce genre. Par exemple, nous avons l'habitude de mettre notre main dans notre poche. Bien souvent, cette main ne pend pas inerte, elle a une attitude spéciale. Suivant les personnes, elle est fermée ou à moitié ouverte, ou bien elle tient un pli de l'étoffe. Pendant une demi-heure ou une heure, la main restera dans la poche avec la même position, tenant un pli de l'étoffe qu'elle ne lâche pas. C'est une continuation de l'acte qui est extrêmement importante.

Je dirai même plus : au fond, nous sommes tout le temps catatoniques. Vous êtes là à m'écouter et vous avez pris des positions particulières. Vous avez la tête penchée, les uns à droite, les autres à gauche ; d'autres ont la tête appuyée sur leur main. Toutes ces positions différentes demandent des mouvements musculaires. En somme, votre bras n'a aucune envie de rester en l'air indéfiniment par lui-même. Votre tête ne doit pas rester de côté, elle devrait tomber en avant par son poids. Elle reste parce que vous conservez des mouvements. Toutes nos attitudes sont des phénomènes catatoniques.

Quelle différence y a-t-il donc entre cette pauvre Adèle et vous ? Elle n'est pas bien grande. C'est que vous arrêtez la catatonie dans plus de circonstances qu'elle. Vous l'arrêtez toutes les fois qu'elle peut paraître ridicule. Quand vous tenez votre menton dans votre main, c'est une position que les autres personnes admettent, vous n'êtes pas grotesques, mais si vous mettiez votre main en l'air, les autres vous regarderaient étonnés et se moqueraient de vous. Comme vous êtes sensibles au ridicule, vous arrêterez l'attitude catatonique. Qu'y a-t-il de ridicule dans le fait de garder ma lettre entre deux doigts ? Ce n'est pas de la tenir, c'est de la tenir devant le bureau de poste, c'est de ne pas y entrer et à ce moment-là de ne pas la lâcher dans la boîte.

Ce qui diffère entre les malades déments et vous, ce sont les circonstances qui arrêtent la catatonie et non pas les circonstances qui la provoquent, ce sont les phénomènes négatifs. Vous supprimez l'attitude dans bien plus de cas que ne le font les malades, mais il y a un élément commun, qui est toujours le même, c'est l'élément de conserver indéfiniment une certaine attitude.

Il y a très peu d'auteurs qui ont étudié ce phénomène. Je voudrais vous rappeler un article du professeur Grasset, de Montpellier, dans la « Revue Scientifique ». Il appelle cela la force de conservation d'attitude, la force de l'attitude fixe, et il note que, chez tout le monde, il y a des attitudes fixes et permanentes. Il signale même à ce propos une expérience qu'il considère comme un tour de force et qui n'est qu'une exagération de l'attitude fixe. Il l'appelle l'expérience de Milon de Crotone. Il paraît que Milon avait une force herculéenne magnifique et il montrait cette force dans une expérience particulière qui n'est pas facile à réaliser. Il prenait dans sa main un fruit facile à écraser. La tradition veut qu'il prenait une grenade. Mettez si vous voulez à la place une pêche ou un abricot, ou un œuf. Il tenait cet œuf sans l'écraser, puis il priait toutes les autres personnes et les hommes les plus forts de lui écarter les doigts et de prendre l'œuf. Tous les plus grands héros de la Grèce se précipitaient pour gagner le prix et voulaient lui écarter les doigts. Personne n'y parvenait. Milon avait une force énorme qui empêchait qu'on ouvrît ses doigts, et puis, quand la séance était finie, il montrait la grenade ou l'œuf intacts. Je vous fais remarquer que c'est très difficile, parce que, pour résister à tous les efforts que font les autres, il faut dépenser une force énorme. Mais en dépensant une force énorme, on court de grands risques d'écraser l'œuf et il ne faut pas l'écraser. Il faut donc que cette force se fixe exactement à un point donné sans bouger le moins du monde. Grasset développait cette expérience en l'appelant l'attitude fixe, et il rappelait que le fondateur de l'Ecole de Montpellier, Barthez, au XVIIIe siècle, avait déjà signalé le même phénomène fort curieux.

Il faut donc se demander ce qu'est cette permanence de l'attitude. De quoi dépend-elle ? Nous en revenons à nos malades catatoniques et à la pauvre Adèle. Qu'y a-t-il en elle quand elle laisse son bras en l'air lorsque je l'ai levé ?

Les médecins aliénistes prétendent que c'est très simple. Ils ne sont pas difficiles. Je trouve au contraire que c'est très compliqué. Si on observe avec attention, on trouve que ce phénomène est chez elle horriblement complexe parce qu'il présente toute espèce de variations très curieuses. D'abord il y a des variations suivant les sujets. Je viens de vous dire que sa sœur Agathe ne présente rien de pareil tandis qu'Adèle le présente à un haut degré. Ensuite, il y a des variations suivant les personnes qui font l'expérience. Pendant très longtemps, j'avais un privilège dont je devais être très fier : c'était moi qui déterminais la catatonie d'Adèle. Je pouvais mettre ses bras, ses jambes et sa tête dans toutes les positions possibles ; elle conservait ces positions pendant vingt minutes. D'autres personnes, les internes de la maison de santé, n'arrivaient à rien ; quand ils touchaient au bras, elle se fâchait et le remettait sur ses genoux. C'était moi qui déterminais le phénomène.

Il s'est passé quelque chose de triste pour mon honneur. J'ai vu la malade de moins en moins, à mesure qu'elle était de plus en plus démente. Elle s'est peu à peu détachée de moi. Elle s'est intéressée à mon excellent ami, M. Arnaud, mort si tristement il y a maintenant dix-huit mois, elle lui parlait davantage et le voyait tous les jours. Il est arrivé que je ne déterminais plus la catatonie et qu'Arnaud la provoquait bien mieux que moi. Depuis la mort d'Arnaud, je reprends un peu de pouvoir. C'est consolant. Je peux déterminer un peu plus facilement la catatonie. Par conséquent le sujet qui agit a une influence.

Mais j'ai remarqué sur cette malade quelque chose de bien plus bizarre. Je mets le bras en l'air, il y reste et nous savons qu'il va y rester vingt minutes. Si je reste dans la chambre, si j'écris à côté d'elle ou si je regarde son bras, il reste toujours en l'air, pendant au moins vingt minutes et tombera très lentement au bout de ce temps. Mais un jour, il m'est arrivé, un peu par distraction, de sortir de la chambre sans prendre la précaution de lui baisser le bras, précaution de politesse pour ne pas le lui laisser en l'air quand je partais. J'ai eu un remords de conscience, j'ai regardé par la porte entrebaillée. Le bras était tombé immédiatement. J'ai répété l'expérience ; il suffisait que je sorte de la chambre pour que le bras tombât tout de suite.

Il y a donc des phénomènes de sentiment, de politesse, d'attention, et de sentiment de présence dont nous parlions tellement l'année dernière. Tout cela joue un rôle, mais ne supprime pas le phénomène fondamental qui me paraît être le suivant. Il y a dans l'organisme un certain réflexe qui est le réflexe de posture, le réflexe de maintien de l'attitude. Nous avons besoin, au cours de notre vie, de ne pas répéter indéfiniment le même acte volontaire. Quand nous avons fait un acte volontaire, par exemple écouter en nous tenant le menton, il n'est pas bon que toutes les secondes nous répétions le même acte ; cela nous empêcherait d'écouter. Nous pouvons très bien ne plus y penser, mais il y a un réflexe qui le fait continuer : c'est le réflexe de maintien de la posture.

C'est très intéressant parce que cela nous montre le commencement de ce que nous pouvons appeler les réflexes de régulation. Non seulement nous avons des mouvements, mais nous les surveillons, nous les réglons perpétuellement. La machine a des régulateurs de différentes espèces et nous retrouvons ici — nous en avons parlé souvent il y a quelques années à propos des sentiments, nous le reverrons dans deux leçons — le fameux réflexe intero-ceptif dont parlait M. Sherrington. Il y a des réflexes extero-ceptifs qui ont leur point de départ dans les excitations du monde extérieur : on me pince la main, je la retire. Il y a des réflexes proprio-ceptifs qui dépendent des viscères. Nous avons parlé dernièrement des phénomènes cénesthésiques. Mais il y a encore des réflexes intero-ceptifs qui sont déterminés par nos mouvements eux-mêmes. Le fait d'exécuter un mouvement détermine une excitation nerveuse qui le règle.

Le maintien de l'attitude est important. A ce maintien il faut ajouter quelque chose de bien plus grave. Quand on parle des réflexes, on dit : Le réflexe est caractérisé par une certaine excitation extérieure qui amène un mouvement final. Par exemple nous connaissons tous un réflexe très élémentaire des tout petits enfants : Si on leur met dans la main un objet quelconque, un bonbon, ou tout simplement un hochet, ils ont un réflexe qui consiste à porter l'objet à la bouche. Voilà comment on décrit ce réflexe d'ordinaire et on le trouve bien simple. Il présente cependant une difficulté à laquelle on ne songe pas suffisamment, c'est que la main de l'enfant a différentes positions et que, suivant la position qu'elle a, le mouvement pour porter à la bouche est très différent. Si la main de l'enfant est sur la table, il faut qu'il la lève ; si elle est en l'air, il faut qu'il la baisse. Les deux mouvements sont tout à fait différents, et cependant c'est le même réflexe de porter à la bouche. Tous ces réflexes aboutissent à un acte final, l'acte d'avaler, l'acte d'ouvrir la bouche, mais cet acte se fait dans des conditions très différentes suivant la position initiale de l'organe. Si vous êtes la tête en bas, le phénomène d'avaler n'est pas le même que si vous avez la tête en l'air. Si vous avez la main dans une position particulière, le réflexe de grattage, dont parle Sherrington, n'est pas le même. Et M. Sherrington montre que le réflexe est une combinaison entre l'acte que l'on veut exécuter et la position antérieure. La position antérieure, qui est maintenue par le réflexe d'attitude, est elle-même un réflexe qui se combine avec le suivant pour déterminer le mouvement.

Je dirai plus encore. Nous faisons des mouvements qui nous paraissent très simples. Par exemple, nous portons la main à la bouche, mais ce mouvement est plus compliqué que vous ne croyez ; il traverse des milieux, il traverse l'air qui en général n'est pas résistant, mais il peut y avoir du vent, le vent entraîne ma main. Si l'animal est dans l'eau, le courant et les vagues déplacent son membre. S'il se borne à continuer le mouvement, il n'arrivera jamais à toucher le but. Le membre est à la hauteur de la bouche, que nous voulons atteindre. Si, chemin faisant, une vague déplace, abaisse notre bras, quand nous continuerons le mouvement, nous arriverons à la poitrine et non pas à la bouche.

Il faut donc pour arriver au résultat que nous maintenions la direction du mouvement. Maintien de l'attitude, combinaison du mouvement avec l'attitude précédente, maintien de la direction, voilà une foule de régulations qui sont l'élément essentiel du fameux sens kinesthésique. Les sensations kinesthésiques sont des réflexions, des paroles, des croyances qui se superposent à ces mouvements élémentaires. Le sens kinesthésique n'est pas uniquement une sensation, c'est avant tout un certain nombre de mouvements.

Le temps est bien avancé et je voudrais cependant vous dire quelques mots d'une manière générale sur le sens de l'équilibre qui est du même genre.

Le corps humain est un organisme compliqué comme celui de tous les animaux. Il a une propriété que vous trouvez banale parce que nous y sommes habitués, mais qui au fond est bien ridicule : le corps humain possède et garde un estomac et un intestin ; ce n'est pas toujours pour notre plaisir. Cet estomac et cet intestin, nous les remplissons de nourriture ; nous venons de déjeuner et nous conservons le déjeuner à l'intérieur et quand nous nous promenons, nous conservons avec nous notre déjeuner. Quelle singulière idée et quelle mauvaise habitude ! Nous nous mouvons dans l'espace : ce qui est important, c'est notre déplacement, ce n'est pas le déjeuner. Vous le portez en vous-mêmes parce que vous êtes une machine élémentaire, une machine qui transporte avec elle son propre moteur. Si vous voulez vous comparer à une machine, vous pouvez dire que vous ressemblez tout simplement à une vulgaire locomotive de chemin de fer. Une locomotive de chemin de fer ne prend pas sa force sur un courant électrique, comme on commence à le faire aujourd'hui ; elle porte avec elle dans son ventre ses provisions. C'est bien grossier et bien ridicule : nous portons nos provisions avec nous ! Ces provisions surchargent notre organisme qui n'est pas uniquement composé de muscles mais formé d'une foule d'appareils. C'est une usine qui se déplace, comme une locomotive. Cette usine est compliquée. Quand vous vous déplacez, vous modifiez la position de l'usine, vous la bouleversez. Voilà une locomotive qui roule sur des rails. Est-ce qu'elle continuerait à marcher aussi bien si vous aviez la singulière idée de la mettre à l'envers et de la renverser ? Mais elle ne pourrait plus rouler, elle serait absolument dérangée. Et cependant l'organisme humain a perfectionné sa propre faiblesse, puisqu'il transporte son déjeuner. Il a pris la bonne habitude de ne pas être troublé par lui-même, même s'il se met à l'envers. Même si nous mettons la tête en bas et les jambes en l'air, notre déjeuner doit rester à sa place. Nous réglons la place des organes avec notre déplacement.

Je prenais autrefois la comparaison suivante : Supposez un tonneau qui soit rempli d'une foule d'objets disparates, de l'eau, du sable, des cailloux, des morceaux de verre. Ce tonneau roule sur une colline, il arrive en bas et reste immobile. Est-il absolument immobile ? Non, parce que tout ce qui est à l'intérieur s'organise ; les objets lourds tombent au fond ; les moins lourds au-dessus, etc.

Il en est de même dans le corps humain. Nous organisons notre intérieur pour garder l'attitude d'ensemble que nous voulons. Il ne s'agit plus uniquement d'attitudes segmentaires, comme disait M. Bonnier, il s'agit d'attitudes d'ensemble. Nous avons la prétention de pouvoir rester assis ou rester debout. C'est beaucoup plus compliqué que vous ne croyez, parce que tout ce qui est à l'intérieur ballotte et tombe d'un côté ou de l'autre et pourrait nous faire renverser. Nous réglons tous nos mouvements de manière à conserver la même attitude générale.

Il y a donc, après les mouvements élémentaires qui sont de simples réflexes, quelque chose de plus. Il y a la régulation de ces réflexes en eux-mêmes, dans le sens kinesthésique. Chacun de nos mouvements est réglé de manière à durer, de manière à tenir compte de l'attitude précédente, de manière à se continuer malgré les courants et les marées. Et nous avons également des régulations d'ensemble de tout le corps qui sont les régulations de l'équilibre.

Voilà où je crois trouver les germes de la personnalité, les germes de l'unité organique qui règle ses mouvements physiques, tandis que précédemment, il n'y avait que de l'unité purement physiologique qui réglait sa construction intérieure.

C'est là le point de départ de la personnalité. Nous pourrons le préciser en étudiant dans la prochaine leçon la conduite du corps propre. Je prends le mot propre dans le sens latin « proprius » : le corps qui appartient à chacun de nous ; car, quelle que soit notre misère, nous possédons tous quelque chose, nous possédons notre corps et il y a une conduite en rapport avec le corps propre. C'est ce que nous étudierons dans la prochaine leçon.

13 DECEMBRE 1928.

IV. — LE CORPS PROPRE

On discute souvent aujourd'hui ce problème interminable : Est-ce que les personnalités ont une âme ? Mais il y a une autre question qu'il ne me paraît pas possible de discuter : Est-ce que les personnalités ont un corps ? Ce deuxième point est en effet tout à fait incontestable. Aujourd'hui, quelles que soient nos illusions, idéalistes ou matérialistes, les personnalités que nous connaissons ont un corps ; elles sont toujours caractérisées par un corps particulier, beau ou laid, mais enfin un corps quelconque. Ce n'est que très tardivement, par un développement des raisonnements et des idées, que nous arrivons à concevoir, et à concevoir bien difficilement, des personnes sans corps, mais c'est tout à fait secondaire. Au commencement, toutes les personnes que nous connaissons ont des corps, nous ne les distinguons que par là ; même quand nous imaginons ces personnalités sans corps, est-ce que notre esprit est bien débarrassé de toute conception corporelle ? Nous nous représentons ces personnalités comme un beau vieillard ou comme une belle dame ; nous leur donnons un corps imaginaire, tellement nous ne pouvons pas nous passer d'un corps pour concevoir une personnalité.

Ce caractère me paraît fondamental et on a beau dire que la personnalité dépend surtout de conditions sociales — nous le verrons pendant la plus grande partie de ce cours — ces conditions ne peuvent s'exercer que sur une société qui existe, une société que l'on voit, et par conséquent, il faut supposer au point de départ, que les personnes sont pour nous des corps et des corps distincts les uns des autres.

Il y a en effet un caractère des personnalités qui est très fondamental et qui ne s'explique que par cette corporéité de la personne. Nous admettons tous implicitement, comme une chose évidente, que les personnes ne sont pas confondues, qu'elles sont distinctes. Il y a Mr A., Mr B., Mme Z., et cette distinction n'est pas appliquée uniquement à des personnalités, elle est antérieure. Nous l'appliquons à une foule de choses, à la lampe, à la table, au banc, aux différents objets de la salle. C'est parce que nous sommes habitués à distinguer les objets les uns des autres que nous appliquons la même conception à des personnalités, et en réalité, les personnalités représentées comme spirituelles sont beaucoup moins distinctes que les autres. Nous réunissons facilement des idées dans une idée générale, dans un système. Si les personnalités étaient pour nous de pures conceptions spirituelles, nous devrions facilement les réunir et les confondre, en faire un bloc. Nous ne le faisons pas. Nous disons toujours que l'une est distincte de l'autre ; c'est qu'il y a au point de départ cette pénétration d'une personne dans un corps, qui nous empêche de les séparer.

Par conséquent, il n'est pas possible d'avancer dans une étude de la personnalité sans avoir d'abord compris ce caractère d'avoir un corps, et un corps distinct des autres.

Cette propriété d'avoir un corps se rattache sans doute aux idées générales sur les corps vivants. Les personnes sont des corps vivants ou des êtres vivants. Mais les êtres vivants ne sont qu'une partie, un groupe d'un conception plus générale. En somme les personnalités sont des objets de ce monde. C'est triste à avouer, nous ne sommes pas très différents de cette lampe et de cette table. Nous sommes les uns pour les autres des objets extérieurs et l'étude de la personnalité commence par l'étude des objets extérieurs.

Nous devrions donc, si nous faisions un cours complet, revenir sur les notions de la perception extérieure. Comment percevons-nous les corps ? Les percevons-nous séparés de nous, à une certaine distance de nous ? Comment les distinguons-nous les uns des autres ? Comment faisons-nous en un mot les objets ?

C'est là le point de départ des notions sur la personnalité. Ici même, pendant plusieurs années, nous sommes revenus sur la théorie de la perception extérieure, si compliquée et aujourd'hui devenue de plus en plus difficile. Je crois indispensable de vous résumer rapidement en une seule leçon l'ensemble de ces cours de deux années sur la perception extérieure et sur le caractère psychologique des objets, en nous plaçant au point de vue de notre psychologie de la conduite.

Il me semble que, dans les études, il y a souvent une question d'ordre dans les chapitres qui est plus importante que les doctrines. Si nous jetons un coup d'œil sur les anciennes psychologies de la perception extérieure, nous voyons que les problèmes sont divisés en général en trois groupes et que ces trois groupes de problèmes sont rangés dans un ordre particulier. Les philosophes, si nous remontons par exemple à Descartes et à toutes les époques de ce genre, mettaient au point de départ de la notion d'objet les phénomènes psychologiques de la sensation et de la perception. Il y avait en nous, à l'intérieur de notre esprit, une certaine impression, un certain phénomène purement spirituel, — appelons-le si vous voulez une image, — à propos des objets extérieurs ; on ne dit même pas trop comment surgissait dans notre esprit une image. Cette image était interne et on s'étonne qu'une image interne soit capable de faire un objet. Ce qui fait qu'il y avait un second problème qui s'ajoutait au premier et qui venait ensuite, ce que j'appellerai le problème de l'extériorité.

Les philosophes ont discuté indéfiniment sur ce problème de l'extériorité. Comment projetons-nous à l'extérieur ce qui se passe en réalité en dedans ?

Pour vous donner un exemple, vous vous rappelez, dans l'école de Cousin, l'intervention du principe de causalité. Les philosophes de cette époque disaient : Nous avons en nous des perceptions internes et nous sommes obligés de chercher leurs causes, et c'est parce que nous cherchons leurs causes que nous imaginons le monde du dehors, que nous les extériorisons.

Une fois ces perceptions extériorisées, elles se précisaient, elles se distinguaient les unes des autres, et se transformaient en objets.

Il y avait donc trois groupes de problèmes rangés dans l'ordre suivant : 1° la sensation ou la perception interne ; 2° l'extériorité et l'extériorisation ; 3° l'objectivation, la constitution de l'objet.

Je crois qu'on avancera énormément dans ce problème sans changer grand chose, mais en modifiant l'ordre des questions. Ce n'est pas de cette manière qu'évolue l'esprit humain. Le petit enfant ne commence pas par avoir des perceptions internes et par se dire : Je sens, je pense en dedans de moi, je suis moi-même sensation d'odeur de rose, comme disait Condillac. Il ne raisonne pas par le principe de causalité pour passer à l'extériorité.

Je propose de renverser l'ordre des chapitres, tout simplement. Le premier travail de l'esprit, c'est l'objectivation. Les objets se constituent avant d'être extérieurs ou plutôt quand il n'y a pas de problème d'extériorité. Le petit enfant connaît des objets et il ne se pose pas cette question saugrenue : Est-ce que ces objets sont en moi ou en dehors de moi ? L'enfant n'a même pas de moi. Il ne sait pas ce qui est intérieur ou extérieur ; il a des objets et voilà tout : l'objet se constitue le premier. Quant à l'extériorité, elle vient après l'objet. Il y a d'abord des objets avant qu'ils ne soient extérieurs. Ils deviennent extérieurs après avoir été des objets et par un mécanisme qu'il est assez facile de comprendre. Ce n'est qu'en troisième lieu, très tardivement et quelquefois jamais pour les esprits un peu rudimentaires, qu'il y aurait des phénomènes internes, des images des objets, des sentiments à propos des objets, sentiments que nous placerons en dedans de notre personnalité quand nous en aurons construit une.

Ce que nous avons donc à comprendre d'abord, c'est la conception de l'objet. Comment se forment des objets, ensuite comment ces objets deviennent-ils extérieurs ? C'est là ce que nous devons appliquer en particulier aux corps vivants et aux corps de nos semblables, ce qui va nous aider à construire plus tard leur personnalité.

Comment se forment des objets ? Je ne parle pas de l'objet réel tel qu'il existe dans le monde ; je ne sais pas ce que c'est et nous ne savons même pas s'il existe. Comment se constituent ce que nous appelons des objets, ce que nous nous représentons comme tels ?

Les objets sont tout simplement un ensemble de conduites, de réflexes superposés les uns aux autres et groupés d'une manière particulière. Les actes les plus élémentaires sont des actes réflexes. On frappe le tendon rotulien, il y a un petit mouvement de la jambe ; les yeux reçoivent la lumière, il y a un petit mouvement de la pupille. Les mouvements sont isolés les uns des autres. Par suite de l'évolution de la vie, de l'expérience et surtout de l'énorme acquis de nos ancêtres et des animaux qui nous précèdent, un grand nombre de ces réflexes se sont groupés ensemble, ils se sont associés les uns avec les autres. On peut peut-être comprendre cette association en rappelant les idées, que vous connaissez, du physiologiste russe Pavlov, sur les réflexes conditionnels, ou bien en rappelant les études que nous avons faites ici-même sur ce que j'appelais les réflexes en cascade, les réflexes qui se succèdent.

En général, un réflexe est déterminé par une stimulation qui vient de l'extérieur et qui est accidentelle. Tout d'un coup, un marteau a frappé le tendon rotulien et la rotule a déterminé un mouvement du triceps. C'est un mouvement accidentel. Mais imaginez que le mouvement déterminé par le réflexe détermine lui-même une seconde stimulation, amène à sa suite une autre stimulation qui produise un nouveau réflexe, lequel réflexe, par son mouvement, lui-même en amène un troisième : les réflexes se succèdent en cascade.

Nous prenions autrefois l'exemple simple d'un chien ou d'un animal quelconque qui poursuit un gibier. Je suppose que le chien errant dans la campagne, sente dans un sillon l'odeur d'une bête fauve, un lièvre par exemple ; c'est une excitation de la muqueuse nasale qui détermine un certain réflexe. Ce réflexe, c'est la poursuite, la marche dans cette direction : l'odorat amène la marche. Cette marche, par le fait même que l'animal suit le sillon, va amener un incident : il verra le lièvre. Cette vision du lièvre, c'est un nouveau stimulant qui vient s'ajouter au premier. Ce nouveau stimulant accélère la course et amène à sa suite des réflexes particuliers. La course a comme conséquence que le chien prend le lièvre dans les dents. Maintenant le chien a une impression sur les lèvres, sur la langue, impression qui amène le réflexe de mastication et de morsure ; il se met à mordre le lièvre. Du moment qu'il le mord, des parties de la chair entrent dans sa bouche ; cela amène le réflexe de déglutition, et le chien se met à manger le lièvre.

Cette suite d'événements n'est pas absolument fortuite. Ce n'est pas par hasard que la course est arrivée après la marche déterminée par l'odeur, que la morsure est arrivée après la course, que la déglutition est arrivée après la morsure ; c'est parce que les réflexes se déterminent les uns les autres.

Nous pourrions représenter cela par un schéma que je vous ai souvent dessiné au tableau. Nous pourrions dire que les réflexes sont représentés par la ligne que vous connaissez (fig. 1), la stimulation au point S et le mouvement qui arrive au point M. Mais imaginez que ce point M devienne le point de départ, la stimulation d'un second réflexe qui amène encore un mouvement, lequel devient une stimulation d'un troisième : les réflexes se suivent ainsi en cascade (fig. 2), et vous ne vous figurez pas combien il y en a, dans toutes les actions que nous faisons. Quand nous marchons dans la rue, quand nous rencontrons une personne, c'est par dizaines, par centaines, que les réflexes arrivent ainsi en cascade.

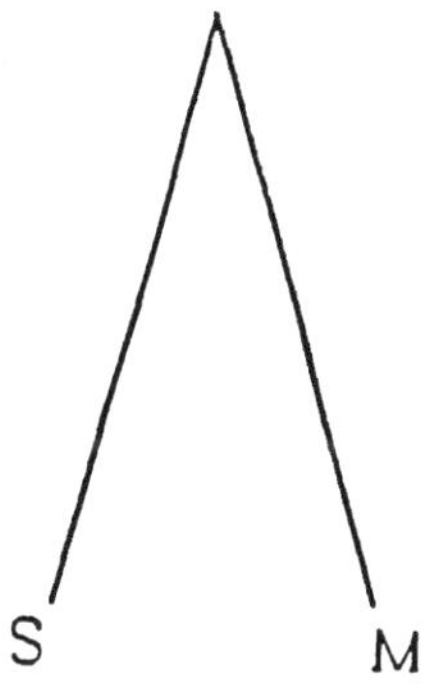

Fig. 1

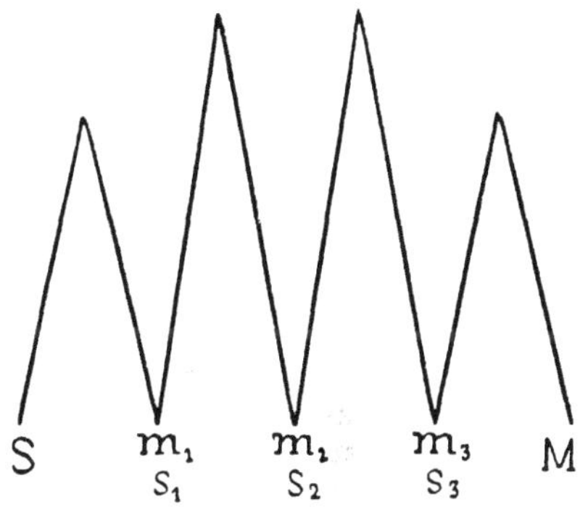

Fig. 2

Quand pendant des siècles, des générations d'animaux, les réflexes se sont ainsi succédés en cascade, ils se groupent, ils s'associent, ils dépendent plus ou moins les uns des autres. C'et ce qu'étudiait autrefois Pavlov sous le nom de réflexes conditionnels. Il suffira qu'il y ait la première stimulation pour amener le dernier M. Nous pouvons représenter cela en disant que tous ces réflexes sont plus ou moins réunis par une courbe totale et deviennent un acte d'ensemble dans lequel les parties sont plus ou moins inutiles et peuvent plus ou moins se supprimer (fig. 3). Cet acte d'ensemble a reçu un nom particulier. Nous l'avons souvent appelé acte perceptif. Il y a quelques années, dans une série d'articles, M. Revault d'Allones proposait le mot schème : c'est un schéma d'action, qui peut être éveillé sommairement dès la stimulation initiale. Sous ce nom de schème ou d'acte perceptif, on peut grouper un très grand nombre de conduites.

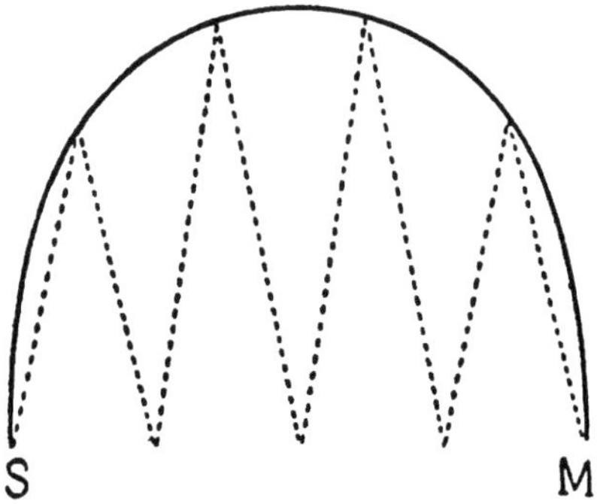

Fig. 3

Un caractère de l'acte perceptif sur lequel nous avons insisté et qui est extrêmement important pour nous, c'est que l'acte perceptif est en même temps un acte que j'ai appelé suspensif. Les premiers réflexes, dès qu'ils commencent, se terminent : dès qu'on frappe le tendon rotulien, immédiatement le mouvement du triceps se fait. Ces actes suspensifs, qui sont des actes d'ensemble, ont une propriété particulière qui a évolué au cours des siècles, c'est qu'ils peuvent être retardés. On peut les appeler des réflexes à retardement. Le premier réflexe commence, il est excité, mais tout ne se fait pas, l'acte n'est pas complet, il reste en l'air, immobile et il ne se déclenchera qu'à la fin.

Si nous reprenons notre exemple, le chien poursuit un lièvre, mais dès le commencement, il a le schéma de l'acte de manger le lièvre, ce qui n'empêche pas qu'il ne le mange pas tout de suite, car s'il se mettait à mastiquer, il mastiquerait dans le vide, ne mangerait rien du tout. Il a donc le commencement de l'acte de manger et il n'aura l'acte complet que plus tard, quand la série des réflexes secondaires se seront déclenchés les uns à la suite des autres.

Cette formation de schémas d'action, de réflexes complexes, existe dès le berceau et peut-être même avant. Le petit enfant constitue des objets de ce genre dès qu'il commence à vivre. Il commence tout de suite une conduite particulière vis-à-vis du biberon ou vis-à-vis du sein de la nourrice. Il ne se conduit pas vis-à-vis de ses vêtements comme vis-à-vis du sein de la nourrice. Il a vis-à-vis du sein des mouvements des mains, de la tête, de la bouche, qui commencent, et qu'il n'aura pas vis-à-vis d'autres objets. C'est déjà la constitution d'un objet.

Cet objet ainsi constitué n'est pas toujours le même. Il varie et il est évident qu'il doit varier, puisqu'il est composé d'une multitude de réflexes qui sont associés les uns avec les autres, de toutes les façons possibles. Ce sont des mouvements des mains, des jambes, de la bouche, des yeux, de tout le corps. Ces mouvements sont très nombreux. Ils se groupent de façons multiples et bientôt, même dans l'esprit de l'enfant au berceau, il y a un certain nombre de schémas qui se sont formés : le sein de la nourrice, le biberon, le hochet, le berceau, les draps du berceau, etc., il y en a des quantités et peu à peu l'esprit s'enrichit en formant des schémas de plus en plus nombreux, de plus en plus divers.

Nous nous trouvons ici devant une difficulté. Ces schémas d'objet ne sont pas tous les mêmes. Ils sont très différents et on n'aura jamais épuisé leur diversité. Je crois que bien des problèmes philosophiques tiennent tout justement à ce qu'on ne connaît pas suffisamment cette variété d'objets et d'objets élémentaires qui se forment dans l'esprit du petit enfant. Il se forme des objets d'après les différentes actions que nous avons accomplies : objets alimentaires, objets pour la boisson, objets pour la mastication, objets sexuels un peu plus tard, qui ont une construction particulière dans tous les éléments qui les constituent, objets dangereux, objets pénibles qui sont douloureux quand on les touche, qu'il faut écarter, objets attractifs qui sont agréables à toucher, etc.

Ces objets sont innombrables. Je vous conseille de les étudier beaucoup et de les distinguer les uns des autres. Beaucoup de ces objets vont devenir le point de départ de toutes sortes d'opérations intellectuelles compliquées. Je ne vous en rappelle qu'un exemple, sur lequel nous avons insisté, il y a une dizaine d'années, pendant très longtemps, c'est ce que j'appelle l'objet multiple. La multiplicité n'est pas uniquement un phénomène de comptage et d'arithmétique. Pour dire un, deux, trois, il faut déjà qu'il y ait de la multiplicité. La multiplicité, c'est déjà une apparence des choses qui déterminera des conduites qui ne sont pas identiques les unes aux autres.

Nous prenions comme exemple le chien qui rencontre un loup, un seul. Vis-à-vis de ce loup, le chien a une conduite spéciale qui est bien connue : il commence à se battre contre lui, il résiste, il lutte.

Le même chien rencontre cent loups à la fois. Est-ce qu'il a la même conduite ? Pas du tout. Il ne commence pas la bataille, il se sauve, il a une conduite absolument inverse. C'est pourtant toujours l'objet qu'on appelle le loup, mais cet objet se présente dans une condition particulière qui est la multiplicité. Celle-ci détermine des objets à elle toute seule, et ce sont ces réactions qui se perfectionneront plus tard les unes après les autres, et qui amèneront le compte, l'arithmétique, toutes les sciences mathématiques.

Les objets sont donc très distincts les uns des autres et de toutes les manières. Mais il y a un caractère de leur distinction qui nous importe particulièrement, qui est un peu plus grave que les autres. Une propriété importante des objets, c'est qu'ils sont séparés les uns des autres. Ils sont extérieurs les uns aux autres. Quand les philosophes étudient le problème de l'extériorité, ils se placent toujours à un point de vue spécial, le point de vue le plus philosophique si l'on veut et le plus intéressant, celui de l'extériorité par rapport à cet objet particulier qui est moi-même. Ils parlent toujours de la séparation qu'il y a entre moi et les autres choses. Ce public qui m'écoute n'est pas en moi, il est à l'extérieur de moi. Et on commence l'étude par l'extériorité par rapport à soi, par rapport à son propre corps.

C'est un problème intéressant. Il est à mon avis capital, mais c'est un problème secondaire et on a oublié le premier qui rend possible la solution du second. Vous ne comprendrez jamais l'extériorité par rapport à vous-même, si vous n'avez pas d'abord étudié une première extériorité beaucoup plus simple, plus banale, c'est l'extériorité des objets les uns par rapport aux autres, l'extériorité de la lampe par rapport au public. Il y a des extériorités des objets les uns par rapport aux autres. De quoi dépendent-elles ? Elles dépendent d'abord et avant tout de la différence des conduites. Il est évident qu'un enfant ne confond pas le biberon avec le drap de son lit, ou il ne le confond que de temps en temps, quand il tète le drap de son lit, mais il sait bien vite qu'il fait des erreurs, il en est même mécontent, il se fâche. Il y a donc une séparation des deux objets, due à la nature des réflexes. Le réflexe de téter ne se déclenche pas aussi facilement, n'aboutit pas à son terme aussi facilement, dans le cas du drap que dans les cas du biberon.

Il y a donc une différence de nature. C'est important et, au fond, bien des objets ne sont guère distincts que par là. Les animaux dangereux et les animaux non dangereux, se distinguent précisément par les conduites que nous avons à faire vi-à-vis d'eux.

Mais il y a quelque chose de plus. Nous disions que le réflexe se constituait par un ensemble de mouvements par rapport à un objet : mouvements qui consistent à prendre le biberon, à le téter, mouvements qui consistent à toucher le drap de lit, à se coucher dans le berceau.

Ces mouvements sont très compliqués, mais parmi eux, il y a deux catégories très graves qu'il faut toujours distinguer quand on parle psychologie. La première comprend les mouvements des membres exécutés sur place, les mouvements des bras quand on reste immobile, les mouvements de la bouche, les mouvements du tronc quand l'enfant reste dans le berceau. Les mouvements sur place sont peut-être les mouvements primitifs. Les premiers êtres ont commencé par là. Ils avaient des tentacules qui attiraient l'eau de mer et les particules alimentaires, et c'était tout. Les premiers mollusques n'avaient que des mouvements sur place. Ces premiers mouvements se sont développés et, au fond, ce sont eux qui caractérisent l'objet. Ce sont les plus importants : mouvements alimentaires, mouvement de rétraction quand il y a douleur, mouvements sexuels.

Mais bientôt, dans la suite des temps, sont venus d'autres mouvements sur lesquels nous avons déjà insisté à plusieurs reprises ; ce sont les mouvements de déplacement du corps. Les animaux ont inventé bien des choses, comme disait M. Le Roy dans son cours qui explique toute l'évolution par l'invention, — avec raison d'ailleurs, car c'est la seule métaphore qui rende compte des choses. Les animaux sont de drôles d'êtres : ce sont des plantes qui ont trouvé bon de se déraciner, ils se sont arrachés de leurs racines dans l'espace. Si je ne me trompe, ils ne se sont pas arrachés de leurs racines dans le temps, c'est ce qui nous fait vieillir. Mais nous nous sommes détachés de l'espace et nous nous promenons, nous avons des déplacements de l'ensemble du corps.

Ces déplacements sont des mouvements, je le veux bien, mais ce sont des mouvements tout à fait nouveaux, tout à fait particuliers, des mouvements qui supposent les coordinations par l'équilibre dont je vous parlais à la fin de la dernière leçon. Ces mouvements spéciaux ont des conséquences par rapport à notre système de réflexes, par rapport à notre schéma des objets.

Remarquez que ces mouvements de déplacement du corps ne caractérisent jamais d'une manière précise un objet particulier. Il n'y a pas dans le monde d'objet particulier qui soit caractérisé parce qu'il est loin de moi. Des objets qui sont près ou des objets qui sont loin peuvent être les mêmes. Le déplacement de mon corps ne caractérise pas nettement un objet comme l'acte élémentaire caractérise des objets spéciaux. Ce mouvement vient s'ajouter à la caractéristique de l'objet, mais il n'est pas essentiel. Et puis surtout, ce mouvement a un inconvénient tout à fait remarquable, il est extrêmement variable. Pour atteindre l'objet alimentaire ou l'objet sexuel, tantôt il ne faut pas bouger, tantôt il faut marcher un kilomètre. Il y a des différences considérables et tous les intermédiaires existent.

Ces mouvements de déplacement viennent donc donner un caractère secondaire à l'objet, ils viennent s'y ajouter, le compliquer. Bientôt, nous avons tant de mouvements de déplacement que tous les objets présentent des mouvements de déplacement. Pour prendre la craie, il faut se déplacer ; pour prendre la lampe, il faut aller de côté. Il y a des déplacements partout, mais ces déplacements sont très variables. Ils ne constituent pas l'objet, puisqu'ils ne sont pas réguliers, ils le caractérisent secondairement, ils s'y ajoutent. On pourrait dire que ces déplacements donnent un ton particulier à l'objet. Ils commencent cette série de phénomènes que nous étudierons dans quelques leçons, les phénomènes de sentiment. Les déplacements de l'ensemble du corps, donnent déjà un certain sentiment surajouté à l'objet.

Comment ces déplacements modifient-ils la notion d'objet ? D'une manière très simple. Il faut des déplacements pour passer d'un objet à un autre. Non seulement l'objet est caractérisé par les réflexes particuliers qu'il provoque, mais il est aussi séparé des autres par des mouvements. Tous les objets du monde sont séparés par des déplacements, d'une manière irrégulière, variable, qui n'entre pas dans leur constitution. Ainsi il y a un déplacement pour le contact beaucoup plus que pour la vision. Nous pouvons voir plusieurs objets d'un seul coup d'œil, mais nous ne pouvons pas toucher plusieurs objets à la fois sans nous déplacer. Ce déplacement qui s'ajoute à la plupart des objets, qui leur donne un ton particulier, les sépare les uns des autres. Les objets sont distincts par leur nature et par le déplacement qu'il faut faire pour aller de l'un à l'autre.

Voici maintenant que nos objets vont être séparés les uns des autres, non seulement par notre mouvement à nous, mais par le mouvement qu'ils exécutent eux-mêmes. Le mouvement des objets change beaucoup leur nature. Il y a des objets qui sont immobiles et que, par conséquent, on peut atteindre assez facilement. Il y a des objets mouvants. Leur propre mouvement est, comme le nôtre, une propriété des objets, qui les complique, qui les distingue les uns des autres.

Nous voici donc arrivés à séparer, parmi les ensembles des objets, des objets mouvants pour nous ou mouvants pour eux-mêmes. Vous savez combien, chez les petits enfants, le mouvement des objets joue un rôle important. Reportez-vous encore aux livres récents de M. Piaget, de Genève, décrivant les idées des petits enfants sur les objets, sur le lac, sur les nuages, sur le soleil, sur la lune. Vous verrez que, pour l'enfant, tout objet mouvant est très distinct d'un autre. Un objet qui remue et un objet qui réclame du mouvement est déjà très séparé, il est distinct des autres. En général, l'enfant emploie le mot banal d'être vivant. Pour un enfant, tout ce qui remue est vivant. Les nuages sont vivants, la feuille de papier que le vent soulève devient vivante, la poussière agitée est vivante, le soleil et la lune sont des êtres vivants. Vous verrez toutes les descriptions dans l'ouvrage de Piaget et tous les mots des enfants.

Les êtres qui remuent et pour lesquels nous devons remuer, sont des êtres très distincts les uns des autres. Voilà donc séparé le groupe des êtres vivants et des êtres remuants. Dans ce groupe, une chose particulière va se détacher. Je vous renvoie à ce propos aux études déjà anciennes et remarquables de M. Baldwin, en Amérique.

M. Baldwin a beaucoup étudié ce qui caractérise la perception d'un être vivant. Pourquoi les enfants les plus petits distinguent-ils un objet vivant d'un objet inerte. Pourquoi se rendent-ils compte qu'il y a une différence et comment la sentent-ils ?

M. Baldwin a proposé une hypothèse qui n'est pas sans intérêt, quoique évidemment un peu compliquée ; c'est l'irrégularité du mouvement. Au commencement, les enfants confondent tout ce qui remue ; tout ce qui remue est vivant. Puis, il y a une sorte d'expérience, qui n'est pas réfléchie, qui n'est pas comprise, une sorte d'expérience de la régularité du mouvement. Certains mouvements sont toujours les mêmes ; on peut les prévoir, on peut les atteindre. D'autres mouvements au contraire, sont d'une irrégularité déconcertante. Relisez dans Baldwin le paragraphe amusant sur le petit enfant et sa nourrice. Le petit enfant est désespéré de sa nourrice ; cette nourrice est un être remuant, bizarre ; on ne sait jamais ce qu'elle va faire. Tantôt elle est agréable et apporte à manger ; tantôt, au contraire, elle fouette l'enfant et devient un objet redoutable. Cet objet est variable, changeant incessamment. Les êtres vivants deviennent, parmi les êtres mouvants, des objets particulièrement instables et irréguliers. Cela me plaît assez, parce que la définition la meilleure et la plus philosophique de l'être vivant, c'est justement cette instabilité, cette nouveauté, cette invention qui s'ajoute aux actes automatiques acquis par l'hérédité précédente.

Vous voyez donc les objets extérieurs constituer un groupe très variable, très nombreux, dans lequel je vous ai signalé l'importance des êtres vivants. Il faut ajouter une nouvelle catégorie d'objets, de corps, un corps particulièrement bizarre qui se sépare des autres. Lequel ? Le nôtre, notre corps propre. N'oubliez pas que notre corps à nous-mêmes se présente d'abord dans les mêmes conditions que les corps extérieurs. En somme, nous nous voyons nous-mêmes comme nous voyons notre prochain. Nous nous conduisons avec nous-mêmes de la même manière qu'avec les autres, avec les mêmes actes et les mêmes constructions schématiques. Notre corps est un corps du monde extérieur, un des corps vivants de ce monde.

Il a cependant des propriétés un peu particulières et qui deviennent bien vite embarrassantes. On a parlé des propriétés déterminées par les différents sens, notamment par les sensations viscérales. Je vous ai dit qu'il ne fallait pas attribuer une importance exceptionnelle aux sensations internes dans cette perception du corps : elles s'y ajoutent. A mon avis, l'enfant connaît son corps extérieurement avant de le connaître intérieurement et il ajoute à l'objet qu'il s'est formé dans son imagination des sensations de la bouche, du pharynx, de l'anus ; mais ces sensations ne sont pas constitutives.

On a discuté aussi le rôle du sens visuel. Nous voyons notre corps comme celui des autres, mais nous le voyons assez mal ; c'est pourquoi nous avons des illusions sur notre propre figure, nous nous figurons qu'elle est beaucoup plus gentille qu'elle n'est en réalité. Vous avez tous éprouvé cette surprise. Quand nous nous regardons dans un miroir à deux glaces, que nous voyons notre profil, il nous déplaît. En général, nous n'y sommes pas habitués. Il y a des parties de la face et du corps que nous ne connaissons jamais par la vision, comme le dos, que nous connaissons plus mal que le reste. Nous avons donc une connaissance visuelle qui n'est pas aussi complète que celle des autres personnes, qui ne s'étend pas à toutes les parties de notre corps.

De la même manière, des philosophes, comme Maine de Biran, ont accordé une grande importance au sens de l'ouïe. Il y a tout un chapitre de son livre pour dire que nous nous entendons nous-mêmes et qu'il y a une relation entre le son de notre parole et les mouvements que nous faisons. C'est intéressant et important. Je crois cependant que l'ouïe de notre propre corps n'est pas si capitale que cela. Vous éprouvez pourtant quelquefois — ou du moins ceux qui n'ont pas une oreille très musicale — un étonnement quand vous entendez votre propre voix répétée au phonographe : « Tiens, je parle comme cela ? C'est drôle, je ne m'en doutais pas. »

Ce qui nous montre bien que ces connaissances du corps par l'ouïe et par la vue ne sont pas très importantes, ce sont les belles études qui ont été faites sur les enfants aveugles et sourds-muets. Vous connaissez les travaux faits sur Laura Bridgmann, sur Ellen Keller, en Amérique. On peut éprouver un étonnement, c'est que ces deux sujets arrivent au bout d'un certain temps, à être des personnes intelligentes et des personnes qui ont une personnalité complète. Cependant, elles ne peuvent pas entendre, elles ne peuvent pas voir. La vue et l'audition ne sont donc qu'assez secondaires.

Le phénomène important, c'est le tact. Nous nous touchons nous-mêmes. Autrefois, on a remarqué une propriété du tact corporel, tout à fait curieuse ; c'est ce qu'on appelait le double contact, déjà signalé au XVIIIe siècle dans l'école de Condillac, et développé aussi par Maine de Biran. Quand vous touchez un objet visible comme la table, vous avez une impression de contact dans votre doigt, mais vous n'avez que celle-là. Quand vous touchez votre main, vous avez deux impressions de contact : une dans votre doigt, une dans la peau du dos de la main.

Nous avons ces deux contacts pour toutes les parties du corps. Cela joue un certain rôle.

J'ai souvent noté autrefois le sentiment qu'éprouvent des personnes paralysées ou anesthésiées. Quand un individu est insensible sur la moitié gauche du corps, il touche ce côté gauche et il vous répète : « Qu'est-ce qui est arivé à mon côté gauche ? On dirait que je touche du bois. » Ce n'est pas exact. Le côté gauche du corps a à peu près la même température que le côté droit, il donne le même contact, mais pour le sujet, il est différent ; ce n'est pas son bras. Pourquoi ? C'est parce qu'il n'y a plus le double contact.

Tout cela s'ajoute à un fond plus important : Notre malheureux corps a une propriété très étrange, je ne sais pas si vous l'appréciez ; on l'apprécie plus quand on est jeune que quand on devient vieux, — c'est que nous ne pouvons pas nous débarrasser de lui. C'est là une propriété insupportable du corps. Les autres corps ont la propriété du déplacement, c'est-à-dire que nous avons des mouvements à faire pour nous écarter de l'un d'eux, pour aller à un autre. Essayez donc de vous débarrasser de votre propre peau. Vous n'y parviendrez pas. C'est là une chose bien pénible dans l'existence. Nous sommes toujours dans nous-mêmes, nous avons tout le temps avec nous ce corps-là. Cette perception complète ou incomplète construite par des schémas du genre de ceux que je vous ai dessinés, cette perception de notre corps, si petite qu'elle soit et si mauvaise, est obsédante, constante, elle accompagne tous nos actes sans aucune espèce d'exception et pour l'atteindre, il n'y a aucun mouvement à faire. Pour atteindre un autre corps, il y a un déplacement à faire, il faut aller vers lui plus ou moins loin. Pour atteindre soi-même, il n'y a jamais de mouvement à faire : je n'ai pas à me chercher bien loin. On se retrouve toujours, on retrouve toujours ce même corps.

Vous voyez qu'il y a là un caractère fondamental. Il n'a pas été, je crois, assez mis en lumière. Il est plus grave que le double contact, que la vue et que l'audition. Notre propre corps a des propriétés de déplacement qui ne sont pas les mêmes que celles des autres corps. Nous ne pouvons pas nous débarrasser de lui, il est constant.

Quand il y a dans notre pensée un phénomène constant, toujours régulier, vous savez ce qui arrive ; il devient un point de départ, il devient une espèce de norme, de mesure par rapport à tous les autres. Nous mesurons tout d'après certaines sensations ou perceptions constantes.

Notre corps devient une mesure par rapport à l'extériorité des autres. Notre corps, ayant les propriétés de tous les corps vivants, est séparé des autres ; mon corps est séparé de la table, il est séparé de votre corps à vous. Pour aller de moi vers vous, il y a un mouvement à faire, tandis que pour aller vers une autre personne, il y a un autre mouvement à faire. En un mot, notre corps est extérieur aux autres corps de la même manière que les autres corps sont extérieurs les uns par rapport aux autres, et le problème des philosophes, ce fameux problème de l'extériorité des perceptions, me paraît une conséquence banale de l'extériorité de notre corps par rapport aux autres. Il y a d'abord l'extériorité des objets, les uns par rapport aux autres et ensuite l'extériorité des objets par rapport à notre corps. Tout l'univers est construit autour de nous et nous disons toujours : « Telle personne est plus près de moi que telle autre. » Nous parlons toujours de notre déplacement.

Ces notions générales sur les perceptions, sur la constitution des objets, sur la constitution de notre corps, précisées par l'éducation, se transforment de plus en plus. Pour terminer, je dois vous indiquer une petite propriété sur laquelle nous ne devons pas insister, mais qui va jouer un grand rôle dans cette place des objets, dans cette localisation. Il y a, par rapport aux objets extérieurs, des mouvements plus ou moins considérables, plus ou moins compliqués. Il y a en particulier deux attitudes très différentes. Nous avons un premier mouvement pour atteindre une personne. Puis, quand nous l'avons atteinte, c'est-à-dire que nous pouvons la toucher, nous ne bougeons plus l'ensemble du corps. Mais nous pouvons continuer les mouvements sur place, toucher par exemple, différentes parties de son corps, sa tête, ses bras, sa poitrine.

Nous avons donc deux mouvements, le mouvement de déplacement total pour atteindre la personne et, une fois qu'on l'a atteinte, les mouvements partiels de déplacement sur place sans bouger. Ce qui donne naissance aux parties du corps vivant. Le corps vivant n'est pas composé d'un bloc immobile, il est composé de parties. Tout ce que je viens de vous dire sur les objets différents les uns des autres, il faut le répéter sur les parties du corps vivant, tête, bras, pieds, ventre ; tout cela, ce sont des parties différentes, que nous toucherons d'une manière différente. Le petit enfant sait très vite distinguer la tête et le sein de sa nourrice. Il a l'idée d'ensemble que la nourrice est un groupe, un objet, mais c'est un objet qui a des parties différentes.

De même, la distinction se fait en nous-mêmes et nous distinguons dans notre corps des parties. Nous distinguons d'abord les parties d'après leurs fonctions. Il y a des fonctions qui ne sont pas les mêmes, — fonctions de la bouche, fonctions au contraire des organes d'excrétion, fonctions des pieds, des mains, — qui distinguent ces organes les uns des autres.

Il y a aussi des mouvements qui les distinguent. Une chose très importante, c'est la direction des parties du corps dans le mouvement. Nous avons l'habitude de marcher en avant, à cause de nos yeux qui sont devant nous. Il y a une partie du corps qui est toujours en avant, qui touche les objets au commencement. Cette partie du corps est diffrente suivant les êtres. Pour bien des animaux, ce sera le bout du nez qui aura commencé par toucher, et qui, chez nous, va continuer à avoir une sensibilité spéciale, comme si c'était un organe fouisseur qui doit marcher en avant. Il y a des organes postérieurs qui sont toujours derrière ; il y a des organes latéraux. Toutes ces différentes parties du corps sont organisées.

En définitive, nous allons construire des unités spéciales : les corps des autres et le nôtre propre. Au commencement, les personnes ne sont pas autre chose que cela. Appliquez-leur le mot personne si vous voulez, quoiqu'il soit déjà bien ambitieux. Les premières personnes que nous connaissons sont tout simplement des corps vivants dont les parties sont réunies par un schéma d'ensemble. Notre propre personnalité n'est qu'une attitude et une conduite vis-à-vis d'un corps. Cette conduite ne tarde pas à se perfectionner et à prendre des allures d'ensemble. Nous avons des conduites d'ensemble vis-à-vis de telle ou telle personne que nous craignons ou que nous aimons. Nous avons surtout une conduite d'ensemble vis-à-vis de notre propre corps.

Ce propre corps a différentes propriétés dont je viens de vous parler. Il en a encore une, celle-là, plus agréable : il n'a pas l'habitude de nous faire du mal, il ne tape pas sur nous, il ne nous blesse pas. Il n'est pas facilement ennemi comme sont les gens du dehors, comme sont les animaux féroces. Au contraire, ce propre corps est l'origine de différentes satisfactions ; c'est lui qui sert à manger, à boire, ce sont ses parties qui jouent un rôle dans différentes satisfactions.

La conclusion qui en découle, c'est un sentiment banal, dont nous voyons maintenant le germe. Ce corps dont je vous parle, nous finissons, peut-être à tort, par avoir de l'affection pour lui ; nous avons une certaine indulgence pour notre corps, nous ne le battons pas, nous ne le tuons pas — c'est là le premier caractère — et nous faisons des efforts pour le conserver.

Nous arrivons ainsi peu à peu à un autre problème, le problème des sentiments qui vont se greffer sur les mouvements d'ensemble du corps et, pour aborder ce problème dans la prochaine leçon, nous prendrons comme introduction les troubles de la personnalité, les dépersonnalisations qui sont caractérisées par l'absence des sentiments.

17 DECEMBRE 1928.

V. — LA DEPERSONNALISATION

La personnalité est loin d'être déterminée toute entière par les phénomènes simples que nous avons étudiés jusqu'ici, sens du mouvement, sens kinesthésique, sens de l'équilibre et même cet ensemble de sens qui se rapportent à la connaissance et à la défense du corps propre. Rien ne prouve mieux cette insuffisance des fonctions élémentaires qu'un certain trouble mental extrêmement curieux, qui nous montre bien que la personnalité est quelque chose de plus complexe, de surajouté, qu'elle peut disparaître tout en laissant subsister ces fonctions élémentaires, parfaitement correctes. Ce phénomène auquel je fais allusion peut être appelé d'une manière générale la perte du sentiment de la personnalité ou bien, comme on l'a dénommé quelquefois, la dépersonnalisation.

Dans la science, comme dans la vie, on en revient toujours à ses premières amours. Ce phénomène de la dépersonnalisation me rappelle les impressions très vives de ma jeunesse, quand je commençais à m'occuper des maladies mentales, et en particulier, l'étonnement que j'ai éprouvé devant un symptôme pathologique simple, net, et cependant extrêmement bizarre, extrêmement intéressant au point de vue psychologique. Je vous rappelle cette première observation que j'ai publiée il y a longtemps, dans « Névroses et idées fixes », en 1898, tome II, page 61. Cette première observation nous met en présence du problème.

Il s'agit d'une jeune fille d'une vingtaine d'années, simple petite ouvrière, sans instruction et surtout — ce qui est important à notre point de vue — sans aucune idée philosophique. Cette jeune fille avait depuis plusieurs mois, quelques relations plus ou moins galantes, quelque flirt un peu avancé, avec un jeune homme du voisinage, et cela à l'insu de ses parents, chose qui ne l'inquiétait guère. Un matin, elle lit dans le journal une histoire romanesque arrivée à des amoureux. Ces deux jeunes gens, qui s'étaient mariés à l'insu de leurs parents, avaient amené toutes sortes de catastrophes, ruines, suicides, etc., dans la famille. Elle ne peut pas s'empêcher de faire un rapprochement entre cette aventure romanesque et la sienne et en ressent une violente émotion. Elle éprouve le besoin de prendre l'air, sort de sa chambre et va dans la rue. Mais là, sans aucune espèce de malaise, elle a un sentiment qui est resté toujours le même pendant deux ans et qu'elle ne sait pas trop comment exprimer. Ce sentiment consiste à dire : « Où suis-je ? Que suis-je devenue ? Où est-ce que ma personne a passé ? Où est moi-même ? Je ne suis plus là, je ne me reconnais plus, je ne sais plus ce que je suis, je n'ai plus de personne. Ce n'est plus moi qui mange, qui parle, qui marche. Je ne fais actuellement rien. Mon moi a complètement disparu. »

Presque au même moment, j'entendais les mêmes paroles chez un jeune homme également assez bizarre, jeune homme de vingt-six ans, petit ouvrier très émotif qui avait, paraît-il, été menacé par son patron. Ce patron avait levé la main sur lui et avait semblé le menacer d'un coup violent. Notre jeune homme avait eu très peur. Immédiatement après, il éprouve un sentiment qui ne le quitte plus, qu'il exprime de la manière suivante : « Cela me fait comme si ce n'était pas moi qui marchais, qui causais, comme si ce n'était pas moi qui vivais, qui mangeais ; même quand je dors, cela me fait comme si ce n'était pas moi qui dormais. J'ai beau me regarder. Je suis gêné par mon corps comme s'il ne m'appartenait pas, comme s'il m'était étranger, comme si je vivais à côté de moi-même ».

Voilà un langage bien étrange et qui m'a surpris à juste titre dans mes débuts en psychologie. En effet, des jeunes gens de ce genre et de ce milieu n'ont pas l'habitude de parler de la personnalité et de parler de leur personne. Que viennent-ils nous raconter avec leur moi ? Ce n'est pas dans les livres philosophiques qu'ils ont lu ces histoires sur le moi. Et qu'est-ce que cette singulière impression d'avoir perdu son moi, de n'être plus soi-même ? C'est bien la première fois que les doctrines philosophiques prennent un corps, pour ainsi dire, que l'on voit dans la réalité les sujets nous dire quelque chose, et quelque chose de précis, à propos de leur personne, personne qui restait jusque-là comme une espèce de théorie philosophique.

Mon intérêt a été bien excité par ces premières observations et je les ai beaucoup étudiées depuis quelque quarante ans. Depuis ce moment, j'en ai vue des quantités, tous les jours. J'ai réuni une collection de près de 300 cas de ce genre qui sont plus ou moins variés et cependant qui conservent toujours un noyau exactement le même, car les pauvres malades semblent embarrassés pour exprimer ce qu'ils éprouvent et ils ont tous à peu près les mêmes expressions : « Ce n'est pas moi qui marche, ce n'est pas moi qui parle, c'est comme si c'était un autre. Je ne sais plus où je suis, je me cherche, je ne me trouve pas ». Comment ce symptôme doit-il être compris ?

Il y a une quarantaine d'années, il y avait peu d'études sur ce point. J'ai signalé les noms de Griesinger, de Leuret, Brière de Boismont, de Krishaber surtout, en 1873, — qui au moins donnait un nom au syndrome et l'appelait la névrose cérébro-cardiaque, ce qui n'explique pas grand'chose, — de Friedman, de Séglas, de Störring, et, depuis, de beaucoup d'autres.

Il me semble qu'aujourd'hui, on peut faire quelques progrès, au moins dans la classification médicale, et peut-être même dans l'interprétation psychologique de cette dépersonnalisation si étrange, si remarquable.

D'abord, c'est au fond un symptôme banal. En réalité, ce qui est étrange, c'est son application à la personnalité, c'est le mot « moi » employé par le sujet. Mais en somme, c'est une forme, une manière d'exprimer un trouble psychologique extrêmement général, que nous avons appelé, dans notre dernier ouvrage « L'Angoisse et l'Extase », tome II, le sentiment du vide, ou, si vous voulez, le sentiment de l'absence des sentiments, de privation des sentiments.

Il y a là un groupe considérable de troubles pathologiques qui prennent différentes formes. Le sentiment du vide se présente dans toutes sortes de circonstances. Il n'est pas pathognomonique d'une maladie mentale particulière. Il indique plutôt une certaine dépression, une certaine diminution des forces psychologiques, un rétrécissement de l'esprit. Ainsi, il apparaît au début des grandes mélancolies et il disparaît quand celles-ci sont plus avancées. C'est qu'à ce moment apparaît un autre sentiment, le sentiment de mélancolie et de tristesse qui vient le supprimer. Il existe au début des états obsédants, des états de psychasthénie. Il caractérise malheureusement très souvent le début des démences précoces. Tout à l'heure, je vous ferai remarquer qu'il existe aussi, sous une forme particulière, au début des délires systématisés, des délires de dépression. C'est donc une forme de trouble assez générale.

Pourquoi ne la reconnaît-on pas toujours ? Parce qu'elle prend d'autres formes, elle porte sur d'autres fonctions et sur d'autres objets. Le plus communément, elle porte sur les objets extérieurs et cela ne doit pas nous surprendre, puisque la personnalité repose sur un corps qui est lui-même un objet extérieur. Les troubles de la personnalité rentrent dans le groupe général des troubles qui portent sur des objets. Les malades, au début de ces différents états de dépression, éprouvent un ensemble de troubles sur la perception des objets. Bien souvent d'ailleurs, ils les rattachent à des troubles des sens et on voit arriver chez des médecins occulistes, chez des médecins auristes, des individus qui se plaignent de ne pas bien voir, de ne pas bien entendre, d'avoir un nuage devant les yeux. Le médecin occuliste ne peut que constater que l'œil est en parfait état et que le malade voit très bien.

Je vous rappelle une observation qui m'avait frappé autrefois et qui est très intéressante pour le psychologue. Au laboratoire de la

Salpêtrière arrivait, il y a vingt-cinq ans, une jeune fille de quinze ou seize ans qui marchait en étendant les bras en avant, comme pour se garantir des objets. Elle répétait en gémissant : « A mon âge, c'est bien triste d'être aveugle. Est-ce que je serai toujours aveugle ? Est-ce qu'on pourra me rendre mes yeux ? »

En entendant ce discours, on était ému et on regardait ses yeux — très jolis d'ailleurs — qui n'avaient absolument rien d'anormal. On vérifiait les réflexes qui étaient parfaitement corrects. On pouvait lui demander ce qu'elle voyait, en lui montrant des doigts, des papiers : On s'apercevait tout de suite qu'elle voyait absolument tout. Elle était capable de lire le journal ou le tableau de Wecker à cinq mètres. Elle lisait donc beaucoup mieux que moi, et j'étais étonné de l'entendre répéter : « Est-ce que je serai toujours aveugle ? » Cette jeune fille avait le sentiment de cécité en l'absence de cécité.

Le plus souvent, il ne s'agit pas uniquement de troubles dans la perception, il s'agit de troubles dans l'apparence des objets. Un trouble classique consiste à trouver les objets sans beauté, sans intérêt et surtout à les trouver artificiels. « Tout est fait à la machine, rien n'est naturel, rien n'est juste. » Un malade me disait tristement : « Paris a bien changé. Il n'y a plus une seule jolie femme dans Paris. » J'étais obligé de lui répondre qu'il exagérait un peu et que peut-être il en trouverait encore, mais son impression était que tout passe et disparaît. C'est le commencement du symptôme.

Ensuite, les objets ne sont pas seulement artificiels, ils sont sans usage, sans raison d'être. Par exemple un malade vous dit : « Ce banc a l'air bizarre. Cette chaise a l'air bizarre. — Mais pourquoi ? — Parce qu'elle ne sert à rien. Autrefois, un banc servait à s'asseoir, une chaise était faite pour qu'on s'asseoit dessus. Celle-ci a quatre pieds mais elle ne sert à rien ». L'usage disparaît de même que tout à l'heure la beauté et le charme, ou la perfection.

Un symptôme, bien connu d'ailleurs et que tout le monde a bien examiné, c'est l'éloignement. Ces malades répètent toujours une phrase qu'on a peine à comprendre : « Les objets sont loin de moi, les objets s'éloignent, les personnes sont loin. Tout est loin. Pourquoi vous tenez-vous si loin ? » Ne croyez pas que ce symptôme soit insignifiant. Il existe au point de vue moral avant d'exister au point de vue physique. Combien de gens ont le sentiment qu'on est loin d'eux, loin de leur cœur, qu'on s'éloigne d'eux, qu'il y a une distance énorme entre eux et les autres personnes du monde. Vous vous rappelez le sonnet de Sully-Prudhomme sur les étoiles qui sont toujours malheureuses parce qu'elles sont trop loin les unes des autres. Il en est ainsi de bien des cœurs humains. C'est ce même trouble qui prend l'aspect physique, lorsque les personnes et les objets eux-mêmes paraissent s'éloigner, qu'ils semblent sans relief, c'est-à-dire sans intérêt.

Je vous ai souvent rappelé les paroles de cette malade qui se servait d'une singulière expression, celle de « perdre » les personnes : « Il m'est arrivé encore un grand malheur cette nuit. J'ai perdu Ernestine ». C'était une de ses bonnes amies qui n'était pas morte du tout et qui avait toujours les mêmes sentiments à son égard, mais elle l'avait perdue, comme elle avait perdu sa mère, comme elle avait perdu le bon Dieu : « Ils sont tellement lointains qu'ils n'ont plus de rapports avec moi, ils sont perdus. »

La forme extrême de ce trouble, c'est, comme vous le soupçonnez, le phénomène de l'irréalité. Les objets deviennent irréels, ils n'existent plus que dans des rêves : « Je vois les choses comme immatérielles, comme si je rêvais. Je ne sais pas du tout si c'est une chose réelle ou une hallucination. Est-ce que cette lumière existe, ou est-ce qu'elle n'existe pas ? Il doit pourtant y avoir un monde réel qui existe quelque part. Où est-il maintenant ? Je vous vois sans doute en apparence, mais tout est changé. Les choses n'existent plus pour moi. »

Une forme très importante du sentiment du vide, c'est ce même sentiment portant sur les personnes étrangères, sur les objets vivants, non plus les objets physiques mais sur les personnes. Tout à l'heure, j'y faisais déjà allusion en vous disant que la malade prétendait avoir « perdu Ernestine ». Les personnes deviennent elles aussi lointaines et ce caractère lointain des personnes est exprimé de bien des manières. Beaucoup de gens répètent tout le temps : « Oh ! c'est bien ennuyeux, personne n'a d'intérêt pour moi, personne ne m'aime. Je suis isolé, les autres ne s'occupent pas de moi ». Cette idée qui est banale et que tous les moralistes ont entendu répéter, ce sentiment banal est un début de phénomène pathologique. C'est un trouble du genre des précédents.

Quelquefois, mais dans des cas plus avancés, ce sentiment prend une forme très curieuse. J'ai vu une dame qui venait se plaindre d'une maladie tout à fait nouvelle, imaginée par elle, et qui n'avait jamais existé auparavant. Elle se plaignait d'être devenue invisible. C'est très ennuyeux d'être invisible dans le monde. Autrefois, des gens désiraient devenir invisibles, avoir l'anneau de Gygès. Elle, au contraire, souffrait d'être invisible : « Dans un salon, dans une réunion, partout où j'arrive, on ne me voit pas, je suis invisible, c'est comme si je n'existais pas ». Peu à peu, la construction délirante arrive et elle se figure être réellement invisible. C'est toujours le même phénomène : les gens deviennent lointains, on les perd, ils sont tout à fait disparus pour nous ; et enfin, au dernier degré, arrive un trouble qui, autrefois, étonnait fort les psychologues et a provoqué les remarques de Ribot dans son livre sur la personnalité : c'est le sentiment de mort.

Bien des malades vous répètent qu'ils sont entourés de gens qui sont morts, les gens autour d'eux ne sont que des cadavres. Je vous ai raconté bien souvent l'histoire de ce jeune homme qui avait une conférence à faire et qui, après la conférence, fatigué, épuisé par l'effort qu'il avait donné, arrivait chez moi en gémissant, désespéré, disant qu'il était perdu parce que, depuis sa sortie de la salle de conférences, il n'avait plus rencontré que des morts ; les hommes étaient morts, les chiens étaient morts, les chevaux étaient morts, tout ce qu'il rencontrait était mort.

Je vous ai cité aussi cette malade de l'hôpital qui était convaincue de se trouver au fond d'un tombeau noir, morte elle-même et entourée de morts. Elle racontait pourtant tout ce qu'on voulait, elle parlait très bien et brusquement disait : « Je veux bien vous causer. Mais, que voulez-vous que j'y fasse, vous êtes mort et toutes les personnes autour de moi sont mortes. Moi aussi je suis morte. »

Je ne veux pas y insister, mais n'oubliez pas que ces sentiments sont d'une grande banalité et qu'il y a des littératures entières qui n'en sont que le développement. Rappelez-vous la littérature romantique et les descriptions larmoyantes du monde qui est mort, de l'univers moribond avec toutes les têtes de gens morts. Il y a là des sentiments dont le caractère est pathologique et qui sont plus ou moins compris, qui ont plus ou moins d'importance.

Aujourd'hui ces troubles du sentiment de perception de la réalité sociale prennent un intérêt particulier quand il s'agit d'une maladie mentale déterminée. Je fais allusion aux travaux d'un aliéniste très distingué, M. de Clérambault. Cet auteur, dans l'explication qu'il commence à donner de plus en plus du délire de persécution, croit avoir découvert une notion qui d'ailleurs est banale, qui existe depuis très longtemps, ce sont les sentiments d'incomplétude qu'on remarque au début du délire de persécution. Il est évident qu'ils prennent là une forme un peu particulière. C'est notamment le sentiment du vol de la pensée. « On m'a volé ma pensée, on a supprimé quelque chose d'essentiel en moi ». Il y a des malades qui, en présence du repas, n'ont pas faim et n'ont pas envie de manger : « On m'a volé mes fonctions digestives ». C'est le premier degré, c'est le trouble nerveux le plus simple. Au stade plus avancé, ces malades vont dire que c'est une personne particulière qui leur a volé leur pensée : « C'est la faute de mon voisin d'en face ; c'est lui qui m'a pris ma digestion et mon appétit ».

Je voyais un jeune homme qui ne pouvait déjeuner ni dans un restaurant, ni chez lui, pour une raison grave, c'est qu'il avait sa mère en face de lui : il sentait son estomac se serrer, son œsophage se fermer. De là à dire que sa mère lui prenait l'appétit, il n'y avait qu'un pas et peu à peu le délire de persécution venait s'installer.

De ces malades à qui on vole leur pensée rapprochons ceux à qui on devine leur pensée. Voilà qui est encore plus bizarre comme psychologie. Vous ne sauriez croire à quel point ceux qui s'occupent de psychologie et de morale ont intérêt à écouter les bavardages de ces malades. Au fond, quand on y réfléchit, qu'y a-t-il de plus étrange qu'une personnes qui vient vous dire à chaque instant : « J'ai une vie bien ennuyeuse parce que je ne peux rien penser en moi-même. Il y a toujours des voisins en face qui devinent tout ce que je pense. Je ne puis avoir une pensée ridicule ou malhonnête. La voisine la sait toujours » ? Cela paraît une mauvaise plaisanterie et cependant, ce sentiment de devinement de la pensée est très voisin du sentiment de vol de la pensée, qui se mélange souvent avec lui et qui n'est pas facile à expliquer d'ailleurs.

Dans tous ces sentiments de persécution, de devinement de la pensée, de vol de la pensée, il y a au point de départ le phénomène de perte de la possession personnelle de la pensée. Si cela vous intéresse, je vous renvoie aux leçons que nous faisions il y a deux ans sur la pensée intérieure et le secret. Le devinement se rattache à la perte du secret et des pensées que nous avons plus ou moins en nous-mêmes.

Bien entendu, à tous ces groupes de phénomènes, perte de la réalité des objets extérieurs, perte de la réalité des personnes, se rattache le groupe des troubles relatifs à notre propre personnalité. La dépersonnalisation dont nous donnions un cas tout à fait au début, n'en est qu'une variété. Les malades appliquent à eux-mêmes ce qu'ils appliquaient aux autres ; ils sont eux-mêmes irréels, morts. Ces malades viennent vous dire : « Je suis mort, perdu, je n'existe plus du tout, je suis disparu ». Il y a d'ailleurs tous les degrés : perte de la mémoire, perte de l'intelligence, perte des fonctions, n'importe lesquelles, perte des sentiments surtout, — ils n'aiment plus personne, ne sont plus capables d'aimer, — et enfin perte de leur vie ; ils se déclarent tout à fait morts.

Cet ensemble de troubles et surtout des phénomènes de dépersonnalisation sont très intéressants pour notre étude de la personnalité. Voyons ce qu'ils signifient, comment on peut les comprendre.

Il y a une première notion, toute négative, mais qui me paraît très grave : on ne peut pas expliquer ces troubles d'une manière simple par la perte d'une fonction psychologique élémentaire. Les premières explications et même celles que vous trouvez dans les ouvrages de Ribot, sont tout à fait simples. On vous dit qu'il s'agit là de malades plus ou moins anesthésiés, insensibles. Quand nous agissons, quand nous faisons acte de marcher, de parler, de manger, nous avons certaines sensations de l'ouïe, de la vue, des mâchoires, de la bouche, et ce sont ces sensations qui nous avertissent que nous agissons, que nous sommes des réalités. On expliquait donc tous ces phénomènes par des pertes de certaines sensations. Suivant les auteurs, il s'agissait tantôt d'une sensation, tantôt d'une autre.

Les auteurs allemands avaient distingué les sensations externes et les sensations du corps. Ils avaient un beau mot grec pour désigner cela : c'est ce qu'ils appelaient la somatognose, la connaissance du corps, et dans tous les troubles dont je viens de vous parler, il y avait, disaient-ils, une perte de la somatognose. Nous avons une anesthésie de certaines sensations se rapportant à l'extérieur ou se rapportant au corps.

Depuis une quarantaine d'années, je m'efforce de combattre cette vieille explication qui a le malheur d'être purement théorique, et de ne correspondre à aucune observation réelle. Quand on a sous les yeux un individu de ce genre, qui présente une pareille anesthésie, une négation de la personnalité des autres ou de la sienne, il est bien facile d'examiner ses sensibilités, quelles qu'elles soient, les unes après les autres. Eh bien, dans tous les examens que j'ai faits, sur trois cents cas, jamais il n'y a eu de véritable anesthésie. Ces gens-là sentent parfaitement, dans toutes les parties de leur corps, ils ont une sensibilité absolument normale.

J'ai rapporté ici un fait qu'on peut considérer comme une plaisanterie, mais qui illustre le cas dont je vous parle, qui le rend matériellement sensible. Je veux parler de cette vieille malade de la Salpétrière que je désignais sous le nom de Bul, qui nous considérait comme morts et qui se prenait elle-même pour un cadavre au fond d'un tombeau noir. Je me trouvais un matin auprès de son lit. Comme toujours, elle m'expliquait, sans m'expliquer grand chose, que nous étions tous morts, que nous étions dans un tombeau tout noir où il n'y avait que des cadavres. Tout d'un coup, la voici qui s'interrompt de parler, puis, très poliment, elle me demande la permission de se lever et de disparaître pendant quelques instants en m'expliquant — ce que tout le monde comprenait facilement — qu'on lui avait donné une purge le matin et qu'elle en sentait violemment les effets. Elle s'est absentée ; puis elle est revenue et elle a pu continuer à être un cadavre beaucoup plus tranquillement.

Ce phénomène-là indique-t-il une anesthésie et une anesthésie viscérale ? N'est-ce pas un cadavre qui sent tout avec beaucoup de délicatesse, qui sent les choses très correctement ?

Il y a d'ailleurs une réflexion générale qui peut supprimer cette interprétation. Il faut dans la vie distinguer ce que j'appelle les actions primaires et les actions secondaires. Les actions primaires sont en rapport avec une stimulation extérieure. On me parle, je réponds, je dis bonjour. C'est une action primaire qui est en rapport avec une stimulation venant du dehors. Les actions primaires sont toutes les actions importantes de la vie. On nous donne des aliments sur une assiette, nous les mangeons. L'objet externe excite la réaction de l'alimentation.

D'une manière générale, tous les malades qui ont le sentiment du vide n'ont rien perdu des actions primaires. Toutes les actions primaires quelles qu'elles soient sont correctes. Les individus entendent très bien, parlent très bien. S'ils n'entendaient pas, s'ils ne voyaient pas, s'ils ne sentaient pas leurs mouvements, ils ne pourraient pas avoir cet aspect correct.

C'est là précisément ce qui pose le problème relatif à la personnalité. Nous disions dans la leçon précédente que la personnalité dépend de certains phénomènes psychologiques élémentaires, quelques sensations cénesthésiques, des sensations de régulation des mouvements par le sens kinesthésique, des régulations de l'équilibre. La personnalité dépend aussi du sentiment du corps, du sentiment de bien-être et de malaise du corps dans son ensemble, de la défense corporelle. Or nos malades marchent très bien, par conséquent ils ont l'équilibre ; ils connaissent leurs mouvements, les surveillent, les modifient, ils ont le sens kinesthésique ; ils ont le sens du corps puisqu'ils se plaignent d'avoir pris une purge et ont besoin d'aller dehors. D'ailleurs, si on les pince, si on leur fait mal, ils retirent le bras et se défendent très bien. Ils ont donc le sens élémentaire du corps, de la sauvegarde du corps. Nos malades ont tous ces phénomènes élémentaires et n'ont pas la personnalité.

Vous voyez donc que la personnalité est une construction bien compliquée ; elle s'édifie par étapes superposées. Nous avons fait allusion à une première étape, la personnalité corporelle élémentaire. Il doit y en avoir une seconde qui commence à s'élever au-dessus, qui est encore une personnalité corporelle, mais plus compliquée que la précédente. De quoi doit-elle dépendre ?

Revenons à nos malades qui ont le sentiment du vide et voyons un peu si on ne trouve pas dans leur esprit quelque chose qui est absent, qui a disparu et dont la disparition coïncide avec les différentes sensations de vide.

Je reprends ici une observation qui a été pour moi, sinon une explication, du moins l'indication d'une méthode et que j'ai longuement étudiée ici même, il y a quatre ou cinq ans, quand nous avons abordé la théorie des sentiments. J'aime assez que les théories philosophiques sortent de certains faits concrets bien compris.

Je visitais une jeune femme dans une maison de santé à Neuilly. Cette jeune femme était dans sa chambre. J'étais entré pendant qu'elle était couchée, j'avais jeté mon pardessus et mon chapeau sur un fauteuil, un peu au hasard, et m'étais adressé à elle, comme toujours. Elle avait un aspect étrange. Elle fixait mon pardessus avec une attention étonnante et répétait ses gémissements ordinaires : « Votre pardessus sur ce fauteuil, c'est quelque chose d'étrange. Jamais on n'a vu cela dans le monde. C'est extravagant et si lointain. On dirait que ce n'est pas sur terre mais dans la lune, au diable, très loin de moi. Et puis, après tout, ce n'est pas réel. C'est un rêve. Est-ce qu'il existe réellement, votre pardessus ? »

J'essayais de la faire préciser : « Que se passe-t-il dans votre tête ? Qu'est-ce que ce pardessus a d'étrange ? D'abord est-ce que vous le voyez bien ? — Mais oui, je le vois très bien, je peux même compter les boutons si vous le voulez. Je vois tous les détails. — Alors, tachez de vous souvenir. Reportez-vous en arrière. Figurez-vous que vous êtes dans votre appartement. Le médecin entre dans votre chambre, jette son pardessus sur un fauteuil. Qu'auriez-vous fait de différent de ce qui se passe maintenant ? — Ah ! je sais bien, j'aurais fait quelque chose. D'abord je trouve ridicule qu'on jette un pardessus sur un fauteuil ; c'est absurde, il n'est pas à sa place. Eh bien, je l'aurais pris, je l'aurais accroché à une patère, ou bien, si j'avais été couchée, j'aurais sonné la domestique pour qu'elle l'accroche au porte-manteau ».

Cette réponse a été pour moi un indice. Sans doute il n'y a pas de sensation changée, mais il y a de la conduite changée et l'examen de cette malade que j'ai poursuivi pendant des semaines me l'a bien montré. En réalité, les malades ne se conduisent pas comme ils l'auraient fait auparavant.

Cette même personne me racontait un incident du début de sa maladie qui est tout à fait caractéristique. Elle se trouvait dans un fauteuil de son salon. A ses pieds, sur le tapis, se roulait sa petite fille, une enfant de trois ans. La mère avait les yeux fixes, la voyant sans la regarder, avec l'indifférence qui caractérise cette maladie.

La petite fille en se roulant rencontre une chaise et s'avise de grimper sur la chaise ; seulement, comme un enfant, elle s'y prend mal et veut grimper du côté du dossier. « A ce moment, dit la mère, j'ai éprouvé une impression absolument extravagante, l'impression que j'étais transportée loin de la terre, dans les astres, dans l'éther, que c'était un spectacle extraordinaire et absolument irréel. »

Mais pourquoi est-ce un spectacle irréel ? Réfléchissons un peu et mettons-nous à sa place. Une mère de famille normale, en présence d'un pareil tableau aurait eu, non pas une vision, mais un acte. Elle se serait levée immédiatement, brutalement, pour prendre l'enfant et la mettre par terre, pensant que l'enfant allait se jeter la chaise sur le dos, et se faire renverser. Elle aurait eu peur de la chute et elle aurait fait l'acte de ramasser l'enfant. Tandis que notre malade nous montre très bien qu'elle a le spectacle et qu'elle n'a que cela. Il ne lui vient pas à l'idée qu'il y a une action à faire.

Si je ne me trompe, c'est là l'origine du sentiment d'irréalité. Voir un enfant qui va tomber, qui va se blesser gravement et n'avoir pas la moindre envie d'intervenir, de faire un geste, un acte, c'est là ce qui est étrange, irréel, c'est là ce qui nous transporte en dehors du monde matériel. Dans le monde matériel, quand nous voyons les choses, nous avons toujours envie d'intervenir et nous intervenons, en bien ou en mal, mais enfin nous faisons quelque chose, tandis que ce qui caractérise ces malades, c'est qu'ils ne font rien, ils n'interviennent en aucune manière.

Cette observation a dirigé mes études sur une foule de sujets et je suis arrivé à un grand nombre de vérifications : Dans tous les phénomènes de sentiment du vide, il y a un rétrécissement de l'esprit, il y a une suppression de ce que l'on peut appeler les phénomènes secondaires. Nous avons dans notre conduite, non seulement des phénomènes primaires, non seulement les phénomènes en rapport avec les perceptions, mais des phénomènes secondaires en rapport avec ce que nous percevons. Nous voyons un individu dans la rue : perception immédiate qui amène le réflexe que j'appelle la salutation, qui permet de le reconnaître. Mais ce n'est pas tout. Presque toujours, quand nous avons vu quelqu'un dans la rue, nous avons une conduite affectueuse ou au contraire désagréable. Nous sommes contents ou mécontents de cette rencontre. C'est cet ensemble de conduites secondaires qui donne son caractère, sa note essentielle au phénomène que nous avons perçu pour la première fois. Si vous supprimez les phénomènes secondaires, si vous n'avez plus que les phénomènes primaires, l'action paraît correcte au premier abord, mais elle est en réalité tout à fait incorrecte.

Prenons comme exemple de malade ayant le sentiment du vide une jeune fille qui, couchée à l'hôpital, me dit tout à coup : « Ce sont mes frères qui viennent me voir. — Comment le savez-vous ? Je ne vois personne. — J'entends leurs pas dans la cour ». Reconnaissance tout à fait délicate, phénomène primaire excellent. Mais elle ajoute immédiatement : « Comme c'est triste qu'ils n'existent pas, qu'ils ne soient pas réels ! — Mais, lui dis-je, pourquoi ne sont-ils pas réels puisque vous les entendez dans la cour ? » Elle me fait alors la réponse suivante : « Mais voyons, voilà trois mois que je ne les ai pas vus. Si j'étais bien portante, je ne resterais pas couchée comme une bête devant vous. Je sauterais au bas du lit. J'irais au-devant d'eux. Je manifesterais ma joie, je les embrasserais. Je ne fais absolument rien, je ne bouge pas et je n'ai envie de faire aucune action ».

Cette perte de toute envie de faire quelque chose est le caractère essentiel que nous retrouvons dans tous les phénomènes de sentiment du vide. Les réactions primaires semblent parfaites, les réactions secondaires sont supprimées.

Cette même personne dont je viens de vous parler me disait : « Je ne vous reconnais pas. Vous êtes pour moi quelque chose d'irréel, quelque chose qui n'existe que dans un monde imaginaire. Vous n'existez pas réellement ». Qu'est-ce que tout cela veut dire ?

Nous savons très bien par quel mécanisme psychologique nous reconnaissons les personnes. La reconnaissance des personnes consiste à faire au moment où on les aperçoit un acte primaire très simple que nous avons appelé l'acte de salutation. Comme nous le disions en étudiant autrefois le nom propre et le langage, le nom propre comporte une salutation tout à fait particulière. Je suis convaincu que nous avons une salutation qui correspond à chacune des personnes que nous connaissons. Nous ne saluons pas de la même manière un parent, un intime, un étranger, et c'est précisément ce genre de salutation qui caractérise notre reconnaissance.

Or cette malade, que j'appelle la dormeuse, car elle a dormi cinq ans à la Salpétrière, avait vis-à-vis de moi une salutation absolument correcte. Elle me connaissait depuis cinq ou six ans, elle m'avait vu très fréquemment et elle avait de l'amitié pour moi, ce qui fait qu'elle avait une salutation qui n'était pas banale, qui n'était pas celle d'un malade quelconque. Cela ne l'empêchait pas d'ajouter : « Je ne vous connais pas du tout ». J'avais envie de lui dire : « Mais si vous ne me connaissez pas du tout, pourquoi me saluez-vous de cette manière là ? Une malade nouvelle qui ne m'a jamais vu ne me dit pas bonjour comme vous venez de le faire. Ce n'est pas naturel ».

Elle avait la salutation correcte, mais elle n'avait pas les actes secondaires qui s'ajoutent à cette salutation : satisfaction, mécontentement, envie de dire telle ou telle chose.

Nous voyons donc que, dans la construction de la personnalité, il ne faut pas tenir compte uniquement de ces phénomènes primitifs qui sont les mouvements, les actes d'adaptation, les régulations de l'équilibre ou les régulations du sens musculaire. Il faut tenir compte d'autre chose, de ce groupe de régulations secondaires qui s'ajoutent à toutes nos actions.

Comment les désigner ? A quoi fais-je allusion quand je parle de cet ensemble d'actions secondaires ?

Ceux d'entre vous qui ont suivi le cours il y a quatre ans le savent bien. A mon avis, c'est la thèse que je vous propose, ces actions secondaires ne sont pas autre chose que les sentiments ; c'est tout l'ensemble des sentiments.

Les sentiments paraissent au premier abord des phénomènes inexplicables. Ils semblent être des phénomènes psychologiques purement internes qui se passent dans la conscience, et qui paraissent être indépendants de l'action. En effet, les sentiments ne sont pas des actes. Nous pouvons faire les mêmes actions, marcher, manger, parler, avec gaîté ou avec tristesse. Donc, disait-on autrefois, le sentiment est quelque chose de purement interne, de purement spirituel.

Nous avons essayé de vous montrer que ce n'est pas exact. Le sentiment n'est pas quelque chose de purement spirituel. Il pourrait se définir une régulation de l'action, une manière d'exécuter l'action plus ou moins correctement. Il ne suffit pas d'agir, brutalement. Il ne suffit pas de dire bonjour, de marcher ou de manger ; il faut encore que nous fassions l'action de telle ou telle manière. On marche plus ou moins vite. On mange plus ou moins lentement. On règle l'action par toutes sortes de procédés. Si nous comparons l'homme, comme on a eu souvent l'occasion de le faire, à une machine perfectionnée qui se déplace, — il est très avantageux de le comparer à une automobile, — nous constatons que dans la voiture automobile, il n'y a pas seulement un moteur, il y a des régulateurs, il y a un accélérateur de vitesse et il y a des freins. Ces régulateurs, ces freins, jouent autant de rôles que le moteur lui-même. Dans les actions, il y a de même des régulateurs, il y a des freins, il y a des accélérateurs : ce sont les sentiments de toutes espèces.

J'ai insisté aujourd'hui sur ce point pour introduire l'étude des sentiments dont nous parlerons dans la prochaine leçon, la personnalité me paraissant se construire infiniment plus sur les sentiments que sur les actes élémentaires que nous avons pu décrire au début de ce cours.

20 DECEMBRE 1928

VI. — LES SENTIMENTS FONDAMENTAUX

Nous avons décidé de prendre aujourd'hui comme objet d'étude les sentiments en général. Il me semble, quand je commence, que c'est une prétention bien singulière que d'essayer de résumer dans une seule leçon toute la conception des sentiments : chacun d'eux mériterait tout un cours. Pour nous excuser, je vous rappelle que nous avons consacré ici-même une année d'étude aux sentiments. Vous trouverez dans « De l'angoisse à l'extase », tome II, toutes ces études sur les sentiments et tout l'historique dont je ne peux pas vous dire un mot aujourd'hui. Enfin nous n'avons à considérer les sentiments qu'à un point de vue très particulier, le point de vue de leurs rapports avec la personnalité, et en particulier la personnalité corporelle dont nous nous occupons maintenant.

A ce point de vue, je vous rappelle une phrase que nous avons prononcée à la fin de la dernière leçon, à laquelle j'attache assez d'importance pour la répéter. Je vous ai fait remarquer que la conduite d'un être vivant se distinguait, si l'on veut, en deux groupes d'actions.

Les actions principales, les actions importantes d'un être vivant méritent le nom d'actions primaires.

Qu'est-ce qu'un être vivant en réalité ? C'est un ensemble de molécules matérielles qui, par suite de différentes combinaisons, ont la propriété de réagir d'une manière particulière, réaction très curieuse qui comporte de la nouveauté, de l'invention, de l'adaptation au temps ; mais enfin ce qui caractérise la vie, c'est la réaction. Un cadavre ne réagit pas, en entendant le mot réaction dans le sens vital, dans le sens d'une action nouvelle qui n'existait pas précédemment et qui est faite à l'occasion d'une excitation extérieure. Tous les êtres vivants réagissent ; quand ils sont placés dans un milieu, si ce milieu agit sur eux d'une manière ou d'une autre, en les brûlant, en les piquant, en les excitant de toutes manières, ils font quelque chose, ils font la réaction primaire. Et je dis qu'elle est primaire lorsqu'elle est la conséquence directe d'une excitation extérieure.

Il n'y a pas seulement ces réactions primaires. La vie serait simple s'il n'y avait que cela et, au fond, cela n'existe que chez les êtres très élémentaires. Les premiers mollusques peut-être n'ont que ces réactions aux stimulations extérieures. Mais il y a chez les êtres vivants un peu plus compliqués, composés de parties nombreuses, quelque chose de plus. Au moment où ils ont réagi, ils se sont dérangés eux-mêmes, ils ne sont plus ce qu'ils étaient, ils sont en désordre par le fait même qu'ils ont réagi. Après la réaction, il faut qu'ils se remettent à leur place. Il y a un contre-coup à toute espèce de réaction primaire. C'est ce que nous appelons la réaction secondaire.

La réaction secondaire est une conduite comme la précédente, mais une conduite qui prend son point de départ dans la première réaction, quand nous avons fait le premier mouvement. On nous a pincés à droite et nous nous sommes retirés du côté gauche ; c'est une réaction primaire. En nous retirant du côté gauche, nous avons dérangé l'équilibre du corps, nous ne sommes plus dans la verticale et si nous restons du côté gauche, nous allons tomber. Il faut donc, après cette réaction du côté gauche, nous remettre en place. C'est une réaction secondaire qui rétablit l'équilibre.

Ces réactions secondaires sont d'abord très simples. J'ai cru vous en montrer le point de départ dans ce qu'on appelle le sens kinesthésique et le sens de l'équilibre. Ce sont les premières réactions secondaires qui remettent le corps à sa place et qui le remettent en ordre après les réactions primaires.

Mais bientôt ces réactions secondaires, ces conduites d'équilibration, se compliquent indéfiniment. Il se construit une floraison d'actes sur les réactions secondaires, comme il s'en construit sur les réactions primaires.

Il y a là deux branches de conduites humaines, les unes qui partent des réactions primaires aux excitations extérieures, les autres qui partent des réactions secondaires, qui remettent le corps en ordre. Ces deux branches aboutissent à deux pensées tout à fait différentes l'une de l'autre.

La série des réactions primaires, si nous la suivons indéfiniment dans toutes ses ramifications, aboutit à la connaissance du monde extérieur, à la science humaine.

Les réactions secondaires construisent quelque chose de différent. Elles construisent une sorte de vie interne, qui ressemble à la précédente, qui est encore un ensemble de conduites prenant leur point de départ dans les réactions mêmes du corps, à l'intérieur du corps. Elles conduisent à la vie intérieure toute entière et la personnalité n'est en somme qu'une espèce de synthèse et de distinction de cette vie intérieure des autres vies intérieures.

Il est donc important de se rendre compte de la nature de ces réactions secondaires. C'est là, si je ne me trompe, une des grandes sources de la vie de la personnalité. L'autre grande source va être la vie sociale, mais la vie intérieure commence déjà la personnalité.

physique. Vous serez tout de suite amenés à dire : « C'est un choc moral ».

Défiez-vous donc de ce mot « choc moral » et de ce malheureux mot « moral » dont tout le monde et en particulier les médecins, se servent à chaque instant, quand ils ne comprennent rien du tout. Par exemple, quand on vous parle des individus qui ont le délire mélancolique, on vous dit que ces individus paraissent avoir peur. La peur et la douleur caractérisent la mélancolie. Mais le médecin reste embarrassé, parce qu'il se demande de quoi ces malades ont peur. Qu'est-ce qui les effraie ? On énumère aux malades les circonstances qui peuvent leur faire peur : le malade répond qu'il ne voit aucun danger et, en définitive, quand on étudie un mélancolique, on ne trouve aucune espèce de raison de sa peur. Le médecin dit alors bien tranquillement, dans un cours solennel : « Soyez tranquilles, c'est une peur morale. » Tout le monde a compris et les élèves aussi. Tout le monde est très content : C'est une douleur morale. Ici de même, on dira : « C'est un choc moral ».

Nous sommes malheureusement né sceptique ; nous trouvons que ce choc moral ne nous explique rien du tout, car en somme, quel choc notre malade a-t-elle reçu, même moralement ? Elle n'a rien reçu du tout et, moralement, on ne comprend pas ce que c'est qu'un choc. Que s'est-il donc passé ?

J'ajouterai un second mot et je dirai : Notre malade fait une réaction. C'est elle qui a fait son choc. C'est elle qui a transformé la phrase qu'elle entendait en un choc. Nous avons l'habitude, dans notre langage, de dire qu'un choc nous jette par terre. Nous sommes dans la rue et puis, brutalement, nous sommes tombés par terre : nous avons reçu un choc. Nous voyons la jeune fille tomber par terre, ou elle-même se voit tomber par terre ; elle dit qu'elle a reçu un choc. Mais c'est une manière de parler. En réalité, c'est elle qui s'est jetée par terre. Elle a fait une réaction particulière, elle a eu une certaine conduite psychologique.

Je vous dirai donc, quoique cela paraisse surprenant, que la grande émotion-choc, l'émotion convulsive banale, est une conduite. Tout ce que vous observez dans l'émotion, au moment de l'émotion et à la suite de l'émotion, ne sont que des parties ou des conséquences de cette conduite. En particulier, il y a dans l'émotion-choc un phénomène très embarrassant et important au point de vue médical, ce sont les conséquences lointaines. Par exemple, cette jeune fille, après les premières perturbations, a subi une période de fatigue qui a duré une quinzaine de jours ; ensuite, elle a commencé des troubles nerveux de différentes espèces. Cette troisième période est la période terminale ; c'est la période des troubles nerveux établis à la suite de l'émotion, et qui peuvent durer des mois ou des années. Mais toutes ces conséquences, ce sont les conséquences d'une conduite.

Toute espèce de conduite amène des épuisements, des fatigues, des intoxications. Celui qui, pendant les fêtes de Noël, comme cela va arriver, mangera trop de foie gras et boira trop de champagne, aura une excitation momentanée, une période pendant laquelle il sera mal à son aise, et puis il aura une maladie de foie qui peut durer très longtemps. C'est la conséquence d'une conduite.

Ce qui se passe au bout de quinze jours, c'est l'épuisement relatif à une conduite qu'a eue la malade ; ce n'est pas autre chose. Dans la période intermédiaire d'incubation, il y a la préparation de cet épuisement, il y a la dépense des forces qui amène tout justement la fatigue consécutive. Tout dépend de la conduite qu'elle a eue au commencement.

C'est précisément cette première conduite que nous avons de la peine à comprendre. C'est là ce qui nous dérange. Et cela nous dérange toujours pour la même raison, parce que nous ne sommes plus habitués à cette façon d'agir, parce que ce n'est pas notre manière de nous conduire.

Dans la circonstance où cette jeune fille a été placée, nous répondons de suite : « Mais si j'avais été à sa place, ce n'est pas cela que j'aurais fait. Il y a autre chose que cela à faire. Par exemple, il n'y avait qu'à se lever, à aller près de son père, lui demander ce qu'il ressentait, le soigner s'il était malade, l'aider à se coucher. Il fallait aller chercher un médecin, le faire soigner. » Voilà la réaction que nous devrions faire aujourd'hui.

Cette réaction, elle ne la fait pas. Notez cependant que cette personne en est capable. Elle est intelligente, elle a déjà soigné sa mère malade jusqu'à sa mort ; elle est capable de soigner un malade, et au fond, cette conduite-là, elle aurait très bien pu l'avoir. Donc, première remarque, cette conduite possible, elle l'a supprimée ; elle n'a pas eu la conduite normale qu'elle aurait pu avoir.

Elle l'a remplacée par une autre conduite qui nous étonne. Se jeter par terre, renverser des chaises, c'est une conduite fréquente chez les dames, paraît-il, mais c'est une conduite qui nous paraît un peu bizarre et qui semble ne correspondre à rien.

Si nous y réfléchissons, elle n'est pas si bizarre que cela, et au fond, elle correspond à quelque chose. Si nous nous reportons en arrière, cette conduite était autrefois plus fréquente qu'elle ne l'est actuellement. Même aujourd'hui, les petits enfants, quand on leur refuse quelque chose, trépignent, donnent des coups de poing, font une scène ; c'est une crise avortée. Faire une scène à propos de n'importe quoi, c'est une conduite qui est assez commode et assez fréquente. Si nous nous reportons aux civilisations primitives, nous trouvons que les manifestations convulsives, délirantes, sont bien plus fréquentes qu'aujourd'hui. Il y a bien des peuplades qui, à toutes les mauvaises nouvelles, réagissent comme cela par des scènes et par des convulsions violentes. Si nous reculons encore en arrière et si nous arrivons aux animaux primitifs les plus simples, est-ce qu'il n'y a pas beaucoup de conduites, qui sont des conduites convulsives ? Quand on électrise une grenouille ou un mollusque simple, il y a des secousses de tous les organes, de tous les membres, il y a des modifications viscérales, des désordres de la conduite. C'est une réaction convulsive primitive.

Notre jeune fille nous a donc présenté un phénomène plus intéressant qu'on ne croit. Elle nous a présenté d'abord la suppression de la conduite normale qu'elle aurait pu avoir aujourd'hui, ensuite le remplacement de cette conduite normale par une convulsion désordonnée qui existe chez les enfants, qui existe un peu encore chez les primitifs, qui devait être la règle au commencement de la vie, qui devait être beaucoup plus banale.

Pourquoi est-ce que je suppose qu'elle devait être banale ? C'est que toutes les conduites servent à quelque chose. Cette conduite convulsive de la jeune fille qui aujourd'hui ne sert à rien qu'à casser des chaises, qui vous assure qu'autrefois elle ne servait pas à quelque chose ? Supposez un animal primitif qui meurt de faim, qui n'a rien à sa portée et qui ne bouge pas ; il ne mangera pas. Tandis que s'il agite convulsivement l'eau avec ses tentacules, s'il fait remuer la vase, il peut amener à sa bouche des aliments comestibles de différentes espèces. S'il est attaqué par des animaux également très simples, très primitifs, il ne faut pas qu'il reste sans bouger. S'il fait des secousses de tous les côtés, ces secousses peuvent faire peur à l'ennemi, le blesser, l'écarter, et peut-être aura-t-il la vie sauve.

On a l'impression que les convulsions des femmes nerveuses ne sont pas si bêtes qu'elles en ont l'air. Ces convlusions avaient un rôle autrefois dans l'antique civilisation, dans l'antique vie préhistorique. C'étaient les premières conduites des êtres en présence des difficultés de la vie, réactions primitives, réactions désordonnées. Si cette réaction désordonnée a une signification historique, en quoi donc est-ce qu'elle consiste ? Voici à peu près l'explication que je vous propose : Les conduites se sont organisées peu à peu. Tout s'est construit dans la vie, depuis l'acte de porter l'aliment à la bouche jusqu'à l'acte de saluer une personne. Tout a été inventé par l'être vivant. Tout s'est construit lentement et peu à peu s'est superposé.

Ces conduites organisées sont des conduites difficiles et, au fond, des conduites maladroites. Quand nous commençons à organiser une conduite, nous ne savons jamais si elle servira ou si elle ne servira pas. Au fond, il y a une part d'hypothèse dans toutes les conduites. Quand le petit enfant commence à porter la cuillère à sa bouche, il fait une hypothèse scientifique, comme nous, il fait une découverte. Jusqu'à présent, il s'était nourri en tétant, en suçant quelque chose. Maintenant, le voici qui porte un objet à sa bouche. Ce mouvement bizarre va-t-il amener l'alimentation ? Il n'en sait rien du tout, il essaie ; et vous allez voir la figure drôle qu'il va faire, quand il sentira que la cuillère lui met du lait dans la bouche. Il trouvera cela très étrange. Ce n'est pas le même procédé qu'auparavant.

Toute espèce de mouvement organisé est donc un mouvement nouveau, mouvement imprudent au fond, et mouvement difficile, délicat. Quand nous sommes calmes, quand nous avons le temps de réagir et de réfléchir, ces mouvements délicats que nous venons d'apprendre sont tout à fait bien à leur place, et il est juste de les employer. C'est ce que nous faisons.

Nous sommes à notre cabinet de travail, bien tranquilles et nous avons un certain problème d'arithmétique à résoudre. Comme nous sommes au calme, bien que nous ne soyons pas très familiarisés avec cet instrument, nous allons prendre la règle à calcul, nous en servir, et nous ferons nos calculs avec la règle. Ces calculs seront perfectionnés, ils seront faits intelligemment. Mais utiliserons-nous toujours ce procédé ?

Nous sommes au marché, devant un fournisseur qui doit nous rendre la monnaie. Nous sommes pressés, lui aussi, on nous bouscule. Allons-nous chercher la règle à calcul ? Avons-nous le temps de réfléchir à la façon dont nous allons opérer ? Nous ne pouvons recourir à ce procédé perfectionné. Nous nous laissons entraîner, nous calculons sur nos doigts. C'est un procédé bien maigre à côté de la règle à calcul, il est indigne de nous, mais nous le faisons tout de même, parce qu'il réussit. Nous recourons à un procédé primitif.

Il en est ainsi dans toute la vie. Toutes les fois que nous sommes pressés, que la situation devient difficile, nous renonçons aux actions perfectionnées et aux actions difficiles et nous recourons aux actions anciennes, aux actions habituelles, aux actions préhistoriques même un peu ridicules, parce que nous sommes à peu près sûrs de leur succès.

Un médecin se sert en général d'ouvrages scientifiques et de certains mementos sur les doses des médicaments. Il ne donne pas une ordonnance, quand il est seul et quand il a le temps de réfléchir, sans la vérifier, sans faire les calculs. Un jour, il est très pressé et on a absolument besoin de l'ordonnance ; immédiatement, il la rédige par cœur. Mauvais procédé, procédé imprudent, c'est entendu, mais enfin procédé simple qui supprime la complication des actions récemment découvertes, car c'est toujours l'action récente qui est difficile et que l'on cherche à éviter.

Supposez maintenant que les complications de la vie augmentent encore, que la précipitation soit plus grande et puis surtout, mettez au dedans de nous une mauvaise disposition, une disposition que nous avons à ne pas faire de calculs, à ne pas faire d'effort, à ne pas pouvoir réfléchir, — et nous nous précipitons dans la vieille réaction des âges préhistoriques, et, quand il s'agit de répondre à une question délicate, nous nous roulons par terre en convlusions comme fait une grenouille lorsqu'on l'électrise. C'est le retour à la réaction primitive.

Il y a donc dans l'émotion vulgaire, dans la grande émotion, beaucoup plus qu'on ne croit, une conduite organisée. Cette réaction, appelez-la, si vous voulez, la réaction du retour en arrière ou la réaction de la simplification. C'est le retour au procédé élémentaire et primitif.

Je crois que si on étudie cette réaction, on comprendra tous les problèmes de l'émotion. Les désordres viscéraux auxquels on a donné une très grande importance, sont la conséquence de ce fait. Les fonctions viscérales sont des fonctions primitives. Il est probable qu'autrefois, ce sont les réactions cardiaques, digestives, qui jouaient le plus grand rôle. Les premiers animaux réagissaient par des vomissements, par des régurgitations, dans une foule de circonstances de la vie, et ce n'est que plus tard qu'on a pris l'habitude de réagir par des mouvements des membres. Le retour aux réactions viscérales est une régression de ce genre, un procédé de simplification.

La conception à laquelle nous aboutissons, c'est que l'émotion n'est pas quelque chose de si extraordinaire. C'est une réaction comme les autres, c'est une réaction secondaire.

En somme, je pourrais représenter de la manière suivante ce qui se passe chez la jeune fille que j'ai prise comme exemple. Elle entend la phrase de son père, elle la comprend, donc, il y a réaction primaire.

S'il n'y avait pas réaction primaire, elle ne comprendrait rien du tout, or elle comprend l'idée générale : « Mon père parle de paralysie, il va être paralysé. » A ce problème, il faudrait faire une réaction compliquée, il faudrait se mettre à le soigner ; seulement, la jeune personne n'est pas bien disposée à faire la conduite d'infirmière ; c'est bien difficile, c'est très compliqué ; il faut changer brutalement de conduite, devenir infirmière, au moment où on se préparait à dîner. C'est une modification de toute la personne.

Comme elle ne peut pas faire cette réaction primaire, elle la remplace par une autre réaction élémentaire qui est la réaction de retour en arrière : « Je ne sais pas si je réussirai à le soigner comme infirmière, mais peut-être réussirai-je à le guérir en me roulant par terre. » Elle revient à ce procédé élémentaire.

Si vous avez compris cette idée générale sur l'émotion primitive, vous n'avez, à mon avis, qu'à l'appliquer d'une manière simple à tous les autres sentiments.

Les autres sentiments, ce sont également des réactions secondaires, des régulations de l'action, mais des régulations qui sont peu à peu perfectionnées. Nous n'en sommes pas toujours restés à la conduite de la grenouille, il y a eu des progrès et, même dans nos réactions secondaires, nous avons des réactions plus perfectionnées.

Je vous ai parlé dernièrement de l'automobile qui n'avait pas uniquement un moteur, mais qui avait des accélérateurs et des freins. Nous avons des réactions d'accélération et des réactions de freinage. La réaction de l'émotion est perfectionnée.

Passons à un autre groupe de malades. Au lieu des émotifs qui se roulent par terre, adressons-nous à des malades très singuliers. Il y en a des quantités et, à certaines périodes, nous sommes tous dans un état semblable. J'appelle cela les individus qui sont tout le temps sous pression. Ce sont des individus tendus, autrement dit des individus raides. Etre raide, être sous pression, nous connaissons tous cela. Certains hommes, rien qu'à leur figure, montrent qu'ils sont tendus ; tous les muscles de leur visage sont raides, ils sont tendus au maximum. Leurs mouvements ont l'air de mouvements de mannequin. Tout est raide en eux, ils marchent tout d'un bloc. Ces individus sont raides au moral comme au physique ; ils manquent absolument de souplesse. Ils ne savent répondre que par des excès. Si on se moque d'eux, ils vont avoir une colère et un désespoir absolument ridicules. Si on leur fait un petit compliment, ils vont être d'une fierté indicible.

Ces hommes-là sont la proie de toutes espèces de maladies. Pour un rien, ils deviennent des persécutés, des rancuniers au suprême degré, qui accordent à la moindre plaisanterie une importance énorme pendant des mois et des années, qui se souviennent tout le temps du mal qu'on leur a fait ou qu'on ne leur a pas fait. Ce sont des individus qui se donnent une peine énorme pour lutter contre la société, qui tombent pour la moindre des choses dans un état maladif si curieux, que nous décrivons depuis longtemps et qu'on a tant de peine à comprendre : l'état d'obsession.

Les obsédés sont évidemment des faibles, des déprimés. Mais ce ne sont pas des mélancoliques, ce ne sont pas des inertes. Ce sont des gens qui se tendent perpétuellement.

Ce qui différencie l'obsédé de l'individu sous pression, dont je vous parlais, c'est qu'il a choisi un motif de tension et de pression, il se préoccupe de quelque chose.

Voici une pauvre femme qui, pendant dix ans, va s'interroger anxieusement : « Qu'est-ce que j'ai bien pu dire en moi-même, sans qu'on l'entende, un vendredi du mois de février, il y a quinze ans ? A ce moment-là, j'ai dû dire quelque chose de dangereux, j'ai dû faire une promesse au démon. Est-ce que j'ai fait cette promesse au démon ? Est-ce que le démon l'a prise au sérieux ? Est-ce que c'est grave ou pas grave ? » Et pendant des jours et des nuits, elle va se torturer. Qu'est-ce donc qu'un pareil état d'esprit ?

Ces gens-là, direz-vous, sont des imbéciles. Mais non. Ils comprennent bien que c'est absurde, mais ils ont la mauvaise habitude de donner de l'importance à certaines petites sottises. Donner de la gravité à toutes choses, prendre tout au sérieux et au tragique, et localiser ce sérieux sur les questions morales, religieuses ou pécuniaires, tel est leur état d'esprit.

Les obsédés sont des tendus, mais ne trouve-t-on des tendus que parmi les malades, les persécutés, les obsédés ? Hélas, nous connaissons tous une maladie bien naturelle et bien plus fréquente. Prenons les simples passionnés. Qui n'a pas été amoureux dans sa vie, une dizaine de fois ? Ce sentiment-là est très facile à comprendre psychologiquement. Qu'est-ce que l'amour ? L'amour est une jolie illusion psychologique qui consiste à croire qu'une certaine personne peut nous faire vivre, peut nous donner l'énergie vitale, peut nous secourir, peut nous donner la force et l'intelligence que nous n'avons pas. Une illusion de ce genre est assez naturelle : c'est ce qui fait d'ailleurs les relations sociales des hommes les uns avec les autres où perpétuellement nous cherchons notre pâture. Nous cherchons notre force dans le sentiment des autres. Comme disait autrefois William James, notre croyance n'est rien autre chose que la foi dans la foi d'un autre. Nous avons toujours besoin de nous appuyer sur quelqu'autre. Mais où commence le trouble chez l'amoureux ? C'est que le pauvre amoureux a pris cela au sérieux, tout simplement. Il se figure qu'il n'y a que ce moyen-là pour lui de vivre et que cela lui procurera le bonheur qu'il n'a pas. L'amoureux n'est qu'un obsédé momentané, et cette crise d'obsession se présente exactement dans les mêmes conditions et avec les mêmes troubles.

Psychologiquement, qu'est-ce qu'un pareil état ? C'est, comme précédemment, une réaction que nous faisons à certaines difficultés de la vie. L'amoureux sent que la vie est difficile, qu'il est maladroit, qu'il ne réussit pas. Il réagit à ces difficultés. Il a une singulère réaction secondaire, mais enfin ce n'est pas autre chose. Toutes ces obsessions consistent dans une augmentation de l'action primaire. La femme qui cherche un souvenir dans le passé fait un acte de recherche, de mémoire. Si elle le faisait tranquillement et simplement, elle le ferait en une minute. Cette question : « Qu'est-ce que j'ai pensé un vendredi soir de février, il y a quinze ans ? » ne mérite pas plus de deux minutes de réflexion. Mais comme la malade est tendue, angoissée et entêtée démesurément, elle cherchera cela indéfiniment. C'est donc une réaction d'augmentation de l'action. Tout cela revient au phénomène de l'effort.

Le phénomène de l'effort consiste dans l'accroissement de l'action primaire. C'est l'appareil qu'on appelle, dans l'automobile, l'accélérateur. Nous n'avons pas seulement des réactions simples, nous pouvons les accélérer. L'appareil accélérateur s'est séparé peu à peu de l'appareil émotionnel primitif. L'attention, la répétition, l'effort physique, l'effort moral, sont des formes variées d'accélération.

Mais il n'y a pas que tout cela. Je vous conseille de réfléchir à d'autres gens qui sont également près de nous et que vous voyez continuellement. A côté des individus tendus, il y a ceux que j'appelle des moroses, des inertes, ou, en réunissant les deux mots, les cas d'inertie morose. On pourrait définir ces malades par un simple mot qu'ils ont toujours à la bouche et qui résume tout leur caractère ; c'est le fameux mot : « A quoi bon ». Combien y a-t-il de gens qui répètent cela toute la journée ! Ils sont là à s'ennuyer chez eux. Vous leur proposez de mettre leur pardessus et de faire une promenade, ils vous répondent : « A quoi bon. Cela ne servira à rien. — Je vous propose d'aller dîner en ville. — A quoi bon. — Je vous propose de lire un livre. — A quoi bon ». Et ainsi à propos de tout.

Je vous ai souvent raconté l'observation que je faisais d'une jeune femme étrangère qui avait une singulière manière d'expliquer les choses. Elle expliquait tout son caractère par une impression de sa première enfance, explication absolument chimérique car son caractère dénotait autre chose que cela.

Etant tout enfant, vers l'âge de huit ou neuf ans, elle avait vu dans un appartement, chez une de ses tantes, suspendu au mur, un tableau très bizarre qu'elle n'avait pas compris.

Ce tableau représentait deux ossements de squelette en sautoir ; au-dessous était écrite en anglais cette phrase : « What's the use ? » (A quoi cela sert-il ?). L'enfant était restée très embarrassée et, par une sorte de scrupule, n'avait pas osé demander ce que signifiait ce tableau. En réfléchissant, elle avait malheureusement découvert à elle toute seule l'explication du tableau : le squelette représentait la mort et la phrase écrite au-dessous signifiait : « A quoi cela sert-il de faire des efforts, de gagner de l'argent, de pratiquer la vertu, de s'instruire, puisque tout finit par la mort, puisque nous finissons par n'être que des ossements desséchés. »

Depuis ce moment, cette personne, toute sa vie, avait pris l'habitude de répéter ce mot anglais à propos de n'importe quoi. Cela lui donnait un singulier caractère qui avait à la fois des vilains et des bons côtés, une espèce d'indifférence égoïste, si vous voulez, et aussi une espèce de courage indifférent, très curieux.

J'ai observé sur elle ce fait bizarre. Elle avait été forcée de subir une opération chirurgicale qui était dans notre esprit fort grave et fort dangereuse et j'étais étonné de voir l'indifférence de la malade qui n'est pas ordinaire quand on va subir une opération de ce genre. Elle continuait à dire : « Qu'est-ce que cela fait ? A quoi cela sert-il ? ».

J'ai insisté : « Mais enfin, est-ce que vous désirez mourir ? » — « Non je ne désire rien. Je ne crains pas non plus de mourir ».

Ces cas sont très fréquents. L'inertie morose remplit la vie de bien des personnes. Tantôt elle dure indéfiniment, tantôt elle apparaît dans des périodes de dépression particulières. Cette inertie morose à son point de départ dans une autre réaction, très importante comme la précédente, c'est la réaction de la fatigue, la réaction du repos. Nous avons en nous-mêmes des appareils de freinage comme nous avons des appareils accélérateurs. L'action primaire doit être arrêtée, calmée, modérée, comme elle doit être souvent accélérée. L'arrêt momentané, la halte de l'action, est souvent nécessaire pour reprendre des forces. La réaction de l'arrêt momentané est le point de départ de l'inertie morose.

Il nous reste deux grandes réactions, deux sentiments importants, qui dominent la vie et qu'il nous faut comprendre. Les régulations de l'action ne se bornent pas seulement à modifier l'action pendant qu'elle s'exécute. Nous devons surtout savoir terminer l'action. Ceux d'entre vous qui m'écoutent depuis longtemps y sont bien habitués ; j'insiste là-dessus depuis des années.

Les psychologues étudient mal l'action ou l'étudient toujours dans sa constitution, dans les mouvements que nous faisons, mouvements des pieds ou des mains, du cœur ou des artères. Mais ce qui est capital dans l'action, c'est l'exécution de l'action, c'est la manière dont elle commence, la manière dont elle persévère, dont elle continue, la manière dont elle se termine.

Un homme d'affaires capable, ce n'est pas un homme qui sait beaucoup de choses ; c'est un homme qui agit correctement, qui sait bien commencer et qui sait bien finir. Savoir finir est aussi important que savoir commencer. Bien des gens ne savent pas finir ; ils laissent la fin venir n'importe comment, par épuisement, par des circonstances accessoires. Ils ne terminent pas l'action d'une manière active, volontairement.

Que de maladies mentales je vous ai décrites, qui ne sont que des maladies de la terminaison. Il y a quelque vingt ans, je vous disais déjà qu'on avait amené à la Salpêtrière une pauvre jeune femme qui avait été trouvée au cimetière du Père-Lachaise. Pourquoi la conduisait-on dans un hôpital de névropathes ou d'aliénés ?

Tout simplement parce qu'elle avait une conduite un peu bizarre. On l'avait trouvée près d'une tombe sur laquelle elle donnait des coups de pied et des coups de poing, et sur laquelle elle crachait en l'agonisant d'injures. Quand on lui demandait l'explication de cette action, elle répondait une phrase qu'elle trouvait très raisonnable, qui, à son avis, expliquait tout : « Mais c'est la tombe de ma belle-mère ». Non, cela n'explique pas tout. On comprendrait cette conduite quand la belle-mère était vivante, mais comme elle était morte depuis six mois, il y avait un désordre dans la conduite.

Les conduites de la mort sont des conduites de terminaison, et toute la pathologie, toute l'anthroplogie de la mort reposent sur la psychologie de la conclusion. Ce que les sociologues appellent les rites de clôture, les enterrements, ne sont que des cérémonies pour terminer la vie, pour terminer l'histoire d'un monsieur, histoire qui ne serait pas bien terminée si on ne le disait pas d'une manière solennelle, si on ne l'expliquait pas à tout le monde.

L'essentiel, c'est donc de savoir terminer. Eh bien, cette science de la terminaison repose sur des conduites particulières qui sont très importantes.

Il y a deux conduites de terminaison : les terminaisons par le revers, par l'insuccès, par l'échec, et les terminaisons par le succès.

Savoir terminer une action par l'échec est une conduite très difficile. Il y a des gens qui ne savent pas ce que c'est que d'avoir un échec et qui le subissent dix fois plus gravement, parce qu'ils ne font pas la conduite de l'échec. La conduite de l'échec est une conduite toute particulière ; elle arrête les frais de l'action, elle limite les pertes.

« Dans cette entreprise commerciale, j'ai perdu tant d'argent. Eh bien, c'est fini, je ne continuerai pas à dépenser indéfiniment ». C'est déjà quelque chose de très beau que d'arrêter les frais, mais c'est très difficile car, après avoir arrêté l'action qui ne réussit pas, il faut en entreprendre une autre : la conduite de l'échec suppose qu'on est capable de faire la conduite pénible du changement.

La conduite du triomphe est aussi une conduite de terminaison qui arrête l'action primaire, mais qui la remplace cette fois par un gaspillage des forces. A la place de l'action primaire que nous supprimons, nous pouvons mettre n'importe quoi. Nous pouvons nous amuser, nous pouvons gaspiller nos forces, nous pouvons les répandre dans tout l'organisme. C'est la réaction particulière du triomphe.

Réaction d'échec et réaction de triomphe sont des réactions déjà très compliquées. Savoir être triste et savoir être joyeux, c'est déjà un progrès de vie. Les individus très arriérés n'ont que l'émotion du commencement, l'émotion convulsive, l'émotion banale. Les individus plus perfectionnés ont l'émotion terminale, émotion de joie ou de tristesse.

Toutes ces émotions se compliquent de plus en plus, tous ces sentiments, sentiment d'émotion banale, sentiment d'effort, sentiment de fatigue, sentiment d'intérêt, sentiment de tristesse, sentiment de joie, se perfectionnent et se compliquent ; ils se compliquent également dans des expressions, tout un langage va se greffer sur ces différentes conduites. Il y a non seulement un langage, mais des habitudes et des cérémonies. Quand nous avons une joie, on allume des feux d'artifice, on chante des « Te deum », on passe sous l'Arc de Triomphe. C'est toujours la même chose : on fait la cérémonie traditionnelle.

Il en est de même pour les tristesses, pour les fatigues. Tout cela s'est organisé et cette organisation a construit une vie qui est différente de la vie externe et qui est la vie intérieure.

Cette vie intérieure est le point de départ de la personnalité. Pour voir son premier résultat, la première conséquence de cette vie des sentiments, nous étudierons, dans la prochaine leçon, le problème si important et si difficile de la conscience.

7 JANVIER 1929

VII. — LE PROBLEME DE LA CONSCIENCE

Pour terminer la première partie de ce cours sur l'évolution de la personnalité, c'est-à-dire la partie qui a rapport aux éléments de la personnalité et à la personnalité corporelle, nous avons encore deux leçons, celle d'aujourd'hui sur le problème de la conscience, et celle de jeudi prochain, sur un phénomène que l'on peut appeler la prise de conscience.

Aujourd'hui, nous nous occupons du problème de la conscience. Il y a en effet un problème de la conscience, que l'on peut discuter indéfiniment, car il a été pris dans tous les sens possibles. Le mot conscience a été appliqué aux âmes, aux êtres, à la divinité. Il n'y a d'êtres métaphysiques, a-t-on dit, que ceux qui ont conscience. La conscience a été prise dans un sens moral, dans un sens social, dans tous les sens possibles.

Mais il y a en même temps un problème psychologique de la conscience : Quel est le phénomène psychologique que l'on peut appeler conscience ?

D'une manière générale, nous pouvons rappeler au commencement cette idée d'ensemble : on désigne par le mot conscience une certaine connaissance que l'être vivant aurait de ce qui se passe en lui-même, de ce qui se passe par conséquent dans son organisme. Comment faut-il comprendre cette connaissance et quelle place faut-il lui donner ?

Ce vieux problème de la conscience me paraît avoir été posé d'une manière à la fois amusante et bien saisissante par l'ancienne psychologie d'il y a trente ans. Vous le trouverez en particulier dans le livre du philosophe Garnier. Il y a dans cet ouvrage tout un chapitre dont on comprend très mal au premier abord le titre. Ce titre est le suivant : « La conscience est-elle une faculté spéciale ? ». Qu'est-ce que cela peut bien vouloir dire ?

A l'époque de Garnier, une faculté spéciale, c'était un groupe particulier de phénomènes psychologiques qui étaient séparés des autres, qui n'étaient pas identiques aux autres et qu'il fallait étudier spécialement. Garnier applique le problème à la conscience et se demande : Doit-elle être considérée comme un phénomène psychologique particulier, séparé, distinct des autres ou bien au contraire est-elle un caractère général de tous les phénomènes psychologiques quels qu'ils soient, de telle manière qu'il n'y ait pas lieu de l'étudier à part, de lui donner un chapitre particulier ?

Ce vieux problème, je ne sais pourquoi, a toujours attiré mon attention. Je me souviens que, dans ma jeunesse, il y a quelque temps de cela, dans des classes de philosophie, j'ai eu l'occasion de faire des dissertations sur ce sujet : la conscience est-elle une faculté spéciale ou un mode général de toutes les facultés. J'ai refait depuis bien des conférences là-dessus ; c'est un vieux problème qui m'a particulièrement séduit. Il est en effet plus intéressant qu'on ne croit, car, sous ses termes un peu terre à terre et un peu livresques, ce n'est pas autre chose que la définition même de la psychologie, ce n'est pas autre chose que le problème d'ensemble de la nature des faits psychologiques.

Qu'est-ce qu'un fait psychologique ? Les faits psychologiques doivent-ils être caractérisés uniquement par la conscience ? S'il en est ainsi, il n'y a pas lieu d'étudier un phénomène psychologique spécial qu'on appellerait la conscience, puisque tous les faits psychologiques sont conscients.

C'est donc au fond la définition même de la psychologie qui est en jeu et la question est discutée déjà dans tous les anciens auteurs. La discussion se réduisait d'ailleurs, pour ainsi dire, à des plaisanteries verbales ; elle était un ensemble de jeux de mots. En effet, pour les philosophes de l'époque de Descartes, de Leibniz, de Condillac et même d'Hamilton, le fait psychologique ne pouvait pas être défini autrement que par la conscience. Il n'y avait de fait psychologique que le fait d'être conscient. Dès lors il n'y avait pas lieu d'examiner s'il y avait une faculté spéciale de conscience. Il ne pouvait pas y en avoir, la définition même de la psychologie s'y opposait complètement.

Je crois que notre position à nous n'est pas tout à fait la même et que nous sommes peut-être dans une situation un peu favorable pour aborder ce problème général.

Pour nous, le fait psychologique a déjà été défini avant qu'il ne soit question du problème de la conscience. Il y a une vingtaine d'années, quand nous avons commencé de considérer la psychologie comme un ensemble d'actions des hommes et d'actions qu'on pouvait étudier de l'extérieur aussi bien que de l'intérieur, j'avais laissé de côté le problème de la conscience et je vous avais dit : « Excusez-moi. Nous parlerons longtemps de la psychologie sans parler de conscience. Le problème de la conscience viendra sans doute un jour, mais je ne sais pas quand ». Il n'est venu que trois ou quatre ans plus tard. Nous sommes restés longtemps sur des faits psychologiques sans nous occuper de la conscience.

C'est qu'en effet, pour nous, le fait psychologique peut déjà se définir, même si on ne parle pas de conscience du tout. Le fait psychologique, c'est la conduite de l'être vivant, conduite extérieure et non intérieure. C'est l'ensemble des mouvements, des actions, des paroles, de tout ce qu'il peut faire, qui est extérieurement perceptible, qui sort de son organisme, qui atteint les objets extérieurs. Cette définition du fait psychologique, « la conduite extérieure d'un être vivant, » reste toujours bonne, quelle que soit l'idée qu'on se fasse de la conscience. Qu'on admette qu'il ait ou qu'il n'ait pas conscience, cela ne change rien, c'est toujours la conduite externe d'un être vivant.

Il est vrai que cette définition, comme toutes les définitions très générales, est horriblement compliquée. Il est vrai qu'elle suscite tout de suite un problème énorme. Cette conduite externe des êtres vivants se compose de mouvements, ce sont des mouvements de la langue, des lèvres, des bras, des pieds, et vous êtes tout de suite amenés à distinguer les mouvements d'un être vivant et les mouvements d'un être qui n'est pas vivant. Car, en réalité, si vous regardez un flocon de neige, vous voyez qu'il marche tout aussi bien qu'un homme, il descend, décrit une trajectoire, il a des courbes, il fait des mouvements. Votre définition va entraîner le problème terrible et aujourd'hui très mal résolu, très mal abordé par les physiciens eux-mêmes, de la distinction du mouvement matériel et du mouvement des êtres vivants.

Nous pouvons dire que ce problème ne doit pas nécessairement être résolu. Nous savons tous ce qu'on appelle un être vivant, et le mouvement d'un être vivant sera étudié, même si on ne comprend pas très bien la nature de ce mouvement.

D'ailleurs, nous avons quelques lueurs qui nous indiquent la direction d'étude. Je crois qu'on ne pourrait résoudre ce problème qu'en tenant compte de la question du temps et de la question de la lilberté. C'est un gros problème métaphysique qui se place au début des sciences physiques et naturelles, et des sciences biologiques. Le mouvement d'un être matériel est un mouvement régulier, déterminé. L'instant d'un mouvement ne contient rien de plus que l'instant précédent. Au contraire, le mouvement d'un être vivant implique toujours, d'une manière matériellement visible ou d'une manière microscopique, un progrès, un changement au cours du temps, changement qui quelquefois n'est visible qu'après des générations, mais changement qui existe. Un mouvement d'un être vivant contient toujours quelque chose d'original.

Quoi qu'il en soit, nous avons une notion du phénomène psychologique indépendamment de la conscience elle-même. La conscience peut se surajouter, le phénomène psychologique existe déjà par lui-même, il peut se définir et se comprendre.

Dans cette conception, le problème de Garnier a un sens. Que faisons-nous de la conscience ? En faisons-nous un caractère général de tous ces mouvements d'un être vivant quels qu'ils soient, ou en faisons-nous un caractère particulier de certains mouvements de l'être vivant, et non pas de tous ? Il me semble que le problème de Garnier est beaucoup plus clair aujourd'hui qu'il n'était à l'époque où Garnier le discutait indéfiniment, par des argumentations surtout verbales.

Ce problème, par quoi peut-il être résolu ? De quoi dépend-il ? A mon avis, il ne dépend que d'un seul mot ou, si vous voulez, d'un seul fait qu'il s'agit d'admettre ou de refuser. La conscience devient une faculté spéciale s'il existe parmi les mouvements des êtres vivants, des mouvements, des actes qui ne soient pas conscients. Y a-t-il des mouvements qui soient plus élémentaires que les autres, y a-t-il des mouvements qui ne contiennent pas la conscience ? S'il y en a, la question est résolue : la conscience se surajoute à certains mouvements et devient une conduite particulière ; suivant le langage de Garnier, elle devient une faculté spéciale. S'il n'y en pas, la conscience reste un caractère général nécessaire de tous les mouvements des êtres vivants.

Nous sommes donc ramenés à un vieux problème, le problème des actes ou des mouvements inconscients. Ce problème qui était déjà soulevé au temps des anciens philosophes, que Leibniz discutait déjà, prend ici un intérêt tout à fait spécial. Il sert à préciser et à définir la conscience. La conscience devient un caractère commun ou bien un perfectionnement particulier, suivant que vous n'admettez pas ou que vous admettez qu'il existe certains phénomènes sans conscience. C'est le fameux problème de l'inconscient comme on disait au temps de Schopenhauer et de Hartmann, ou du subconscient comme je l'ai dit plus tard, pour établir une nuance et préciser qu'il s'agissait de phénomènes à moitié conscients et pas tout à fait privés de conscience, c'est le problème de l'inconscient qui se pose devant nous.

Comment ce problème peut-il être discuté ?

Nous trouvons dans les anciens philosophes une vieille discussion qui a eu son heure de célébrité, sur laquelle nous ne pouvons pas insister aujourd'hui parce qu'elle nous semble assez mal engagée.

Leibniz, plus tard Condillac et le philosophe anglais Hamilton, et beaucoup d'autres, ont voulu établir l'existence de l'inconscient par ce qu'ils appellent les petites perceptions, c'est-à-dire les perceptions qui sont trop petites pour être conscientes et qui sont des perceptions tout de même. Voici comment raisonnait Leibniz : Il considérait le bruit que font, au bord de la mer, les vagues qui tombent sur le sable. Chaque vague se compose de petites gouttes d'eau. Le bruit total de la vague que vous entendez est la somme des chocs de toutes les gouttes d'eau contre le sable ou contre le rocher. Or, une seule goutte d'eau de la mer tombant sur le sable ne produit aucune espèce de bruit perceptible. Ce total, qui est une perception positive et par conséquent un phénomène de conscience, ce total est donc composé par la multiplication très nombreuse d'un petit phénomène qui, lui-même, n'est pas conscient. Puisque le phénomène total de la perception du bruit de la vague existe, c'est que chaque son particulier produit par chaque goutte doit exister également dans l'esprit, quoique nous ne le sachions pas. C'est une petite perception et une petite perception inconsciente.

Hamilton prend une autre comparaison. Il fait remarquer qu'au loin, dans la forêt, on entend les chenilles qui grignotent les feuilles des arbres et que des millions de chenilles grignotant les feuilles des arbres font un certain bruit ; cependant une chenille isolée grignotant une feuille d'arbre ne fait pas de bruit.

Il y a une foule d'exemples qui ont été repris par chacun des philosophes toujours dans le même sens.

Cette argumentation ne me plait pas. Elle me parait très peu logique. Elle repose en effet sur ce postulat, qu'un élément très petit d'une somme doit produire le même effet en petit que la somme elle-même, que le dixième d'une force doit produire le dixième du résultat. Ce n'est pas du tout certain. Si vous mettez sur une balance un poids de dix kilogs, ce poids de dix kilogs fera baisser le plateau et soulèvera le poids plus faible qui est à côté. Si vous mettez sur le plateau dans la balance un poids d'un centigramme, rien ne bougera. Le centigramme est pourtant un élément, une petite partie du poids de dix kilos, mais il ne produit pas la millionième partie du mouvement. Et pourquoi cela ? Mais à cause de certaines lois bien connues de la causalité.

Les causes, avant de produire leurs effets, se dépensent à épuiser les résistances. Il faut, avant d'arriver au résultat, avant de soulever le poids, vaincre tous les frottements, toutes les résistances de la balance. La balance flotte sur son fléau et ce frottement doit être vaincu par quelque chose. Dans les kilogrammes que vous mettez, il y a une partie, mettons dix grammes, ou cinq grammes, qui ne sert pas réellement comme poids, mais qui sert à vaincre les différents frottements. En un mot, il n'est pas du tout certain qu'une fraction aliquote d'un total doive reproduire un élément de son résultat. La vague produit sur les oreilles une certaine vibration du tympan qui donne naissance à un son. Si vous réduisez le bruit de cette vague, vous arrivez à des vibrations de l'air tellement petites, tellement faibles, qu'elles ne sont plus capables de vaincre les résistances du tympan et qu'elles ne produisent rien du tout. Tous ces raisonnements ne prouvent donc pas l'existence du subconscient.

Les discussions de ce genre sont tout à fait insuffisantes. Elles ont pris une allure tout à fait particulière, il y a de cela une trentaine d'années, à l'époque de ma jeunesse, quand on s'est occupé de certains malades, les hystériques, les hypnotisés, les individus suggestionnés. On a remarqué que les actes effectués par ces sujets n'étaient pas toujours semblables, que certains de ces actes présentaient des caractères psychologiques qui montraient une conscience très différente de la conscience ordinaire.

On pourrait prendre quantité d'exemples, car nous avons passé des années à cette époque à en énumérer de toutes espèces. Il en est un qui est bien connu de vous tous, c'est le phénomène de la suggestion à échéance. Bernheim, à ce moment, avait repris le problème de la suggestion, déjà étudié avant lui par les magnétiseurs et si bien décrit par Bertrand, Professeur à l'Ecole Polytechnique, qui avait fait sur le magnétisme et le somnambulisme des travaux beaucoup plus remarquables que ceux de Bernheim et de son école.

Vous savez en quoi consiste le phénomène de la suggestion. Si, à certaines personnes, on donne un ordre, on indique une pensée, une phrase particulière, le sujet est entraîné à l'exécuter ; immédiatement la parole en lui se transforme en croyance et en acte. Mais, dans certains cas, cette exécution peut être séparée de la parole qu'on a prononcée par un intervalle plus ou moins long. C'est ce qu'on appelle la suggestion différée. On dit au sujet : « Vous ferez telle action, vous lèverez la main, ou vous ferez un pied de nez, à tel moment, quand vous rencontrerez Monsieur un tel ».

Une des suggestions différées les plus curieuses, celle qui a le plus provoqué de discussions il y a quarante ans, c'est la suggestion à échéance calculée. A un sujet de ce genre, pendant l'état hypnotique, vous suggérez le commandement de revenir vous voir. Vous ne lui donnez ni date, ni instant précis. Vous lui dites : « Vous reviendrez dans huit jours, rien que dans huit jours». Puis vous réveillez le sujet et il n'est plus question de rien. Comment cette suggestion peut-elle s'effectuer ? Quel phénomène psychologique contient-elle ?

Remarquez que le mot « huit jours » n'indique pas une date et n'indique pas un signe particulier visible sur une pendule. Il ne s'agit pas là d'association d'idées. Il n'y a pas tout d'un coup un signal qui va éveiller dans l'esprit du sujet la pensée de revenir. Huit jours, c'est un chiffre abstrait, c'est un nombre qui n'existe que pour l'esprit qui calcule ; en dehors de l'esprit, il n'existe pas. Les huit jours peuvent différer suivant qu'on les fait commencer à telle date ou à telle autre ; il n'y a rien de précis. Pour que la suggestion puisse s'effectuer réellement, il faut qu'il y ait dans la pensée du sujet un certain nombre de raisonnements élémentaires que nous connaissons tous et que nous faisons perpétuellement. « L'ordre m'a été donné mercredi à telle heure. Le lendemain jeudi, c'est le premier jour, le vendredi le second jour, le samedi le troisième ». Il faut que, chaque jour, il compte sur ses doigts le nombre des jours écoulés jusqu'à ce qu'il arrive à une formule purement verbale : « Aujourd'hui, c'est le huitième jour ». Cette formule verbale va devenir un signal et va l'amener à exécuter, je le veux bien, il y aura là une association d'idées tout à fait naturelle ; mais dans l'intervalle, avant d'arriver à cette formule : « C'est aujourd'hui le huitième jour », il y a toute une série d'intermédiaires qui sont des réflexions, des pensées, des petits comptes : « c'est le premier, c'est le second, c'est le troisième jour ».

Ces réflexions et ces pensées n'ont rien de bien difficile ; nous les faisons tous à chaque instant. Seulement, quand nous les faisons, elles ont chez nous un très grand caractère, c'est qu'elles sont conscientes et elles ne peuvent exister que grâce à la conscience. Nous nous rappelons la date où l'ordre fut donné. Nous nous répétons : « Il a été donné le mercredi ; par conséquent, le lendemain, jeudi, c'est le premier jour », et chaque jour nous réfléchissons à la date : « C'est le deuxième, c'est le troisième jour ». Il y a chez nous un ensemble d'opérations psychologiques.

Or, le sujet hypnotisé présentait à cette époque et présenterait encore aujourd'hui, si on voulait recommencer la même petite expérience, quelque chose d'extrêmement embarrassant, c'est la fameuse amnésie somnambulique. Après le sommeil hypnotique, il avait totalement oublié tout ce qu'on lui avait dit, il ne se rappelait rien du tout et il disait tranquillement : « Vous ne m'avez pas donné de rendez-vous. Je ne me souviens de rien ». Le lendemain il n'avait aucune espèce de conscience de dire « C'est le premier, c'est le second jour ». Il semblait qu'il y avait chez lui une amnésie et un défaut de connaissance de la succession des jours et des comptes arithmétiques qu'il fallait faire pour arriver au huitième jour. Cependant, ces opérations étaient nécessaires, indispensables et si elles n'avaient pas été faites, le sujet ne serait pas revenu, et en fait, il revenait au bout de huit jours, à la date et à l'heure indiquées. On avait tranché la difficulté en disant : « Les opérations ont été faites et ce sont évidemment des opérations psychologiques, il n'y a pas l'ombre d'un doute sur ce point. Elles ont été faites complètement et correctement, mais sans que le sujet se le dise à lui-même, sans qu'il l'exprime et sans qu'il en ait le phénomène de conscience ». C'est là le type de ce qu'on appelait, il y a quarante ans, le phénomène subconscient, phénomène qui, d'un côté, présentait tous les caractères des opérations psychologiques d'une manière évidente, — car ici, c'est frappant, la numération est certainement une opération psychologique, — et qui, de l'autre côté, dans les affirmations du sujet, ne présentait pas du tous les phénomènes de conscience, de connaissance de ce qui se passe en soi-même, puisque le sujet n'en savait absolument rien.

Les observations de ce genre ont été indéfiniment répétées. On en trouve des quantités. La simple amnésie somnambulique, l'oubli que l'on remarque dans les cas de somnambulisme, devient également un phénomène de ce genre, parce que cet oubli n'est pas complet. Si l'oubli était absolument complet, rien de ce qui s'est passé pendant la séance ne devrait avoir aucune influence sur la vie du sujet. Or bien des choses ont une influence sur la vie du sujet, ne serait-ce que la mémoire qui réapparaît dans le somnambulisme successif. Il y a donc bien des phénomènes psychologiques qui jouent un rôle après le somnambulisme et cependant le sujet prétend qu'il n'y connaît rien, les ignore absolument.

Autrefois, nous nous sommes amusés à montrer de ces phénomènes subconscients dans des circonstances plus bizarres, plus compliquées, où on paraissait ne pas les connaître, où on supposait qu'ils n'existaient pas ; c'est dans l'étude de tous les phénomènes de paralysie et d'anesthésie.

Bernheim — à la suite de Bertrand, comme toujours — avait décrit des suggestions d'anesthésie systématisée, localisée à un objet particulier. Il appelait cela d'un nom bizarre : l'hallucination négative. L'hallucination était une hallucination positive lorsqu'elle faisit voir un objet. Elle devenait négative, pour lui, lorsqu'elle supprimait un objet. Par exemple, il disait au sujet pendant qu'il dormait : « Ce paquet de papier, vous ne le verrez pas, il n'existe pas, vous ne pouvez pas le voir », et le sujet réveillé affirmait que, sur le pupitre, il n'y avait pas de papier, que le papier était absolument disparu.

Je me suis acharné à démontrer que cette suggestion était plus compliquée, plus bizarre qu'on ne croyait, qu'au fond c'était absurde, que dans ce fait d'absence de vision, il y avait plus qu'on ne croyait de la vision réelle qui persistait tout de même.

En 1886 et 1889, j'ai décrit une expérience qui consistait à étaler sur la table une dizaine de petits carrés de papier. Sur quelques-uns, j'avais mis une croix au crayon et j'avais suggéré au sujet que les papiers marqués d'une croix ne pouvaient pas être vus, qu'il avait perdu complètement la vision des papiers marqués d'une croix.

Lorsqu'il était réveillé, j'étalais tous les papiers sur la table et je le priais de les compter. Il n'en comptait tranquillement que six, en supprimant les quatre marqués d'une croix. Il est facile de comprendre que, pour supprimer ces quatre papiers, il fallait voir la croix et que, si on ne la voyait pas, on ne pouvait pas les supprimer. Par conséquent le sujet aurait compté dix papiers s'il avait voulu. Il y avait là de la vision tout de même.

On peut répéter l'expérience d'une manière comique, comme je le faisais dans ce temps, en prenant dix papiers, en écrivant sur un de ces papiers le mot « invisible » et en priant le sujet de compter les papiers. Il n'en comptait que neuf parce qu'il y en avait un qui était invisible. Par conséquent, il y avait là véritablement un phénomène de perception complète, absolument réelle, absolument nécessaire et cependant le sujet paraissait n'en avoir aucune espèce de conscience.

Ces phénomènes se retrouvent dans les paralysies de toutes espèces. Ils se retrouvent également dans le fait dont nous parlions il y a quelques semaines, le phénomène de la catatonie, qui nous a servi à étudier avec vous le sens kinesthésique. Je vous décrivais une malade dont le bras restait en l'air lorsqu'on le soulevait et qui gardait cette position indéfiniment. Ce n'était pourtant pas une hystérique ; il n'y avait pas là des phénomènes de suggestion proprement dits. Je vous avais dit que, sur ce bras mis en l'air, en dehors de la portée de son regard, j'avais placé mon chapeau, des livres, et qu'un volume in-octavo restait en l'air et qu'elle le soutenait très bien. Mais vous ne pouvez pas admettre que ce soit là un phénomène d'ordre simplement physique. S'il y avait une résistance visible de l'articulation du coude, comme chez le mannequin du peintre, le poids du livre aurait fait fléchir l'articulation. Pour que le bras pût rester en l'air, il fallait une adaptation à ce poids nouveau ; puisque le poids du livre n'était pas le même que le poids de mon chapeau, il fallait s'y adapter, pour cela le sentir et, d'une manière quelconque, il y avait une sensation du poids sur la main. Et cependant le sujet restait la main en l'air sans s'en occuper, sans savoir le moins du monde qu'elle était en l'air, et, si on l'interrogeait sur ce point, sans avoir la moindre conscience du phénomène.

Ce sont toutes ces études, répétées notamment par de nombreux auteurs anglais tels que Gurney et Myers, qui ont été le point de départ du renouveau du phénomène subconscient. On a de nouveau admis qu'il existait dans l'esprit des phénomènes au-dessous de la conscience, phénomènes nombreux qui avaient une très grande importance. Malheureusement, — car, dans toutes les études, il y a un destin qui les rend heureuses ou malheureuses, — l'enthousiasme pour le subconscient a été, je crois, beaucoup trop grand. Depuis quelque trente ans, vous avez été inondés par le subconscient ; on a tout expliqué par lui. On a retrouvé dans le subconscient des facultés merveilleuses. C'est dans le subconscient que l'on a mis, à l'époque de Myers, les facultés occultes de l'esprit humain. Il y avait dans le subconscient de la lucidité, de la communication des pensées, il y avait tout ce qu'on voulait. Ordinairement vous ne le constatez pas ; notre esprit n'est pas très clair, très subtil ; mais, soyez tranquilles, cette clarté, cette subtilité se trouvent dans le subconscient.

On mettait dans le subconscient non seulement ces facultés occultes, mais toutes sortes de vertus. Je me rappelle une plaisanterie qui se trouve dans l'ouvrage de Hartmann, plaisanterie qui était bien caractéristique pour l'époque. Hartmann disait : « Quand nous nous examinons nous-mêmes, nous ne sommes pas très contents de nous. Nous sommes des êtres qui avons des passions vulgaires, qui sommes assez misérables, assez petits, assez simples ; nous n'avons pas beaucoup d'idées élevées, d'idées religieuses et nous passons une grande partie de la jeunesse sans prier la Providence qui cependant veille sur nous. Mais consolons-nous : Il y a en dedans de nous, au fond de l'âme, un instinct subconscient qui veille, qui prie, qui est élevé à notre place. C'est lui qui a de la religion quand nous n'en avons pas ». C'est consolant. Cela supprime beaucoup les difficultés de l'existence.

On mettait donc dans le subconscient toutes espèces de vertus merveilleuses. Bientôt on a mis dans le subconscient toutes espèces d'actions physiques. C'était le subconscient qui nous rendait malades ou qui nous guérirait. C'est dans le subconscient que se trouve l'instinct formatif de l'embryon dont je vous ai parlé dans une des premières leçons.

Enfin, la dernière école de psychothérapie, l'école de la psychanalyse, a mis dans le subconscient tout ce que l'on peut y mettre. Elle a imaginé, elle a supposé que tous les phénomènes de notre existence, depuis le commencement de notre temps, ont laissé en nous une trace. De même qu'il y a des souvenirs malgré l'amnésie apparente, de même il y a en nous des souvenirs de tout ce qui s'est passé au cours de notre vie. Tous ces souvenirs existent. Si nous n'en savons rien, c'est parce qu'ils sont subconscients.

Vous savez, pour ne prendre qu'un exemple au milieu de milliers d'autres, la théorie amusante de la psychanalyse pour expliquer l'angoisse des mélancoliques. Dans toutes les existences, car nous sommes tous pareils à ce point de vue, il y a eu tout à fait au commencement, un assez mauvais moment : c'est celui où nous sommes sortis de l'utérus de nos mères. Le vagin est un endroit mal aéré, étroit, où nous étions mal à notre aise ; nous avons éprouvé de l'angoisse, nous avons été gênés. Cette angoisse de la naissance reste en nous. Nous ne nous en souvenons pas exactement, mais elle existe tout de même et toutes les fois que nous avons un chagrin, une émotion pénible, une angoisse, qu'est-ce qui réapparaît ? C'est tout simplement le passage dans le vagin au moment de la naissance.

On a donc expliqué tout par le subconscient. Le subconscient est devenu une espèce de tiroir commode où on mettait toutes les choses inexplicables en psychologie. J'ai déjà essayé de protester bien des fois contre cette exagération, mais on n'écoute pas ceux qui protestent, qui veulent de la mesure et du calme. Le subconscient prête à la facilité, car il permet d'expliquer tout par des choses qu'on ne voit pas, par des hypothèses qu'on ne vérifie pas puisqu'elles sont subconscientes.

Puis, comme toujours, il y a eu une réaction violente. Les exagérations des doctrines, qu'il s'agisse de science ou de politique, amènent toujours des mouvements violents en sens inverse, et il y a eu une réaction violente contre ce malheureux subconscient qui n'en pouvait mais. On a fait la critique et la critique sévère des expériences primordiales qui servaient de point de départ. On a dit que ces expériences n'étaient pas aussi démonstratives qu'on voulait bien le prétendre. Il s'agissait là de sujets particuliers, sujets malades, nerveux et éminemment suggestibles, de sujets qui non seulement font, mais croient tout ce qu'on veut et pour des raisons futiles, simplement pour faire plaisir à celui qui leur a parlé.

Ces sujets croient avoir oublié la suggestion. Ils sont convaincus qu'ils l'ont oubliée, parce que cela vous fait plaisir. Toutes les fois que vous les interrogez, ils répondront : « Non, je n'ai aucun souvenir ». Cette croyance ne prouve pas qu'ils aient réellement oublié. Croire qu'on a oublié, ce n'est pas la même chose que d'avoir réellement oublié ; c'est une pure et simple croyance. En fait, ils n'ont pas oublié du tout. De même dans l'anesthésie de Bernheim, quand le sujet vous dit : « Je ne vois pas le papier où il y a écrit le mot invisible », il est sincère. Il le voit cependant, la vision subsiste et même la vision consciente, car s'il disait réellement ce qu'il y a en lui et s'il ne cherchait pas à dire ce qu'il croit, il vous dirait très bien qu'il sait parfaitement qu'il a lu le mot « invisible ». Ce qu'il explique, ce n'est pas autre chose que sa croyance.

Or, vous savez que les hommes peuvent croire n'importe quelle absurdité. On fait croire aux hommes tout ce qu'on veut, surtout quand ils ont l'esprit un peu simple. Du moment que ces phénomènes ne sont, disait-on, que de simples croyances, ils n'ont par là même aucune importance et on n'a pas démontré qu'il y ait de véritables phénomènes subconscients.

Cette critique a rempli bien des années. Elle a été beaucoup trop sévère et ridiculement sévère. Comme il arrive toujours, une vague enlève la précédente, puis la vague se reconstruit et nous recommençons le travail qu'avaient fait nos ancêtres.

Je crois qu'on a été beaucoup trop loin. Dans tous ces phénomènes de troubles somnambuliques et délirants, il y a énormément de vérité. Le fait qu'il y a réellement de l'amnésie post-somnambulique me paraît bien difficile à contester. Dire que cette amnésie est bizarre, c'est justement ce que nous soutenions, en disant qu'elle ne porte que sur la conscience supérieure et non sur une conscience inférieure. On peut dire qu'elle est bizarre, elle n'en est pas moins vraie.

Dans mille cas de la vie pratique qui ne sont pas des cas d'expérience somnambulique, on voit des amnésies de ce genre qui présentent tous les caractères de vérité.

J'ai souvent cité ici un exemple qui est banal mais qui m'avait intéressé parce qu'il est assez démonstratif. Voici une pauvre femme, très nerveuse d'ailleurs et très malheureuse en ménage, qui présentait le phénomène qu'on appelle les fugues ; elle se sauvait de la maison, elle disparaissait pendant trois ou quatre jours sans savoir trop ce qu'elle faisait, et elle revenait en ayant tout oublié.

Dans une de ces fugues, elle a pu être rattrapée à Marseille, où elle vivait comme elle pouvait, n'importe comment, sans qu'elle puisse expliquer ce qu'elle faisait. Profitant de cette circonstance, le mari avait intenté contre elle une action en divorce qui était fort grave ; il l'accusait justement d'inconduite dans cette fugue. La femme fut amenée devant les magistrats, interrogée et comme d'ailleurs il n'y avait rien à lui reprocher, on était plein d'indulgence pour elle. On lui donnait un moyen d'échapper très facilement. Ce moyen était le suivant : « Mais, lui demandait-on, dites-nous donc tout tranquillement ce que vous avez fait depuis telle soirée jusqu'à telle autre. Dites-nous comment vous avez pris le train, comment vous avez été à Marseille, où vous avez logé dans cette ville, où vous avez habité et ce que vous avez fait pendant ces huit jours. Si vous n'avez rien fait de mal, il n'y a aucune difficulté à nous dire que vous avez logé à tel ou tel hôtel, et on pourra très facilement retrouver l'adresse et avoir des renseignements ».

Cette pauvre femme était désolée, et de toutes manières, pour elle, pour ses enfants, pour tous. Elle souhaitait ardemment de répondre aux questions très simples qu'on lui posait et qu'elle trouvait d'ailleurs toutes naturelles. Il lui a été impossible de répondre. Il y avait là un oubli total de ces huit jours passés à Marseille ; ce qui n'a pas empêché que quelque temps plus tard, mise dans un état hypnotique, cette femme a raconté en détail tout ce qu'elle avait fait à Marseille, ce qui a été vérifié exact.

Comment décrirez-vous ce fait ? C'est pourtant un fait psychologique et même un fait judiciaire ; il s'est passé devant la justice et a été considéré comme authentique. Il n'en est pas moins certain que pendant une période, cette femme n'était pas capable de trouver ce souvenir. Admettons que ce soit dû à une croyance, à un délire, le fait n'en est pas moins incontestable.

Il y a donc eu beaucoup d'exagérations dans toute cette négation portée sur tous ces faits anciens, qui devraient être repris et examinés beaucoup plus sérieusement.

D'ailleurs, même si on admet la plus grande partie de ces critiques, elles ne sont pas aussi graves qu'on le croit ; elles laissent subsister en réalité la plus grande partie du phénomène.

On dit que, ce que ces sujets ont perdu, c'est la croyance. Mais avoir perdu la croyance, est-ce que ce n'est pas avoir perdu une partie essentielle des faits psychologiques ? Est-ce que ce n'est pas une partie même de la conscience ? Croire qu'on a été à Marseille, c'est un des éléments de la conscience du voyage à Marseille. Avoir perdu totalement cette croyance, avoir tout à fait la croyance opposée, c'est avoir une diminution considérable de la conscience.

En réalité, la conscience peut se perdre d'une manière plus ou moins complète ; elle peut se perdre par degrés ; et nous voyons très bien dans les maladies mentales les degrés successifs de perte de la conscience, de diminution de la conscience.

Je vous signalerai le fait suivant, qui est d'ailleurs à mon avis un fait très intéressant au point de vue pathologique. Voici une femme qui a été bouleversée par une émotion très violente, capable de déterminer plus ou moins tous ces troubles hystériques variés dont nous parlons. Elle veillait auprès du lit de son père qui était très malade. Cet homme a eu besoin de se lever, et la jeune femme a soutenu son père pendant qu'il se levait. Or, il avait une angine de poitrine et il mourut subitement, pendant qu'il était debout, soutenu par sa fille ; il tomba brusquement sur elle, sans qu'elle puisse le retenir.

Cette jeune femme, bouleversée, n'eut ni le temps ni le courage d'appeler. Elle resta immobile pendant une heure et demie ou deux heures sous le cadavre qui était tombé sur son côté gauche. Ce n'est que plus tard qu'on entra dans la chambre et qu'on la trouva soutenant son père mort.

Dans la suite, cette jeune femme présenta sur son côté gauche une série d'accidents névropathiques que je considère comme très curieux. Il y a d'abord des accidents qu'on trouve aujourd'hui assez classiques, qu'on appelle des accidents psychasthéniques, obsédants, et que nous avons décrits dans la dernière leçon sous le nom de sentiment du vide. Cette femme éprouvait l'impression que son bras gauche, sa jambe gauche, son côté gauche n'étaient pas à elle : « Ce n'est pas moi qui remue le bras gauche. Ce n'est pas moi qu'on pince, ce bras gauche n'est pas à moi ». Détail particulier, assez rare d'ailleurs, elle augmentait son sentiment du vide par un sentiment de mécontentement et d'horreur contre son bras gauche ; elle le détestait, elle le repoussait, elle voulait le déchirer en disant : « Ce bras n'est pas à moi, j'en ai horreur, c'est quelque chose d'étranger ».

Vous trouverez dans les « Principles » de William James une description d'un phénomène du même genre.

Voilà donc un aspect de cet accident : sur le côté gauche, il y avait perte de la conscience personnelle du sujet. Cependant, si on pinçait ce bras qu'elle prétendait ne pas lui appartenir, elle retirait la main, avait l'air de sentir, elle disait même : « Je sens, vous me faites mal, vous me piquez, mais ce n'est pas moi que vous piquez ». A d'autres moments, le bras présentait un accident beaucoup plus banal qui était la simple paralysie hystérique. Il y avait des moments où le bras et la jambe étaient complètement paralysés et insensibles ; on pouvait les piquer, les brûler sans que le sujet accusât rien.

Vous voyez que, chez le même sujet, se présentaient alternativement soit l'un, soit l'autre des accidents, qui sont tous les deux des accidents de diminution, d'altération de la conscience. La conscience peut donc être extrêmement réduite ou même supprimée, elle peut être réduite et diminuée. La conscience se compose d'une foule d'opérations et, ce qu'on appelle le subconscient, c'est la conservation de certaines opérations d'un degré tout à fait élémentaire tandis que les opérations plus élevées ont disparu.

Par conséquent, il est vraisemblable qu'il y a des phénomènes subconscients ; nous les observons chez les malades lorsque nous voyons la conscience diminuer. C'est encore plus vraisemblable si nous considérons l'évolution des faits psychologiques. Les faits psychologiques sont des conduites de l'être vivant, conduites qui sont déterminées primitivement par l'excitation du monde extérieur. Le monde extérieur frappe notre bras, nos yeux, nos oreilles et détermine des réactions. Mais il y a bien d'autres phénomènes qui se passent en nous sans qu'il y ait d'excitation extérieure.

Il s'agit encore de ces phénomènes que nous avons commencé à étudier dans la dernière leçon, les phénomènes que nous pouvons appeler des réflexes proprioceptifs, qui sont déterminés en dedans de nous-mêmes. Nous parlions par exemple du sens kinesthésique. Le sens kinesthésique provient de la régulation de nos mouvements. Je fais un mouvement du bras et ce mouvement du bras détermine en moi des réactions qui m'amènent à le surveiller, à le prolonger, à le faire durer ou à l'arrêter de différentes manières. On pourrait multiplier les exemples. Tous ces réflexes proprioceptifs viennent s'ajouter à des réflexes qui viennent de l'extérieur.

On pourrait donc se faire dès le début une idée générale de la conscience. Les êtres primitifs, les êtres tout à fait simples n'ont que des réflexes extéroceptifs. Lorsqu'on les pince, il y a réaction du tissu. Lorsqu'on les brûle, il y a écartement du bras, du tentacule de l'animal ; il y a un mouvement déterminé par l'extérieur. On peut admettre que chez les êtres primitifs, pendant très longtemps, il n'y a pas autre chose.

Je dirai alors, si vous voulez, que ces êtres-là ont des phénomènes psychologiques, car l'écartement par la douleur, le mouvement d'un bras pour arriver à porter les aliments à la bouche, les alimentations, les excrétions, sont des faits psychologiques. Mais ils n'ont pas encore les phénomènes de conscience. Ceux-ci commencent à un second degré. Ils commencent quand, à propos de ces premiers phénomènes qui viennent de l'extérieur, il y a des réactions internes, quand nous nous mettons nous-mêmes à nous adapter à la situation qui a été provoquée par le monde extérieur.

Une réorganisation interne se fait en nous à propos de chacune de nos actions. La conscience, c'est précisément ce que nous ajoutons de nous-mêmes pour ordonner nos actions, pour réorganiser tout l'organisme qui a été dérangé par une action provoquée par le monde extérieur.

Il y a donc réellement une faculté spéciale qu'on appelle la conscience. Mais ce mot de conscience est un peu étroit car il s'applique à beaucoup d'opérations, à toutes les opérations qui se superposent aux actions purement externes. Dans la prochaine leçon, à propos du mot « prise de conscience », nous allons étudier les principales de ces opérations qui caractérisent la conscience.

9 JANVIER 1929

VIII. — LA PRISE DE CONSCIENCE

Nous avons à aborder aujourd'hui un problème que je trouve assez curieux et pour ainsi dire assez récent dans l'histoire de la psychologie. C'est le problème des actes de la conscience, des actions qui constituent la conscience.

Cette idée n'existait pas autrefois. Comme nous l'avons vu dans la dernière leçon, on se figurait que la conscience était un caractère général appartenant non seulement à tous les faits psychologiques comme nous l'avons étudié, mais pour ainsi dire à tous les êtres. Les êtres sont caractérisés par la conscience. Il n'y a que de la conscience. C'est l'ancienne monade de Leibniz par exemple.

Laissons cette idée de côté. Elle a peut-être quelque vérité. C'est en somme une espèce de métaphore. Les métaphysiciens sont obligés de se représenter les êtres et de se les représenter sous la forme d'une des choses qu'ils connaissent. Comme ils connaissent en eux le phénomène de conscience, comme ils l'ont estimé très important, ils l'attribuent à tous les êtres du monde. C'est une conception philosophique et générale de la conscience qui n'a rien à voir avec la psychologie proprement dite.

Si nous nous plaçons au point de vue psychologique, il est facile de constater qu'il y a d'abord des faits qui ne contiennent pas de conscience du tout et que la conscience s'ajoute à certaines conduites psychologiques, plus ou moins tardivement, avec plus ou moins de difficultés. Nous avons tous l'habitude de ces phénomènes-là. Nous disons à chaque instant : « Il fait telle action, mais il n'en a pas conscience, il n'en prend pas conscience. Il n'en prendra conscience que plus tard ».

A-t-on assez discuté sur ce point à propos des sentiments ! Vous vous rappelez les ouvrages de Ribot autrefois, sur les sentiments dans la puberté. Les tendances sexuelles commencent à exister, elles existent déjà, elles fonctionnent déjà et l'individu n'en a pas conscience, il en prendra conscience plus tard avec plus ou moins de difficulté. Il en est ainsi pour tous les sentiments. N'a-t-on pas assez décrit dans les tragédies, dans les romans, la naissance de l'amour ? Il y a des gens qui ont de l'amour, qui se conduisent comme s'ils étaient amoureux, et quelquefois même leurs parents ou leurs amis qui les regardent peuvent dire : « Il est amoureux de telle personne », mais le sujet lui-même peut très bien n'en rien savoir ; il ne s'en rend pas compte et ce n'est qu'au bout d'un certain temps qu'il finira par découvrir lui-même qu'il est amoureux de telle personne. Il prend conscience du sentiment dont il n'avait pas conscience auparavant.

Dans tous les domaines de l'étude sociale, on trouve des faits de ce genre. Il y a quelques années, je vous citais un ouvrage que j'avais trouvé très intéressant ; c'était l'ouvrage d'un pasteur protestant, M. Raoul Allier, qui a pour titre « Psychologie de la conversation chez les peuples non-civilisés ». Dans cet ouvrage qui est très curieux, sur les phénomènes de croyance en particulier et sur les modifications des croyances chez les esprits simples, chez les peuples non civilisés, il y a deux chapitres qui se suivent. Il y a le commencement de la croyance et il y a en second lieu ce qu'il appelle la crise de croyance. Ce sont deux choses très différentes. L'auteur répète pendant tout un chapitre : « Les sauvages avec lesquels le missionnaire est en relation, avec lesquels il cause, sont déjà chrétiens. Il le reconnaît à différents caractères, à différentes manières de parler et de se conduire. Ils sont des chrétiens, ils sont des croyants ; mais l'individu ne s'en rend pas compte, il n'accepte aucune cérémonie, il n'accepte pas le baptême et il ne dit pas qu'il est chrétien ». Puis arrive dans le chapitre suivant le phénomène qu'il appelle la crise. Cette crise est une transformation de la croyance précédente en ce sens qu'elle devient consciente et qu'un beau jour il dit : « Ah ! mais, c'est vrai, je suis chrétien, je suis transformé et j'ai telle croyance ».

Ce fait se retrouve dans tous les domaines de l'esprit. Mais ce n'est que depuis quelques années que les philosophes en remarquent l'importance. Il y a une dizaine d'années, nous avons décrit ces phénomènes ici-même et j'avais forgé un mot pour le désigner. Les mots que l'on forge n'ont pas toujours du succès, mais celui-là était utile, au moins pour le moment. Je vous proposais d'appeler cette opération les actes de conscienciation, en prenant toujours le suffixe tion pour désigner une action particulière. Il y a un moment où l'acte se transforme et devient conscient. C'est la conscienciation.

Un autre mot qui a été employé un peu plus tard a eu plus de succès, je crois, dans la littérature contemporaine. Dans ses deux ouvrages sur la psychologie de l'enfance et la psychologie de l'intelligence (1916 et 1917), M. Claparède, à Genève, propose le mot « prise de conscience ». C'est celui que vous verrez employer le plus souvent.

Nous avons donc ici deux termes à notre disposition, soit le terme un peu artificiel d'acte de conscienciation, soit le mot plus long mais plus expressif de prise de conscience.

M. Claparède, dans ses premiers articles, fait une série d'études sur des enfants et donne à ce propos un exemple intéressant de prise de conscience. Il étudie les jugements, un peu comme fera plus tard M. Piaget ; il étudie les jugements de ressemblance et de différence. Il soutient, ce qui est peut-être exact, que les enfants apprécient plus facilement les différences que les ressemblances, et pendant très longtemps, l'enfant se sert du jugement de différence ; mais il ne sait pas ce que c'est. Il ne se rend pas compte de ce que c'est qu'une différence et il ne croit pas qu'il fasse à ce moment-là une appréciation particulière ; il n'en a pas conscience.

Il y a donc un jugement tout d'abord et une prise de conscience ensuite. M. Claparède à ce propos parle de prise de conscience pour les jugements. Je crois, comme nous le disions déjà auparavant pour la conscienciation, qu'il faut généraliser beaucoup cette notion-là, que c'est une règle générale. Tous les phénomènes psychologiques sans exception, aussi bien le mouvement de ma main que les actes internes des viscères et que les réflexions les plus élevées sont capables de se transformer en phénomènes de conscience. L'histoire nous le montre et montre qu'il y a une évolution continuelle avec prise de conscience plus ou moins tardive.

Laissons de côté les phénomènes élémentaires que nous considérons surtout maintenant et prenons des phénomènes très supérieurs. Une des lois du développement de l'être vivant, c'est la loi du progrès, la loi que l'on exprime en anglais en disant : « trial and error » (l'essai et l'erreur). Les premiers êtres vivants emploient déjà ce procédé de faire un essai, de se tromper et de recommencer autrement s'ils se sont trompés. Ils essaient donc déjà la méthode du progrès dès le commencement de la vie. Et cependant, à quelle époque est-ce que les hommes ont parlé du progrès ? A quelle époque ont-ils eu l'idée de progrès ? On peut dire que c'est au XVIIIe siècle ; tout au plus cela a-t-il commencé au XVIe avec Rabelais qui en avait quelques idées vagues et que les hommes n'ont pas appréciées. C'est au XVIIIe siècle qu'il y a eu la prise de conscience du progrès.

Vous voyez donc que cette prise de conscience s'applique à tout, aux actes élémentaires comme la digestion, aux actes moyens comme le jugement de différence dont parlait Claparède, aux phénomènes psychologiques les plus élevés comme le progrès. Les phénomènes de prise de conscience, c'est une loi générale du développement de l'esprit.

Nous arrivons alors au second problème. En quoi consiste cette opération ? Que fait-on quand on prend conscience de quelque chose ? Et nous voudrions pouvoir répondre par une description simple et nette d'une certaine opération. On devrait pouvoir dire : de même que la mémoire consiste dans le récit, la prise de conscience consiste à faire ceci ou à faire cela et nous ajoutons cette opération particulière aux opérations précédentes.

Eh bien, je ne le crois pas. Je ne parviens pas sur ce point à une idée qui soit bien nette. Pourquoi ? C'est parce que la prise de conscience s'applique à tout, à des phénomènes élémentaires et à des phénomènes supérieurs, mais elle n'est pas la même dans toutes les formes et dans tous les cas. La prise de conscience est une série d'opérations qui ont ceci de commun d'être un certain perfectionnement de la conduite.

On peut encore dire qu'il y a un second caractère qui est assez général ; c'est un perfectionnement des conduites internes, plutôt que des conduites externes. Par conséquent, nous sommes ramenés à la théorie des sentiments. C'est un perfectionnement dans les nuances sentimentales plutôt que dans les conduites externes, c'est quelque chose que nous ajoutons intérieurement à nos propres conduites. Cela rentre dans les réflexes proprioceptifs. Voilà tout ce qu'on peut dire de général.

Ces caractères communs indiqués, la prise de conscience variera suivant les degrés que vous avez à considérer, suivant le genre d'action que vous étudiez.

Au commencement, quand il s'agit d'un acte très élémentaire, quand il s'agit d'un mouvement par exemple, la prise de conscience va se rattacher aux phénomènes du sens de l'équilibre ou du sens kinesthésique que nous avons étudiés il y a quelques leçons. Prendre conscience d'un mouvement, pour un être très élémentaire, c'est le diriger, c'est le maintenir, c'est le faire durer. Le sens kinesthésique n'est pas du tout une sensation, c'est une certaine régulation de l'action dont l'élément principal consiste à maintenir l'action à une certaine forme, dans une certaine direction. La catatonie par exemple, le maintien du bras en l'air dans une position déterminée, est un exercice exagéré et isolé de l'acte kinesthésique, de la régulation kinesthésique qui ne se fait pas bien, qui n'est pas gouvernée et arrêtée par les autres régulations, mais c'est un acte de régulation.

On peut donc dire qu'au commencement, le simple acte kinesthésique et plus tard l'acte de l'équilibre, la régulation de l'attitude par l'équilibre, sont des prises de conscience. Pour qu'un individu marche avec équilibre, il ne faut pas seulement qu'il marche, il faut qu'il ajoute à sa marche une régulation particulière et qu'il ait conscience de sa marche. Quand l'équilibre se développe, on peut dire qu'il y a prise de conscience de la marche, prise de conscience des mouvements extérieurs.

Un peu plus tard, la prise de conscience va s'effectuer par une des opérations que je vous décrivais dernièrement et que je considère encore comme capitales : les phénomènes de sentiment, toutes les régulations sentimentales.

Un individu n'a pas conscience de ses actes quand il n'a pas de sentiments à leur propos. Le plus simple des sentiments, c'est par exemple l'intérêt, s'intéresser à ce que l'on fait. L'intérêt consiste à ajouter d'autres tendances à celles qui fonctionnent. Un individu marche avec intérêt quand il surveille sa marche, et surveiller sa marche, cela veut dire la prolonger, la faire durer, ou bien l'arrêter quand elle devient plus ou moins délicate.

L'introduction de tous les sentiments quels qu'ils soient, c'est le deuxième degré de la prise de conscience, c'est l'un des plus importants. D'ailleurs, c'est celui qui, dans la pratique, nous sert à caractériser la conscience. Nous ne faisons pas beaucoup attention à la prise de conscience élémentaire par le sens de l'équilibre, mais nous faisons très attention à la prise de conscience par le sentiment. C'est l'absence ou la présence de sentiments qui nous permet de dire d'un individu qu'il a ou qu'il n'a pas conscience.

Nous prenions autrefois un exemple qui serait toujours bon à méditer et qui n'est pas encore bien éclairci, les deux formes de crises de nerfs, sans conscience et avec conscience. Il est évident que ces deux formes existent. C'est un des premiers enseignements que l'on fait dans l'étude des maladies du système nerveux ; il y a des crises où il n'y a pas conscience du tout, et des crises où il y a conscience.

Voyez par exemple la crise brutale de l'accès épileptique. Le sujet tombe brutalement par terre, n'importe à quel endroit, n'importe de quelle manière, en avant, sur le nez, sur la bouche ; il se blesse, il est en sang ; ou bien il tombe dans le feu, sans aucune espèce de précaution. Puis il a des secousses, il fait des mouvements, quelquefois un peu étendus, quelque fois plus ou moins réduits ; ces mouvements se font également sans aucune espèce de surveillance.

J'ai vu autrefois une malheureuse femme qui était tombée près d'un poêle ; sa main, qui avait des mouvements d'avant en arrière, frappait constamment contre le poêle brûlant ; cependant elle n'arrêtait pas le mouvement. Il fallait l'enlever, parce que son mouvement se faisait régulièrement dans ce sens. Le mouvement continue donc sans aucune espèce de surveillance. C'est un ensemble de mouvements élémentaires dans lequel il n'y a pas de sentiment du tout. C'est pour cela que nous disons : C'est une crise sans conscience, parce qu'elle n'a pas la régulation des sentiments.

Voyez à côté la classique crise d'hystérie, chez toutes les femmes nerveuses, qui était décrite autrefois avec exagération, mais qui est encore très importante, très vraie, très juste. La femme tombe par terre d'une manière très différente. D'abord, elle ne se blesse jamais. Comment se fait-il qu'on tombe sans se blesser ? Tomber sans se blesser, ce n'est pas tomber brusquement, ce n'est pas tomber en avant sur la figure. La femme s'asseoit par terre, se couche, plutôt qu'elle ne tombe. Elle fait toute espèce de grands mouvements, mais tous ces grands mouvements ne la blessent pas, ne lui font jamais mal. Bien mieux, on a remarqué autrefois — ç'a été longuement décrit du temps de Charcot — les attitudes plus ou moins correctes, plus ou moins modestes, les attitudes de pudeur, d'élégance. Une jolie femme qui fait une crise d'hystérie tient à rester jolie femme, que voulez-vous, elle n'a pas besoin de se montrer laide à ce moment-là ; alors elle prend des précautions, même au cours de sa crise, précautions pour la décence de ses vêtements, pour les attitudes qu'elle conserve plus ou moins harmonieuses. Ce sont deux aspects tout différents qu'on a sous les yeux, que la crise d'hystérie et la crise épileptique, et ces deux aspects, nous le traduisons en disant : l'une est une crise avec conscience, l'autre une crise sans aucune espèce de conscience. La différence est ici surtout dans des phénomènes très élémentaires ; elle est surtout dans la conservation des intérêts sentimentaux : intérêt de la douleur, ne pas se faire de mal, ne pas se blesser ; intérêt social de l'effet à produire ; intérêt de la pudeur. Nous avons une seconde forme de prise de conscience.

Mais si nous montons plus haut, — et nous n'avons alors qu'à passer rapidement, puisque tout justement dans l'ensemble de ce cours, nous allons voir bien souvent toutes ces questions, — nous arrivons à une prise de conscience d'une importance exceptionnelle que tout le monde connaît bien, c'est le langage et c'est la parole. Bien souvent, il nous suffit de traduire une action en paroles pour la rendre tout à fait différente de ce qu'elle était.

Vous vous souvenez qu'autrefois les anciens médecins, comme Charcot et Legrand du Saulle, qui observaient les obsessions pathologiques, les malades qui ont des phobies, faisaient une distinction clinique dans l'évolution de ces malades. Ils distinguaient une première période avant l'aveu et une deuxième période après l'aveu. Le malade obsédé n'est pas du tout le même quand il s'est décidé un beau jour à dire : « Je suis scrupuleux, je suis obsédé par un remords religieux ou par un remords moral ». Pendant longtemps il était triste, gêné et n'osait pas dire ce qu'il avait. Quand on l'interrogeait,il s'arrêtait en disant : « C'est plus ou moins ridicule, mais enfin je ne peux pas vivre comme cela ». Un jour enfin il se décide à crier : « Il est arrivé un malheur épouvantable. Je me suis rincé les dents avec une brosse à dents et de l'eau avant d'aller communier. Je suis perdu et damné. Je discute cela depuis six ans ». Quand il s'est ainsi résolu à raconter son histoire, son état mental change, il n'est plus le même. Le traitement, la direction de ces malades n'est pas la même avant l'aveu et après l'aveu.

Qu'est-ce que cet aveu ? C'est la formulation verbale qui se fait aux autres, mais qui a commencé par se faire à soi-même. Nous formulons verbalement les choses. Non seulement nous nous promenons, mais nous nous disons : « Je me promène ». Ce n'est plus le même genre de promenade, ce n'est plus la même conduite. Il y a une grande différence apportée par le langage et, pour les enfants en particulier, il y a prise de conscience d'un phénomène quand ils le nomment et quand ils le font nommer.

Vous avez ensuite les opérations postérieures, interminables, et en particulier, les plus importantes, les opérations sociales qui sont la comparaison de notre opinion avec celle des autres, la discussion, la controverse, ensuite la croyance, croyance personnelle, croyance réfléchie, ou croyance commune, ou croyance discutée. Vous avez les raisonnements. En un mot, vous avez énormément de travaux qui viennent s'ajouter.

D'une manière générale, on peut dire que la prise de conscience est toujours une opération psychologique d'un ordre plus élevé que l'acte même dont elle prend conscience.

Tous les progrès intellectuels se font de deux façons qui se multiplient indéfiniment : Premièrement l'acte commence à se faire, l'acte s'exécute. Le petit enfant commence à marcher, on peut même dire qu'il marche. Puis il y a une deuxième période dans laquelle il désire marcher, dans laquelle il se réjouit de marcher, dans laquelle il a besoin de marcher. Cette deuxième période, c'est le sentiment surajouté à la marche, c'est le commencement de la prise de conscience. La troisième, plus avancée, c'est quand il dira : « Je marche et je veux qu'on me fasse marcher ».

Il en sera ainsi pour tous les phnomènes. Toujours la prise de conscience est un acte d'un ordre plus élevé qui s'ajoute à l'acte précédent. Les progrès de l'esprit se sont faits par des prises de conscience surajoutées les unes aux autres.

On pourrait refaire toute l'évolution de l'esprit humain en disant : A propos d'une première excitation extérieure, un acte commence, il commence plus ou moins imparfait. Deuxièmement, il y a une prise de conscience de cet acte. Troisièmement, il y a une prise de conscience de cette prise de conscience, et ainsi indéfiniment jusqu'à ce qu'on arrive aux jugements, aux croyances, aux idées abstraites, à la rédaction dans les discours, dans les livres. Un livre n'est presque toujours que la prise de conscience des sentiments et des idées d'une époque. Les idées d'un livre sont partout répandues dans le public. Elles ont été exprimées de bien des manières. C'est une prise de conscience particulière que de les mettre dans un livre, et il y aura plus tard d'autres procédés de prise de conscience qui se compliqueront de plus en plus.

Ces réflexions générales, — nous ne pouvons guère faire que cela, car il faudrait passer en revue toute la psychologie, — nous montrent déjà des notions assez intéressantes. Elles nous montrent qu'il y a des degrés dans la prise de conscience. La conscience des métaphysiciens était quelque chose d'absolu. On a conscience ou on n'a pas conscience. La conscience était parfaite du premier coup ou bien elle n'existait pas : la brute ou bien l'intelligence.

Il n'en est pas ainsi dans les études psychologiques. La prise de conscience se perfectionne sans cesse, elle fait toujours des progrès. Nous commençons par avoir une idée vague que nous exprimons dans les conversations. Quand nous faisons un cours sur une conception, sur une loi psychologique, c'est une prise de conscience nouvelle et perfectionnée, et l'humanité perfectionne ainsi indéfiniment ses prises de conscience.

Nous devons donc retenir que la conscience évolue, qu'elle a des degrés, qu'elle a des progrès, qu'elle n'est jamais à son terme, qu'elle pourra devenir de plus en plus générale, de plus en plus puissante.

Ensuite, puisque cette prise de conscience est une opération qui s'ajoute à quelques autres, on peut se demander si elle a de l'étendue, et j'en viens alors à l'idée que j'avais exprimée il y a bien longtemps, qui me paraît avoir encore de l'intérêt, et qu'il faut peut-être comprendre d'une manière plus large ; c'est la notion d'étendue de la conscience.

La conscience est une opération que je viens de vous décrire, difficile en somme, de plus en plus compliquée et demandant des prises de conscience successives. La conscience ne se fait pas continuellement, elle ne se fait pas à propos de tout. Dans la dernière leçon, nous disions : Il y a des phénomènes inconscients ; et nous prenions les plus nets, les plus frappants même, ceux qu'on observe chez des malades. Je dirai aujourd'hui : Ce n'est pas la peine d'aller si loin. Il y a chez nous tous perpétuellement des choses inconscientes, des choses dont nous nous rendons mal compte. Il y a des tendances qui commencent, de mauvaises habitudes que nous n'avons pas encore comprises et que nous ne cherchons pas à détruire. Il y a chez nous des idées qui se forment et qui seront plus ou moins fausses. Nous ne prenons conscience que d'un petit nombre de choses et en réalité chacun de nous a ses habitudes et ses manières de prendre conscience. Nos esprits ne sont pas tous pareils. Les uns s'intéressent aux question morales, d'autres aux questions mathématiques ou aux questions physiques. Dans un livre que vous lisez, vous ne prenez conscience que de quelques lignes et des lignes qui se rattachent à vos préoccupations habituelles, des lignes que vous savez interpréter. Tout le reste passe sans que vous le sachiez. Combien de livres avons-nous lus sans en tirer aucun profit, sans comprendre même l'idée générale de l'auteur, en un mot sans en prendre conscience, parce que notre esprit n'était pas assez étendu pour le saisir. La conscience porte donc sur des choses variées, plus ou moins nombreuses, qui s'étendent en dehors de nous, et l'on peut parler d'une étendue de la conscience.

Quelles sont les choses sur lesquelles notre conscience peut porter ? J'arrive ici à un ensemble de réflexions que j'hésite un peu à formuler, car elles peuvent vous étonner.

On se figure en général que nous ne prenons conscience que de nous-mêmes, de notre esprit, de notre petite personne, de ce qui se passe en nous et, dernièrement, je vous disais encore que les sentiments, qui sont l'élément principal de la prise de conscience, portent sur nos actions, sur nous-mêmes. Nous n'avons conscience que de nous et notre personnalité s'identifie avec notre conscience. C'est assez vrai, mais c'est assez faux. Il ne faut rien exagérer dans ce domaine. Il y a un certain nombre d'objets sur lesquels je voudrais attirer votre attention, parce qu'ils présentent à mon avis un bien curieux problème psychologique. Ce sont les objets que nous pouvons appeler nos propriétés ou — je préférerais un mot plus général — nos appartenances, l'ensemble des choses qui nous appartiennent. Quel est l'état de notre esprit vis-à-vis de nos appartenances ?

Nos appartenances sont assez nombreuses. Nous avons tous des propriétés, non seulement notre corps, notre figure, notre nez, nos cheveux, quand nous en avons encore. Il y a les vêtements qui nous entourent, qui nous appartiennent ; ils font partie de notre personne. On a même souvent remarqué que chaque personne a une manière de s'habiller, de se présenter. Tous les objets qui font partie de notre vie courante, nos papiers, notre plume, nos crayons, notre table de travail, notre bibliothèque, sont des appartenances, des choses qui se rattachent à nous et sans lesquelles nous ne pouvons même pas travailler. Les décorations que nous mettons sur nous pour nous distinguer, les anciens tatouages sont encore des choses qui nous appartiennent.

Nous nous figurons sur ce point que nous avons fait bien des progrès et aujourd'hui, vous entendez dire encore : « Ce sont les sauvages qui se tatouent, mais nous ne mettons plus de tatouages, nous ne connaissons plus cela ». Si vous voulez, nous sommes plus douillets et nous n'aimons pas beaucoup nous faire des dessins sur la peau avec une petite pointe et de l'encre de Chine. C'est plus ou moins pénible et il n'y a que les individus assez vulgaires qui le font. Mais nous avons conservé une foule de phénomènes qui sont des tatouages. Je dirai seulement qu'ils ont subi une modification : ils sont plus mobiles, plus transitoires.

Quand nous portons une décoration, c'est un tatouage, avec le seul avantage que nous pouvons l'enlever. Il y a toute une catégorie de signes et d'objets sans lesquels nous ne pouvons pas vivre dans un pays civilisé et qui sont à mon avis des tatouages. Allez dans l'Amérique du Nord, circulez en chemin de fer. Il y a une habitude assez drôle, à laquelle il faut se prêter assez rapidement pour ne pas paraître trop bizarre. Les messieurs surtout portent leur billet de chemin de fer collé dans leur chapeau ; ils portent leur chapeau continuellement ou le mettent sur une banquette et l'employé qui circule regarde s'ils ont le tatouage, à savoir le billet. En somme, quand nous avons un billet de métro ou d'autobus, c'est un tatouage que nous portons. Au moment où nous montrons notre billet, cela signifie : « Regardez-moi, j'ai un aspect particulier, celui d'un monsieur qui a payé son billet ». Mais ce tatouage, je vais le jeter tout à l'heure et j'en porterai un autre.

Nous conservons donc une foule de petits objets de ce genre qui sont des caractères ajoutés à notre corps, qui font partie plus ou moins de notre corps et surtout qui font partie plus ou moins de notre personne, car si vous supprimez les appartenances, vous aurez bien de la peine à comprendre les personnes.

Il y aurait donc à mon avis toute une psychologie à faire sur les appartenances et sur la propriété. J'indique cela à ceux d'entre vous qui cherchent des sujets de travaux. Quand on étudie la propriété — et aujourd'hui, je trouve qu'on en parle très souvent — on se place toujours à un point de vue très compliqué et étranger au sujet ; on se place toujours au point de vue juridique, au point de vue moral et on discute depuis des siècles sur le droit de propriété. A-t-on, oui ou non, le droit de posséder sa bibliothèque avec laquelle on travaille ? Qu'est-ce que ce droit au point de vue juridique et au point de vue moral ?

Mais faites donc attention qu'avant les jurisprudences, avant les codes, il y avait déjà des gens qui possédaient des vêtements et des tatouages ; il y a des animaux qui possédaient la bête qu'ils avaient prise et qui la mangeaient ; il y avait des possessions, il y avait des propriétés, bien avant votre code civil et bien avant votre droit de propriété. Le droit de propriété s'est surajouté à des ensembles de conduites qui sont les conduites de propriété, la conduite d'appartenance. Je voudrais voir quelqu'un nous faire une belle thèse sur la propriété au point de vue psychologique. Il n'y a guère à mon avis qu'une direction que vous pourriez suivre ; c'est un ouvrage italien de 1919, l'ouvrage de M. Ettore Galli, qui a pour titre : « Nel dominio dell' Io ».

Cet ouvrage est très intéressant, très juste à bien des points de vue, peut-être pas assez psychologique. L'idée fondamentale de M. Galli, c'est que les philosophes commencent mal l'étude de la personnalité. On commence la personnalité par le moi, le je et le j'ai, et c'est du moi qu'on fait dériver ce qui deviendra ensuite la propriété. Mais M. Galli propose de commencer l'étude, non pas par le moi, mais par l'adjectif possessif le mien : qu'appeler-vous un objet qui est mien ? Ce n'est que plus tard que vous constituerez votre moi avec une collection d'objets qui sont vôtres. Il y aura mon corps, le mien ; il y aura ensuite mes vêtements, mes propriétés, et tout cela s'ajoute et forme votre personnalité, votre moi.

Il a parfaitement raison. Il y a une psychologie du mien et une psychologie très difficile. Pour prouver qu il y a bien une conduite du mien et du tien, j'en reviens toujours à mon argument habituel qui est l'argument pathologique. L'argument pathologique consiste à vous montrer l'existence d'une fonction psychologique en constatant ses désordres. Si cette fonction n'existait pas, il n'y aurait pas ces désordres. Or, dans l'étude de l'aliéné, vous observerez très souvent des choses qui ne sont pas suffisamment décrites, des choses très intéressantes, des troubles dans les sentiments et dans l'idée de la propriété, dans le sentiment du mien.

Vous avez d'abord ces malades, assez connus, qui étendent, exagèrent leurs propriétés. Le paralytique général est toujours propriétaire de l'asile tout entier dans lequel on l'a mis. Il y a ainsi des gens dont l'esprit d'accaparement s'étend sur une foule d'objets et qui appellent mien beaucoup de choses.

Mais je trouve plus intéressante encore une catégorie de malades sur lesquels je suis déjà bien souvent revenu et dont je vous ai souvent donné des exemples. Ce sont ceux qui, au contraire, perdent le sens de la propriété. C'est très intéressant et beaucoup plus fréquent qu'on ne croit. Dans beaucoup de crises de dépression, toutes les fois que l'esprit perd ses forces et s'abaisse, vous avez non seulement tous les sentiments de doute, les sentiments de l'irréel, les sentiments de mort appliqués aux objets extérieurs ou appliqués à soi-même, mais vous avez très souvent des sentiments de perte de propriété. J'en ai décrit dans mon dernier livre « De l'angoisse à l'extase », deuxième volume, où j'ai réuni beaucoup d'exemples qui avaient déjà été publiés séparément.

Voici un des premiers cas que j'avais remarqués et qui au début m'avait surpris car je n'étais pas habitué à cette singulière manifestation. Une jeune femme était tombée en dépression peu de temps après son mariage. Le mariage, les cérémonies, la grossesse, tout cela l'avait beaucoup déprimée ; elle était dans un état pseudo-mélancolique. On faisait remarquer qu'elle avait beaucoup de conduites bizarres, en particulier une conduite inexplicable. Elle ne voulait jamais circuler qu'avec des vieux vêtements. Elle allait chercher dans les armoires du vieux linge et de vieux effets et ne voulait absolument pas qu'on lui mît du linge nouveau et des robes qu'on venait de lui faire, qu'elle avait commandées elle-même. Quand on lui demandait l'explication de cette conduite, elle répondait : « Mais enfin, j'ai bien raison ; on s'habille avec ses vêtements à soi, avec les vêtements qu'on possède. Eh bien, je ne possède que ces vêtements-là ». Détail intéressant, les vêtements qu'elle reconnaissait posséder étaient toujours antérieurs aux fiançailles, tandis que les vêtements qu'elle disait ne pas posséder étaient postérieurs aux fiançailles et au mariage, comme si l'émotion du mariage avait empêché l'acte d'appropriation, d'appartenance, pour les autres vêtements.

Bien des malades de toutes espèces ont perdu la propriété. Je vous décrivais une personne qui avait perdu la propriété d'une maison de campagne, qui avait perdu la propriété de son appartement et qui plus tard, quand elle guérissait peu à peu, n'avait plus la propriété que d'une pièce ; le droit de propriété revenait lentement, avec difficulté.

Bien des personnes perdent aussi leurs relations, mais dans cette perte de relations, il y a quelque chose qui tient de la propriété. Quand une femme vous dit qu'elle a perdu ses enfants, qu'elle n'a plus ses enfants, cela ne signifie pas tout à fait qu'elle a perdu les sentiments naturels. Je voyais une femme qui allaitait son bébé et le soignait très bien, tout en disant qu'elle avait perdu l'enfant. Le sentiment de perte de l'enfant ne supprime pas les actes élémentaires ; il consiste dans une suppression de différents sentiments de propriété : elle n'est plus propriétaire de cet enfant ; cet homme n'est pas son mari parce qu'elle n'en est pas propriétaire, elle ne le possède pas.

Une observation que nous avons décrite longuement autrefois, c'est celle d'une veuve qui avait une obsession bizarre, l'obsession qu'elle n'avait jamais aimé son mari. Ce mari venait de mourir. Elle disait : « Je suis vis-à-vis de lui comme une veuve dont le mari est mort il y a trente ans et il est mort seulement il y a quelques jours. Je n'ai plus pour lui aucun des sentiments qu'on a pour un mort récent, ce n'est pas mon mari et je me prends à m'interroger en me demandant quelle est la femme qu'il avait épousée ». Elle donne son mari à une autre comme l'autre malade donnait ses vêtements, sa maison de campagne.

Cette perte du sentiment de propriété est très fréquente dans toutes les dépressions mentales et présente beaucoup de variétés. Il y a donc des troubles dans les maladies mentales, troubles d'exagération du sentiment de propriété qui s'étend démesurément, et troubles de restriction et de suppression du sentiment de propriété. C'est donc que le sentiment de propriété est une action particulière. Vous déterminez la fonction de la marche en examinant des paralysies. De même vous déterminez la fonction du sens de la propriété en voyant les troubles qu'il peut présenter en augmentation ou en diminution.

Ces troubles nous montrent donc qu'il y a une fonction d'appartenance. Cette fonction me paraît assez bizarre. C'est en somme une fonction analogue à ce que je viens d'appeler la prise de conscience. Les objets dont nous sommes propriétaires sont des objets pour lesquels nous avons des sentiments, des conduites à peu près analogues à celles que nous avons pour notre propre corps. Nous sommes propriétaires de nos vêtements comme nous sommes propriétaires de notre corps et de notre tête ; ces vêtements font en quelque sorte partie de nous-mêmes. Les appartenances sont des parties de la personnalité. C'est une des notions les plus intéressantes et les plus curieuses que nous devons trouver dans cette première partie du cours.

En effet, la personnalité nous est apparue d'abord d'une manière assez vague. Les premières personnalités ne sont que des attributions de sentiments, des attributions relatives au corps, que des directions de mouvements. Il ne faut pas tout de suite se figurer que la personnalité va avoir la perfection qu'elle présente chez les hommes qui parlent, qui ont des morales, des lois et des conduites déjà compliquées et réfléchies. Plus tard, notre personnalité va se distinguer ; nous distinguons notre personne de celle du voisin ; et, au fond, je distingue ma personne de mes papiers, je sais bien que mes papiers ne sont pas moi. Mais cette distinction ne peut se faire que par l'intervention des tendances sociales que nous allons bientôt commencer à étudier.

Au début, ces notions sont beaucoup plus vagues et si vous considérez les premiers êtres, les animaux inférieurs, vous voyez que leur personnalité n'est pas nette. Le meilleur exemple que nous en ayons, c'est la conduite des animaux et des oiseaux vis-à-vis des œufs et vis-à-vis des poussins. Il y a chez la femelle qui couve et chez la femelle qui nourrit le petit, une conduite qui est assez bizarre. En somme, une chienne ou une chatte défend ses petits, elle est en colère si on touche aux petits, comme si on la touchait elle-même, elle mordrait de la même manière si on blessait un de ses petits que si on la blessait elle-même. C'est la même réaction personnelle, la même défense, la même préoccupation de la nourriture, la même préoccupation de la propriété pour les petits que pour elle-même.

Je crois qu'on ne se tromperait pas beaucoup en disant que, chez la chienne, la personnalité est très vague et que, lorsqu'elle a des petits, ils font partie de sa personne aussi bien que nos vêtements et nos décorations font partie de nous-mêmes. Au commencement donc, quand il s'agit de la personnalité corporelle, la seule que nous avons étudiée jusqu'à présent, on peut dire que les appartenances font partie de cette personnalité corporelle.

Comment se comporte l'esprit quand il s'approprie les choses ? Je crois qu'il y a là une question de sentiment. Les personnes qui ont perdu leurs propriétés n'ont plus de sentiment d'intérêt, ni de joie. Je faisais parler à ce propos cette femme qui avait perdu sa maison de campagne. Cette maison de campagne, disait-elle, n'était plus à elle. Je lui demandais pourquoi elle ne lui appartenait plus. « Mais, répondait-elle, je n'ai aucune des conduites que j'avais pour une maison qui m'appartenait. Quand je pensais à cette maison, j'avais une conduite pour la soigner, pour la tenir propre. Je me disais : quand je vais aller à la campagne, j'aurai à emporter tel objet qu'il faut transporter à cette maison. En un mot, je m'occupais de cette maison, je m'y intéressais. Cet intérêt amenait des joies, des satisfactions. Quand j'avais embelli la maison, j'en éprouvais une joie particulière. C'est donc un objet qui me procurait des intérêts, des efforts, des fatigues, des souffrances et des joies ».

Lorsque la maladie survient, elle leur supprime les sentiments. Ces individus ne s'intéressent plus à rien et surtout, ils n'ont de joie à propos de rien. Les objets qui procuraient des joies et des intérêts perdent leurs caractères, deviennent par là même indifférents et étrangers. Les appartenances se rattachent donc à la personnalité par la loi générale du développement des sentiments.

Nous sommes donc arrivés à une première période dans l'ébauche de la personnalité, ce que je pourrais appeler la personnalité spatiale ou la personnalité corporelle.

Au commencement, il n'y avait que des actes isolés qui n'étaient surveillés en rien, qui n'étaient pas gouvernés. Peu à peu ces actes ont été gouvernés, surveillés et synthétisés. Il y a un ensemble de régulations qui s'appliquent aux actes du corps. Ces régulations se sont appliquées à différents objets, les objets étant distingués comme nous l'avons dit il y a quelques leçons par les conduites, les mouvements que nous avons à faire. Ces régulations se sont étendues à différents objets et nous avons distingué dans l'univers deux catégories d'objets. Il y a en premier lieu des objets hétérogènes dont je ne m'occupe pas, qui ne font en aucune façon partie de moi : la montagne en face, la campagne, les arbres lointains, ne sont pas du tout rattachés à ma personne.

Puis il y a un ensemble d'objets extrêmement nombreux, très vagues, qui se rattachent plus ou moins à notre personne. La personnalité corporelle prend son centre d'abord dans le corps propre. Elle se localise dans différentes parties du corps, mais pas dans toutes. Ne croyez pas que nous soyons tellement propriétaires de notre corps que nous nous figurons l'être. Au fond, nous ne le connaissons pas très bien. Nous ne connaissons de notre corps que certaines parties qui sont sous nos yeux. Les parties internes sont très inconnues, très lointaines, elles ne nous caractérisent pas. Et même des parties externes du corps qui ne sont pas très visibles ne nous intéressent que médiocrement : la forme du dos, la peau du dos, la forme du nombril ne caractérisent pas notre personne ; nous ne nous y rattachons pas. Donc nous ne rattachons notre personnalité à notre corps propre que dans cetaines proportions, pour une faible partie.

Mais à côté du corps propre, nous avons beaucoup d'autres objets auxquels nous rattachons notre corps. Ce sont, pour les animaux, les œufs, les petits, ce sont les enfants, c'est bientôt le nid, ce sont les vêtements, les tatouages de toutes espèces.

Il faudra maintenant faire un nouveau progrès. La personnalité a été ébauchée, l'ensemble a été construit. Nous savons vaguement qu'il y a un intérêt pour un groupe d'objets particuliers ; mais il faut que ce groupe se distingue et se précise, il faut séparer les objets les uns des autres et c'est l'effort qui se fera dans la personnalité sociale.

Dans la seconde partie de ce cours, nous aborderons la construction de la personnalité sociale et la première leçon aura pour objet les sentiments devenus particuliers, les sentiments sociaux et notamment le sentiment de l'amour social. Nous passerons ensuite au sentiment d'amour personnel et nous aboutirons peu à peu aux constructions de la personnalité sociale.

DEUXIÈME PARTIE

LA PERSONNALITÉ SOCIALE

14 JANVIER 1929

IX. — LES SENTIMENTS SOCIAUX D'AMOUR

La personnalité se présente à nous comme une construction, une invention humaine. Comme beaucoup de choses, elle a été faite par les hommes qui se sont construits eux-mêmes, comme ils ont pu, plus ou moins mal. La question est de savoir comment, à quelle époque, de quelle manière, par quelle suite de transitions a pu se faire cette construction.

Il est probable qu'elle a commencé de très bonne heure, que comme disait le physiologiste anglais Sherrington, l'intégration du corps vivant commence dès les premiers êtres et surtout dès les premiers mouvements dans l'espace. Cette intégration reste très longtemps vague, indistincte, et nous avons vu dans la dernière leçon, par un exemple précis, que cette intégration n'a pas de limites nettes. En particulier les appartenances se rattachent à la personne presque aussi bien que la personne elle-même. C'est une unité qui commence à se faire, qui se construit par la direction, la régulation des mouvements et par les sentiments élémentaires, mais elle est encore très primaire, très commençante.

Depuis un certain nombre d'années, il s'est développé dans la philosophie une conception qui a une grande part de vérité avec pas mal d'exagération, c'est la conception que la personnalité est surtout une œuvre de la société humaine, une œuvre sociale. Elle a été faite par les hommes, c'est entendu, mais par des hommes réunis en société, pour se distinguer les uns des autres, pour se disposer les uns par rapport aux autres dans un certain ordre de hiérarchie. C'est la société qui a inventé et qui a fait la personnalité.

Cette thèse a commencé dans différents auteurs. Vous la trouverez au début dans William James. Il répète que la personnalité est très variable, qu'il y a énormément de formes de personnalité à côté de la personnalité corporelle, des personnalités morales, des personnalités religieuses, mais surtout des personnalités sociales et il donne la plus grande part en somme à cette personnalité sociale.

Autour de lui et à la même époque, le philosophe américain Josiah Royce a exagéré cette thèse de James qu'il a prise pour lui et qui est devenue le point de départ de tous ses ouvrages. La personne humaine pour lui n'est qu'une formation sociale ; elle n'existe que dans la société et pour la société. En dehors, il n'y a pas de raison pour qu'il y ait des personnes humaines. Il a insisté sur l'importance du costume dont nous parlions dernièrement, sur l'importance de la situation sociale, du commandement et de l'obéissance aux autres hommes, et Royce a décrit pour la première fois nettement la personnalité, œuvre sociale.

Cette conception qui était métaphysique et philosophique chez Royce, a été reprise en Amérique par Baldwin d'une manière plus psychologique et, dans son premier livre sur « Le développement mental chez l'enfant et dans la race », vous voyez la conception de la personne qui s'édifie par les rapports des hommes les uns avec les autres, qui se construit lentement dans la société. Naturellement l'école de sociologie qui s'est développée surtout en France sous l'inspiration de Durkheim, a pris cette thèse pour elle et l'a beaucoup aggravée. Vous en trouveriez bien des applications intéressantes dans le livre de M. Blondel sur « La psychologie morbide ».

Les troubles de la personnalité que M. Blondel rencontre chez les malades et qui, dit-il, sont tellement difficiles à comprendre, ces troubles de la personnalité viennent de ce que ces gens-là ne sont plus socialisés. Ils ne sont plus en société avec nous, ils sont pour ainsi dire isolés et alors, leur personnalité nous paraît incompréhensible ; nous les appelons des fous. C'est le désordre, parce qu'ils ont perdu le caractère social de la personnalité.

Nous devons donc insister longuement, dans la plus grande partie de ce cours, sur cette œuvre de l'édification de la personnalité au point de vue social et par le moyen de la société. Cette édification s'est faite très lentement, mais il est probable qu'elle a eu au début une forme très simple qui se rapprochait beaucoup de cette personnalité corporelle dont nous parlions dernièrement. La personnalité corporelle a été déterminée non seulement par le corps propre et par les conduites du corps propre, mais surtout par les sentiments. Ce sont les sentiments fondamentaux, sentiment de fatigue, sentiments de douleur, de peine, de peur, de joie, de tristesse, à propos des différentes actions, qui ont donné la première unité à la personne humaine, qui l'ont édifiée pour le commencement. Il me semble probable que le même travail a continué dans le même sens et que les premières formes sociales de la personnalité sont des formes sentimentales. C'est le développement du sentiment qui a été le point de départ de la personnalité dans la société comme dans le corps.

Le sentiment est en effet une chose d'importance primordiale ; c'est toute la vie interne. Tandis que les conduites externes sont déterminées par les excitations venant du dehors, les conduites internes sont toujours en rapport avec le fonctionnement plus ou moins facile et harmonieux de nos actions. Les sentiments internes sont le point de départ de toutes les édifications qui se sont faites dans l'intérieur de l'être humain. La personnalité est une construction interne ; elle est une édification qui n'est pas une chose du monde extérieur. Elle s'est beaucoup fondée sur les sentiments et, si je ne me trompe, les sentiments sociaux qui sont des choses très simples et très primitives, ont dû jouer le plus grand rôle au commencement. Nous sommes donc obligés de nous arrêter, pendant une leçon ou deux, sur ce développement des sentiments sociaux.

Il y a trois ou quatre ans, nous avons consacré tout un cours à l'étude des sentiments sociaux. Il est possible que ce cours soit publié quelque jour. En attendant, nous devons le résumer en deux leçons aussi simples que possible et je voudrais vous donner une idée générale des sentiments appliqués à la société.

Les sentiments sociaux qui comprennent les sympathies et les antipathies, les amours et les haines, ont toujours été considérés comme une partie très compliquée de la psychologie. En effet, dans les sentiments sociaux, il y a énormément de conduites et de conduites même physiologiques, quand ce ne serait que l'acte sexuel dans les amours ; il y a des conduites externes. Mais en même temps il y a des appréciations, des régulations internes. Les sentiments sociaux paraissent très complexes.

Déjà, dans le traité de James, vous trouveriez une très singulière discussion. James se demande dans quel chapitre de la psychologie il faut placer les sentiments sociaux. Faut-il les placer parmi les instincts, les considérer comme des instincts fondamentaux, des tendances à agir d'une certaine manière, ou faut-il les placer parmi les sentiments comme le plaisir et la peine ? Il hésite entre les deux conceptions.

Cette difficulté s'est retrouvée chez tous les philosophes et vous verrez, dans tous les traités de psychologie, cette confusion des sentiments sociaux placés dans différents chapitres, tantôt dans le chapitre des conduites et des instincts, tantôt dans le chapitre des sentiments de plaisir et de peine.

Quand nous nous trouvons devant un pareil embarras, la science a l'habitude d'en tirer une conclusion pratique, c'est que nous avons affaire à des phénomènes compliqués, que nous prenons sous un même nom des conduites qui sont très complexes, qui contiennent une foule de choses différentes et qu'il est nécessaire, pour trouver un déterminisme scientifique, de recourir à l'opération de l'analyse.

L'analyse est une opération qui joue un rôle surtout dans l'enseignement, qui a son point de départ dans l'enseignement et qui nous permet d'établir un certain nombre de choses. Si nous prenons en bloc un phénomène compliqué, tel qu'il se présente, nous ne pouvons pas en discerner les éléments, trouver les éléments primitifs dont il dépend. Il faut le subdiviser en différentes parties, d'une façon plus ou moins irrégulière. Alors peut-être trouverez-vous un déterminisme rigoureux pour chacune de ces parties différentes.

Sous le nom de sentiments sociaux, on entend presque toujours deux choses qui sont superposées et qui sont mélangées, on entend presque toujours deux conduites à mon avis très différentes l'une de l'autre.

Il y a d'abord dans les sentiments sociaux, au point de départ, les conduites proprement sociales et les instincts sociaux. Une conduite est déterminée pour nous par son point de départ, par la stimulation qui la provoque. Une conduite perceptive a son point de départ dans la stimulation donnée par un objet. Une conduite sociale est une conduite qui a son point de départ dans un genre de stimulation qui est donné par les objets sociaux. Les objets sociaux sont des êtres vivants analogues à nous, qui nous ressemblent jusqu'à un point considérable, puisqu'on a voulu les ranger dans une même espèce. Les conduites sociales sont donc des conduites déterminées par des êtres vivants particuliers. Ces conduites sont des conduites externes, exactement comme les conduites vis-à-vis d'une chaise ou vis-à-vis d'un trottoir. Ce sont des conduites déterminées par des objets. Par conséquent elles sont très primitives et elles ont commencé avec les premiers animaux.

Les premiers animaux qui avaient une conduite particulière vis-à-vis des objets comestibles et vis-à-vis des objets dangereux, qui distinguaient différents objets les uns des autres, ont été amenés à distinguer les individus de leur espèce et ont eu vis-à-vis d'eux des conduites particulières. Ces conduites au commencement n'étaient pas des sentiments et ne s'accompagnaient, je crois, d'aucun sentiment.

On peut très bien se représenter, ne fût-ce que par abstraction et par analyse, des éléments sociaux de nos conduites qui ne soient pas sentimentaux. Pourquoi se figurer par exemple que toute espèce de combat, toute espèce de lutte est accompagnée du sentiment de la colère ? Pourquoi se figurer qu'un animal qui en mange un autre éprouve le sentiment de la colère ? Ce n'est pas du tout nécessaire. C'est une supposition arbitraire, faite par comparaison avec nous-mêmes. Il peut très bien y avoir des luttes qui ont des résultats matériels comme l'acte de manger, sans qu'il y ait aucune espèce de sentiment, aucune espèce de colère proprement dite. Je ne crois pas du tout que le tigre qui mange un chevreuil ait de la colère contre le chevreuil. Il est probable qu'il n'éprouve rien du tout. Il fait un acte qui est presque chez lui un réflexe, exactement comme le réflexe cornéen ou le réflexe rotulien. C'est une façon de se nourrir. Est-ce que nous nous mettons en colère quand nous mangeons du pain ? En aucune manière et nous dévorons cependant des choses qui ont été vivantes, comme le tigre qui dévore le chevreuil. La colère est la superposition d'un sentiment dans certaines conduites humaines, dans certains combats des hommes, et des hommes intelligents.

Il en est de même de la peur ; quand nous nous sauvons d'un danger quelconque, nous trouvons que nous avons eu peur et nous associons presque toujours la fuite avec la peur ; mais c'est une association complexe qui existe chez l'homme devenu sentimental et émotif. Quand vous approchez d'un étang et que votre pas fait sauter les grenouilles dans l'eau, je ne suis pas bien certain que ces grenouilles aient un sentiment de peur ; elles font là un acte réflexe, comme lorsqu'on électrise une patte de grenouille. Cet acte réflexe est plus compliqué, mais il existe tout de même, il s'est formé par plusieurs générations succcessives ; c'est une simple conduite musculaire, ce n'est pas une conduite sentimentale.

Il y a d'ailleurs dans toute la pathologie humaine des démonstrations de ce caractère. Des actes sociaux peuvent parfaitement être dépourvus de sentiment. Nous revenons toujours à ce groupe de malades dont l'analyse est si intéressante ; ce sont les malades qui éprouvent sous différentes formes le sentiment du vide, qui sont privés de sentiment. C'est un groupe considérable qui commence avec les simples neurasthénies et qui s'oriente vers les mélancolies ; c'est une diminution des sentiments par affaiblissement de l'esprit. Cette diminution réalise pour nous une sorte d'expérience, puisqu'elle supprime les sentiments des gens : il faut voir comment ils se conduisent.

Or, précisément, une chose qui a toujours intéressé et embarrassé les aliénistes, c'est que les malades privés de sentiments, les malades qui éprouvent le sentiment du vide, qui vous racontent perpétuellement des choses incompréhensibles sur le monde irréel, sur le monde qui a perdu sa beauté, qui a perdu sa réalité, sur les parents, sur les hommes qui ne sont plus des êtres vivants, les malades qui racontent toutes ces histoires si compliquées ont une conduite absolument ordinaire. C'est là ce qui embarrasse beaucoup l'observateur.

Je connais ainsi un jeune homme dont je vous parle souvent, qui rentre du Palais en nous racontant que, sur son chemin, il n'a rencontré que des morts, que tous les êtres vivants, tous les animaux, les chevaux, les chiens, les hommes, les femmes, dans la rue, étaient morts et qu'il a circulé au milieu des morts. Voici de ces femmes dont je vous ai signalé souvent les exemples à l'hôpital, qui, couchées dans leur lit, vous disent très tranquillement : « Je vous parle, c'est vrai, mais vous êtes un mort, et moi je suis morte au fond d'un tombeau noir. Nous ne sommes que des morts entourés de morts ».

Est-ce que tous ces gens-là se conduisent comme des fous ? Mais pas du tout, ils sont très raisonnables, ils traversent les rues de Paris sans se heurter contre les morts, ils ne les ramassent pas, ne les conduisent pas à la Morgue, ne font aucune sottise avec les vêtements des morts. Ils ont une conduite très correcte.

Il y a des femmes qui ont le sentiment du vide après l'accouchement par exemple ; c'est un cas qui se présente assez fréquemment. Ces femmes vous disent qu'elles ont perdu toute espèce d'affection, qu'elles n'ont plus aucun sentiment ni pour le mari, ni pour l'enfant : « Cet enfant n'est pas mon enfant, il ne m'appartient pas, ce n'est pas moi qui lui ai donné le jour, je ne l'aime pas ». Et cependant, ces femmes allaitent leur enfant, elles lui donnent tous les soins possibles, elles se conduisent très bien, quoique prétendant n'avoir aucune espèce de sentiment.

Que s'est-il donc passé ? Le groupe complexe des sentiments sociaux s'est subdivisé. La partie surajoutée, la partie de perfectionnement a disparu, mais la partie fondamentale reste telle quelle. Cette partie fondamentale, c'est la conduite de la grenouille qui saute dans la mare, c'est la conduite du tigre qui mange le chevreuil, c'est la conduite sociale élémentaire déterminée par l'objet externe, par l'aspect de l'objet externe et par l'utilisation qui en a été faite pendant d'innombrables générations. Voilà ce que l'on peut considérer comme la conduite sociale indépendamment des sentiments.

Ces conduites sociales sont probablement assez nombreuses et nous avons fait autrefois une étude en énumérant toutes les conduites sociales qui se sont compliquées de plus en plus et qui ont peu à peu construit les gouvernements d'aujourd'hui, les cérémonies particulières des peuples primitifs, les mythes, les rites de toutes espèces.

Mais ces instincts ont eu au cmmencement des formes plus simples. Les premiers instincts sociaux sont tout simplement des conduites objectives, des conduites vis-à-vis de certains objets, des conduites modifiées légèrement à cause du caractère de l'objet.

Nous avons une conduite vis-à-vis des objets comestibles mais cette conduite change un peu suivant que l'objet comestible est une pomme ou un morceau de pain, qu'il est gros ou petit, suivant qu'il est près ou loin. Les conduites perceptives se sont modifiées vis-à-vis de certains objets particuliers qui étaient les objets sociaux. Parmi les conduites perceptives, les plus simples étaient les conduites d'attaque et les conduites de défense. Les animaux primitifs ont toujours eu des procédés pour se défendre, pour se protéger contre différents dangers physiques ou sociaux de toutes espèces, et des procédés d'attaque. Ces conduites primitives d'attaque et de défense ont été peu à peu modifiées par la société.

En somme, il n'y a pas une seule attaque dans la société qui soit absolument pure, telle qu'elle serait si l'individu avait en face de lui un objet inerte ou bien un objet qui ne soit pas un homme. Nous le voyons d'ailleurs très bien chez les aliénés comme les épileptiques qui ont des attaques et peuvent faire du mal à quelqu'un, et le font d'une manière brutale tout à fait différente de la conduite ordinaire. Les attaques dans la société sont transformées par le fait que c'est notre semblable que nous attaquons, par le fait qu'il nous ressemble plus ou moins, qu'il est plus ou moins parent avec nous. C'est là ce qui a amené les attaques incomplètes, les attaques en paroles, en injures, beaucoup plus que les attaques par des coups. L'attaque s'est modifiée par son caractère social. La défense s'est également modifiée. Nous ne nous défendons pas exactement de la même manière contre un Français que contre un étranger. Nous ne nous défendons pas de la même manière contre un membre de la famille que contre un individu tout à fait différent de nous.

L'attaque et la défense se modifient primitivement par le phénomène du voisinage social. Il est probable que ce qui a joué un rôle capital dans ces modifications, c'est la ressemblance corporelle. La société a dû avoir comme point de départ des confusions comme celles dont nous parlions dans la dernière leçon entre la mère et ses petits. Le principe qui a fait la société, c'est le principe d'appartenance. On a appliqué les premières unifications personnelles à des groupes, à des individus à peu près semblables à soi-même et cette modification a déjà transformé les conduites primitives d'attaque et de défense.

Ensuite nous avons eu des conduites qui sont devenues particulièrement sociales. Ici, nous éprouvons une très grande difficulté. Lisez tous les ouvrages de sociologie, tous les ouvrages sur les tendances sociales. Vous trouverez que le point de départ est une psychologie bien insuffisante. On nous décrit toujours des variétés de rites et de coutumes en les appelant des conduites sociales ; mais je voudrais qu'on nous donne une définition, un caractère de la conduite sociale, qui la distingue d'une conduite qui n'est pas sociale.

Ces définitions du commencement sont toujours extrêmement difficiles et incomplètes et variables, comme nous l'avons vu quand nous avons essayé de définir le phénomène psychologique. Nous ne savons pas très bien ce que c'est qu'un acte social. Je voudrais vous le faire comprendre en prenant un exemple.

Un des actes sociaux déjà plus important, mais qui joue un rôle considérable dans toutes les conduites, c'est l'acte du commandement, l'acte de donner un ordre et de se faire obéir. Qu'est-ce qui caractérise un ordre ou un commandement ?

A mon avis, c'est le caractère suivant. Dans une action que nous exécutons nous-mêmes, nous faisons nous-mêmes toutes les parties de l'action. L'action est une chose compliquée. Elle se compose de bien des parties. En particulier il y a dans l'action des actes de commencement, des actes de continuation et des actes de terminaison. Le commencement de l'action, la mise en train, le début de l'action présente des difficultés particulières. Il est en général caractérisé par des gestes spéciaux. Quand nous commençons une action, nous avons un mouvement, des cris particuliers qui caractérisent l'effort du début. Puis la continuation de l'action a ses lois qui lui sont propres. La terminaison, la consommation de l'action présentent également leurs lois. Quand nous agissons nous-mêmes, nous faisons toutes les parties. Quand nous donnons un ordre, nous avons fait une très singulière transformation des choses. L'ordre que nous donnons n'est au fond, si on analyse sa constitution psychologique, que le cri initial. Quand le chien commence à poursuivre une proie, il a un aboiement particulier. Cet aboiement devient le signal pour les autres chiens qui se mettent à suivre le premier. Quand nous commençons, nous avons un cri spécial, et lorsque nous donnons un ordre, nous nous bornons à répéter ce cri du commencement.

Comme vous le savez, c'est la thèse que nous avons soutenue quand nous avons cherché ensemble l'origine, la formation du langage. Le langage, c'est le développement de ce cri qui joue un rôle dans les ordres, dans les commandements de différentes espèces.

Quand il pousse ce cri du début, analogue à l'aboiement du chien qui se lance sur une proie, l'homme qui ordonne fait quelque chose de bizarre, il arrête l'action. Tandis que le chien continue à courir après le signal du début, le véritable chef donne le signal, le cri du commencement, mais ne va pas plus loin. En un mot, le chef ne fait que la première partie de l'acte, et ce sont les sujets qui font la continuation et la consommation de l'action. Le chef n'a pas d'autre occupation que de surveiller l'exécution de l'acte, d'insister en répétant l'ordre du début, mais il ne doit pas lui-même faire l'action complète, la faire à la place du sujet.

Ce qui caractérise un ordre, c'est que l'acte est subdivisé entre plusieurs individus sociaux, chacun de ces individus ne faisant qu'une partie de l'acte.

Ce caractère se retrouve à mon avis dans toutes les actions sociales. Toutes les actions sociales, quelles qu'elles soient, depuis les plus simples jusqu'aux plus compliquées, consistent dans une collaboration, dans une division des actes, de manière qu'un individu fasse une première partie de l'action et que l'autre individu fasse la seconde partie. Il y a collaboration dans toutes les actions sociales.

Cette collaboration est plus ou moins marquée. Quelquefois, dans les formes les plus importantes, elle est très visible. La collaboration complète suppose que les deux individus ne font pas la même chose, que l'un fait une action, l'autre une autre et que c'est la réunion des deux qui arrive au résultat final. On rapporte, par exemple, que les bandes de loups se divisent en deux parties l'une allant d'un côté, l'autre de l'autre pour cerner le gibier. C'est une véritable collaboration en faisant des actes différents.

Mais la collaboration peut aussi se faire d'une manière très élémentaire, simplement en aidant à faire le même acte. Quand des animaux mangent ensemble, quand des moutons broutent un pré, vous remarquez que ces animaux ne mangent pas de la même manière que s'ils étaient seuls. Il y a des animaux sociaux qui ne savent manger qu'en société, qui ne savent marcher qu'en société, qui ne savent pas marcher quand ils sont seuls. C'est que les différents membres du corps social l'aident à faire l'action primitive. Il y a collaboration dans toutes les actions sociales et la collaboration a transformé les conduites élémentaires perceptives en réservant à un individu déterminé une partie particulière de l'action. Ces collaborations sont des actions de toutes espèces, de rapprochement, d'écartement, de vie commune. Le résultat final, c'est que les individus vivent ensemble et qu'ils vivent l'un par l'autre, l'un grâce à l'autre.

Ces conduites primitives n'ont pas tardé cependant à se compliquer. Elles se sont compliquées, comme les conduites perceptives, par l'addition des différents sentiments.

Qu'est-ce que les sentiments ? Ce sont des régulations, des moyens de rendre plus parfaite l'action primitive. Comme les collaborations sociales sont toujours très difficiles, plus ou moins compliquées, il est nécessaire de les surveiller, de les rendre plus parfaites les unes que les autres. Et les régulations sentimentales sont venues s'ajouter à toutes les conduites sociales.

Les plus importantes des régulations de sentiment sont les deux groupes de phénomènes d'amour et de haine. Aujourd'hui, nous nous occuperons sommairement du phénomène de l'amour comme phénomène social. Dans la prochaine leçon, nous parlerons particulièrement des haines et des écartements sociaux.

Qu'est-ce que l'amour social ? Que veut-on dire, lorsqu'on prétend que deux ou plusieurs individus s'aiment l'un l'autre ? Nous avons bien de la peine à nous en rendre compte. Je crois qu'il faut se borner à la constatation brutale des faits élémentaires. Les individus qui s'aiment ont un grand caractère, c'est qu'ils habitent ensemble, c'est qu'ils se rapprochent les uns des autres. Les individus qui ne s'aiment pas ont un grand caractère, c'est qu'ils vivent séparés les uns des autres et se rapprochent le plus rarement possible ; ils travaillent à s'écarter.

L'amour, c'est tout simplement une vie par cohabitation, par rapprochement d'une personne avec une autre. La vie peut se faire sans cela. Il y a des êtres qui vivent isolés et la vie primitive a commencé sans tenir compte de ce rapprochement. Nous dirons donc tout simplement : ce qui caractérise l'amour des hommes les uns pour les autres, c'est qu'ils vivent mieux, plus fortement, qu'ils sont plus développés, qu'ils ont plus de force, plus d'intelligence, plus de vertu si vous voulez, quand ils sont ensemble que quand ils sont séparés.

Il n'est pas possible de comprendre les sentiments sociaux si on ne se rappelle pas tout ce que nous répétons si souvent sur l'évolution des actions humaines. Nous pouvons vivre peu ou beaucoup ; nous pouvons vivre faiblement ou fortement, et nous oscillons dans tout le cours de la vie sous mille espèces d'influences.

La plus importante est l'influence sociale. Que de gens vous répèteront : « Cet individu m'empêche de vivre. Je ne peux vivre que s'il n'est pas là ». Que d'autres disent : « Cet individu me fait vivre et si je ne vis pas, c'est que je ne l'ai pas près de moi. Je veux l'avoir près de moi, il me donne de la force, il perfectionne mes sentiments, mes idées et mes actions. Je ne suis vraiment vertueux, intelligent et travailleur que lorsque je suis avec lui. Je ne suis plus rien quand je suis sans lui ». Mais comment le rapprochement de deux êtres peut-il déterminer un pareil effet ? Commnet peut-il les faire vivre mieux et plus forts que s'ils étaient séparés ?

Vouş connaissez la solution très simple qui est aujourd'hui à la mode, puisqu'il y a des modes en psychologie comme dans toute espèce de science. On croit ou on suppose qu'un des phénomènes sociaux primitifs les plus importants est le phénomène sexuel. C'était d'ailleurs la supposition que faisait autrefois Spencer. On croit que le phénomène sexuel a été le point de départ et la base des phénomènes sociaux et on le considère également comme le point de départ des sentiments sociaux. Tous les sentiments d'amour, tous les sentiments de désir, tous les sentiments de vie plus intense par le rapprochement de deux êtres, seraient dûs à des phénomènes d'excitation sexuelle. Est-ce bien exact ?

Il y a dans cette conception beaucoup de notions trop confuses et au fond assez primaires. Le phénomène sexuel est un des phénomènes importants de la vie animale, mais il n'a jamais déterminé que des rapprochements momentanés, très peu durables. Quand les individus veulent lui donner une exagération trop grande, ils finissent par être malades, tout simplement. Il a fallu bien des transformations pour obtenir des unions et une excitation qui soient durables.

C'est que dans l'espèce humaine, comme chez les animaux supérieurs, le phénomène sexuel s'est énormément compliqué. Il est devenu le point de départ d'une foule d'opérations psychologiques qui se sont formées autour de lui. D'abord, nous avons la conquête sexuelle. Les animaux, même primitifs, ne se donnent pas immédiatement à l'acte sexuel ; ils se font désirer, chercher. La coquetterie de la femelle existe déjà chez le papillon. Il est inutile de remonter jusqu'à l'humanité, cette coquetterie existe partout ; c'est un des actes primitifs, qui dépend d'ailleurs du besoin d'excitation et de prolongement d'excitation du mâle. Il y a des lois physiologiques qui l'ont déterminé.

Cette coquetterie de la femelle amène comme conséquence la poursuite, plus ou moins longue, acharnée, la lutte, et finalement un phénomène de succès. Lorsque l'acte sexuel s'accomplit, il y a comme une victoire, quelque chose de réalisé, soit par l'un, soit par l'autre, qui n'était pas facile et qui est le résultat de beaucoup d'actions, de conquêtes et de batailles.

A ce phénomène de conquête, vous pouvez joindre toutes les traditions, toutes les habitudes et tous les rites sociaux, innombrables. Pendant très longtemps, la femme a été une sorte d'esclave, d'ornement du harem. Il y a là un orgueil particulier, orgueil de possession, de conquête, plus ou moins satisfait. Il y a des rites sociaux dont le principal, par exemple, serait la pudeur, la résistance de la femme ou la résistance de l'homme aux actes sexuels et la protection que lui accorde la société. Arriver à faire un acte sexuel ou un simple attouchement, c'est déjà violer les règles sociales, c'est changer les conditions ordinaires, c'est une liberté plus grande par conséquent que celle où nous sommes. Ajoutez que, dans quelques cas, cela devient plus ou moins dangereux, que c'est défendu par les lois sociales et que, dans ces cas, faire l'acte, c'est affronter la vindicte publique. C'est un acte courageux et, ici encore, une sorte de conquête.

Autour de l'acte sexuel se sont donc groupés beaucoup d'autres phénomènes. Qui nous dit que tous ces phénomènes accessoires de conquête, triomphe, de pudeur, lutte contre les lois sociales, courage contre le danger, choix par quelqu'un de plus noble qu'on estime, qui nous prouve que toutes ces opérations ne joueront pas un rôle dans le sentiment ?

Tout justement, nous pouvons observer qu'il y a bien des formes d'amour qui sont différentes de l'amour sexuel. Il y a bien des formes d'amour dans lesquelles l'acte sexuel joue un rôle insignifiant, si même il le joue.

Pendant très longtemps, nous nous sommes amusés à étudier ici les amours des autoritaires, les amours de domination. C'est une des formes les plus fréquentes des unions sociales. Il y a des individus qui éprouvent le besoin de commander à quelqu'un, de commander n'importe quoi, quand ce ne serait que le vêtement ou la manière de mettre la cravate. C'est excessivement fréquent.

Ce besoin de commander, cette manie autoritaire, déterminent tout un caractère, toute une société. Les autoritaires cherchent à avoir autour d'eux des individus dociles qui leur obéissent, qui satisfont leur manie d'autoritarisme. Ils les réunissent, tâchent de les conquérir par une manière ou par une autre et il n'est pas rare de voir les autoritaires être à la fois des autoritaires exigeants et en même temps des flatteurs, des gens très dévoués. Ils sont très dévoués à leur victime car ils ont besoin de la garder près d'eux et il est très difficile de savoir si au fond ils l'aiment ou s'ils ne l'aiment pas.

Nous avons longuement discuté ici de ces mères de famille qui éprouvent le besoin d'humilier des grandes jeunes filles de vingt-cinq ans, de les faire pivoter, comme elles disent, pour montrer dans le salon, à la société qui les entoure, combien leurs filles sont obéissantes, bien dressées. Ces jeunes filles en deviennent malades, elles font des scènes de pleurs. Leur mère à ce moment les entoure, les soigne et montre son dévouement à tous les invités d'une manière remarquable.

Quond on examine des femmes de ce genre, qui sont bien plus fréquentes qu'on ne croit, elles vous répondent toujours : « Mais j'aime énormément ma fille ; c'est parce que je l'aime beaucoup que je fais cela, pour la dresser, lui apprendre différentes choses ». Ce sont des prétextes. L'amour n'est ici que la satisfaction du besoin de domination.

L'inverse se rencontre également et il a été fortement étudié il y a quelques années, quand on a parlé tout justement des différentes psychothérapies, ou même des traitements, des directions religieuses. Il y a des individus qui, dans la société, ne cherchent que la direction, qui ont besoin d'être commandés et d'être dirigés perpétuellement. L'idéal serait d'associer un individu qui a la manie de direction et un autre qui a la manie d'obéissance. Malheureusement, le hasard les réunit très peu. Il y a beaucoup d'individus qui ne cherchent l'union que par le besoin d'obéissance, de suggestion, d'esclavage ; ils cherchent quelqu'un qui les tienne, qui les dirige, qui s'occupe d'eux. C'est là le besoin perpétuel et, si je ne me trompe — je le dis tout bas — le véritable point de départ des religions.

Les religions sont sorties de ce besoin d'un directeur, de ce besoin d'un chef qui existe autour de vous-même quand on ne le voit pas, même quand on croit être seul, ce besoin d'un témoin de nos actes, de quelqu'un qui nous encourage, qui donne du mérite à nos actions. Les religions ont abusé de ce sentiment et l'ont développé démesurément dans tous les sens.

Voilà donc un groupe d'affections qui a fait se réunir des hommes, plus souvent qu'on ne le croit. Il n'y a pas uniquement les réunions déterminées par le sexe, qui forment un groupe. Il y a encore des associations des chefs et des sujets, innombrables. Tous les couvents, toutes les armées, un grand nombre de sociétés sont fondées sur ce besoin. Nous avons donc des satisfactions qui viennent de différents actes et non pas uniquement de l'acte sexuel.

Ajoutez surtout les satisfactions de vanité, satisfaction d'obtenir des louanges, d'être félicité, ou bien au contraire satisfaction de nous voir critiquer. Comment expliquerez-vous sans cela la manie si fréquente chez certains jeunes gens, qui ne peuvent pas entendre un mot prononcé devant eux sans le contredire, sans dire que c'est faux, sans y faire une correction, correction le plus souvent futile et puérile et qui ne sert à rien du tout. C'est parce que, lorsqu'on fait une critique, on se met soi-même au-dessus de la personne critiquée, on se donne une situation plus élevée.

Il y a donc des groupements qui sont déterminés par toutes sortes de petites actions sociales. Quel est le caractère de ces petites actions et pourquoi amènent-elles ce besoin de réunir les gens, et ce besoin d'avoir autour de soi les individus qui satisfont le sexe, les individus qui satisfont l'autorité, les besoins d'obéissance. Pourquoi tout cela ?

Je vous renvoie à notre étude primitive sur les différents sentiments fondamentaux, aux conditions indispensables du phénomène de la joie, conditions qui, à mon avis, sont simplement celles de la conduite du triomphe.

Il y a des conduites particulières qui viennent nous apprendre à terminer l'action par le succès. Cette terminaison de l'action par le succès est une terminaison très importante, très utile. Il faut savoir réussir de même qu'il faut savoir persévérer, et non pas, comme beaucoup de personnes, prétendre qu'on ne réussit jamais, prétendre qu'on n'aboutit jamais à la fin. Il faut savoir terminer et terminer par le succès.

La terminaison par le succès a toutes sortes d'avantages, pour l'esprit et pour le système nerveux. D'abord elle économise les forces. Si vous continuez une action indéfiniment, vous avez perpétuellement une dépense à faire, il faut toujours dépenser davantage. Quand vous avez réussi, quand vous êtes arrivés au terme de l'action, vous l'arrêtez définitivement et vous n'épuisez plus vos forces. Le meilleur moyen de conserver ses forces, c'est de réussir, tandis que le sentiment de l'insuccès est un sentiment toujours très fatigant, il oblige à des dépenses sans cesse renouvelées.

Non seulement le succès amène une économie des forces, mais il amène à sa suite une conduite très importante, c'est le gaspillage des forces. Quand nous commençons une action, nous préparons, nous accumulons des forces, nous mobilisons des armées ; il y a dans nos commencements d'actions toute une concentration des forces qui est dirigée vers la continuation de l'action. Quand vous arrêtez l'action par le succès, ces forces sont absolument inutiles, elles ne servent plus à rien ; il ne faut pas continuer à en mobiliser d'autres.

Mais celles qui sont déjà mobilisées, qu'allez-vous en faire ? Vous les répandez dans tout l'organisme. Les forces déjà mobilisées dérivent de tous les côtés ; elles vont se porter sur tous les organes les plus faibles, elles vont se porter sur les tendances qui ne sont pas solides ; elles fortifient tout l'organisme. Rien ne fortifie autant que le succès parce que nous avons rendu mobiles les forces de l'esprit et qu'ensuite nous les avons réparties sur les tendances affaiblies.

Il en est résulté que lorsque les sentiments se sont développés, les hommes ont partout cherché à développer ce succès. Nous avons tous, depuis le plus petit jusqu'au plus grand, la manie du succès et c'est une très bonne manie parce qu'elle nous amène à travailler, à chercher ce succès.

Mais cette manie ne doit pas être exagérée, et surtout elle ne doit pas nous amener à faire des actes ridicules, inutiles et mauvais, simplement pour avoir le succès. Quand les hommes cherchent indéfiniment le succès, ils éprouvent une expérience, c'est que le succès leur est arrivé une fois dans un cas particulier, mettons l'acte sexuel. L'acte sexuel a un grand caractère, c'est qu'il demande une assez forte mobilisation de forces et qu'il se termine brusquement, ce qui fait qu'il amène une dérivation considérable. L'acte sexuel est un des types de triomphe avec arrêt brusque d'un acte, dépense des forces et dérivation des forces de tous les côtés. Si les hommes ont remarqué que l'acte sexuel leur donne le phénomène de triomphe et les tonifie, ils vont le rechercher pour obtenir de nouveau le même phénomène, exactement comme les ivrognes cherchent le verre d'alcool qui leur a produit une mobilisation des forces, une excitation passagère.

Si les individus ont constaté que le commandement ,la vue de l'obéissance amène un triomphe, une mobilisation des forces et une joie très grande, ils vont chercher cette mobilisation par le triomphe, ils vont chercher à commander et alors vont venir toutes les manies autoritaires. Si les individus ont remarqué que le commandement d'un autre leur a permis de réussir, de faire un acte dont ils sont fiers, qui les remonte quelque peu, ils cherchent à obéir.

Toutes les manies se sont développées les unes après les autres, par la recherche des actes qui donnent des triomphes, manie du commandement, manie de l'obéissance, manie de la hiérarchie sociale, manie de la critique, manie de la méchanceté, tout cela s'est développé indéfiniment.

Un développement particulièrement curieux et qui impliquerait des études à la fois sociales et je dirai presque littéraires, c'est l'histoire de l'amour sexuel. Nous sommes, sur ce point comme sur beaucoup d'autres, un peu naïfs et nous généralisons toujours nos propres mœurs. Nous avons tous aujourd'hui, dès que nous arrivons à la vie de la jeunesse, l'illusion de l'amour, de l'importance accordée à l'amour, la croyance que l'amour facilitera la vie, la développera démesurément. Tout le monde plus ou moins a été indéfiniment amoureux. C'est là une habitude que nous avons dans notre société civilisée. Nous nous figurons qu'il en a toujours été ainsi, que c'est une loi générale de l'esprit humain et les doctrines de psychothérapie d'aujourd'hui, comme la psychanalyse, se font sur ce point bien des illusions.

Est-il bien vrai que les hommes ont toujours été amoureux ? Les dames répondront que oui ; c'est possible. Si on examine l'histoire, ce n'est pas prouvé. Je vous recommande à ce propos de lire des études littéraires qui me paraissent du plus haut intérêt, celles de M. Seillière sur le mysticisme passionnel et sur l'histoire du roman. Ces études sont très curieuses. Elles semblent nous montrer que l'amour, tel que nous le comprenons aujourd'hui, a une histoire, qu'il a eu un commencement, une évolution, et peut-être qu'il aura une terminaison, ce qui nous paraît bien bizarre.

L'amour a évolué. Les premiers hommes n'étaient pas si amoureux que cela ; ils devaient se conduire à peu près comme des animaux, ne pas beaucoup s'occuper de ces questions sexuelles et de la différence des sexes. Ce n'est que peu à peu, au travers de la littérature grecque et surtout au travers de la littérature du moyen âge, époque des romans de courtoisie, à travers une littérature qui a eu son apogée dans le roman de l'Astrée au XVIIe siècle, que s'est fait jour ce sentiment que l'on pourrait appeler aujourd'hui la divinisation de la femme.

Nous avons une habitude qui commence d'ailleurs un peu à se perdre, malheureusement pour les dames, qui consiste à diviniser le sexe féminin. Cette idée de la puissance supérieure de la femme inconnue, mystérieuse — elle ne l'est pas tant que cela — de la femme qu'on ne peut pas pénétrer, toutes ces idées-là se sont développées à la suite de tous les romans de courtoisie du moyen âge.

M. Seillière nous fait à ce propos une remarque sociologique plus intéressante encore, mais que je n'ose pas adopter pour moi-même parce que je n'ai pas du tout le pouvoir de la critiquer. Il prétend que ces mœurs de divinisation du sexe ne sont pas aussi répandues dans le monde actuel qu'on le croit et en particulier dans une très grande civilisation qui est assez voisine de nous et que nous connaissons très mal, la civilisation de l'Orient et plus spécialement la civilisation chinoise et japonaise. Si on étudie cette civilisation, on y trouvera une toute autre conception que la nôtre. Les populations orientales ne divinisent pas l'amour sexuel comme nous le faisons ; elles ont sur ce point une indifférence beaucoup plus grande.

Il y a donc toute une évolution sociale qui nous a amenés à rechercher ces sentiments d'amour. Tous ces sentiments, qui sont très variables, qui ont été construits par l'histoire, modifiés par les différentes civilisations, me paraissent avoir un caractère commun qui va être important. C'est que ces sentiments d'amour aboutissent peu à peu à distinguer davantage les différents hommes les uns des autres. La distinction des hommes est très peu précise au début, elle est très vague. Les hommes sont répartis par groupes. Il y a le groupe des hommes qui sont forts, le groupe des hommes qui sont faibles, le groupe des esclaves, le groupe des chefs ; ce sont des groupes assez vagues. Peu à peu, par le fait des sentiments sociaux, on précise les différences des individus.

Le terme des sentiments sociaux, quel est-il ? Ce terme, c'est l'amour individuel, c'est l'amour pour un individu particulier. On finit par croire que cet individu est le seul au monde qui puisse jouer ce rôle de protecteur, de directeur, de chef ou d'esclave, que l'on désire lui voir jouer. Les amours spécialisent les hommes, les individualisent de plus en plus. Celui qui a l'habitude de commander finit par savoir que tous les hommes ne sont pas obéissants, que tous les hommes ne lui obéissent pas de la même manière. Nos maniaques autoritaires n'essaient pas leur autorité sur tout le monde, ils ne l'essaient que sur quelques individus dont ils font leurs victimes. Les individus qui ont le besoin de direction cherchent un chef mais ce n'est pas un chef quelconque ; il leur faut un chef particulier, il leur faut leur chef à eux, il leur faut leur dieu, leur ange gardien. Ils le spécialisent de plus en plus, parce que la conduite amoureuse ne peut réussir avec n'importe qui et qu'elle exige des qualités spéciales.

Le développement des sentiments sociaux d'affection et d'amour crée déjà un peu d'individualité. Nous allons voir ce caractère continuer avec les sentiments d'antipathie et de haine qui vont encore spécialiser l'humanité. Ensuite, nous appliquerons ces sentiments à l'homme lui-même, qui deviendra amoureux de lui-même comme il a été amoureux des autres.

17 JANVIER 1929

X. — LES SENTIMENTS DE HAINE

Les hommes ne sont pas seulement rapprochés les uns des autres, d'une manière plus ou moins élective, par les sentiments de sympathie et par les sentiments d'amour. Il faut encore constater un fait qui paraît triste, mais qui a une grande importance dans la vie sociale. Les hommes sont écartés les uns des autres par l'ensemble des sentiments d'antipathie et des sentiments de haine. Ces sentiments jouent dans la vie un très grand rôle qui n'a fait qu'augmenter avec la constitution des groupes, car nous ne sommes pas uniquement une humanité d'ensemble, nous sommes formés par des groupes innombrables, depuis le ménage jusqu'à la famille, jusqu'aux amis et à la société, aux groupes scientifiques, aux groupes patriotiques, et ces innombrables petits groupes présentent des phénomènes de rapprochement et des phénomènes d'écartement dont il faut nous rendre compte.

Autrefois, quand on considérait les sympathies et les antipathies d'une manière purement psychologique, on les trouvait facilement très mystérieuses. Bien des auteurs, Ribot encore autrefois et Garnier, disaient qu'il y a là des affinités qu'on ne comprend pas, des attirances ou des répulsions qui sont assez inexplicables.

Les choses ne me paraissent pas si embrouillées. Pour comprendre les antipathies, il faut considérer la manière de vivre et de se conduire des individus du groupe. Quand il y a dans un groupe un individu qui trouve les autres antipathiques, qui éprouve de l'antipathie soit pour les membres de sa famille, soit pour son conjoint, soit pour les membres d'un groupe quelconque, il se passe à mon avis une chose extérieurement très visible et très simple : cet individu qui vit dans l'antipathie dépérit, il se porte mal, il tend vers la disparition, vers la mort. Sans doute, il est rare qu'il arrive à la véritable mort physiologique, mais nous avons tout le temps considéré ici des diminutions, des dépérissements, des morts psychologiques : l'individu qui vit dans l'antipathie est un individu qui dépérit moralement, psychologiquement.

Nous répétons sans cesse qu'il y a de la force et de la faiblesse psychologiques, qui se manifestent sous la forme de tension, de perfection des actes, et surtout sous la forme de quantité des actes et de quantité de notre activité psychologique. Un individu dans un milieu antipathique baisse psychologiquement. Il perd de son intelligence, de sa croyance, de ses jugements. Il devient plus bas qu'il n'était et surtout il devient infiniment plus faible. Il n'a plus la même activité, il travaille moins, il présente plus rapidement des phénomènes de fatigue et même des phénomènes d'angoisse. En un mot, il s'use et il perd ses forces psychologiques. C'est le milieu qui lui fait cela et, dans toutes les études de psychothérapie, il faudrait mettre au premier rang la question du milieu que l'on a à peine ébauchée dans la médecine quand on a parlé du traitement par l'isolement.

Le traitement par l'isolement n'est qu'un extrême, c'est une terminaison de tout un ensemble de pratiques qui sont des pratiques de séparation. Que de gens se portent mieux quand on les fait vivre sans leurs parents, sans leurs frères ! Que de messieurs se portent mieux quand ils vivent sans leur femme, tout simplement. Il y a des séparations nécessaires et utiles dans la vie. C'est un des caractères de l'activité psychologique.

Puisque le milieu rend ainsi les gens faibles, les épuise, les use, par quoi produit-il ces méfaits ? Les membres du groupe vont répéter perpétuellement qu'on ne fait rien au malade, qu'on ne le trouble pas et qu'on ne comprend pas de quoi il se plaint.

Le groupe, il ne faut jamais l'oublier, n'existe que parce qu'il exige de chacun de ses membres un grand nombre d'actions sociales. La présence d'un homme autour de nous nous fait agir et agir d'une certaine manière, à chaque moment de la journée. Quand nous sommes seuls, nous ne nous conduisons pas de la même manière que lorsque nous sommes avec quelqu'un. Combien de gens ont besoin d'un peu de solitude de temps en temps, ne fût-ce que pour respirer, disent-ils, traduisez : pour se conduire autrement, d'une manière psychologiquement plus économique. Ce sont des genes qui ne sont pas très riches et quand, toute la journée, il faut qu'ils vivent luxueusement en dépensant beaucoup à cause de la présence d'une personne, ils ont besoin de temps en temps, pendant quelques heures, de faire des économies.

La présence des gens près de nous crée des occasions de dépenses, réclame des actions plus coûteuses. Nous retrouvons encore une fois ici un problème psychologique que je vous indiquais l'année dernière à propos de la mémoire et dont on ne parle pas assez dans les cours de psychologie : le problème capital de la vie sociale, c'est la présence et l'absence.

La présence et l'absence sont déterminées par des phénomènes presque physiologiques, la portée des sens et la portée de nos mouvements. Un individu est présent quand il est à la portée de nos sens, quand il peut à chaque instant nous parler, nous demander quelque chose, exiger quelque chose.

L'absence, qui sera de plus en plus difficile avec les progrès de la science humaine, consiste tout justement dans l'incapacité d'agir sur nos sens et sur nos mouvements. Un individu absent ne peut rien demander ; c'est en quoi il est très reposant : il n'exige rien et ne peut rien demander puisqu'il n'est pas là et qu'on ne l'entend pas.

Ce sont ces phénomènes de présence et d'absence qui jouent un rôle dans les épuisements des personnes qui éprouvent de l'antipathie ou de la haine.

Ces deux mots, présence et absence, vont nous permettre d'ailleurs de distinguer les deux formes dont je viens de parler, antipathie et haine.

Ces deux formes sont très voisines. Dans les deux cas, nous constatons le même phénomène, le dépérissement psychologique de l'individu dans un certain milieu, auprès d'une certaine personne. Mais, tout en ayant dans les deux cas ce dépérissement psychologique, l'individu se conduit différemment au point de vue de la présence et de l'absence.

Dans le cas d'antipathie pure et simple, il y a un moyen de repos très facile, c'est l'absence.

Dans la haine malheureusement, les choses ne sont plus les mêmes. Elles se sont compliquées. Le dépérissement et l'usure psychologique de l'individu persistent malgré l'absence, et il vous en donnera lui-même facilement la raison. La raison, c'est la mémoire, c'est l'imagination, c'est l'idée. La personne de son groupe qui le fatigue et qui l'use, n'est pas là, c'est vrai, mais il peut se la représenter et l'entendre par l'imagination. Il sent ce qu'elle exige, ce qu'elle demande de lui et il continue, malgré qu'il soit seul, à se conduire comme si elle était présente. Il continue à s'user par la pensée de cette personne quoiqu'elle ne soit pas là. C'est ce qui fait la différence de la haine et de l'antipathie.

Dans la haine, la fatigue sociale est poussée à un tel point qu'elle continue même en l'absence de la personne qui l'a déterminée. Il en résulte une conséquence très triste et très grave, c'est que, dans la haine il n'y a pas de moyen commode de faire disparaître cette usure. Tandis que, dans l'antipathie, on n'avait qu'à s'en aller, dans la haine, on porte le mal avec soi, quand on s'en va, on le porte tout le temps.

Il y a, malheureusement pour les pauvres hommes, une solution qui fait appel à une autre loi psychologique. Il y a un certain genre d'individus dont nous sommes particulièrement bien débarrassés. Ce sont des individus dont l'absence est complète, définitive, hélas, ce sont les morts. Les individus morts nous laissent parfaitement tranquilles, c'est leur grand mérite. Ils nous ont bien débarrassés d'eux et ils n'exigent plus aucune action fatigante. Peut-être l'imagination pourrait-elle encore suppléer, mais nous avons des habitudes ancestrales dont je vous ai parlé à plusieurs reprises et que nous avons appelées les conduites de la mort.

Nous avons acquis dans l'humanité — car l'animalité ne doit pas connaître cela — une manière particulière de nous conduire vis-à-vis des morts. Non seulement nous les traitons comme des absents, mais nous les traitons comme des absents définitifs et nous ne réservons rien pour eux. Il y a une très grande différence entre l'absence ordinaire et l'absence de la mort. Dans l'absence ordinaire, nous avons des actes différés ; nous gardons la part du monsieur qui est en retard. Dans les actions vis-à-vis des morts, nous ne gardons rien, nous ne différons rien, nous ne respectons plus rien.

Quand les hommes ne sont pas trop malades, qu'ils n'ont pas perdu cette conduite raisonnable de la mort, ils se réfugient dans cette conduite. Un individu qui a de la haine est un individu qui désire la mort, il désire la mort de celui qui lui cause son épuisement. Nous avons là le point de départ de la conduite de la haine qui est une conduite de destruction, tandis que l'antipathie n'est qu'une conduite d'éloignement et d'absence.

Pour étudier plus profondément ces conduites d'antipathie et de haine, pour savoir de quoi elles dépendent, il faudrait prendre des exemples caractéristiques de haine. Comme toujours, nous trouvons dans la pathologie mentale tous les faits que nous désirons et nous les trouvons grossis, simplifiés, vulgarisés en quelque façon, de manière à pouvoir bien mieux les comprendre.

Il existe en effet dans la pathologie mentale un grand délire qui se rapproche tout à fait de notre problème. C'est le délire de persécution. Ce délire est malheureusement extrêmement fréquent ; il peuple les asiles de malades et il existe même dans la société, car une foule d'entre nous sont des persécutés plus ou moins sans le savoir. C'est une maladie extrêmement répandue.

Elle a été étudiée depuis longtemps. Déjà Esquirol décrivait une monomanie de persécution. Elle a donné lieu aux articles retentissants de Lasègue (1852 à 1858). Plus tard ce furent les études de Falret, de Krœpelin, de Schüle en Allemagne, et les études de Séglas.

Aujourd'hui, si je ne me trompe, il y a un renouveau de la question de la persécution, et les médecins aliénistes recommencent à s'occuper beaucoup des persécutés, à revenir sur différentes interprétations. Si on pouvait interpréter bien le délire de persécution, on interprèterait bien par là même les phénomènes de haine et les phénomènes d'antipathie. Car il ne faut pas nous y tromper. Le mot « persécution » qui a été choisi par Esquirol, conservé par Lasègue, est assez mauvais. En somme, ce mot se contente de répéter le langage du malade ; c'est le malade qui vous l'a dicté, ce n'est pas une observation médicale.

Un individu qui déteste les autres et qui les déteste d'une manière pathologique, qui a de la haine pour quelques membres de son groupe, éprouve nécessairement un contre-coup de ce sentiment. Les sentiments sociaux sont toujours doubles, toujours objectivés. Tous les phénomènes sociaux ont cet aspect double. Il y a notre conduite à nous et la conduite du « socius » c'est-à-dire la conduite de l'individu qui est associé avec nous. Quand nous détestons les gens, nous éprouvons presque toujours le sentiment qu'ils nous détestent aussi. La haine est toujours extrêmement contagieuse et elle est surtout un sentiment réciproque. On hait quelqu'un : on est haï par quelqu'un et on sent qu'il nous rend notre haine exactement de la même manière. Seulement, il y a une différence dans ces deux sentiments. L'un des deux sentiments dépend de nous et l'autre n'en dépend pas.

Le sentiment qui dépend de nous, il faut le reconnaître ; c'est notre faute, c'est nous qui sommes des gens capables de haine. Mais étant donné que la haine n'est pas considérée comme un très beau sentiment, qu'elle est en général assez méprisée, à tort ou à raison, le malade n'aime pas beaucoup avouer ce sentiment de haine personnelle et ne commence pas par dire : « Je déteste telle personne. J'ai de la haine pour telle personne. Je suis accablé par la haine que j'ai contre cette personne ». Il renverse un peu les mots, il prend le terme associé. Ce terme associé, c'est la réciproque, c'est la haine que cet individu a pour lui et il ne parle que de celle-là.

Quand un individu a de la haine pour nous, il manifeste cette haine par quelque chose. Je viens de vous dire que le sentiment de la haine est un travail de destruction ; ce n'est pas seulement un travail d'écartement, c'est un travail de destruction qui tend vers l'homicide, vers la mort. Par conséquent le malade de ce genre prétendra que son ennemi travaille à sa destruction. C'est pourquoi il s'exprime sous la forme de persécution et vient nous dire que telle ou telle personne, un petit groupe ou bien beaucoup de personnes, lui font du mal, le tourmentent continuellement. Le médecin un peu naïf le prend au mot. Il croit que ce malade a simplement des croyances d'être persécuté par quelqu'un, ce qui est, je crois, une analyse tout à fait insuffisante. Ce malade a des haines pour certaines personnes. Ces haines sont objectivées et se présentent à son esprit sous l'aspect du délire de persécution.

Le malade se plaint donc de persécutions qu'on lui fait et de persécutions de différentes espèces. Chez un grand nombre de malades

— les plus avancés, je dirai surtout les moins intelligents, ceux qui ont la maladie sous la forme la plus grossière, la plus élémentaire, — les persécutions sont présentées sous forme physique. En somme, ce que leurs ennemis leur font, ce sont des tourments physiques. Ces tourments physiques sont de toutes espèces, ils sont tout à fait abominables. Pendant toute la nuit, on leur arrache les deux yeux, on leur brûle l'estomac ou les membres, on les coupe en petits morceaux. Une malade appelait ses ennemis les escalopeurs parce qu'ils enlevaient des escalopes de sa chair.

On a fait — Séglas en particulier — une série d'observations dont quelques-unes assez intéressantes.

Il est évident que les tourments physiques des persécutés ont un aspect médical particulier qui ne se retrouve pas dans les tourments des mélancoliques. Ces tourments et ces blessures physiques n'ont pas de conséquences permanentes. Le malade vient vous raconter qu'on lui a coupé les deux bras et tranquillement vous tend les deux mains ; cela ne le trouble en aucune manière. Il vous raconte avec force détails les souffrances qu'il a éprouvées lorsqu'on lui a arraché violemment les deux yeux, ce qui ne l'empêche pas de lire le journal et de se comporter comme quelqu'un qui voit. Jamais ces souffrances, jamais ces mutilations ne font un effet durable.

Il en est autrement chez les malades qui ont des délires de mutilation. Les mélancoliques peuvent jouer la comédie de la cécité, ou bien dire qu'on leur a coupé l'estomac, et dans ces cas ils ne voient pas ou ils refusent de manger, tandis que le persécuté dont on a entièrement brûlé l'estomac mange son déjeuner sans rien dire. Jamais les délires de persécution n'aboutissent à des phénomènes de paralysie psychique.

Voilà donc un premier caractère de ces persécutions : elles ne sont pas durables. C'est pourquoi je suis disposé à croire que ces descriptions de blessures ne sont que des images, des représentations qui donnent le sentiment de la haine forcenée qu'on a contre eux. Quand un persécuté vous dit : « Cette nuit, mes ennemis m'ont arraché les deux yeux », c'est comme s'il vous disait : « Ces gens-là ont pour moi une telle haine que, s'ils le pouvaient, ils m'arracheraient les deux yeux », mais il sait bien qu'on ne les lui a pas arrachés, il n'a sur ce point aucune illusion, à moins que le délire ne devienne beaucoup trop profond, qu'il y ait des troubles dans les phénomènes de réflexion et les phénomènes de perception.

Une deuxième remarque plus délicate a été faite sur ces persécutions physiques. C'est que, très souvent, on pourrait dire dans les trois-quarts des cas, ces tourments physiques sont extérieurs au corps de l'individu. Ces gens-là ne vous diront pas qu'on leur a donné une maladie interne invisible ; ils ne parlent pas d'entérite, de maladie du foie. On leur a mangé le nez, on leur a arraché les yeux, on leur a tordu la bouche, on leur a abîmé la figure. Presque toujours il s'agit de la tête ; c'est leur figure que l'on cherche à détruire.

Cette remarque nous amène comme une transition à l'observation qui est à mon avis capitale dans les persécutions, c'est que les tourments qu'on leur fait subir sont beaucoup moins physiques que sociaux.

Nous verrons dans quelques semaines les relations de la personnalité avec la société et avec la hiérarchie sociale. Nous verrons que cette situation de la personnalité dans la hiérarchie sociale a une importance de premier ordre, que c'est là ce qui détermine en somme notre vie et toutes nos activités. Notre situation sociale se caractérise, comme nous le disions il y a quelques leçons, non seulement par nos titres, mais par nos apparences extérieures. Nous avons un certain costume ; nous avons des décorations, de la fortune, nous avons telle expression de figure, nous avons telles propriétés, nous avons des appartenances qui sont en rapport avec notre situation sociale.

Ce qui est toujours attaqué chez ces malades-là, c'est leur situation sociale, et les persécutions physiques ont surtout pour résultat de les rendre laids, abominables. Combien de femmes persécutées répètent tout le temps : « Oh ! mais j'étais très jolie, vous ne l'avez pas vu. Ils me rendent laide, ils m'abîment la figure, ils me suppriment ma beauté ».

J'aimais beaucoup une expression très curieuse employée par une charmante dame : « Ces gens-là passent leur temps à me « désaristocratiser ». C'est un sentiment délicat. Elle avait l'impression d'avoir une tenue, une situation qui la relevaient dans la société, la mettaient dans la partie supérieure, et le sentiment que la maladie l'avait abaissée.

Ce n'est pas toujours très faux. Ces gens-là ont en effet des abaissements. Nous verrons que cela est important. Mais ils sentent ces abaissements plus grands qu'ils ne sont, et il semble qu'on leur enlève ce qui fait leur dignité sociale, leurs vêtements, leurs décorations, leur fortune, leurs propriétés, car nous tenons à notre propriété plus qu'à nos yeux ; nous sommes liés avec la fortune qui nous donne une situation sociale. Les persécutés sont toujours des gens volés, à qui on enlève la fortune.

Je me rappelle une expression que j'ai souvent citée de cette femme qui se plaint tout le temps : « Ce sont des juifs puissants qui m'ont pris mon château, ma fortune, qui ne me laissent rien, qui font de moi une misérable, vulgaire, mal habillée et sale ». C'est le ton général de ces persécutés ; on leur enlève leur situation sociale, on les abaisse, on les diminue socialement.

Il faudrait faire un troisième groupe pour les persécutions, mais je vous signale seulement, parce que je compte le reprendre en détail dans quelques semaines quand nous parlerons d'un problème difficile sur la personnalité, le problème interne, le fait que la personnalité est intérieure ; je veux parler des tourments, des persécutions psychologiques.

Beaucoup de ces malades, les plus intelligents, vous décrivent des persécutions qu'on leur fait intérieurement dans leur manière de penser. C'est dans ce groupe que nous mettrons l'étude de ce phénomène si curieux, si amusant et si peu compréhensible que l'on appelle le vol de la pensée, et l'étude de cet autre phénomène, non moins difficile à comprendre : l'écho de la pensée, ce phénomène qui consiste en ce que ces malades ne peuvent pas penser tranquillement, sans que toujours une voix répète ce qu'ils pensent, sans que ce qu'ils pensent soit rendu public.

Voilà un ensemble de pensées, de conduites, de paroles de ces malades. Bien entendu, quand il y a maladie et délire, ces paroles s'accompagnent d'une croyance plus ou moins profonde ; suivant la forme, les degrés de la croyance du persécuté, il y aura des maladies mentales différentes.

Il y a une époque, la troisième période dans l'étude des persécutés, époque de Krœpelin et époque un peu contemporaine, avant les dernières années, dans laquelle on oubliait le contenu du délire de persécution pour s'occuper de la forme de la croyance. Il y a en effet des persécutés qui sont très intelligents, qui restent intelligents et qui ont des croyances réfléchies, raisonnées. C'est ce qu'on appelait autrefois le persécuté systématique.

Le persécuté systématique vous raconte son histoire sous une apparence séduisante. Quand on l'écoute, ce qu'il dit est raisonnable, c'est même probable, c'est vraisemblable. Il explique pourquoi telle personne a été amenée à faire cela. Il remonte des années auparavant, il joint tous les événements. Il justifie la haine des gens contre lui. C'est le persécuté systématique.

Je crois qu'il correspond à un état d'esprit assez intéressant, c'est l'esprit de système. Si ce n'était pas considéré comme peu poli, je dirais : c'est l'esprit des philosophes, le stade de la pensée philosophique qui est surtout systématique et qui ne tient pas compte de la réalité et en particulier de l'expérience. Quand nous avons établi notre hiérarchie des tendances psychologiques et des différents stades psychologiques, nous avons mis au-dessus de la réflexion le stade rationnel ; après le stade rationnel, nous avons placé le stade expérimental où on tient compte de l'expérience. Le persécuté systématique de Lasègue est un individu qui n'est que peu abaissé ; il a perdu simplement l'expérience. On le voit très bien à son langage ; il ne tient jamais compte des faits réels, de ces faits que nous sommes obligés de prendre comme donnés, même quand ils sont inexplicables rationnellement.

Il y a un exemple frappant de ce phénomène. Le persécuté systématique ne comprend pas le phénomène de hasard, tandis que nous l'admettons facilement. Je voyais une personne qui me disait : « Vous ne pouvez plus douter de mes persécutions. En venant de la porte Maillot jusque chez vous, j'ai rencontré un individu qui a craché par terre devant moi. — Mais il y a bien des gens qui crachent par terre. Il a pu y avoir une personne qui a craché par terre devant vous. — C'est inadmissible, jamais il n'y a de rencontres pareilles. Il n'y a pas de hasard ».

Il y a donc le persécuté systématique correspondant au stade de la croyance rationnelle. Il y a au contraire le persécuté qui a une croyance tout à fait irréfléchie, qui n'est pas intelligent. Ce sont les délires de persécution qui apparaissent dans la démence précoce, chez les mélancoliques, à différents stades. Il y a enfin le délire de persécution qui tend à la démence proprement dite ; c'est le délire paranoïde de Krœpelin caractérisé par une forme de croyance très inférieure.

Dans toutes ces études, on ne se préoccupait pas du contenu et de l'idée même de persécution. Depuis quelque temps on peut dire que, chez les psychiatres contemporains, il y a un retour vers l'analyse de l'idée de persécution, et il y a une interprétation qui, aujourd'hui, est fort à la mode, que vous retrouvez un peu partout. Cette interprétation, je devrais lui être sympathique car, en somme, elle ne fait que reprendre une ancienne étude de ma jeunesse ; elle reprend la conclusion de mon vieux livre sur « L'automatisme psychologique ».

Dans ce livre j'avais montré, chez certains malades, chez les médiums en particulier, chez les hystériques qui ont un rétrécissement de la conscience, ce que j'appelais des actes subconscients, des actes qui apparaissent dans l'esprit sans être préparés par l'ensemble de la vie, sans être attendus, et ces actes font irruption dans notre esprit. Je montrais dans la conclusion qu'à ce moment-là, je croyais interpréter de cette façon le délire de persécution. En somme, il est tout simple, disais-je, qu'on devienne persécuté quand, dans notre esprit, apparaissent subitement des paroles, des réponses, des idées qui font irruption en nous sans que nous les ayons en rien comprises, sans que nous les ayons préparées le moins du monde.

Un médecin psychiatre très distingué d'aujourd'hui, M. de Clérambault, reprend cette interprétation. Il présente tous les délires de persécution comme une conséquence de cette espèce d'automatisme qui se passerait dans l'esprit ou, pour lui, dans le cerveau. Les persécutés ne sont pas coupables de parler comme ils parlent. Ils ont presque raison. Il y a dans leur cerveau un travail automatique ; il y a des parties du cerveau qui travaillent toutes seules, qui les surprennent, qui ne sont pas en rapport avec l'ensemble de la conscience.

Cette interprétation de M. Clérambault se répand et vous la trouveriez en particulier dans les derniers articles de M. Revault d'Allonnes qui parle de ce qu'il appelle polypsychie : un esprit composé de parties multiples qui travaillent isolément les unes des autres, qui se développent séparément.

Voilà donc une interprétation de la persécution : c'est un travail automatique du cerveau qui la fait naître, qui amène les échos, les hallucinations, les vols de la pensée, etc.

Tâchons de réfléchir un peu à cette interprétation qui devrait, pour nous, expliquer le phénomène de la haine. Pour illustrer cette interprétation, et donner un exemple de ces phénomènes irruptifs, M. de Clérambault cite une observation qui, à mon avis, est tout à fait incomplète et qui ne peut pas être présentée de cette façon.

Il s'agit d'un homme qui, dit-il, se porte parfaitement bien ; il est en très bonne santé morale, il ne présente aucun trouble. Au milieu de la rue, il entend tout d'un coup fortement et extérieurement à ses oreilles le mot « voleur ». Il en est quelque peu étonné et en effet, cela peut surprendre. Il regarde si on court après lui, s'il y a réellement un voleur ; il ne voit rien. Quelques pas plus loin, il entend encore répéter « voleur » et, pendant des jours et des nuits, il est tourmenté par ce mot qui résonne dans sa tête. Ce n'est que plus tard qu'il finit par dire : « Mais on me traite donc de voleur », et l'interprétation d'injure viendra plus tard.

Les choses, d'après cet auteur, seraient excessivement simples. Cela nous reporte à une vieille psychologie, à quarante ans en arrière. C'est très curieux dans l'histoire des sciences, comme les idées traversent des périodes et reviennent successivement, après avoir disparu pendant quelque temps. Au premier congrès de psychologie, en 1889, les célèbres anatomistes italiens Tamburini et Seppili, sont venus présenter une explication des hallucinations, explication qui a été jugée à ce moment extrêmement remarquable.

C'était l'époque de ce qu'on appelait les centres corticaux. Il y avait dans l'écorce du cerveau un certain nombre de parties qui étaient destinées à un travail particulier. Le mot « voleur » aurait dans le cerveau — dans la troisième frontale, si vous voulez — quelques cellules pour lui tout seul, qui sont spécialisées à crier ce mot « voleur », et encore il faudrait admettre qu'il y a des cellules systématisées pour l'audition du mot « voleur », d'autres pour l'écriture du mot « voleur », d'autres pour la prononciation du mot « voleur ». On n'avait qu'à diviser le cerveau en petits carrés, on y mettait un carré pour chaque idée et, de cette manière, les choses allaient toutes seules en effet, parce qu'une conséquence dérivée de cette conception, c'est qu'il suffisait d'irriter, de gratter un peu le point qui était destiné à prononcer le mot « voleur », pour faire marcher le mot « voleur ». Supposez que, d'une manière quelconque, vous alliez, avec la pointe d'un stylet, gratter les trois cellules qui sont destinées à faire entendre le mot « voleur » : L'individu va crier qu'on l'appelle « voleur » ; cela ira tout seul.

Quant à la maladie de la persécution, elle est très simple ; il suffit d'admettre qu'il y a dans les centres nerveux un travail qui s'irradie, un travail « serpigineux », comme dit M. de Clérambault. Supposez une tumeur qui progresse, supposez une intoxication qui gagne par des ramifications des artères et qui vienne déterminer des irradiations à différents endroits. Ces irradiations feront naître les images, les échos de la pensée, les tics, les mots qui se répètent comme une assonnance ; elles feront naître des idées même, plus ou moins compliquées, et peu à peu, à force d'être tourmenté de cette manière, l'individu deviendra persécuté.

Comme c'est simple ! Malheureusement, nous sommes des esprits trop compliqués et nous ne pouvons pas admettre ces choses simples. Je me souviens de ce vieux congrès de 1889 et de la discussion qui mit aux prises M. Séglas et M. Tamburini. Mon excellent maître Séglas, répondant à l'anatomiste italien, eut une expression qui fit image : « Mais l'hallucination du persécuté, c'est déjà le délire. Ce n'est pas la peine de construire le délire après l'hallucination ».

Et je dirai à M. de Clérambault que je n'admets pas du tout les hallucinations d'un monsieur, bien portant psychologiquement, qui entend le mot « voleur » toute la journée. C'est invraisemblable au plus haut point, ce n'est pas clinique. Ce n'est pas de l'observation que l'on peut faire dans les asiles. Pour arriver à entendre le mot « voleur », il faut que déjà, depuis des mois et des années, cet individu soit obsédé sur la question du vol et sur la question de l'honnêteté. Cet individu est un vieux scrupuleux à interprétation sociale. Ce brave homme était persécuté depuis dix ans avant d'entendre le mot « voleur ».

Il y a donc là une difficulté, mais cela n'empêche pas que, dans les remarques de ces auteurs, il y a un encouragement à l'étude psychologique qui est assez intéressant. Au fond, ils ne s'en doutent pas, mais ils soulèvent un terrible problème psychologique qui avait été un peu touché par James autrefois et qu'on appelle le problème du cours de la pensée.

Une chose remarquable, c'est que, sauf quelques périodes de la nuit où nous sommes peut-être sans pensée ou avec des rêves que nous ne connaissons pas, nous avons tout le temps l'esprit occupé de quelque chose. Notre esprit est successivement occupé par une idée, par une autre, par une troisième. Nous ne nous arrêtons jamais.

Eh bien, qu'est-ce qui remplit l'esprit ? Qu'est-ce qui détermine le cours de la pensée ? Qu'est-ce qui détermine sa vitesse, son contenu surtout ? Il y a là des problèmes psychologiques et moraux que l'on n'aborde pas du tout et qui ne sont pas suffisamment étudiés. Si ces problèmes avaient été plus étudiés, il me semble qu'on aurait déjà répondu à M. de Clérambault une chose qui paraît incontestable : Vous parlez de phénomènes irruptifs, mais les phénomènes irruptifs remplissent l'esprit de tous les gens les mieux portants. Notre esprit n'a pas de continuité. Le cours de la pensée est très rarement régulier. Combien de temps sommes-nous à méditer sur un problème en ayant arrêté d'avance notre travail, en disant : « Je commence par là, je veux aboutir à telle idée. Je veux faire la conférence dans tels sens » ? Cela nous arrive très rarement et quand nous faisons quelque effort, il y a bien des chances pour que nous soyons brusquement dérangés. En ce moment, je vous parle, la porte s'ouvre. Est-ce que j'avais prévu que la porte s'ouvrirait ? Est-ce que, dans ma pensée, il y avait une préparation à l'ouverture de la porte ? Une personne entre ou sort. Est-ce que j'avais préparé d'avance ce spectacle d'entrée ou de sortie ? En aucune manière. Pendant que je parle, une personne remue, une autre a toussé, une autre touche son nez. Mais rien n'a été préparé dans mon esprit ; je ne m'attends pas du tout à cela. A chaque seconde, il y a des phénomènes irruptifs en nous qui viennent précisément de tout ce qui nous environne, de ce monde variable, multiple qui nous entoure.

Ces phénomènes irruptifs existent aussi bien dans la pensée abstraite, dans la pensée intérieure, que dans les sens et dans la perception extérieure. Les associations d'idées amènent continuellement chez nous des phénomènes irruptifs auxquels nous ne nous attendons pas du tout.

J'ai longtemps étudié autrefois devant vous ce phénomène des images inattendues qui passent comme des éclairs et dont on ne sait pas l'origine, qu'on ne comprend pas. Ces images rapides, sur lesquelles Bergson insiste, qu'il rattache à sa théorie du souvenir pur, nous les avons tous.

Je vous avais signalé un exemple qui m'avait paru particulièrement intéressant, dont le mécanisme au premier abord était mystérieux. Je préparais un cours pour le Collège de France. Je me trouvais arrêté par une difficulté qui embarrasse souvent les professeurs : tel sujet devait-il être mis au commencement ou à la fin ? Ceci joue un rôle dans l'ordonnance d'un cours ou d'un livre ; c'est un problème purement intellectuel. Je vis subitement apparaître devant moi un petit paysage bizarre qui consistait uniquement en un coin de mur avec quelques branches d'arbre qui dépassaient, une rue à droite, une autre à gauche. Pendant quelque temps, j'ai été interloqué. Voilà un phénomène purement irruptif comme une hallucination du persécuté, une image qui n'avait aucune signification émotionnelle.

En fait, ce coin de mur existait réellement dans une campagne des environs de Paris où j'allais deux fois par semaine dans une maison de santé ; il avait pour moi quelque chose de particulier, d'assez intéressant, mais de bien vulgaire. J'avais la mauvaise habitude de perdre un peu de temps à me promener dans le village en allant ou en revenant de la maison de santé, et je prenais par exemple le chemin de gauche en réservant le chemin de droite pour le retour, ou inversement. Or ce coin de mur était à l'intersection des deux routes. La pensée, le travail d'esprit sur la leçon du commencement et la leçon de la fin, amenaient l'idée d'une promenade aller et retour qui se caractérisait par l'image de ce mur.

Ces phénomènes d'images irruptives sont très fréquents dans notre esprit. Il ne faut donc pas trouver cela étonnant chez les malades. Ce qu'il y a d'étonnant chez eux, c'est, disait M. de Clérambault, qu'ils les remarquent. En général, nous ne le remarquons pas. Nous laissons la porte s'ouvrir ou se fermer, les gens parler, changer de physionomie ou faire des mouvements des bras, sans y accorder aucune attention. Au contraire, ces malades persécutés disent : « On m'a fait telle chose. Dans ma pensée, on a fait surgir telle image, quand je voulais lire tranquillement ». Ils se plaignent.

Le point de départ de l'explication de ces malades, c'est un groupe de phénomènes extrêmement importants, les phénomènes que je peux résumer sous le nom de sentiments d'emprise.

Ces sentiments d'emprise sont très importants dans le mécanisme de l'esprit. Ils sont l'opposé des sentiments de liberté. Les sentiments de liberté joueront un grand rôle dans le perfectionnement de la personnalité. Quand nous faisons différentes actions, nous avons plus ou moins le sentiment de les faire parce que c'est notre volonté actuelle ; c'est notre liberté de faire ceci ou cela, nous agissons librement. Les philosophes ont discuté indéfiniment pour savoir si cela est exact. Sommes-nous réellement libres quand nous venons au Collège de France ? Est-ce qu'il y a un mécanisme qui nous y conduit ? Nous n'en savons rien.

Mais il ne s'agit pas de la liberté théorique, absolue. Il s'agit du sentiment de liberté. Le sentiment de liberté dépend de facteurs beaucoup plus simples ; il dépend du sentiment de l'effort personnel. Quand nous faisons un effort nous-mêmes avec notre personnalité, cela joue un rôle dans notre action, et nous croyons agir librement. Il s'agit également du sentiment de succès et de triomphe. Quand vous réunissez l'effort et le succès, vous créez le sentiment de liberté.

Nos malades ont au contraire le sentiment d'emprise. On leur a pris leur liberté, on les a forcés à faire ceci ou cela, à penser de cette manière, à voir de telle manière. De quoi cela dépend-il ?

Mais nous connaissons bien ces phénomènes ; nous les avons décrits longuement cette année même, dans ce que nous avons appelé les phénomènes du sentiment du vide. Les fatigues de l'intelligence qui suppriment le sentiment de l'effort, qui supprimeront surtout le sentiment de triomphe, les fatigues de l'esprit rendent les actions automatiques. Tous les malades qui ont le sentiment du vide se plaignent de ne pas agir eux-mêmes, se plaignent qu'on les fait agir : « Mes mains remuent mais ce n'est pas moi qui les remue. Mes mains ne sont pas à moi. Je parle et je m'entends parler, mais ce n'est pas moi qui parle parce que je ne sens ni le succès, ni l'effort. Je n'ai pas de sentiment qui se joigne à mes actes ».

Il y a dans les sentiments d'emprise et dans tout ce qui s'y rattache, énormément de vide, de disparition des sentiments de l'effort et des sentiments du succès. Mais il y a peut-être quelque chose de plus. Dans le simple sentiment du vide, les malades objectivent très peu, ils vous disent tout le temps : « Ce n'est pas moi qui mange », mais ils ne se plaignent de personne, ils n'accusent personne. Le sentiment du vide n'est pas naturellement objectivant, il ne force pas l'esprit à chercher une cause extérieure.

Au contraire, il y a des sentiments plus cruels que cela qui sont objectifs ; c'est ce que nous avons appelé ici-même la peur de l'action. Ce sont les sentiments de peur, les sentiments d'angoisse. Un individu qui a de l'angoisse au moment d'agir transforme toujours ou exprime son angoisse de la peur ; il a peur de quelque chose. Mais on ne peut pas avoir peur sans objet. La peur est une conduite matérielle, physique, qui a toujours un objet. Du moment que vous avez peur, vous êtes forcés d'objectiver. Un individu qui a peur dans sa chambre regardera sous son lit, il regardera de tous les côtés, parce qu'il cherche une cause à sa peur.

Je crois que le caractère essentiel du délire de persécution, qui demanderait bien des discussions, c'est l'angoisse de l'action sociale. C'est une peur qui saisit les individus au milieu d'une action sociale. Les actions sociales sont les plus difficiles de toutes, les plus sujettes à produire de l'épuisement et à produire de l'angoisse. Il y a des gens qui ont peur de la rue, qui ont peur de marcher dehors, qui ne sont pas à leur aise quand ils marchent dehors. Il y a des individus qui ont peur d'entrer dans une chambre où il y a quelqu'un, qui ont peur de manger en face de quelqu'un.

Le sentiment de la peur sociale domine tous les malades de ce genre-là et joue un rôle considérable depuis leur enfance. Ce sentiment a déterminé d'abord tous les phénomènes de timidité. Ces malades sont d'anciens timides avec sentiment du vide, avec sentiment de gêne sociale : Plus tard, la gêne sociale s'est aggravée et a déterminé la peur sociale. Ces individus ont des peurs sociales et des angoisses sociales. Ce sont elles qui leur font remarquer les phénomènes irruptifs, les sentiments d'emprise et qui troublent toute leur vie sociale par une angoisse perpétuelle qui se traduit par de la haine. La peur vague lorsqu'il s'agit d'un objet visible reste la peur. La peur, lorsqu'il s'agit d'un objet social, devient la haine. Un individu dangereux est un individu qui nous fait du mal, qui nous persécute ; c'est un ennemi et c'est un homme que l'on hait.

Je me hâte parce que voudrais vous faire remarquer en terminant que ces sentiments d'angoisse dans l'action sociale, de même que les sentiments de triomphe dans l'action sociale, exercent une action de précision, de spécification sur les conduites sociales.

Les conduites sociales sont des conduites générales, conduites sexuelles, conduites de réunion publique, conduites d'obéissance, conduites de commandement. Mais on peut faire beaucoup de commandements à différentes personnes, on peut obéir à différentes personnes. Le terme est vague et les actions sociales en elles-mêmes, à elles toutes seules, ne précisent pas les personnes et les distinguent assez peu les unes des autres. Mais quand des sentiments s'y joignent, sentiments de gêne, sentiments de haine et d'antipathie, ou au contraire sentiments de facilité d'action, de sympathie et d'amour, immédiatement l'action sociale se rétrécit et se précise. Il y a des obéissances à certaines personnes qui ne sont pas difficiles, qui ne coûtent pas beaucoup d'efforts, qui ne donnent pas d'angoisse, tandis que l'obéissance à telle autre personne détermine de la gêne et de l'angoisse. Tous les timides vous diront qu'ils ne sont pas intimidés par tout le monde : il y a telle personne intimidante et telle autre qui ne l'est pas.

Les sentiments précisent la société. Ils la séparent encore plus que n'avaient fait les différentes conduites sociales. C'est ainsi que peu à peu les hommes se distinguent les uns des autres. Ils se distinguent par nos sympathies, par nos amours, par nos antipathies et par nos haines. Ils ne sont plus tous pareils et nous édifions de plus en plus une conduite de personnalités distinctes les unes des autres.

Cette distinction des personnalités et ces sentiments sociaux vont avoir un contre-coup sur nous-mêmes, suivant une loi très générale que vous connaissez.

Dans la prochaine leçon, nous étudierons l'influence des sentiments sociaux sur la personnalité du sujet lui-même, c'est-à-dire que nous aborderons l'étude de l'égoïsme.

21 JANVIER 1929

XI. — L'EGOISME ET L'INTERET PERSONNEL

Une loi psychologique qui me paraît très intéressante a été formulée peu à peu, à la suite des travaux de ce qu'on peut appeler les psychologues sociologistes, surtout ceux d'Amérique, James, Royce,

Baldwin : c'est la loi du parallélisme entre la personnalité des autres et notre propre personnalité. Plus précisément, on peut dire que nous nous attribuons à nous-mêmes exactement les mêmes caractères, les mêmes sentiments, les mêmes propriétés que nous attribuons à la personnalité des autres. Il se fait un travail commun dans l'édification de la société, dans l'édification des autres hommes, et dans la construction de nous-mêmes.

Les psychologues américains seraient disposés à dire que ce travail se fait dans l'ordre suivant : on commence par les autres et ensuite on applique à soi-même ce qu'on a pensé sur les autres. C'est quelquefois vrai, c'est quelquefois exagéré. Je crois que l'on peut dire plus simplement que les deux choses se font en même temps et de la même manière, on construit les autres et on se construit soi-même, simultanément. Tantôt l'un précède un peu, tantôt l'autre précède. Nous commençons par construire quelques idées en nous-mêmes, puis nous les appliquons aux autres, ou, inversement, nous nous faisons des autres une certaine idée et nous l'appliquons à nous-mêmes. Ce va-et-vient est perpétuel et caractérise la personnalité. Il n'y a pas de différence quand il s'agit des autres et quand il s'agit de nous-mêmes. Cela est surtout vrai des formes élémentaires de la personnalité. Plus tard, nous arriverons peut-être à des notions d'individualités un peu personnelles, un peu différentes les unes des autres. Mais au commencement, tous les hommes sont presque pareils les uns pour les autres, et quand il s'agit des sentiments, les sentiments sont les mêmes, qu'on les applique à nos semblables ou qu'on les applique à nous.

Nous nous figurons ordinairement que le sentiment personnel dominant, le vrai sentiment personnel que nous avons tous, se résume par le mot d'égoïsme. Tout homme est plus ou moins égoïste et par ce mot on veut dire qu'il s'aime lui-même, qu'il a de l'amour pour lui-même et qu'il effectue toutes ces opérations assez compliquées qui caractérisent l'amour, tous ces sentiments de joie et d'effort, à propos de ses actions personnelles, de tout ce qu'il essaie lui-même de faire.

C'est assez vrai pour l'homme bien portant, tout à fait normal. Un certain égoïsme est une loi de la nature et il doit exister ; mais il ne faut pas généraliser outre mesure et il ne faut pas dire que l'égoïsme est un élément constitutif de la personnalité, que la personnalité ne peut pas exister sans lui. Elle existe parfaitement sans lui et l'absence d'égoïsme est un phénomène très fréquent, très important, qui quelquefois devient pathologique, qui d'autres fois est presque normal.

Nous avons étudié longuement au commencement de ce cours ce que nous avons appelé le sentiment du vide, sentiment de l'absence des sentiments. Certains individus éprouvent une espèce de manque, de vide en eux-mêmes et ils n'ont pas les sentiments normaux soit pour les objets, soit pour les autres personnes.

Cette absence de sentiment pour les autres personnes se présente sous des formes très connues et assez bizarres. Les autres personnes nous paraissent quelque chose d'étrange, qui ne mérite aucune espèce d'intérêt, quelque chose qui n'a pas de signification dans le monde. Ces personnes nous paraissent lointaines ; elles sont séparées de nous par des distances folles ou par des murailles infranchissables. Ces personnes nous apparaissent comme des automates, comme des machines, car ce qu'on reconnaît d'abord aux autres, c'est le fait de vivre, c'est l'activité et la volonté. Les personnes deviennent étrangères ; ce sont des canards de Vaucanson, comme disaient bien des malades, qui marchent devant nous sans avoir en eux-mêmes aucun sentiment qui les dirige, aucune espèce d'activité personnelle.

A un stade plus évolué, ces individus qui n'ont pas d'activité personnelle ne sont même pas vivants, ce sont des morts et nous sommes entourés comme de cadavres.

Enfin, au dernier degré, la personnalité des autres disparaît dans l'irréalité. Les autres personnes sont des rêves et des fantômes, qui n'ont aucune espèce de réalité, dont on ne se préoccupe pas, parce qu'ils sont des fantômes. (En réalité, c'est l'inverse : ils sont des fantômes parce qu'on ne s'en préoccupe pas).

Toutes ces expressions copiées exactement les unes sur les autres, tous ces sentiments existent vis-à-vis de notre propre personne et, chez une foule d'individus qui sont très caractéristiques au point de vue pathologique et très importants pour comprendre la question, nous trouvons cette indifférence, ce sentiment du vide pour eux-mêmes, pour leur propre personnalité. Ils ne présentent à leurs yeux aucune espèce d'intérêt, ce qu'ils sont est insignifiant ; leur personne n'existe pas pour l'ensemble du monde. Les sottises qu'ils peuvent commettre, les actes vertueux qu'ils peuvent accomplir, sont aussi insignifiants les uns que les autres.

Ce personnage est si connu que je ne résiste pas au désir de vous rappeler qu'il est décrit par un romancier d'une manière très intéressante. Vous connaissez l'intérêt que nous portons aux œuvres du russe Dostoïevski, l'un des psychologues observateurs les plus connus. Il s'est beaucoup intéressé en particulier aux épileptiques. Dans *Les frères Karamazov,* Dostoïevski nous décrit un personnage sous le nom d'Aliocha. « Aliocha, dit-il, est dédaigné partout, dans tous les mondes où il passe. C'est ainsi depuis son enfance. C'est que jamais cet individu ne songeait à se faire valoir et à s'estimer lui-même. Par conséquent, ses camarades ne pensaient jamais qu'ils fussent ses rivaux. Ce n'était pas par orgueil de sa part ; c'était cette chose naïve et charmante : il ne comprenait pas, il ne sentait pas son propre mérite ».

Des gens comme Aliocha sont extrêmement fréquents. Ils ne s'apprécient pas eux-mêmes, ils se trouvent insignifiants. Ils ne reconnaissent à leurs actions aucune espèce de mérite.

Quelquefois, quand la maladie — car c'est une maladie mentale — augmente, nous allons trouver des apparences plus banales de cette estimation de soi-même, et des apparences exactement pareilles à celles que nous avons observées dans l'appréciation des autres personnes. Leur personnalité leur paraît lointaine, séparée d'eux par de grandes distances, leur semble en quelque sorte en dehors d'eux-mêmes.

Ce mot ne vous dit rien. Il devrait vous rappeler cependant des légendes d'anciennes croyances qui ont joué un rôle dans la biographie des saints, des légendes sur ce qu'on appelle la bilocation. Des individus sentent qu'ils sont placés en deux endroits différents : « Je suis à cette place sur cette chaise et, en même temps, je suis au fond de la salle ; je me sens au fond de la salle loin de mon propre corps, séparé de moi-même ».

Autrefois, on considérait cela comme quelque chose de miraculeux, on en faisait un caractère de sainteté. Il ne faut pas, je crois, aujourd'hui avoir tant d'estime pour ce phénomène. C'est une illusion qui existe dans toutes les neurasthénies les plus vulgaires. A chaque instant, les individus se plaignent d'être en dehors d'eux-mêmes et quelquefois ils ont des sentiments d'angoisse en s'apercevant eux-mêmes en dehors de leur corps, à une distance plus ou moins grande d'eux-mêmes, comme un objet étranger qui serait séparé d'eux. J'ai vu même des malades qui avaient la singulière manie d'apprécier l'évolution de leur mal suivant le rapprochement de ce second personnage. Quand ils allaient mieux, leur seconde personne se rapprochait de la première ; elle n'était plus qu'à un mètre, à un endroit particulier. Lorsqu'ils allaient plus mal, elle se séparait d'eux à des distances plus ou moins grandes.

Cette séparation qu'ils constatent dans leur personnalité, beaucoup d'individus se figurent que les autres s'en aperçoivent et ils se figurent que les autres ne les voient pas à la place où ils sont, ne les comprennent pas, ne s'occupent pas d'eux. De même qu'ils sont indifférents à leur propre personne, ils supposent que les autres sont également indifférents à leur personne.

Cette indifférence universelle, ce sentiment d'être seul au milieu d'une foule, de n'avoir personne qui s'intéresse à vous — car c'est là le mot propre — ce sentiment est extrêmement répandu. Beaucoup d'individus se figurent qu'ils ne sont pour ainsi dire pas vus dans la société et cela va jusqu'à un délire particulier dont j'ai eu quelquefois à vous parler car il est fort drôle, c'est le délire d'invisibilité.

Une brave dame avait de temps en temps des crises dans lesquelles, pour son grand malheur, elle devenait invisible. J'avais beau lui répéter qu'autrefois on considérait l'anneau de Gygès comme quelque chose de merveilleux, que c'était une grande chance pour elle de devenir invisible pendant quelque temps, cela ne la consolait pas, elle continuait à pleurer en disant que c'est épouvantable d'être invisible dans le monde, de ne pas être vu ni entendu par les autres : quand on a la manie d'être secouru, d'être aimé, quand on veut tout le temps que les autres vous assistent en quelque sorte, comment donc pourraient-ils le faire puisqu'ils ne vous voient pas, puisqu'ils ne vous distinguent même pas dans le monde ? On souffre énormément de ce sentiment d'éloignement de soi-même et d'absence d'intérêt de sa propre personnalité.

Bien entendu, des formes plus avancées existent perpétuellement et sont plus caractéristiques des véritables maladies. De même que les autres hommes paraissent des machines, nous paraissons à nos propres yeux une machine. Nous ne sommes qu'un automate, ce n'est pas nous qui marchons, ce sont des ficelles qui nous font remuer les bras ou les jambes, nous font agir. Vous connaissez tous cette description ; elle est des plus intéressantes.

J'ai vu un cas que je trouve assez exceptionnel de ce sentiment d'automatisme personnel, de ce sentiment d'irréalité de notre liberté, devenu systématique, s'appliquant à une action particulière. Il s'agissait d'un homme dont le métier était d'être contremaître dans une usine et de s'adresser aux ouvriers. Cet homme d'une quarantaine d'années, à la suite d'un accident qu'il décrit lui-même et qui n'est peut-être pas vrai, qui aurait consisté en une inondation de la tête par l'eau froide, prétend qu'il a éprouvé sans interruption pendant plus d'un an un sentiment très bizarre qui le troublait profondément. Il avait perdu la possession de sa propre parole, mais n'avait perdu que cela. Quand il mangeait, quand il marchait, quand il remuait les bras, il consentait à dire : « C'est bien moi qui remue la main droite, c'est bien moi qui marche ». Mais quand il parlait, il soutenait toujours que sa parole lui échappait comme quelque chose qui ne venait pas de lui, mais qui venait d'une autre personne.

J'ai éprouvé la nécessité, dans différents ouvrages que vous pourrez parcourir à ce propos, de discuter ce cas, et j'ai cherché longuement dans le laboratoire, par des études presque toujours un peu inutiles, s'il n'y avait pas dans la parole de cet homme et dans l'opinion de sa parole, quelque chose de particulier qui justifiait ce sentiment d'automatisme.

J'ai soutenu, il y a une quinzaine d'années, qu'on pouvait, dans le laboratoire, constater chez cet homme un retard dans la réaction auditive. Tandis que la réaction auditive normale présente tant de millièmes de seconde, chez lui, la réaction auditive était toujours beaucoup plus longue et j'avais imaginé avec un peu de complications l'explication suivante. Ce retard de la réaction auditive ne nous trouble guère quand il s'agit des autres, parce que nous n'avons rien qui nous avertisse exactement du moment où ils ont parlé. Nous entendons leur parole avec un certain retard dont nous ne nous rendons pas compte. Tandis que, quand il s'agit de notre propre parole, nous avons à la fois le point de départ de la parole et l'audition de cette parole ; nous sentons dans les muscles de la langue et du gosier le point de départ de la parole et nous l'entendons ensuite. Quand il y a un retard de ce genre, l'individu peut se rendre compte de ce retard et trouver sa propre parole bizarre.

Il est possible que cela ait joué un cetain petit rôle. Je crois aujourd'hui que les choses sont plus simples que cela. Nous avons affaire à un homme qui est un grand timide. Ce grand timide a toujours souffert de sa profession qui le force, comme contremaître, à parler aux ouvriers, à leur transmettre les ordres, à les réprimander, à agir sur eux par la parole. Il a horreur de cela, ils souffre de ce travail, il le trouve extrêmement pénible : chez lui, la fonction faible, c'est la parole aux ouvriers, c'est la parole sociale. Quand il y a affaiblissement de la personnalité et dépression qui devrait être générale, cette dépression porte sur un point particulier, sur une action plus faible que les autres et détermine un sentiment d'automatisme de la parole.

Vous voyez donc que différentes fonctions deviennent pour ainsi dire étrangères à nous, et il ne faut pas être bien surpris de ces délires qui étonnaient tellement autrefois, qui jouent un rôle dans les premiers livres de Ribot, pour lesquels il manifeste de l'étonnement, le délire de la mort.

Ribot signale avec étonnement un individu d'un hôpital quelconque qui soutenait être mort à la bataille de Marengo et n'être pas ressuscité depuis, et que le père Lambert que l'on voyait n'était plus que le cadavre de l'ancien père Lambert qui vivait il y a des années. Ribot ne comprend pas tout à fait bien ce sentiment, assez fréquent en réalité. Bien des individus se sentent morts, se conduisent vis-à-vis d'eux-mêmes comme des morts.

Tous ces sentiments du vide reposent sur un même et unique point de départ. C'est toujours le rétrécissement de l'esprit, la paresse de l'esprit qui se borne à des fonctions primaires élémentaires, et qui n'y ajoute pas de ces actions complémentaires qui sont l'origine des sentiments. Non seulement nous agissons, non seulement nous parlons et nous marchons, mais à chaque action que nous faisons, nous devons ajouter un commentaire qui est un effort, qui est un intérêt. Nous devons faire effort pour faire ce que nous faisons, et, en même temps que nous faisons effort, nous devons surveiller ce que nous faisons, nous devons être capables de nous reposer, de nous arrêter, de sentir la fatigue, de sentir les succès, les insuccès, les joies et les tristesses.

Représentez-vous un esprit sec qui n'a plus que sa propre action et ne fait plus aucune espèce d'action secondaire et vous aurez tous ces sentiments du vide dans votre propre personnalité.

Ce qui est singulier, c'est que le trouble peut aller beaucoup plus loin. De même qu'il a de l'indifférence pour lui-même, le malade peut, quoique cela paraisse étonnant et assez surprenant, avoir de la haine pour lui-même. Il n'est pas du tout général que nous nous aimions tant que cela. Nous ne nous aimons pas toujours et, malheureusement pour nous, il y a des moments où nous ne nous aimons pas du tout, où nous nous haïssons nous-mêmes et la haine pour soi-même, le dégoût de soi-même est un phénomène caractéristique de toute une grande classe de malades. C'est le phénomène caractéristique des mélancoliques. Le délire mélancolique et l'état d'esprit mélancolique, c'est cet état d'esprit non seulement d'indifférence mais de mépris et de haine pour soi-même.

J'avais essayé d'employer un mot un peu forgé pour caractériser les sentiments des mélancoliques. Ces sentiments ne sont pas tout à fait les mêmes que les sentiments de ces affaiblis qui ont le sentiment du vide. Pour ceux-ci, on peut employer le mot de dévalorisation : les choses ont perdu leur valeur. Comme disent beaucoup de ces malades, il n'y a plus rien de joli, d'intéressant dans le monde, tout est insignifiant. Au contraire, pour les mélancoliques, les choses ne sont pas insignifiantes, elles ne sont pas indifférentes, elles sont carrément laides, elles sont répugnantes, elles sont mauvaises, elles sont dangereuses. Tout se présente à l'esprit du mélancolique sous la forme d'une catastrophe, d'une chose abominable, et le mélancolique a les mêmes sentiments vis-à-vis de lui-même. Il a non seulement de la dévalorisation, mais il a en quelque sorte la péjoration de soi-même. Le mélancolique se juge mal, il s'estime mal, et vous verrez très souvent de ces personnes qu'on considère comme tristes au cours de la vie, qui ont pour elles-mêmes des sentiments de mépris.

Voici quelques phrases que j'emprunte à des malades qui se

déclarent eux-mêmes criminels et dégoûtants : « Je suis dégoûté d'être abaissé, d'être devenu sale et fou. Je ne suis qu'un individu sale, je suis lâche, vil et criminel ». « Je suis assassine » répétait une pauvre jeune femme. « Je suis un criminel prédestiné, un être phénoménal, monstrueux, ce qui m'afflige le plus, ce n'est pas que les autres me traitent d'inverti sexuel, qu'ils crachent sur mon passage, mais c'est de sentir qu'ils ont raison de faire ainsi... C'est odieux pour un officier d'être devenu antireligieux et antimilitariste. Je suis honteux de mes galons, etc. ».

C'est la péjoration de soi-même, la haine pour soi-même. Ces individus éprouvent quand il s'agit d'eux-mêmes un sentiment d'échec perpétuel. Rien de ce qu'ils font ne réussit et par conséquent leurs actions sont mauvaises, elles sont facilement honteuses, criminelles, dangereuses et par conséquent il faut les supprimer. C'est pourquoi d'ailleurs vous observez la conclusion caractéristique chez le mélancolique. C'est le fameux symptôme du négativisme. Ces malades suppriment les actions, luttent pour ne rien faire parce que tout ce qu'ils font est mauvais, dangereux ; il vaut mieux ne pas bouger, le négativisme devient complet. Il y a cependant une action qui subsiste chez ces individus qui se détestent eux-mêmes, et une action malheureusement bien dangereuse, un fait psychologique de premier ordre, très intéressant, c'est le phénomène du suicide.

Il y a des hommes qui se tuent. On a fait sur ce point bien des études et même des statistiques. Vous vous rappelez en particulier le livre intéressant de Durkheim, en 1907, auquel nous allons avoir à faire allusion, dans lequel il a étudié assez longuement les statistiques du suicide.

Dans toutes les sociétés, dans toutes les civilisations, il y a des individus qui se tuent eux-mêmes ; il suppriment leur propre vie. Je dis que, psychologiquement, c'est là un fait bien étrange. Il est bien curieux que l'être vivant se détruise lui-même. Une des tendances fondamentales, c'est le désir de vivre. Tous les phénomènes psychologiques, toutes les actions, depuis la première jusqu'à la dernière, sont déterminées par le souci du maintien de la vie. En somme, si l'individu mange, s'il a des excrétions, c'est parce qu'il veut vivre. S'il ne veut pas vivre, il n'y a aucune raison pour rien faire du tout. Il n'y a pas un seul de ses mouvements qui ne soit déterminé par le désir de vivre.

Que vient faire, au milieu de cette vie commune aux animaux et aux hommes, cette action du suicide, cette destruction de soi-même ? Cela suppose un bien singulier renversement des lois ordinaires de la conduite. Le livre de Durkheim sur ce point renferme des faits curieux. Il ne me satisfait pas tout à fait.

Comme beaucoup d'ouvrages sociologiques, il est fondé sur une méthode pour laquelle je n'éprouve qu'une sympathie très limitée, c'est la méthode des statistiques. En somme tout ce livre est monté sur certains documents que donnent les préfectures ou les journaux : les statistiques des différents événements qui se sont passés dans telle situation, dans telle ville.

Est-ce que cette méthode d'observation scientifique est bien rigoureuse ? Il faut énormément se défier des statistiques, en particulier des statistiques officielles. Les statistiques officielles sont faites à la hâte, n'importe comment, par des employés subalternes et les faits ne sont pas analysés avec précision, chacun d'eux isolément, et ils ne sont pas certains.

Regardez simplement la statistique de mortalité de la ville de Paris et voyez le nombre de pneumonies ou le nombre d'hémorragies cérébrales. C'est presque toujours faux car les diagnostics sont très douteux. De plus, ces statistiques sont faites avec les diagnostics des hôpitaux et, dans les hôpitaux, il y a des traditions. On donne à la police, pour laquelle on n'a qu'un respect très limité, des papiers qui sont toujours les mêmes. On dit toujours qu'un individu est mort de fièvre ; on met le mot « fièvre », qu'il soit arrivé n'importe quoi. Avec ces documents-là, on bâtit les statistiques. Cela est surtout vrai quand il s'agit du phénomène du suicide. Croyez-vous que les suicides qui se passent dans Paris soient déclarés par le médecin à la police ? Est-ce que le médecin va écrire exactement ce diagnostic-là ? Mais la famille serait furieuse, elle le renverrait immédiatement. Pour ne pas déplaire à la famille, il fera mourir le suicidé de pneumonie ; c'est très facile et cela se fait neuf fois sur dix. Il est excessivement rare qu'il y ait un diagnostic de suicide.

Par conséquent, je crains que ces statistiques — et ce que je vous dis à leur propos est vrai dans tous les pays et dans toutes les situations — n'aient pas grande signification. Quand je vois Durkheim nous démontrer que certaines religions sont propres au suicide, que certaines autres ne le sont pas, quand il nous démontre par exemple que la religion protestante et la religion israélite sont bien plus propres au suicide que la religion catholique et quand il essaie d'édifier des théories sur ce point, je crains qu'il ne s'appuie sur des chiffres qui ne signifient pas grand'chose. Voilà donc une première difficulté.

En outre, je n'aime pas beaucoup la conception même que Durkheim donne de l'acte du suicide. L'acte du suicide, pour lui, c'est une mort qui est déterminée par une conduite de l'individu quelle qu'elle soit, n'importe laquelle, et il nous donne tout un premier groupe, toute une première partie du livre sur les suicides généreux, les suicides altruistes.

Alors un soldat qui partirait à la bataille et qui, par là même s'exposerait aux obus et aux balles, ferait un suicide ? Pour Durkheim, c'est bien un suicide, il l'appelle de ce nom et il le discute dans les statistiques.

Je crois que c'est une grave erreur psychologique. Un acte de ce genre n'a rien à voir avec un suicide. Ce qui caractérise une action, ce n'est pas brutalement le fait même de remuer le bras droit ou le bras gauche. Ce qui caractérise une action, c'est l'intention, c'est le terme vers lequel l'action se dirige, c'est l'acte complet dont on a le schéma dans l'esprit, comme je vous le disais à propos des actes perceptifs. Pour qu'il y ait suicide, il faut que l'individu cherche sa mort et qu'il la cherche en elle-même, qu'il ne cherche pas autre chose.

Or, l'individu qui se dévoue à une noble cause, qui essaie de sauver ses semblables, ne pense pas du tout à mourir lui-même. C'est une conséquence peut-être inévitable de son acte, mais une conséquence qu'il n'entrevoit pas. Ce n'est pas pour cette conséquence qu'il fait l'action et même, s'il se représentait bien cette conséquence, peut-être n'agirait-il pas. En réalité, il fait l'action pour sauver son semblable, il va au combat pour défendre son pays. C'est une action qui n'a rien à voir avec le suicide proprement dit.

Par conséquent, toutes les argumentations qui sont fondées sur ces suicides altruistes dérangent absolument l'équilibre des choses.

En outre, il y a encore une critique qui me gêne. L'auteur n'aime pas beaucoup les observations médicales. Il a raison d'ailleurs, elles sont très souvent mauvaises. Il ne veut pas que l'on parle de pathologie dans les suicides et il ne veut pas tenir compte des maladies mentales.

Son argumentation paraît un peu puérile. Il prend des statistiques dans les asiles d'aliénés et il montre que, relativement aux aliénés pris dans leur ensemble, il n'y a pas plus de suicides que chez les individus bien portants. Il prend l'aliénation en bloc comme un ensemble de tous les troubles mentaux et il constate que certains troubles mentaux ne conduisent pas du tout au suicide. Mais cela ne supprime pas l'observation différente qui est bien plus importante, si l'on tient compte des cas individuels, si on s'occupe des individus et non pas des statistiques.

Toutes les observations de suicide se rapportent à des individus dans un état de trouble mental très grave et très caractéristique. Il y a une maladie mentale différente des autres, qui ne se confond pas avec elles et qui est par excellence la maladie du suicide. C'est le délire mélancolique. Il y a des mélancoliques soit passagers, soit aigus, soit chroniques, qui ont perpétuellement la tendance au suicide, et cela existe malheureusement même dans des familles et peut être héréditaire.

J'ai eu l'occasion, dans « De l'Angoisse à l'Extase », d'étudier une famille extrêmement curieuse dans laquelle le père s'est suicidé, la fille aussi, et le fils qui vivait encore au moment de l'observation, était atteint au suprême degré de la manie du suicide. Il a d'ailleurs fini par le réaliser avec une certaine perfection et une précision remarquable. Cet individu, pendant dix ans, a lutté contre l'obsession du suicide.

Le délire anxieux du suicide, est, lui aussi, extrêmement curieux à observer. Les individus qui en sont atteints ne présentent pas du tout l'attitude et l'égoïsme ordinaires des hommes. Les hommes se représentent toujours leur existence future comme une existence d'actions et d'actions plus ou moins agréables. Ils auront des plaisirs dans l'avenir et la représentation de la mort ne leur plait pas du tout.

J'ai eu l'occasion de décrire l'état d'un homme qui entrevoyait sa mort prochaine. Cet homme passait ses jours et ses nuits à jouir de la représentation de ses derniers moments ; il les trouvait charmants : il serait entouré par sa famille qui, à ce moment-là, aurait des remords. Il avait la manie d'être aimé et croyait qu'on n'avait pas assez d'indulgence et d'affection pour lui, et il disait qu'en le voyant mourir, sa famille regretterait de ne pas avoir été meilleure pour lui et il s'en réjouissait. Il s'imaginait avec volupté son corps dans la terre. C'était particulièrement agréable. Il est resté dans cette contemplation pendant des années et il a fini d'ailleurs par se tuer.

Il y a donc une disposition pathologique de l'esprit qui tend vers la suppression de l'individu, qui est le contraire des phénomènes d'égoïsme. Cette disposition d'esprit n'a pas d'autre traduction que celle-ci : c'est la haine de soi-même et de sa propre existence. On veut se supprimer soi-même comme on veut supprimer un ennemi.

Dans la dernière leçon, à propos de la haine, je vous parlais de ce phénomène de la mort. Les hommes ont appris ce que c'est que la mort. Ils ont compris que la mort les débarrasse de toute espèce d'actions. Un individu déterminé n'est vivant que par les innombrables obligations qui nous lient à lui, par tout ce que nous avons à faire vis-à-vis de lui, en le rencontrant, en lui parlant, en lui écrivant. La mort de cet individu est une simplification énorme dans notre existence. Elle supprime bien des difficultés et d'ailleurs les hommes ont inventé une conduite spéciale, la conduite de la mort qui est précisément cette conduite de simplification de toutes les actions sociales.

Peu à peu, ils ont également compris que, cette situation agréable d'être débarrassé d'un individu vivant par la mort, ils peuvent la faire eux-mêmes. En un mot, il n'y a pas seulement une psychologie de la mort ; comme disait le psychologue italien Ferrero, il y a une psychologie de l'acte de tuer.

L'acte de tuer a d'abord été fait au hasard comme une espèce de mauvaise affaire qui résultait de la défense et de l'attaque, puis il a été compris et compris intelligemment. En tuant quelqu'un on se débarrasse de ses actions innombrables et des ennuis qu'il nous cause.

Ces idées sur la mort ont été peu à peu appliquées à nous-mêmes. Supposez que toutes nos conduites nous soient devenues odieuses. Tout ce que nous avons à faire est, pour nous, non seulement pénible, mais criminel, mais dangereux. Toutes nos actions sont des actions abominables que nous voulons fuir le plus que nous pouvons. Nous cherchons à les supprimer par toutes sortes de procédés, le négativisme, le refus, la résistance et l'inversion des actes. Mais nous ne pouvons pas les supprimer entièrement, et alors arrive dans l'esprit, par l'automatisme même de la pensée, cette idée : « Si j'étais mort, je n'aurais vis-à-vis de moi aucune des obligations que l'on a vis-à-vis d'un homme qui est vivant. Ma propre mort me débarrasserait de mes obligations vis-à-vis de moi-même et de toute espèce d'action .» De même que l'on souhaitait la mort d'un ennemi, on souhaite la mort de soi-même, et on cherche à obtenir la mort de soi-même.

Sans doute, cette crise d'angoisse mélancolique peut avoir évolué de bien des façons différentes. Mais c'est toujours un fait pathologique, remarque déjà faite au temps d'Esquirol et qui est encore aujourd'hui très exacte.

Il n'en reste pas moins vrai que ces sentiments d'indifférence vis-à-vis de soi-même et de haine de soi-même ne pourraient pas se généraliser. Ces sentiments, s'ils existaient chez la majorité des hommes auraient des conséquences lamentables. Tous les hommes se couperaient le cou chacun réciproquement ou à soi-même et l'humanité disparaîtrait.

Dans l'évolution des êtres vivants, il a bien fallu que des sentiments inverses se soient développés, rien que pour amener la conservation de la vie, et c'est pourquoi, chez la majorité des êtres, dans les états de santé normale, se sont développés des sentiments inverses, les sentiments d'amour pour soi-même. Au pint de vue moral, on déplore l'égoïsme, on en fait une mauvaise conduite morale, on dit qu'il faut lutter contre lui, qu'il faut le supprimer. C'est possible quand il s'agit de certaines formes particulières, lorsqu'on arrive à un développement plus élevé de l'humanité, quand on essaie de dépasser la conduite de l'égoïsme, sans la supprimer d'ailleurs, en la laissant au-dessous. Mais l'égoïsme ne doit pas être considéré uniquement au point de vue moral. L'égoïsme, au point de vue psychologique, est une qualité, une vertu très importante. Il est absolument nécessaire que les hommes s'aiment eux-mêmes, car s'ils ne s'aimaient pas eux-mêmes, ils ne vivraient pas, ils ne continueraient pas à vivre.

Cet amour de soi-même se présente sous les deux formes qui caractérisent toute espèce d'amour. Nous avons dit que l'amour, c'était l'addition aux actes que nous sommes amenés à faire, de certains sentiments, le sentiment primitif de l'effort, et le sentiment plus important du succès, de la terminaison heureuse et de la joie. Aimer quelqu'un ce n'est pas autre chose que s'intéresser à lui, que d'ajouter un effort personnel à tout ce que nous faisons vis-à-vis de lui.

Le type de ces phénomènes est bien simple, c'est la conduite de la mère vis-à-vis du tout petit enfant. La mère fait des actions qui sont assez mal déterminées, qui sont à la fois des actions personnelles et des actions sociales. En somme, quand elle soigne le petit enfant, c'est presque elle-même qu'elle soigne et, pour les soins qu'elle donne, elle a des sentiments de joie. Elle ne parle pas de l'enfant sans une fierté amusante ; elle exhibe ses qualités, elle triomphe de tout ce qu'il fait, de tout ce qu'il dit. Il semble qu'elle se confonde avec lui et qu'elle prenne pour des succès personnels les succès de l'enfant.

Il y a donc là un sentiment de triomphe et de joie qui s'ajoute à toutes les conduites sociales.

L'égoïsme n'est pas autre chose qu'une certaine disposition, d'abord à ajouter un effort à toutes les actions que nous faisons, à toutes les actions qui ont pour caractère la personnalité. Les actions caractérisées par la personnalité sont celles qui se rapportent au corps propre dont nous parlions au commencement de ce cours, à toutes les régulations des actions de ce corps. Il y a un phénomène d'effort qui s'ajoute à tout ce qui nous concerne. Du moment qu'il s'agit de nous, nous faisons mieux l'action que s'il ne s'agissait pas de nous ; nous la faisons avec intérêt.

Il y a aussi un sentiment de joie et une sorte de sentiment de triomphe dans toute action personnelle. Ces sentiments de joie et de triomphe peuvent s'ajouter à l'action que nous faisons et à l'action que nous allons faire. Beaucoup d'individus ne se représentent jamais une action future sans se figurer qu'elle sera merveilleuse, qu'elle sera très agréable pour eux, qu'elle va leur rapporter une foule de succès. C'est la forme de l'égoïsme qu'on appelle l'orgueil, l'ambition.

Tout individu doit être orgueilleux. S'il ne l'était pas, il n'agirait pas car il ne se représenterait pas l'action future comme digne d'être faite ; il n'y ajouterait ni intérêt, ni joie. Il faut qu'il y ajoute de la joie.

Cette conduite de l'égoïsme se développe donc très primitivement ;

elle se développe en même temps que les conduites sociales d'intérêt pour les autres hommes, et les conduites d'affection, les conduites d'amour ainsi que les conduites de haine. Au commencement de la vie, cet égoïsme n'a cessé de croître, au moins pendant un certain temps, car je suis persuadé que toutes les fonctions psychologiques, comme tout ce qui existe dans le monde, sont des choses transitoires. Tout passe, nous assistons à une évolution perpétuelle des choses ; il n'y a pas un seul fait psychologique qui soit éternel.

Dans l'ouvrage dont je vous parlais, dans mon dernier livre, j'ai soutenu à la fin une thèse qui paraîtra bien paradoxale, la thèse que les sentiments eux-mêmes disparaissent au cours de l'évolution de l'humanité, que l'humanité n'aura pas toujours des sentiments d'effort, d'intérêt, de joie et de tristesse, et qu'il y aura une humanité qui vivra aussi bien et qui se passera des sentiments.

Il en est de même de l'égoïsme. L'égoïsme a eu une période d'ascension, il a grandi. Puis, dans les fonctions psychologiques supérieures, l'égoïsme diminue. Qui sait s'il n'arrivera pas un jour à disparaître presque totalement et si l'humanité ne vivra pas tout à fait autrement. Mais avant d'arriver à cette période, n'oublions pas que l'égoïsme a grandi par la réflexion qui s'y est ajoutée. Non seulement les hommes ont agi en se préoccupant de ce qu'ils faisaient avec effort et avec joie, mais ils ont remarqué l'importance de cette joie. Ils ont remarqué qu'une action faite avec égoïsme avait des bénéfices, réussissait mieux qu'une action indifférente et ils ont inventé l'intérêt.

Vous savez l'importance du mot intérêt. Pendant toute une période d'une cinquantaine d'années, la philosophie a voulu fonder à peu près toutes les idées morales et toutes les idées métaphysiques sur l'intérêt personnel, comme si cet intérêt était une chose fondamentale. Vous vous rappelez les morales de Bentham, de Stuart Mill et toutes les discussions qui ont eu lieu à ce propos. Ces discussions me paraissent un peu futiles, un peu exagérées. En réalité, les morales sont antérieures aux intérêts ; elles sont nées beaucoup plus simplement, elles sont nées toutes les fois qu'il y a eu une vie sociale. Il n'y a pas de vie sociale sans qu'il y ait collaboration, et la collaboration n'existe pas sans que l'un s'astreigne à faire une partie de l'action et l'autre la seconde partie. Le règlement des actions, leur division, la collaboration existent depuis le commencement des actions sociales. La collaboration s'est développée avec les religions et les religions ont existé dès le début de la pensée humaine et dès le début des sentiments sociaux. Les morales sont des constructions primitives.

L'intérêt est au contraire une pensée tardive et il n'est pas possible qu'on explique par le calcul des intérêts des conduites aussi élémentaires. Mais il n'en est pas moins vrai que l'intérêt, lorsqu'il a été conçu et réfléchi par les hommes, est devenu un point de départ d'actions nouvelles très important. C'est à ce moment que l'intérêt s'est opposé au dévouement. C'est à ce moment que l'égoïsme s'est opposé à l'altruisme. Quand l'égoïsme a grandi de plus en plus, qu'il est devenu tellement considérable, il s'est opposé aux actions dans lesquelles il ne jouait aucun rôle. Il y a des conduites d'affection pour les autres qui ne comportent pas d'intérêt et de joie égoïstes. L'égoïsme s'y est opposé.

Il y a donc une période d'exagération de l'égoïsme. Cette exagération est très intéressante à comprendre car, précisément, elle nous donne la clé de ces phénomènes d'amour pour soi-même.

Une chose frappante, c'est que l'égoïsme se développe chez les individus qui commencent à être affaiblis. Un individu qui perd ses forces, qui s'affaiblit mentalement, devient par là-même beaucoup plus égoïste. Chez les grands épuisés, on est frappé d'un égoïsme qui finit par être comique, ridicule. Il y a de ces personnes qui, véritablement, ne veulent écouter aucun mot qui n'ait pas directement rapport à eux. Tous les mots qui ont rapport à quelque chose d'autre sont non seulement indifférents, mais sont repoussés ; elles ne veulent pas les entendre. Il y a un égoïsme énorme qui est développé par la faiblesse du sujet.

Au commencement, cet égoïsme est dissimulé et il y a à ce propos une forme d'égoïsme que je vous signale et qui est particulièrement amusante, c'est l'égoïsme de famille, de secte, de groupe, de classe. Des individus ne peuvent avoir de sentiments que pour un groupe restreint. Des femmes en particulier ne peuvent s'intéresser qu'à leur mari et à leurs enfants ; tout ce qui est en dehors du mari et des enfants n'existe absolument pas ; elles ne peuvent écouter qu'avec peine et politesse quand on parle des autres ; elles ne reprennent d'intérêt que quand il s'agit des leurs. C'est ce qui se passe pour les familles, pour les sectes, qu'il s'agisse de sectes politiques ou religieuses.

L'égoïsme de la secte est un phénomène très intéressant. C'est une manière de dissimuler l'égoïsme personnel en disant qu'on aime un groupe dont on fait soi-même partie et dont on profite. Cet égoïsme a toujours la même cause : un affaiblissement mental. C'est que, quand il s'agit de soi-même, l'objet est plus restreint. James disait autrefois : « On se connaît soi-même infiniment mieux qu'on ne connaît les autres ». N'exagérons pas, ce n'est pas toujours vrai, mais enfin, soi-même, c'est quelque chose de plus petit, de plus étroit. La famille, c'est plus étroit que les familles des autres et, quand l'esprit est fatigué, il ne peut avoir ces sentiments surajoutés que pour des groupes étroits.

C'est ainsi que l'égoïsme, après avoir commenecé petitement, après avoir grandi d'une manière utile, finit par devenir exagéré et dangereux dans les cas d'affaiblissement de l'esprit.

Nous avons maintenant entre les mains, les éléments de la formation de la personnalité.

Dans la prochaine leçon, nous ferons quelques réflexions plus intellectuelles sur le problème de l'individu, sur les actes d'individuation.

XII. — L'INDIVIDUATION

Nous avons aujourd'hui, à propos du groupe et de l'individu, une leçon qui me paraît un peu plus abstraite et un peu plus difficile peut-être qu'à l'ordinaire. J'en suis fâché parce qu'au fond cette difficulté vient évidemment de notre faute. Quand les idées ne s'expriment pas clairement, quand elles ne s'accompagnent pas naturellement d'exemples nombreux qui s'accordent bien avec elle, c'est qu'elles sont encore insuffisamment élaborées ; c'est que nous ne les comprenons pas bien nous-mêmes. Mais il y a dans toutes les sciences des limites et des problèmes encore mal expliqués. Je compte sur vous pour les résoudre d'une manière meilleure.

Il y a, à mon avis, dans les notions de sociologie qui se répandent aujourd'hui de tous les côtés, des ignorances psychologiques étonnantes et, en particulier, les auteurs ne se rendent pas compte des problèmes psychologiques qui se posent au début sur le groupe et sur l'individu.

Nous allons tâcher de vous les indiquer et c'est vous qui résoudrez les questions. D'ailleurs, nous nous consolerons peut-être dans la leçon prochaine en prenant des discussions sur des faits plus concrets et plus simples.

Il y a quelques leçons déjà, j'ai eu l'occasion de vous faire comprendre ce que j'appelle le phénomène de la prise de conscience, le phénomène de la conscienciation, le fait de transformer des conduites relativement simples en conduites conscientes, et j'ai essayé de vous montrer que c'est un perfectionnement psychologique. C'est l'addition à la conduite primitive de certains caractères nouveaux qui la perfectionnent, qui l'adaptent mieux à une situation nouvelle.

Cette conscienciation se présente à propos de toutes les conduites quelles qu'elles soient et par conséquent, elle a dû se présenter un jour, elle s'est présentée autrefois, à propos de ces conduites sociales et de ces conduites d'affection et de haine individuelles qui s'étaient développées simplement pendant longtemps comme des conduites perceptives ordinaires.

La conduite du groupe est au début une conduite sociale tout à fait naturelle, tout à fait simple. Les hommes sont des objets qui se présentent à nous avec des caractères particuliers, ressemblant à notre propre corps, en différant par quelques détails. Or, nous avons des conduites perceptives pour des objets très variés. Par conséquent, nous avons des conduites perceptives vis--vis des hommes. Vous me direz : « Les hommes se présentent avec un caractère embarrassant, c'est leur grand nombre ». Mais j'ai essayé de faire allusion il y a quelques leçons à un caractère des conduites perceptives qui est l'adaptation à la multiplicité. Dans tout le cours de la vie, les animaux sont exposés à rencontrer des objets simples ou des objets multiples et ils font une adaptation vis-à-vis de la multiplicité. Je vous ai rappelé que le chien par exemple lutte contre un loup quand ce loup est tout seul et qu'il se sauve quand il y en a plusieurs. C'est cependant la même perception, mais elle a un caractère de multiplicité.

Il en est de même pour une foule d'objets. Nous mangeons des objets comestibles ; nous trouvons un fruit qui est bon et nous le mangeons. Mais la conduite des hommes et même la conduite des animaux vis-à-vis des fruits n'est pas la même si le fruit est simple, isolé ou s'il y en a une quantité énorme. S'il y a une grande quantité du même fruit, l'acte de les manger se passe un peu autrement ; on ne garde pas toujours le même fruit, on les coupe les uns après les autres, on les jette, on n'en mange que la moitié, on les choisit, on prend celui qui est le plus mûr, le plus savoureux.

Il y a une conduite particulière vis-à-vis de la multiplicité. Cette conduite s'est formée par l'évolution des réflexes depuis la plus haute antiquité. Il est donc tout naturel qu'il se soit formé des conduites sociales. Ces conduites d'ailleurs contiennent déjà un perfectionnement des plus intéressants, je vous l'ai montré : c'est la collaboration.

La collaboration consiste en ce que nous transformons nos actes en n'en faisant plus qu'une seule partie et en faisant faire l'autre partie par les autres. Une action sociale est toujours un acte un peu différent du même acte exécuté isolément.

Il existe donc de nombreuses conduites sociales comme il existe des conduites vis-à-vis de différents objets.

Il existe également des conduites vis-à-vis des individus. Depuis les dernières leçons, j'essaye de vous les montrer de plus en plus : conduites vis-à-vis des objets qui se rattachent à nous plus ou moins directement, conduites sentimentales vis-à-vis des êtres qui nous plaisent, des êtres qui nous déplaisent, qui augmentent ou qui diminuent nos forces.

Nous avons donc des conduites vis-à-vis des hommes en groupe et nous avons des conduites individuelles. Ces conduites sont des conduites perceptives.

Eh bien, il arrive un moment où ces conduites se transforment et où il y a une prise de conscience, prise de conscience du groupe et de l'individu. Vous vous rappelez quelle importance autrefois Durkheim a attaché à cette prise de conscience du groupe. Il avait même imaginé une chose assez bizarre : cette prise de conscience du groupe existait, à son avis, en dehors de l'individu. Il se moquait tout le temps de la psychologie individuelle en disant : « L'individu n'a pas conscience de ce que le groupe lui fait faire ; il n'a pas conscience du groupe. La conscience du groupe est en dehors de l'individu ». Un peu plus, il eût imaginé une âme du groupe. Peut-être y viendra-t-on plus tard, mais il me paraît inutile d'aller si loin. La conscience du groupe est un perfectionnement de l'acte social ordinaire, comme toute espèce de prise de conscience.

L'acte social ou l'acte individuel se sont transformés de manière à donner lieu à ce progrès qu'on appelle une prise de conscience. Comme je vous le disais il y a quelques leçons, cette prise de conscience se fait sous toutes espèces de formes. Tous les progrès psychologiques, toutes les additions, le langage, le raisonnement, le jugement, les livres, les conférences, sont des formes de prises de conscience qui se sont surajoutées à des actes précédents.

Au niveau où nous en sommes qui est encore assez bas, la prise de conscience s'est faite par un perfectionnement assez curieux, par la transformation des actes psychologiques perceptifs en actes intellectuels. Nous arrivons à l'intelligence. La prise de conscience du groupe et de l'individu, c'est à mon avis l'intelligence du groupe et l'intelligence de l'individu.

Ainsi, un peu malgré nous, nous voilà sortis de nos études sur la personnalité et obligés de dire quelques mots sur l'intelligence. Ce n'est pas un problème facile pour les philosophes. Les logiciens, les savants se servent de l'intelligence, en parlent perpétuellement depuis des siècles, mais on ne s'entend pas très bien sur ce qu'est l'intelligence, sur ce qu'on doit appeler un acte proprement intelligent par opposition à un acte qui ne l'est pas.

Il est évident qu'on ne doit — pas plus que la conscience — appliquer l'intelligence à tous les faits psychologiques. Les mêmes difficultés que nous avons notées sur le subconscient réapparaîtraient bien plus graves encore à propos de l'intelligence. Tous les actes possibles ne sont pas intelligents. Quand la pupille se contracte sous l'influence de la lumière, quand la mâchoire se met à mastiquer un objet dans la bouche, ce ne sont pas des actions qu'on doit appeler intelligentes. Le mot intelligence s'applique à certains faits psychologiques, qui ont apparu à une certaine époque et qui se sont développés au cours des siècles, mais qui ont apparu à un moment déterminé et au-dessous desquels les actes ne sont pas intelligents.

Pour prendre un exemple, il y a des conduites sociales qui sont de simples réflexes perceptifs. Voici le loup qui suit la bande. Voici des loups en chasse, qui se divisent en deux bandes pour cerner le gibier : tout cela se fait presque comme des réflexes, c'est tout à fait instinctif. Il n'est guère possible d'appliquer déjà le mot intelligence. L'intelligence vient plus tard.

Mais qu'est-ce que l'intelligence apporte ? En quoi est-ce qu'elle consiste ? A quel moment sommes-nous intelligents ? C'est très difficile à préciser. On ne s'entend pas du tout sur ce point. L'un des efforts les plus intéressants, c'est celui de Bergson quand il prend comme caractère de l'intelligence le fait de se servir d'un outil et nous dit : « Toute conduite qui se fait avec les mains n'est pas encore intelligente. Lorsqu'il y a dans les mains un outil qui est l'intermédiaire entre le corps et l'objet extérieur, il y a une complication et nous sommes dans les actes intellectuels ». C'est assez juste. Dans tous les cas, il y a un effort de préciion qui n'existait pas chez les auteurs précédents, mais ce n'est qu'un cas tout particulier de l'intelligence. On ne peut pas définir toute l'intelligence par l'outil car il y a bien des choses qui ne sont pas des outils, ne fût-ce que la statue, que le portrait, qui est pourtant au suprême degré un acte intellectuel. Il est difficile de tout définir de cette façon, c'est étroit et, en outre, on ne nous dit pas ce qu'il y a d'essentiel dans l'outil pour le rendre intelligent.

Autrefois et pendant des années, nous avons proposé un autre exemple plus simple et sur lequel nous nous sommes longuement arrêtés. Il est bon de le reprendre aujourd'hui, d'autant plus que la question du groupe et de l'individu s'y rattache tout à fait directement.

J'avais analysé en 1914, à propos des actes intellectuels élémentaires, ce que j'appelle d'un mot qui fait image : la conduite du panier de pommes, et je prenais un panier qui contient des pommes comme le type de la construction d'un objet intellectuel. Revenons un peu sur cette notion du panier de pommes qui nous amène directement à la notion du groupe social et de l'individu.

Il existait déjà depuis des siècles et des siècles des conduites que l'on peut appeler la conduite des pommes et la conduite du panier. Les animaux, les singes avaient l'habitude de prendre des pommes et de les manger. Une conduite vis-à-vis des pommes existait donc déjà. Cette conduite n'est pas aussi simple qu'on pourrait le croire, elle est assez compliquée, car la pomme se présente sous différents aspects. Il y a la conduite de la pomme comestible ; prendre la pomme et la manger. Il y a la conduite de la pomme suspendue à l'arbre, qu'il faut aller chercher, ce qui est déjà un travail différent du fait de la manger. Il y a la conduite de la pomme que l'on tient dans la main ; c'est un caractère de la pomme ; (il est des objets qui sont trop grands pour que je les embrasse dans les mains, qui me dépassent, comme une maison, il y a au contraire des objets facilement préhensibles, portatifs). Enfin, la pomme a un caractère très important qui se comprend, c'est d'être un objet plein dans lequel le doigt ne s'enfonce pas, dans lequel on ne peut pas pénétrer sans effraction, sans difficulté particuliere. Vous connaissez ce jeu des petits enfants. De très bonne heure, même quand ils sont encore au berceau, ils cherchent à enfoncer un doigt dans n'importe quoi, une trompette, une boîte, etc. Faire pénétrer la main ou le doigt dans quelque chose est un acte réflexe, primitif et très important. Il y a des objets pénétrables et des objets qui ne le sont pas. La pomme est un objet non pénétrable. Il y a donc des conduites des pommes.

En outre, il y a déjà ces conduites dont je viens de vous parler à propos du groupe, ces conduites de la multiplicité. Les fruits sont capables de présenter, beaucoup plus que d'autres objets, le caractère de l'unité et le caractère de la multiplicité. Un singe qui a faim peut rencontrer une seule pomme sur un arbre. Il aura une conduite vis-à-vis de cette pomme. Il ne s'occupe que de son caractère comestible, plein, portatif, préhensible. Ou bien, il pourra rencontrer un arbre couvert de pommes : il aura la conduite de la multiplicité vis-à-vis de ces pommes.

Toutes ces conduites sont des conduites perceptives et ont les caractères ordinaires des conduites perceptives.

Le panier est également un objet du monde extérieur. Une feuille de bananier, une couverture, n'importe quoi peut servir de panier. une calebasse qu'on trouve creuse peut contenir des objets. Le panier, comme la pomme, provoque déjà des conduites perceptives. C'est un objet en général non comestible, plus grand, mais pas énorme ; il ne se prend pas avec les mains mais avec les bras, il est déjà portatif et il a un grand caractère qui plait aux petits enfants : il est creux.

Cela ne signifie pas qu'on s'en servira tout de suite comme d'un panier. Il y a un vieux roman de Kipling, très amusant, à propos de la calebasse. Un des animaux qu'il représente découvre une calebasse dans l'eau ; il joue avec, il fait toutes sortes de plaisanteries, même celle de la retirer pleine d'eau et de la verser sur la tête de son voisin. Puis il fait des réflexions : « Dire que j'ai été assez bête pour ne pas comprendre qu'on pouvait remplir cette calebasse d'eau et la transporter à la grotte où nous avions toujours soif ! ». Il ne pensait pas au récipient. Il ne voyait de la calebasse que les caractères perceptifs.

Quels sont les caractères de cette conduite perceptive ?

Nous connaissons depuis très longtemps un caractère important que vous avez déjà vu, c'est que ce sont des conduites toujours les mêmes, très réglées, comme des réflexes. Rappelez-vous le tendon rotulien. Frappez-le : il fait son petit mouvement. Mettez dans la bouche un objet comestible ; la bouche fait des mouvements de mastication, d'insalivation et de déglutition dans un ordre donné, toujours le même. C'est un acte compliqué mais qui est systématisé, réglé et invariable, absolument fixe. Cela n'empêche pas cependant que, dans les conduites réflexes, dans les conduites perceptives, il y a eu des progrès au cours des âges.

Il y a des animaux qui ont des conduites perceptives très peu nombreuses, comme la souris, d'autres comme le chat ou comme le singe qui ont des conduites perceptives très nombreuses. On peut s'amuser à dire que les instincts des animaux sont devenus innombrables ; on pourrait en compter des milliers. C'est que les conduites perceptives s'élaborent les unes à la suite des autres. Un nouveau problème se présente qui réclame de nouveaux mouvements, une nouvelle adaptation et la conduite perceptive se construit. Mais la construction d'une conduite perceptive a un grand défaut, exactement comme la construction d'un réflexe : c'est le fait d'une très longue et très lente métamorphose des organes. La conduite d'un réflexe nouveau s'est élaborée au travers de milliers de générations. Une conduite perceptive nouvelle s'élabore au milieu de bien d'éducations des petits animaux ; elle est très lente à se former, et la difficulté nouvelle devant laquelle ils sont arrêtés ne sera résolue que dans un siècle. Pendant ce temps, ils sont obligés d'être exposés au danger. Il faudrait faire une découverte qui transforme les conduites perceptives assez rapidement, qui les adapte les unes aux autres.

Voici un cas, qui précisément se rattache à notre exemple des pommes et du panier, dans lequel le problème s'est posé. Il s'est posé aux premiers sauvages — je ne dis pas aux premiers animaux. Les animaux n'ont pas résolu le problème et ne le comprennent pas. Ce problème, c'est le fait d'avoir à transporter des pommes nombreuses. L'animal est habitué à la multiplicité des pommes ; il a des conduites vis-à-vis de pommes nombreuses (nous venons d'en parler) ; il a également des conduites de portage pour une pomme unique ; il sait la tenir dans sa main, la porter.

Mais supposez ce problème : il rencontre un arbre chargé de fruits ; il sait que sa tribu, non loin de lui, meurt de faim et a besoin, non pas d'une seule pomme que lui peut manger, mais d'un grand nombre. Il y a un désir, si vous voulez une aspiration vers le transport de pommes nombreuses. C'est un petit problème pour nous ; cela nous paraît simple. Ce problème a dû être colossal au début de l'humanité. La preuve en est, c'est que les animaux ne savent pas du tout le résoudre et n'en ont pas l'idée.

Vous pouvez vous en rendre compte par l'expérience amusante du chien qui rapporte un objet. On a facilement dressé un chien à rapporter une balle. Le chien aime cet exercice, il l'apprend très bien et le fait très bien. On lui jette une balle, il court après, il est enchanté de la prendre et de la rapporter, il comprend cela. Vous allez lui jouer un abominable tour : au lieu de jeter une balle, vous en jetez à la fois une dizaine devant lui. Il est absolument désorienté, il ne sait pas du tout ce qu'on veut. Il prend une balle, fait deux pas, la jette, il en prend une autre et ainsi indéfiniment. Il finit par être ennuyé de cet exercice qu'il ne comprend pas et ne rapporte rien.

Les tout petits enfants sont de même, ils ne savent pas rapporter plusieurs objets ; ils essaient de les empiler dans leurs mains, contre leur poitrine ; quand les objets tombent, tant pis ; ils ne savent pas les réunir, et même, si vous leur offrez à côté un panier, ils ne savent pas s'en servir.

Il a fallu bien du temps pour que des hommes primitifs de génie, qui ont fait des inventions aussi formidables que celle du feu, en soient arrivés à l'invention du panier.

En quoi consiste donc psychologiquement cette invention du panier ?

Cette invention du panier me paraît consister dans ce fait, c'est que les deux conduites — la conduite des pommes et la conduite du panier — sont conservées toutes les deux. Le réflexe des pommes et le réflexe du panier existent et on les garde tous les deux. Au lieu de les faire à la fois — ce qui est impossible, puisque nos actes réflexes ne peuvent se faire simultanément pour deux actions différentes, — on les combine et on fait une action qui est intermédiaire, qui tient à moitié de la conduite du panier, à moitié à la conduite des pommes. On se préoccupe des deux, on fait les deux à la fois.

Cette combinaison a un caractère extrêmement curieux, c'est qu'elle n'est pas fixe, tandis que tous les réflexes et tous les actes perceptifs et instinctifs sont fixes, sont les mêmes dans toutes les circonstances.

Ces conduites nouvelles sont éminemment variables parce qu'il y a deux termes, deux objets, deux actes primitifs et tantôt on se rapproche plus de l'un, tantôt on se rapproche plus de l'autre. A une extrémité de la conduite, on ne s'occupe presque entièrement que du panier et très peu des pommes, mais un peu tout de même. A l'autre extrémité, on s'occupe énormément des pommes et presque pas du panier, mais ici encore, on pense un peu à lui. C'est pourquoi ces conduites nouvelles vont avoir un singulier caractère, sur lequel nous avons longuement insisté car il est le point de départ de bien des questions logiques qui arrivent postérieurement, toutes ces conduites sont des conduites doubles, non seulement par leur composition puisqu'elles contiennent deux actes réunis en un, mais doubles parce qu'elles peuvent être faites de deux manières différentes, tantôt en se préoccupant uniquement des pommes, tantôt en se préoccupant uniquement du panier.

Nous avons d'ailleurs des noms pour désigner ces deux conduites relatives aux pommes et au panier. Ce qu'il y a de propre à cette invention géniale, c'est l'acte de remplir le panier et l'acte de le vider. Voilà ce qui est spécial, ce qui n'appartient ni à la conduite des pommes, ni à la conduite du panier, mais ce qui appartient aux deux.

Dans le premier acte — remplir le panier et le porter plein — on tient surtout compte du panier. La conduite du panier reste essentielle : objet creux, objet transportable, objet grand, etc. C'est l'acte dont on se préoccupe ; mais on pense aux pommes car, en somme, on porte le panier pour plus tard manger les pommes ; on pense un peu aux pommes mais beaucoup au panier.

Arrivé au terme du voyage, on vide le panier, c'est-à-dire qu'on retire les pommes du panier et qu'on se préoccupe des pommes. A ce moment-là, on va songer à les manger tandis que précédemment, on n'y songeait pas du tout. Les pommes, objets petits, objets nombreux, objets comestibles, sont retirées du panier et le panier devient un peu insignifiant, on ne se préoccupe plus que des pommes. Le panier perd pour nous son intérêt ; cependant, tant que nous avons la conduite intelligente, nous nous préoccupons de ce fait que les pommes viennent du panier, nous travaillons à les en sortir, nous cherchons s'il n'en reste pas encore une. En un mot, il y a encore la préoccupation du panier.

Les conduites intellectuelles deviennent donc dans la vie une nouvelle manière de s'adapter aux choses. Au lieu de réagir brutalement par une conduite perceptive déjà organisée dans le corps, qui est toujours la même, systématiquement, on évoque deux conduites et non pas une seule.

Cela est rare, car en général, comme disait le physiologiste Sherrington, les nerfs n'acceptent pas les deux actions. Il y a ce qu'il appelle une voie commune qui doit ne servir qu'à un acte. Ici nous avons deux actions et nous les réunissons dans la mesure où elles peuvent être réunies. Nous les réunissons par des conduites variables qui se rapprochent tantôt d'une extrémité, tantôt de l'autre. C'est là l'essentiel des conduites intellectuelles. Ce caractère se retrouvera dans toutes sortes de conduites qui ont apparu à la même époque, en particulier dans l'outil dont parlait M. Bergson, dans le portrait, dans la statue. Le portrait et la statue sont des conduites qui mélangent deux conduites élémentaires. Ce sont des conduites vis-à-vis d'une matière inerte, comme la glaise ou comme le papier, et vis-à-vis d'un individu déterminé. Ce sont des intermédiaires entre les deux conduites primitives. On retrouverait le même caractère dans la conduite de la route. Il y a énormément de conduites intellectuelles, intermédiaires et fonctionnelles, qui se développent à ce stade de l'évolution psychologique.

Je crois que nous sommes en présence d'un problème intellectuel quand nous considérons l'individu et le groupe. Depuis quelque temps, nous avons acquis des notions sur les conduites d'ensemble, les conduites sociales faites vis-à-vis du groupe. Nous avons également acquis des notions sur la conduite du corps propre de nos voisins puisqu'il y en a que nous aimons, d'autres que nous détestons, puisque nous avons des conduites particulières propres à l'un ou à l'autre. Cela nous fait deux conduites. Il y a des conduites vis-à-vis de l'ensemble des hommes réunis autour de nous et des conduites vis-à-vis d'un élément particulier de cet ensemble.

L'intelligence va être mise à contribution quand nous aurons des difficultés d'adaptation avec ces deux conduites. Or, ces difficultés d'adaptation vont se présenter à chaque instant. Dans les clans sauvages, on peut avoir besoin de défendre la tribu, dans des circonstances qui n'ont pas été prévues. Par exemple il faut se défendre quand il n'y a personne dans le camp. Il faut alors chercher les individus du camp, les réunir. Il y a des cas où il faudra aller bâtir une nouvelle installation dans des circonstances non prévues.

Autrefois, ces difficultés sociales auraient amené la ruine de la tribu, ou bien la lente invention d'une conduite perceptive, au travers des générations. Les hommes qui ont commencé l'intelligence ont eu des conduites simultanées, d'ensemble, vis-à-vis du groupe, et vis-à-vis de chacun des membres du groupe qui tiennent compte à la fois de l'individu et du groupe, qui les mélangent l'un avec l'autre. C'est évidemment une grande difficulté car ces conduites sont différentes : la conduite vis-à-vis d'un corps propre est une conduite particulière d'affection ou de haine pour un individu. La conduite vis-à-vis du groupe est une collaboration, un ensemble vague et mal déterminé. Il faut les réunir. Il faut tâcher de les combiner et de trouver des actes analogues à l'acte de remplir et de vider le panier de manière à inventer une nouvelle conduite qui sera la conduite du groupe.

Par quels actes peut-on arriver à réunir ces deux notions de l'individu et du groupe ?

Il y a des conduites particulières qui nous sont évoquées précisément par l'exemple du panier. Nous avons dans un camp l'acte de réunir les hommes, de les mettre en groupe quand le groupe n'existe pas, quand il ne s'est pas encore formé. Jusqu'à présent, le groupe s'est fait tout seul, naturellement, probablement par la génération. Il y a eu des naissances d'enfants nombreuses, les enfants sont restés ensemble et cela a fait une assemblée d'individus qui sont réunis par hasard. Les morts et les naissances ont formé le groupe ; ce n'est pas l'homme qui l'a formé. Nous arrivons à une époque où l'homme fait le groupe, où il est obligé de le faire. Il appelle ses concitoyens et il leur dit : « Réunissons-nous », pour une réunion quelconque ; il a formé un groupe. C'est notamment l'invention d'une chose qui est si grave et dont les sociologues parlent tellement, c'est l'invention des cérémonies, des fêtes.

Les fêtes et les groupements n'ont pas toujours existé. Les animaux étaient groupés par des circonstances fortuites, extérieures, qui les poussaient les uns vers les autres, mais ils ne se groupaient pas en s'appelant les uns les autres pour se réunir. Les hommes ont inventé des fêtes, des combats, des défenses communes. En un mot, il y a eu des ordres particuliers qui sont les ordres de convocation. Les hommes se sont appelés les uns les autres et se sont réunis. Une fois réunis, ils ont fait tout ce qu'ils ont voulu, des fêtes quelconques et ils ont constaté que ces fêtes obtenues par leurs réunions n'étaient pas mauvaises, qu'elles fortifiaient la tribu au lieu de l'affaiblir.

Mais les fêtes ne peuvent pas durer indéfiniment. On est obligé d'aller chercher du gibier, d'aller travailler. Il faut dissoudre la réunion et on est arrivé peu à peu à la formule du président d'une assemblée : « Messieurs, le Congrès est clos. » — Allez-vous-en. Séparez-vous les uns des autres. Dispersez-vous de tous les côtés. — A la fin des fêtes sauvages, il a fallu renvoyer les individus, dissoudre le congrès.

Ces deux opérations, réunir le congrès et le dissoudre, sont à mon avis identiques aux deux opérations dont je viens de vous parler : remplir le panier et le vider. Ce sont deux opérations du même genre qui réunissent dans une même conduite la conduite relative au groupe et la conduite relative à l'individu. Tantôt on se préoccupe plus du groupe, tantôt on se préoccupe plus de l'individu, exactement comme pour les pommes et le panier. Dans le fait de convoquer l'assemblée au congrès, on se préoccupe du groupe. De même quand on remplit le panier, on pense au panier. Quand on dissout l'assemblée, quand on renvoie chacun de son côté, on pense davantage à l'individu. Mais, dans les deux cas, la pensée opposée n'est pas supprimée. Pour réunir le groupe, il ne faut pas oublier l'individu car, en somme, le héraut d'armes qui appelle sur la place publique, réclame et cherche les gens qui ne sont pas venus et pour lesquels il a telle tendance affective, d'antipathie ou de sympathie. On se préoccupe de l'individu même quand on fait le groupe et inversement, quand on dissout le groupe, on n'oublie pas tout à fait le groupe. Quand on va à son travail chacun tout seul, même isolément, on porte quelque chose du groupe, la pensée de ce groupe.

Toutes les fois que les hommes ont fait des actes nouveaux, ils ont eu une singulière habitude, ils ont imaginé des objets en rapport avec ces actes. Les objets dans le monde ne sont que des actes extériorisés, transportés au dehors. En réalité, je ne sais pas si le monde se compose d'objets. Le monde a peut-être une texture plus uniforme que nous ne pensons. Il n'est pas prouvé que, dans le monde, il y ait des tables, des chaises qui soient distinctes l'une de l'autre, mais les hommes ont des actes distincts l'un de l'autre parce qu'ils ne peuvent pas tout faire à la fois, leur système nerveux ne s'y prête pas. Les actes ont engendré des objets. Il y a dans le monde des objets différents, parce que nous avons des conduites différentes vis-à-vis des uns et des autres.

Or, nous sommes à une époque où nous avons inventé des conduites nouvelles, ces conduites intellectuelles, intermédiaires entre deux autres conduites perceptives. Eh bien, nous allons suivre la loi commune et nous allons faire des objets et les hommes vont avoir des objets correspondants à ces conduites nouvelles, de même qu'ils avaient des pommes, des pierres et des fleuves correspondant aux anciennes conduites. Seulement, cela va être très embarrassant car ce sont des conduites un peu spéciales qui ne sont pas des conduites primitives, qui ne sont pas bien systématisées, qui sont mal réglées, et qui sont éminemment variables. Les objets correspondants vont être également moins nets, plus variables.

Il y a la conduite du groupe. Nous allons inventer le drapeau, l'emblème du groupe. C'est le fameux totem. Ce totem a été bien mal expliqué psychologiquement. Le totem, c'est la conduite intellectuelle du groupe. C'est l'élément dont on se sert pour mettre un ensemble où il n'y en a pas, pour construire le groupe qui n'existait pas ou qui existait par hasard.

Les totems se sont multipliés, divisés indéfiniment ; et à ce propos, il y a une difficulté psychologique ; c'est la nature de ce fameux drapeau et de ce totem.

Dans le premier volume « De l'Angoisse à l'extase », j'inventais des mots qui ont paru bien bizarres, bien inintelligibles. Je disais que, dans le monde qui nous entoure, nous avons des choses qui existent réellement, du vrai, du réel, et que, à côté du réel, nous avons du demi-réel, du quart-de-réel, du presque-réel. Nous avons des objets qui ont une existence un peu différente de celle des autres. Nous en voyons ici un exemple, précisément. Le drapeau ou le totem qui était porté sur une pique — un emblème quelconque, le plus grossier que vous voudrez — est un très singulier objet ; il existe et il n'existe pas. D'un côté il existe en ce sens que c'est un morceau de bois, une branche d'arbre sur laquelle il y a un animal perché ou une tête qu'on a enfilée au bout du morceau de bois. Vous me direz : « C'est un morceau de bois, c'est une tête, un oiseau. » Mais non, ce n'est pas cela du tout. Ce morceau de bois, cette tête, cet oiseau sont des réalités différentes, des réalités correspondant aux actes perceptifs primitifs. Le totem, le drapeau, c'est quelque chose d'autre ; c'est un être qui existe parce que je le veux bien. Il existe pour nous, quand nous faisons l'acte de grouper, puis, si nous ne comprenons plus le drapeau d'un peuple, c'est un chiffon et cela n'a plus d'importance, cela n'est plus rien du tout. C'est du demi-réel, c'est un autre réel.

Et d'ailleurs, ce demi-réel, nous en trouvons d'autres exemples. Le portrait va aussi être un demi-réel et le souvenir surtout va être un demi-réel puisqu'il ne correspond pas à des choses qui existent et que nos mains puissent toucher.

Nous allons donc avoir ici toutes espèces d'objets particuliers. Le groupe va être représenté d'une manière spéciale.

Dans les actions relatives au groupe, nous avions distingué la réunion et la dissolution du groupe. Dans les cérémonies, dans les fêtes, il faut appeler les individus, les réunir, célébrer les cérémonies, s'amuser ensemble, puis se séparer. Ces opérations de séparation du groupe se font jusqu'à un certain degré. Par exemple, quand on dissout le congrès, malgré nous, il y a des gens qui sortent ensemble, des groupes sympathiques, des familles ; il y a des individus qui font une réunion, la dissolution ne se fait pas d'un bloc, elle se fait par groupes et il y aura des groupes subordonnés.

Mais enfin, il arrive un moment où on a séparé tous ces groupes, où le congrès est réellement dissout. Il y a un moment où vous ne pouvez aller plus loin. De même que, lorsque vous videz le panier, votre opération de vider le panier n'est pas interminable, il y a un moment où vous cessez de le vider pour une bonne raison, c'est qu'il ne contient plus de pommes. « Mais continuez donc à diviser », ont dit certains. Qui donc a donné ce singulier conseil ? Ce sont les philosophes. Ils se sont dit : « Mais c'est insupportable d'avoir ainsi vidé le panier jusqu'à un certain point et de ne pas continuer. Il faudrait continuer indéfiniment, diviser les pommes ». Soit, on va inventer la division des pommes, mais alors, la pomme divisée ne sera plus une pomme. La pomme divisée ne provoque plus la conduite primitive.

Vous divisez un troupeau de moutons, il arrive un moment où il n'y a plus qu'un mouton. Si vous le coupez en petits morceaux, ce n'est plus un mouton, il ne marche plus. Un mouton ne peut pas se diviser. Cela n'a pas arrêté les philosophes, ils ont inventé la dissolution ad infinitum ; mais cela a arrêté les hommes car ils n'étaient pas assez philosophes pour cela. Ils se sont arrêtés à une période de la dissolution du congrès qui leur suffisait, et nous arrivons à un autre aspect de cette idée intellectuelle du groupe, c'est le terme du groupe, le terme où on ne peut plus dissoudre, c'est l'individu.

L'individu est un gros problème philosophique. Au Moyen-Age, dans les ouvrages de St-Thomas d'Aquin par exemple, il y avait de longues discussions sur le problème de l'individuation. Qu'est-ce qui fait l'individu ? St-Thomas d'Aquin était bien embarrassé, et moi aussi. C'est en effet un problème très difficile. Les philosophes, comme St-Thomas d'Aquin, le posaient autrement que ne le pose la psychologie. Ils faisaient un raisonnement analogue à celui de nos philosophes qui veulent diviser le mouton en petits morceaux infinitésimaux. Ils poussaient l'opération jusqu'à un terme logique, sans s'arrêter à un terme pratique, ils la poussaient trop loin.

Ces philosophes cherchaient une définition de l'individu qui fût philosophique, qui fût définitive et surtout qui fût objective, qui existât dans le monde, qui fît durer l'individu dans le monde. Cela est très difficile et, au fond, nous n'en savons rien. Y a-t-il dans le monde de vrais individus ? C'est le même problème dont je viens de vous parler tout à l'heure, en vous demandant : Y a-t-il au monde de vrais objets ?

Les botanistes discutent indéfiniment pour faire remarquer que, dans une plante, on ne sait pas du tout où est l'individu, que la plante peut se greffer, que des boutures peuvent prendre racine, même sur les feuilles, même sur les tiges. Qu'est-ce qui est l'individu dans la plante ? Un peu par convention, on nous dira aujourd'hui que l'individu de la plante, c'est le rameau d'une année et que ce n'est pas l'arbre tout entier. Un chêne n'est pas un individu pour le botaniste. L'individu, c'est le rameau de l'année. Nous avons déjà bien de la peine à admettre que le chêne ne soit pas un individu pour nous.

Quand on considère les êtres vivants, les colonies de mollusques, vous savez les difficultés qui se présentent. On a discuté indéfiniment pour savoir si la colonie de corail est un individu ou bien si chaque mollusque est un individu. On se place toujours au point de vue philosophique.

Pour nous la question est autre, il s'agit de l'individu psychologique.

L'individu psychologique est une création particulièrement sociale. Nous nous sommes inventés grâce à la société qui nous a faite et qui peut également nous défaire. Nous sommes séparés les uns des autres par l'opposition des fonctions, des considérations sociales. La division du groupe est arrêtée psychologiquement à un moment très simple : lorsqu'on ne peut plus subdiviser, quand on ne peut plus dissoudre davantage.

A ce moment-là, on se trouve en présence d'autres tendances perceptives, que nous avons étudiées dans les précédentes leçons. Quand vous cessez votre division du groupe, vous retrouvez vos amis, vos ennemis, vos parents, vos associés, vous retrouvez tous ces corps propres pour lesquels vous aviez déjà des conduites individuelles.

C'est alors qu'à cette division sociale du groupe s'est jointe la notion déjà acquise sur l'individu. Nous avons compris intellectuellement nos amis et nos ennemis comme des parties, comme des éléments de ce groupe total ; ils sont devenus des individus particuliers. Mais, de même que tout à l'heure quand nous formions le groupe, il fallait un emblème particulier qui caractérisât le groupe, un objet intellectuel, il faut trouver une conduite intellectuelle, une conduite qui caractérise l'individu, qui le sépare des autres et qui en même temps rappelle qu'il fait partie du groupe.

Quelle est la conduite qui caractérise l'individu, qui joue le même rôle que le totem et que le drapeau ?

Je crois qu'il n'y a pas à hésiter et qu'il faut s'engager dans une étude à la fois sociologique et psychologique, celle d'un acte particulier qui n'existait pas encore dans l'humanité, c'est l'acte de la salutation.

L'acte de la salutation a une importance de premier ordre. Il a aujourd'hui peu à peu perdu de son importance parce qu'il a été diminué, simplifié, rendu abstrait grâce au langage. Mais la salutation a été autrefois, chez les peuples primitifs, un acte de grande importance. Il fallait bien des formalités pour aborder quelqu'un, surtout quand on avait individualisé un chef important. On se couchait par terre, on mettait le nez dans la poussière, on étendait les bras d'une façon spéciale. Il y avait toute une tenue de salutation.

Ces actes de salutation n'ont pas toujours été les mêmes vis-à-vis de tous les individus. On ne salue pas le grand chef de la même manière qu'on salue un soldat quelconque ; il y a des saluts appropriés à chacun, qui contiennent des gestes, des formalités et en même temps des bruits de toute espèce faits avec la bouche. Les actes de salutation correspondent aux actes du drapeau. Ce sont les mêmes, si vous voulez, mais transformés. Ce sont les tatouages et les costumes. A chaque individu, on donne un attribut particulier.

Ces salutations se sont peu à peu réduites à certaines parties communes. En effet, les conduites sont obligées quand elles deviennent intelligentes, quand elles s'adaptent au groupe, de se transformer. Quand nous sommes seuls, nous prenons parmi nos conduites celles que nous voulons, et, pourvu que nous réussissions à atteindre le but, nous faisons les mouvements comme nous voulons.

Du moment que nous sommes dans un groupe et que nous voulons pouvoir réunir le groupe, nous sommes obligés de modifier nos attitudes, de prendre des attitudes collectives.

Cela a amené toutes espèces de conséquences que nous n'avons pas le temps d'envisager. Il y a des choses qui sont beaucoup plus collectives les unes que les autres. Les hommes, facilement, ont été amenés à se défier de l'odorat de leurs semblables, qui ont en général un nez bien mauvais et qui ne savent pas reconnaître à l'odorat. Ils se sont rendu compte qu'en désignant par l'odorat, ils n'étaient pas compris, que les autres ne sentaient pas de la même façon. Ils ont vu que l'ouïe elle-même était variable. De là l'usage presque exclusif de la vue. L'usage de la vue et des objets visuels est déjà une conduite collective.

De même les salutations sont peu à peu devenues des actes collectifs que tout le monde puisse comprendre et entendre et par conséquent des paroles. La parole s'est développée à la suite des ordres et à la suite des salutations. Les ordres ont donné naissance aux noms communs qui désignent des actes et des objets en rapport avec des actes. Les salutations ont donné naissance aux noms propres et chaque individu a été gratifié par nous d'un attribut spécial qui est son nom propre.

Quand ce travail s'est développé, il a eu une conséquence par laquelle nous devons terminer. Suivant la loi dont je vous parlais dans la dernière leçon, chaque individu répète en lui-même les conduites sociales. Nous avions constitué des groupes et nous avions constitué des individus, qui sont nos amis et nos ennemis, de même nous nous sommes constitués nous mêmes comme individus.

Les philosophes se sont bien embarrassés sur l'origine de l'individualité personnelle ; ils ont mis dans cette notion bien des principes métaphysiques sur l'âme et sur l'unité indivisible. Mais toutes ces notions sont bien postérieures. C'est longtemps après que, l'individu existant déjà, ayant déjà un nom propre, on a inventé les idées d'âme et les idées de personnalité. Au commencement, la création de l'individu est une œuvre sociale qui n'a rien à voir avec la métaphysique de l'âme. Nous sommes devenus des individus parce que nos voisins nous donnent un nom propre, toujours le même. L'enfant se constitue son individualité parce qu'on l'appelle toujours de la même manière et parce qu'on a une conduite pour lui qui a une certaine unité.

Ainsi nous nous sommmes appliqués nous-mêmes les conduites d'individualité qu'on appliquait aux autres, en particulier la conduite de non-division.

Je viens de vous dire en plaisantant que ce sont les philosophes qui divisent la pomme et le mouton en petits morceaux, que les hommes, quand ils ont séparé les pommes du panier s'arrêtent quand la pomme est unique, ne la divisent pas davantage. Ils ont une règle d'individualité, c'est qu'on ne doit pas diviser au-delà de la conduite personnelle vis-à-vis de l'individu. Du moment que le mouton est coupé en petits morceaux et que nous ne pouvons plus avoir vis-à-vis de lui la conduite du berger, ce n'est pas un mouton ; alors cessons de le découper, n'allons pas plus loin. Nous ne le découpons que tant que nous pouvons.

De même que pour les pommes, nous ne pouvons pas diviser un congrès en nous-mêmes, nous répartir nous-mêmes, nous appeler président, secrétaire, etc. Nous ne sommes qu'un seul individu.

Ainsi l'unité de l'individualité s'est peu à peu constituée. Cette unité est une œuvre fragile, elle se construit socialement à cause des rapports du groupe et de l'individu, mais elle peut facilement succomber.

C'est pourquoi je vous propose, après cette leçon un peu théorique et abstraite, une leçon plus pratique sur les illusions d'unité de l'individu, et nous étudierons dans la prochaine leçon les possessions et la médiumnité qui divisent l'individu.

28 JANVIER 1929

XIII. — LES POSSESSIONS

La leçon un peu rapide et un peu abstraite que nous avons faite la dernière fois sur les tendances collectives qui aboutissent à la formation du groupe et de l'individu et plus tard des idées générales et les tendances individuelles, avait surtout comme intention de vous rendre sensibles la complexité et la difficulté de cette opération psychologique de l'individuation.

Nous nous figurons aujourd'hui que l'unité, l'individu existent dans le monde, qu'il y a des individus, que différents objets sont uniques et sont bien distincts des autres. La science a eu de la peine à analyser ces idées et nous avons remarqué que, même dans les questions de biologie, on a de la peine à comprendre quel est l'individu et ce que c'est que l'individu. Dans toutes sortes de questions de métaphysique, on sent la même difficulté.

Cette difficulté provient de ce que, probablement, l'individu n'existe pas dans le monde, pas plus que bien des choses. L'individu est une création humaine. Nous avons eu besoin qu'il y ait des individus. Nous en avons eu besoin surtout au point de vue social et, avec beaucoup de travail, beaucoup d'erreurs nous sommes arrivés à construire des individus.

C'est ce que j'ai voulu vous faire comprendre en vous montrant que ces conduites de groupes et d'individus étaient des conduites du début de l'intelligence humaine, dans lesquelles il y avait une grande part d'invention et de tâtonnements. S'il en est ainsi, nous devons trouver une vérification en quelque sorte expérimentale : nous devons trouver dans la conduite des hommes des erreurs d'individuation.

Si l'individuation est une chose compliquée et difficile, on ne peut pas toujours la faire bien, on doit se tromper dans l'individuation. A mon avis, cela est incontestable. Il y a eu et il y a encore dans l'humanité toutes sortes de malentendus je ne dis pas sur ce qui est l'individu, — car je ne sais pas s'il y a jamais eu ce que nous devons considérer en général comme l'individu, — mais sur ce que nous devons appeler l'individu.

La forme de l'opération la plus difficile, c'est celle que je vous ai signalée la dernière. C'est l'application des conduites intelligentes de l'individu à soi-même, à son corps propre, en mettant dans son corps propre un seul et même individu. En somme, cette conduite, nous ne la faisons pas pour nous, mais pour la commodité des autres. Nous savons que nous considérons les autres comme des individus, que nous devons avoir vis-à-vis de chaque corps propre une conduite individuelle et, par une sorte de charité bien ordonnée, nous voulons que les autres en fassent autant pour notre corps propre. Nous facilitons les relations sociales en nous construisant nous-même comme un individu.

Cette dernière opération, la plus tardive et en même temps la plus difficile, est celle qui présente le plus facilement des erreurs. On pourrait prendre beaucoup d'exemples de ces erreurs. Nous en choisissons un parce qu'il a une importance historique et parce qu'il est bien typique, bien net. C'est le fameux délire de possession. Ce délire de possession est d'une étude complexe et difficile. Elle pourrait se rattacher à plusieurs questions. Nous le retrouverons peut-être dans quelques leçons à propos de ce que nous appellerons les délires du personnage.

Il y a dans le délire de possession quelque chose de plus grave que dans le délire du personnage. Il y a ce qu'on appelle une duplication de soi-même, de son propre corps. Ce qui caractérise le personnage, c'est qu'il n'a qu'un seul corps, exactement comme nous, et, en somme, il a une seule conduite. Ses membres, sa bouche obéissent aux lois générales du système nerveux et ne peuvent faire qu'une seule action à la fois. Il a, en un mot, son unité corporelle et nous sommes tous disposés, suivant la loi générale, à le considérer comme un individu. Nous l'appelons M. Un Tel, nous lui donnons un seul nom. Mais lui proteste, il se conduit d'une toute autre manière et il dit : « Vous avez tort de m'appeler d'un seul nom et de me considérer comme un individu. En réalité, je suis multiple. Dans mon propre corps, il y a plusieurs individus. Il y en a, en particulier, un second qui est extrêmement important. Ce second individu, c'est un dieu ou c'est le plus communément un diable. C'est un personnage quelconque qui a pris possession de moi-même et d'une partie de moi-même que je devrais posséder comme tout le reste. Cet individu a sa conduite distincte de la mienne et, prenez garde, il va vous embarrasser. Vous vous attendez à une seule conduite de moi, eh bien, il y en a plusieurs et vous allez être très surpris en voyant en moi deux individus différents ».

Cette manière de parler, cette conception de certains personnages a joué un grand rôle dans une époque de la religion chrétienne. Il fut un moment, surtout au moyen-âge, où un très grand nombre d'individus avaient cette singulière habitude de parler ainsi. Ils étaient habités dans l'intérieur de leur corps par un dieu ou par un démon. Suivant qu'ils choisissaient la divinté ou le démon, c'étaient des prophètes, des enthousiastes, ou bien c'étaient des possédés.

Ces malheureux possédés ont embarrassé énormément les théologiens et les philosophes du moyen-âge. Ceux-ci avaient d'ailleurs adopté à leur égard une solution très simple ; ils les brûlaient, c'était plus facile. En effet, ils supprimaient ainsi le problème psychologique et se débarrassaient de toute difficulté. Cette solution n'a pas toujours été très heureuse car le bûcher a été un encouragement pour les autres et il y a eu, à la suite d'un grand nombre de possédés, des épidémies de possession qui ont été très considérables et qui ont duré très longtemps dans l'histoire. Encore au XIXe siècle, il y eut l'épidémie de Morzine, et il y en a toujours eu d'autres ; dans les couvents en particulier, un grand nombre de personnes se subdivisaient ainsi et se disaient possédées par un démon.

Je voudrais vous rappeler une citation d'un auteur du moyen-âge que j'avais recueillie autrefois et qui me paraît décrire assez bien l'aspect d'un personnage possédé. Je prends l'explication de Eginhard. C'était un des théologiens exorcistes qui étaient chargés de reconnaître les possédés (ce n'était pas toujours très facile) et de savoir si on devait ou non les brûler. Il décrivait les caractères suivants qui lui servaient de diagnostic : « C'était un spectacle, dit-il, bien extraordinaire pour nous autres qui étions là présents, que de voir ce méchant esprit s'exprimer par la bouche de cette pauvre femme et d'entendre tantôt le son d'une voix mâle, tantôt le son d'une voix féminine, mais si distincts l'un de l'autre qu'on ne pouvait croire que cette pauvre femme parlât seule et qu'on pensait très bien entendre deux personnes se disputer vivement et s'accabler réciproquement d'injures. Et en effet, il y avait deux personnes (il était bien facile à convaincre, ce brave homme), deux volontés différentes, d'un côté le démon qui voulait briser le corps dont il était en possession, et de l'autre la femme qui désirait se voir délivrée de l'ennemi qui l'obsédait ». Voici une peinture caractéristique de l'aspect extérieur que présentent les possédés.

Pour se conduire comme un personnage distinct, il y a différents procédés. Je vous ai signalé le rôle des tatouages, le rôle des costumes, le rôle de l'attitude, et surtout le rôle des gestes, des paroles, des salutations, toujours les mêmes. Nous avons certaines habitudes pour nous caractériser nous-mêmes. Eh bien, ces gens-là prennent deux conduites caractéristiques et individuelles. Ils changent de voix, ils ont une autre voix qui, évidemment, appartient à un démon ; une autre voix qui ne peut appartenir à autre chose. Ils ont une autre attitude. Celle que décrit Eginhard est particulièrement importante. Un des caractères qui sert de point de départ au corps propre et qui sert de point de départ plus tard à l'individuation, c'est l'instinct vital, c'est la défense corporelle. Nous avons insisté sur ce point en parlant des premières régulations qui amènent la personne, qui sont le point de départ de l'unité de l'organisme.

Nous avons une habitude, je ne dis pas de considérer comme propriété, mais de défendre toutes les parties de notre corps. Nous ne voulons pas plus qu'on touche à notre nez que de voir des gens toucher à nos pieds. Nous défendons l'un et l'autre ; nous avons une unité de défense. Nous protégeons l'ensemble de notre corps comme s'il était tout entier notre propriété et nous n'allons pas attaquer l'un de nos bras par l'autre, lutter avec un côté contre l'autre.

Or le possédé que décrit Eginhard a justement la conduite caractéristique qui est l'inverse de l'instinct vital. Il y a en lui une conduite qui défend son propre corps dans son ensemble, et il y a une conduite qui attaque, qui essaie de faire du mal à ce corps. Dans toutes les histoires de possédés, vous verrez ce caractère devenir essentiel. Une malheureuse femme possédée, dans une histoire particulière, est obligée par son démon de lécher le parquet de la chapelle. Elle en a la langue toute noire. Nous autres, nous avons du respect pour notre langue et nous ne la salissons pas comme cela. Nous la protégeons au contraire. Cette femme fait une conduite qui n'est pas celle de la défense de sa langue.

Les possédés se blessent, se donnent des coups à eux-mêmes. Ces coups sont plus ou moins forts. Si on obervait bien, on verrait qu'ils ne se font pas trop de mal et qu'il y a toujours une petite défense intérieure, mais ils font ce qu'ils peuvent, ils essaient le mieux possible de se blesser.

Il y a donc les deux conduites opposées. Or ces deux conduites sont celles qui nous servent pour faire le diagnostic de l'individuation. Quand nous voyons deux individus s'attaquer l'un l'autre, l'individu A chercher à faire du mal à l'individu B, nous disons : « Ce sont deux individus opposés, puisqu'ils ne sont pas d'accord pour se protéger le corps et le corps propre », et nous les séparons. Le possédé fait de même.

Ce caractère des possessions était donc très fréquent au moyen-âge ; on l'a trouvé des milliers et des milliers de fois. C'est contre les possédés que luttait l'Inquisition, de même qu'elle luttait contre la division des croyances pour essayer de mettre dans les esprits une unité artificielle, car nous avons besoin d'unifier pour simplifier les problèmes et la conduite.

Pendant longtemps, on a donc cru que la possession ainsi entendue était un caractère du christianisme.

Nous arrivons ensuite à une seconde époque historique, dans laquelle on a observé les possédés d'une autre manière. On peut dire que c'est l'époque psychiatrique ou l'époque scientifique. On a remarqué que les mêmes individus se trouvaient non seulement dans les couvents mais dans les asiles. Un très grand nombre d'auteurs se sont mis à observer les possédés d'asile. Déjà au XVIIIe siècle dans un livre singulier, qui a pour titre « Les vampires et les esprits de Moravie », Dom Calmet, un religieux, s'explique avec beaucoup de bon sens, et il montre très bien dans toutes les histoires bizarres qu'il raconte, la part de la folie. « Ce sont des absurdités », répète-t-il à chaque instant, et il comprend très bien qu'il y a là des maladies de l'esprit. Ensuite sont venus les travaux d'Esquirol, de H. Ellis en Angleterre, Archambault, Legrand du Saulle, Guislain en Belgique, Maccario, Ritti, plus tard Séglas et beaucoup d'autres qui ont observé dans les asiles le délire de possession. Vous trouveriez partout des études sur ce délire qui a été assez justement rapproché du délire de persécution et qui, aujourd'hui, est considéré comme une forme du délire de persécution. En effet, les persécutés sont assez variables sur la situation de leurs persécuteurs. Nous verrons plus tard pourquoi. Leur idée nette, c'est uniquement la haine dont ils sont l'objet et ce n'est pas précisément l'individu qui a cette haine. Cet individu, ils le mettent un peu n'importe où. Les persécutés ordinaires mettent l'individu en dehors, assez loin, et supposent que l'individu agit sur eux par des procédés électriques, plus ou moins magnétiques. Mais il y a des persécutés qui mettent leurs persécuteurs plus près d'eux, dans une partie de leur corps, dans leur estomac, comme cette femme décrite par Esquirol, qui avait un congrès d'évêques dans l'estomac — ce qui était bien fatigant — et avait toujours une persécution dans son estomac.

Mais d'autres vont plus loin et mettent leurs persécuteurs à l'intérieur de ce qu'on peut appeler leur âme, à l'intérieur de leur esprit. Il y a des persécutés possédés. On en a décrit un très grand nombre. Vous vous rappelez que je me suis amusé autrefois (en 1895-96) à étudier longuement un persécuté bizarre, brave homme de la campagne, très ignorant et très naïf. En général, aujourd'hui, il faut des personnages de ce genre pour arriver au délire de possession. Ce brave homme, après avoir commis un délit quelconque (il avait un peu trompé sa femme dans un petit voyage), s'accusait d'une manière exagérée. Il disait être la proie d'un démon.

Je me suis amusé à un petit travail qui, aujourd'hui, n'aurait pas d'importance. J'ai recherché dans les anciens auteurs les procédés de diagnostic qu'avaient employés les exorcistes comme par exemple Eginhard, je me suis demandé de quelle manière ces anciens médecins de l'âme — car en somme, c'était cela que l'exorcisme — faisaient le diagnostic et j'ai essayé d'appliquer leurs procédés de diagnostic à un malade que j'avais baptisé par antithèse du nom ironique d'Achille, car il n'avait pas beaucoup de courage. Ce personnage présentait les uns aprè les autres tous les signes de la possession classique du moyen âge ; j'avais trouvé en lui, hélas ! même le latin. On pouvait, si on voulait, lui parler latin et le faire répondre en latin. Je lui disais la phrase : « Applica digitum tuum super nasum », et il comprenait fort bien. Il comprenait le latin comme les possédés du Moyen-Age. On pouvait ainsi retrouver tous les signes du diagnostic.

Dans ma naïveté, j'avais conclu qu'Achille était un possédé. Hélas ! on se trompe toujours dans les diagnostics. Les auteurs religieux qui ont fait la critique de mon travail l'ont cité avec intérêt et bienveillance, mais en disant que j'avais commis une petite erreur. Ce n'était pas, disaient-ils, un possédé ; c'était un pseudo-possédé.

J'aurais bien désiré savoir quel était le signe diagnostique dont ces auteurs se servaient pour distinguer le pseudo-possédé du vrai possédé. Ils n'ont pas eu la bonté de me l'indiquer et ils sont restés sur leur affirmation, qu'Achille n'était qu'un pseudo-possédé, de même que la personne dont j'ai parlé il y a quelques années, la pauvre Madeleine, ne sera toujours qu'une pseudo-extatique et non pas une vraie extatique.

J'étais d'abord mécontent de cette critique de mon diagnostic. En y réfléchissant, j'ai trouvé qu'ils avaient raison parce que, dans le diagnostic de possession, tout n'était pas objectif, qu'il y avait une partie du diagnostic qui tenait au médecin. En somme, pour être possédé, il fallait être examiné et exorcisé par un homme revêtu d'un privilège sacerdotal. Or, mon possédé avait bien les caractères objectifs de la possession, mais je n'étais pas suffisamment qualifié pour poser ce diagnostic. J'aurais dû être plus modeste et l'appeler un pseudo-possédé.

Vous voyez donc que la possession ou la pseudo-possession a été examinée ensuite dans les asiles et qu'elle a été reconnue fréquente avec exactement le même caractère.

Mais nous allons voir une troisième période de l'étude qui a commencé à peu près au même moment, un peu plus tard, et qui a singulièrement élargi le problème de la possession. Je vous rappelle la thèse déjà ancienne (1894) du Docteur Henry Meige sur ce qu'il appelait les « possédés noirs ». Voilà qui est bien embarrassant. Jusqu'à présent, les possédés étaient des chrétiens blancs et maintenant voilà qu'un auteur fait une thèse de médecine sur les possédés noirs. Dans sa préface, il fait remarquer que la possession était très fréquenete dans l'antiquité gréco-latine. On l'observait chez les corybantes, chez les sibylles (la sybille de Cumes, etc.), et on avait décrit beaucoup de possédés. Vous vous rappelez le roman de la civilisation grecque : « L'Ane d'Or », d'Apulée. Apulée décrit un possédé, tout simplement, et il s'amuse dans cette description. Les Latins et les Grecs connaissaient donc le délire de possession avant nous et avant le christianisme.

Mais M. Meige va plus loin et il devient de plus en plus embarrassant. Les nègres qui ont le moins du monde les religions chrétiennes et les religions gréco-latines, ont des possédés tant qu'on en veut de toutes espèces. Il y a des possédés noirs qui sont décrits partout et qui sont possédés par d'autres dieux, par d'autres démons, mais qui ont exactement les mêmes caractères de subdivision d'eux-mêmes, des deux conduites opposées de l'individu qui se défend et de l'individu qui s'attaque lui-même, qui cherche à se détruire, quelquefois à se tuer.

Mais allons plus loin. Voici d'autres ouvrages qu'on pourrait rattacher à cet ouvrage intéressant de M. Meige. Je vous signalerai le livre américain du Docteur John Nevius qui, à New-York, nous décrit un voyage qu'il a fait en Chine et les possédés chinois. Comme c'est triste et comme il faut devenir modeste ! Nous n'avons donc pas le privilège de la possession ? Voilà même les Chinois qui se mêlent d'avoir des possédés et il y en a des quantités. Ils sont possédés par la déesse Wang mais cela m'est égal. C'est le nom qui a changé, voilà tout ; c'est exactement la même maladie mentale.

A la même époque, nous voyons un travail publié également à New-York de Monsieur Percival Lowell, qui fut un astronome célèbre. C'est lui qui, pendant quelques années, nous a intéressés avec les canaux de Mars qu'il a longuement décrits. Il voyait même avec son télescope les écluses dont les martiens se servaient. Il a longuement étudié la vie des habitants de la planète Mars. Il a étudié également les religions du Japon et, dans un livre qui a pour titre : « The way of the Gods » (le chemin des Dieux), il décrit un pélerinage japonais exactement semblable aux nôtres, — il est curieux d'observer comme les idées religieuses sont les mêmes dans tous les pays, — pélerinage dans lequel on devait, à différentes chapelles en montant une montagne, s'agenouiller, prier, faire des incantations de différentes espèces. Ce pélerinage avait la singulière propriété de faire des possédés. Après le pélerinage, des malades étaient possédés par le dieu des superstitions locales.

Je voudrais vous signaler également un travail fait par M. Roussillon, qui s'intitule : « Le tromba de Madagascar » (1920). A Madagascar, avec une religion tout à fait différente, de toutes autres idées, nous avons également des crises de possession, exactement les mêmes. Les crises de possession que cet auteur décrit sont peut-être plus courtes que les grands délires, mais sont du même genre. Toutes les religions ont eu des possédés.

Ces possédés n'ont pas tout à fait disparu aujourd'hui ; ils existent encore, seulement, comme il arrive par le progrès de la civilisation, le délire de possession a un peu diminué ; il s'est atténué comme une grande maladie qui s'éteint peu à peu. Il en est ainsi de la peste, de la lèpre et de différentes maladies d'autrefois qui ne laissent plus que des traces atténuées. Nous sommes encore entourés de possédés, seulement ils sont plus aimables, moins graves que les possédés anciens.

A qui est-ce que je veux faire allusion ici ? Je veux parler d'un groupe très répandu qu'on appelle les médiums-spirites. Les médiums-spirites existent encore de nos jours. On est en train de les transformer et de leur faire subir une très mauvaise éducation, de les habituer à faire des histoires physiques au lieu d'histoires morales. Je trouve que le vrai médium est beaucoup plus caractérisé par un trouble psychologique que par le fait de soulever des tables, ce qui n'est pas son métier et ce qu'il fait très mal.

Le médium-spirite est un individu qui, extérieurement, pour nous, observateurs, est un seul homme avec un corps, une figure et un langage et que nous appelons d'un même nom, mais ce personnage nous fait comprendre et nous explique qu'il y a en lui un second personnage qui emprunte sa main pour faire marcher les tables ou bien pour écrire, qui emprunte sa bouche pour parler, et ce second personnage a la prétention de prendre aussi un nom. Comme il est un peu vaniteux, il prend en général un nom célèbre ; il s'appelle Washington, Gutenberg ou même Jésus-Christ, peu importe. Le personnage prend un nom particulier et il parle avec ce nom. De jeunes personnes qui sont normalement très gaies, très peu graves, écrivent des sermons magnifiques avec une grande élévation morale et un sérieux philosophique effrayant. C'est un second personnage qui écrit tout cela.

Le médium en somme est un possédé. Il appartient à la vieille tradition, il procède de la sibylle de Cumes et des possédés d'Eginhard. C'est la même chose, seulement avec le temps, les progrès de la civilisation, il est moins malade que les anciens possédés.

Qu'est-ce qui caractérise donc le médium d'aujourd'hui ?

Le médium d'aujourd'hui a une situation bien plus agréable que celle des anciens possédés, c'est qu'il peut se débarrasser de son esprit quand il le veut, comme d'un pardessus. A un moment, il laisse l'esprit entrer en lui et faire tout ce qu'il voudra ; à un autre moment, il dit à l'esprit : « Assez, allons nous coucher », et l'esprit disparaît. C'est très commode. C'est une possession facultative et une possession transitoire. Pendant la séance, le médium est possédé et après la séance, il n'y pense plus ; il devient un seul homme avec une seule individualité.

Cela ne doit pas nous surprendre. Il y a quelques leçons, je me suis permis une plaisanterie sur une conduite psychologique du même genre et qui tout justement a quelques rapports avec l'individualité. Je vous ai dit autrefois, chez les peuples sauvages, les hommes se caractérisaient eux-mêmes en caractérisant leur corps. Ce qui faisait l'individualité, c'était le corps. Aujourd'hui encore, nous reconnaissons les gens à leur figure et nous n'aimons pas qu'ils la modifient ; cela finit par être gênant pour les reconnaître. Le corps est reconnu par son aspect extérieur.

Mais quand l'aspect extérieur n'était pas suffisant pour amener notre reconnaissance, on ajoutait à cet aspect extérieur des signes caractéristiques qui étaient des tatouages et on se gravait sur la peau des signes caractéristiques et indélébiles. Le caractère des anciens tatouages qui servaient justement à reconnaître les individus, c'est qu'ils étaient indélébiles. On ne pouvait pas changer facilement d'individualité. Mais nous avons conservé le tatouage : les costumes, les décorations, le billet de chemin de fer, sont des tatouages particuliers que nous montrons pour dire : « C'est bien moi. Je suis dans le groupe de ceux qui ont payé leur place, et il faut me mettre dans ce groupe-là, me reconnaître. »

Le grand caractère des vêtements et des billets de chemin de fer, c'est que quand ils ont joué leurs rôles, nous nous en débarrassons. Ce ne sont pas des tatouages permanents, mais des tatouages transitoires.

La même chose existe dans la médiumnité, c'est l'ancienne possession par le diable, avec un esprit que l'on choisit plus ou moins agréable, et c'est tellement vrai que, parmi les médiums, un certain nombre deviennent malades et aboutissent à la possession vraie.

J'en ai décrit un très grand nombre qui, après avoir pu appeler un esprit quand ils voulaient, ne peuvent plus s'en débarrasser : l'esprit vient malgré eux ; ils deviennent de vrais possédés.

Nous arrivons à cette notion que la conception de la possession, la conduite du possédé est assez générale, qu'elle a existé dans le passé dans toutes les religions et qu'elle existe encore de nos jours.

Mais il y a une étude contemporaine qui me paraît plus importante que les précédentes et qui généralise les notions que nous venons de donner. Ce sont les études que font les sociologues sur les coutumes et les religions des peuples primitifs. Je vous renvoie en particulier à l'ouvrage si intéressant de M. Lévy-Bruhl qui a pour titre « L'Ame primitive » (1927). Parcourez cet ouvrage ; nous en aurons besoin à plusieurs moments dans le cours qui nous reste à faire sur les conduites personnelles sociales.

Ce livre de M. Lévy-Bruhl contient d'énormes et longues descriptions de toutes sortes, de conduites habituelles très répandues chez ces populations d'Australie ou d'Amérique, qui, autrefois, jouaient un rôle prédominant, mais qui nous étonnent, qui ne correspondent pas tout à fait aux nôtres.

Un premier groupe de conduites se rattache un peu à une de nos leçons précédentes. J'ai eu l'occasion de vous parler, il y a deux ou trois cours, des appartenances et je vous ai dit que c'était un phénomène très grave, très intéressant et très curieux. Les appartenances sont des objets extérieurs ou à moitié extérieurs à nous, qui ne sont pas notre corps propre et provoquent cependant les conduites d'individuation. Les conduites de propriété qu'on étudie si peu et si mal sont des conduites d'individuation, des conduites de personnalité. On se conduit vis-à-vis de vos appartenances à peu près comme vis-à-vis de vous-mêmes, et vous-mêmes vous vous comportez de la même manière ; cela fait partie de vous-même.

Les appartenances, qui existent encore aujourd'hui, étaient jadis beaucoup plus graves et, en somme, beaucoup plus curieuses. L'ouvrage de M. Lévy-Bruhl est rempli de faits tout à fait extravagants relatifs aux appartenances. Ces populations attachaient l'idée d'individuation et même de personne, car elles allaient un peu loin, à des objets qui nous paraissent sortir de nous-mêmes et jouer un bien petit rôle.

Vous vous rappelez les passages si amusants sur les excréments, les rognures des ongles, les cheveux coupés. Les excréments sont des parties de la personnalité, ils sont l'individu, ils sont la personne. Quand on voulait faire du mal à son voisin, il y avait un procédé extrêmement facile et très connu : il fallait se procurer ses excréments, les mettre dans une feuille de bananier et enterrer le tout dans un endroit dangereux, par exemple dans un endroit où il y avait des sources sulfureuses et des sources intoxicantes. Cela suffisait pour que l'ennemi fût malade, intoxiqué par ces sources sulfureuses, et mourût. Ce sont les pratiques de l'envoûtement qui ont joué un rôle pendant une longue époque et qui, à ce moment-là, étaient tout à fait répandues. Toucher aux excréments, aux parties qui sortaient de l'individu, c'était toucher à l'individu lui-même.

Regardez dans le livre de Lévy-Bruhl jusqu'ou cela va. On considère comme appartenances les déchets de nourriture. Il n'y a rien de plus dangereux, après avoir déjeuné, que de laisser quelques déchets de sa nourriture par terre. Si un ennemi s'en empare, il pourra faire le plus grand mal.

Il y a dans ce livre une anecdote qui est tout à fait caractéristique de l'état d'esprit et des croyances de ce temps. Un chef d'une armée avait déjeuné dans un endroit quelconque. Il avait mangé des noix. Bien éduqué, comme font encore même les singes, il avait cassé les noix, en avait retiré l'amande et avait laissé les débris par terre, puis était parti. Quelle horreur ! Il réfléchit au bout de quelques instants que les ennemis qui allaient arriver à cet endroit trouveraient les coques de noix. C'était très dangereux pour lui-même et pour l'armée. Ses ennemis pourraient faire n'importe quoi. Il a fallu retourner en arrière, livrer un combat meurtrier pour ramasser les coques de noix. Peu importaient les sacrifices. On avait sauvé ainsi le chef.

Vous voyez donc que l'individuation était vague et, j'insiste sur ce point, l'individuation s'étendait aux appartenances, extrêmement loin d'ailleurs ; tout était mal précisé.

Mais ce qui me frappe le plus aujourd'hui dans ce livre intéressant, ce sont les divisions de la personnalité. En somme, toute la seconde partie de l'ouvrage a rapport à des croyances de possession ; perpétuellement les individus ne sont pas séparés les uns des autres et ils ne sont pas séparés de leurs ennemis animaux ou de leurs ennemis humains ou de tous les dangers naturels qui les environnent. Il y a des crocodiles, il y a des requins qui sont très dangereux, et ces animaux contiennent en eux-mêmes l'âme d'un ancêtre ou l'âme d'un ennemi. Un crocodile, sans vous avoir mangé, pourrait très bien être entré en vous, et alors vous avez en vous-même cette âme de l'ennemi, qui est devenu crocodile, et vous êtes à moitié crocodile. C'est le point de départ des célèbres légendes sur les loups-garous, sur les hommes qui sont à moitié loups. Ils sont possédés par des animaux et des ennemis.

En somme, dans les civilisations primitives que décrit M. Lévy-Bruhl, il me semble que la possession n'est pas un accident rare comme cela est devenu au moyen-âge et comme cela est devenu encore aujourd'hui. La possession est une chose fréquente, perpétuelle, qu'on admet à chaque instant. Beaucoup de gens sont à moitié possédés, ils n'ont pas de netteté dans leur individuation. Il y a en eux deux ou plusieurs personnages, quelquefois très étrangers, comme des requins ou des crocodiles et quelquefois comme des hommes, qui ont pris possession de leur individu.

Tout cela est très curieux et remarquable, et nous montre que nos notions sur l'individu ne sont pas aussi anciennes et aussi fondamentales que la philosophie l'a cru. C'est là tout justement l'opposition entre l'ancienne conception philosophique et les efforts de la psychologie moderne. En somme, l'ancienne philosophie obéissait à cette loi qu'on appelle l'entification et qui consiste à transformer en objets extérieurs et en êtres tout ce qu'on a dans l'esprit, l'unité, l'individuation, la personnalité. Un homme bien portant s'accorde à lui-même de l'unité, l'accorde à ses enfants et aux hommes qui l'environnent. Donc, dit-on, il doit exister dans la réalité métaphysique une entité, une unité du même genre et notre idée de l'individu n'est que la copie de cette individualité réelle et profonde.

Aujourd'hui, nous perdons un peu de notre orgueil et nous nous disons que toutes ces idées ont été construites par les hommes, lentement au travers de beaucoup d'erreurs et de beaucoup d'efforts, et que l'individu est de notre invention. Il n'est pas sûr qu'il existe autant que nous le croyons. Nous le construisons, nous le faisons. Dans cette construction, il y a différentes étapes.

Cherchons à nous rendre compte des erreurs, des maladies qui peuvent amener le délire de possession.

La première hypothèse sur laquelle j'avais insisté autrefois, me paraît une explication partielle du problème. En somme, dirions-nous, le délire de possession rentre dans les troubles de la croyance. Le délire de possession n'est pas très profond, comme toutes nos croyances. Nous disons que nous croyons du fond du cœur. Il y a là bien des illusions. Nous croyons toujours superficiellement. Il y a toujours un fond de notre personne qui est bien indifférent à nos croyances. De même la possession est superficielle ; elle n'est pas aussi profonde que le croyaient ces malheureux possédés. Le diable qui existe chez les possédés ne transforme pas toute leur personne. En somme, ils ont la même figure, les mêmes caractères, les mêmes souvenirs. Ils n'ont rien inventé, ces malheureux possédés. S'ils savent quelques mots de latin, c'est parce qu'ils les ont entendus à l'église ; ils ne connaissent pas les langues étrangères, ainsi qu'on le croyait au moyen-âge, où on les examinait très mal. Ils ont tout à fait la même nature qu'autrefois. Le fond de leur personne est toujours le même et, comme le disait mon pauvre possédé, son diable était aussi bête que lui ; il n'y avait pas de différence entre les deux. Il n'y a qu'une différence dans leur façon de parler, de croire. C'est une croyance surajoutée à leur personne, et nous remarquons à ce propos que la croyance peut se perfectionner et devenir intérieure.

Il y a des croyances réfléchies qui s'appuient sur beaucoup de faits et qui tiennent compte des objections. Il y a des croyances primitives, instinctives. Les possédés sont des malades de la croyance, ce sont des gens qui croient trop facilement n'importe quoi.

Cette remarque a amené l'idée que, dans le délire de possession, il y avait beaucoup de phénomènes subjectifs. Tout cela est vrai, tout cela est exact. Les possédés sont des individus qui n'ont qu'une croyance non réfléchie, très élémentaire, et qui sont très suggestibles.

C'est pourquoi, d'ailleurs, on avait trouvé dans les couvents le procédé de séparer les religieuses les unes des autres, ce qui les guérissait très vite des possessions. On pouvait aussi recourir à cet autre procédé qu'un général d'armée avait employé dans un couvent, c'est de dire qu'il fustigerait du sabre toutes les religieuses possédées. Cela les avait guéries très vite. Il n'y avait là que des croyances superficielles et on pouvait en faire un délire de croyance.

J'hésite aujourd'hui. Je crois que cette explication est partielle. Elle tient compte des trois quarts des phénomènes, mais elle est encore incomplète. Les véritables délires de croyance sur la personnalité sont des transformations de la personnalité toute entière. Nous verrons dans quelques leçons les délires du personnage. Je vous donnerai l'exemple d'une femme qui se croit transformée en une lionne ; c'est un délire complet, elle est une lionne toute entière, mais elle n'est pas possédée par une lionne ; le délire de possession est différent, et, en somme, il est plus grave.

Dans le délire de possession, s'ajoute la duplicité, la dualité, qui est plus grave que le délire d'ensemble, ce qui fait que j'ai passé par une seconde période d'interprétation. Ceux qui m'ont fait l'honneur de suivre ce cours, il y a plusieurs années, se rappellent les leçons que j'ai consacrées à la psychologie de la religion. J'étais disposé à vous dire que la possession est spécialement religieuse, qu'elle repose sur les conduites religieuses. C'est une maladie de la croyance, mais de la croyance religieuse, et c'est à ce moment-là qu'elle se développe.

Nous avons essayé d'analyser ensuite l'essentiel de la conduite religieuse, et nous avons étudié à ce propos la prière. J'avais fait un effort pour vous montrer que la prière proprement dite, la prière bien réussie, se compose de trois étapes psychologiques, de trois opérations successives. Dans la première opération, l'individu qui prie demande à la Providence quelque chose. Vous vous rappelez la prière de Jacob, qui, avant de partir dans un voyage, demande au Dieu de lui accorder des vêtements, de la nourriture, de l'eau, et de lui accorder enfin la victoire sur ses ennemis. Il ajoute, parce qu'il est honnête : « Si tu me donnes tout cela, je te donnerai en retour deux ou trois brebis, les moins grasses possible ».

Voilà le ton de la prière. C'est le commencement du pacte. Mais quand on se borne à cela, il n'y a pas de prière complète et bien des individus vont vous dire, nous l'avons étudié suffisamment à cette époque chez les malades :

« — Dieu n'entend pas ma prière, c'est qu'elle est inutile. Je ne crois plus, je n'ai plus le sentiment religieux. » Il leur manque quelque chose et quelque chose de très important. Toutes les fois que l'on fait une demande à une personne et qu'on établit un pacte commercial, il y a quelque chose d'important, c'est la réponse de la personne. La personne doit vous dire : « J'accepte le contrat. Je te donnerai les vêtements, la nourriture que tu me demandes, je te protégerai contre tes ennemis et j'accepte tes brebis maigres. » Malheureusement, les dieux ont une mauvaise habitude, ils ne répondent pas eux-mêmes. Qu'à cela ne tienne ; nous parlerons pour eux, et c'est nous qui ferons la réponse. L'humanité, avec l'invention du jeu des acteurs et de la comédie, avec une foule d'inventions de ce genre, sait très bien jouer le rôle d'un personnage, elle sait très bien parler à la place du personnage.

Cette réponse existe partout. La religion primitive du simple croyant exige que, dans sa prière, il fasse la réponse. Il faut qu'il réponde. Aujourd'hui, avec la civilisation, nous avons un peu spécialisé les fonctions et nous avons voulu que la réponse ne fût pas tout à fait à la disposition du fidèle. On a inventé un fonctionnaire pour faire parler le Dieu, c'est le prêtre. Il faut que le prêtre réponde et dise : « C'est entendu, Dieu accorde tout cela. » Il parle au nom de Dieu.

Je ne rentrerai pas dans cette étude. L'opération que j'appelle faire parler les dieux a été, pendant des siècles et des siècles, le fond de la religion : le prêtre est chargé de faire parler les dieux, parce que les dieux ne parlent pas suffisamment tout seuls. C'est la deuxième opération.

La troisième opération est la satisfaction : « Ma prière est exaucée. Je suis réconforté, je suis content, je suis satisfait par le Dieu. » Voilà la prière complète.

Dans cette prière complète, il y a une deuxième partie qui est bien dangereuse. C'est tout justement parce qu'elle est bien dangereuse qu'elle a été spécialisée et qu'on l'a réservée au prêtre, qui, par des éducations spéciales, est un peu immunisé contre le danger.

Faire parler le Dieu est difficile, de même que, pour l'acteur, faire parler un personnage quelconque, c'est un peu dangereux. Qu'est-ce qui arriverait si l'acteur se figurait toute la journée qu'il est le roi et qu'il continue à jouer son rôle indéfiniment.

Il suffit d'un trouble dans la pensée religieuse pour que cette opération, qui fait parler le dieu en nous-mêmes, persiste trop longtemps malgré nous et qu'en somme nous n'ayons trop souvent la parole au nom du dieu et du démon. Les délires de possession seraient donc spécialement une maladie de la parole religieuse. Voilà une seconde interprétation.

Je crois cependant qu'il faut aller plus loin encore. Les études sur les primitifs nous forcent à aller plus loin. En somme, la possession s'est développée dans les croyances religieuses, mais elle n'est pas spécialement religieuse, elle est partout. Tous ces primitifs avaient des possessions bien avant d'être religieux à propos de choses qui n'étaient pas précisément religieuses. Il n'était pas nécessaire de faire parler le dieu pour se croire identique à un arbre, à un requin, pour se croire habité par un autre. Il faut remonter jusqu'à la formation de l'intelligence humaine, jusqu'au travail que nous avons appelé la formation des conduites intellectuelles.

L'intelligence est une conduite difficile. Il est difficile d'arriver à la conduite du panier de pommes, il est plus difficile d'arriver à la conduite du portrait et à la conduite de l'image. Il est plus difficile encore d'arriver à la conduite du groupe et à la conduite de l'individu.

Les primitifs paraissent avoir longuement développé la conduite du groupe. Cela paraît plus simple que la conduite de l'individu. En somme, ce qui domine dans les conduites primitives, c'est la conception du groupe.

Vous verrez, dans l'ouvrage de M. Lévy-Bruhl, que ces populations, qu'il décrit admirablement, aiment plus que nous le groupe dont elles font partie et qu'elles sacrifient énormément l'individu au groupe. Toutes les notions de propriété, toutes les notions de famille, toutes les notions de responsabilité personnelle qui, chez nous, sont indubitables, toutes ces notions sont estompées et un peu oubliées chez les populations primitives. Elles sont remplacées par des propriétés, par des responsabilités du groupe tout entier.

Nous avons de la peine à comprendre ces responsabilités, que décrit M. Lévy-Bruhl. Un membre du groupe, parfaitement innocent, apprend qu'un de ses cousins ou un autre membre du même groupe a commis un crime quelconque. Immédiatement, il se croit abominablement coupable. Il vient lui-même s'exposer au châtiment et la tribu lui inflige un châtiment terrible. Personne ne proteste. Cela paraît tout à fait simple.

Est-ce que nous acceptons ces choses-là ? Mais pas du tout. Nous dirons : « Qu'un membre du groupe ou de la société dont je fais partie ait fait des bêtises, cela ne me regarde pas, je me sépare de lui à ce point de vue. » La responsabilité primitive est toujours pour le clan, pour la tribu, mais pas pour l'individu. Il en est de même de la propriété.

Remarquez ces chapitres curieux sur la famille, sur la question du mariage et de la possession des femmes. Les primitifs ont sur ce point des idées tout à fait différentes des nôtres. En somme, la femme ne s'unit pas à un homme, elle s'unit à une famille, donc à un groupe. Le frère a ses droits sur la femme exactement comme le mari. Non seulement il l'épouse après la mort de son frère, mais même de son vivant il la possède sans que le frère ait rien à dire. Il y a là une espèce de mélange social. Le groupe est plus important que l'individu.

J'ai l'impression, en lisant ces ouvrages, que les premières études de l'intelligence humaine ont porté sur la construction du groupe et qu'on précise très mal la construction de l'individu. L'individu, c'est le terme auquel il faut s'arrêter dans la construction du groupe. C'est un groupe d'un autre genre, un groupe d'autres conduites. Il est plus difficile à former et il vient très tardivement. C'est qu'en réalité, pour arriver à construire l'individu et à le bien distinguer des autres, on ne peut pas se borner à ces conduites intelligentes de groupement et de généralisation. L'individu s'est perfectionné et s'est précisé par une foule de travaux qui se sont superposés aux précédents.

Dans la prochaine leçon, nous considérerons les sociétés à un autre point de vue — au point de vue de la hiérarchie — et nous parlerons des pouvoirs de l'individu.

31 JANVIER 1929

XIV. — LES POUVOIRS, LA HIERARCHIE

A une certaine époque du développement des animaux sociaux et des hommes en particulier, se sont perfectionnées les conduites intellectuelles relatives à la société.

Primitivement, les animaux étaient sociaux sans faire de réflexions sur la société. Toutes les actions du monde ont commencé par exister sous la forme motrice ; et ce n'est que plus tard que ces mêmes actions ont été l'objet d'une prise de conscience, comme nous le disions, qu'elles se sont développées en conduites verbales et plus tard en conduites intellectuelles. Elles se sont peu à peu perfectionnées et elles sont devenues des idées. Les animaux avaient des sociétés et n'avaient pas l'idée de la société. C'est là une notion sur laquelle nous nous appuyons perpétuellement.

Quand se sont développées les premières notions intellectuelles sur la société, il s'est présenté un fait bizarre que nous comprenons par l'histoire et par l'étude des sociétés beaucoup plus que nous ne le déduisons et que nous ne l'interprétons : c'est que la notion du groupe, de l'ensemble, a été au début plus importante que la notion de l'individu.

Ces deux notions de groupe et d'individu se tiennent étroitement ; elles sont les deux extrémités d'une même notion intellectuelle, qui est double, comme toutes les notions intellectuelles. Mais, par une circonstance particulière, peut-être par des nécessités du développement de la vie sociale, le groupe s'est développé avant l'individu.

Les peuples primitifs poussent très loin l'idée du groupe, les conduites relatives au drapeau ou au totem, et ne poussent pas très loin les conduites relatives à l'individu. Les primitifs sont tous plus ou moins des possédés ; ils sont subdivisés en deux, en trois, en quatre et cela semble leur être bien égal.

C'est qu'en effet, il y a une très grande différence entre les conduites motrices qui sont les vraies conduites utiles dans l'univers et les conduites verbales ou les conduites de croyance qui n'amènent des conduites motrices que tardivement et indirectement. On peut dire qu'on est un homme et en même temps un crocodile et cependant manger tranquillement comme un homme. Cela ne gêne pas du tout les hommes primitifs.

C'est ce même phénomène que nous observons dans tous les troubles mentaux. La notion de possession qui est devenue aujourd'hui assez rare, qui existe de temps en temps comme une maladie mentale particulière, était primitivement très commune et, par conséquent, la notion de l'individu était vague, mal délimitée, elle avait peu d'unité. Il a fallu de longues époques et bien des découvertes psychologiques et morales pour que la notion de l'individu prît autant de précision que la notion du groupe. Nous y avons travaillé pendant des siècles. Je dirai presque tout bas aujourd'hui que nous avons trop bien réussi, que chez certains individus, chez certains peuples, — comme, malheureusement, en France, — la notion de l'individualisme a pris un développement démesuré et peut-être même dangereux qui n'existait pas du tout au commencement de l'histoire.

Cette notion de l'individu, si mal formulée au début, comment s'est-elle précisée peu à peu ? C'est par la découverte et le développement d'un certain nombre de conduites accessoires qui sont venues se surajouter à la conduite simple de la salutation de l'individu qui ne suffisait pas à le distinguer assez bien des autres.

Les conduites primitives relatives à l'individu portent principalement et, on peut dire, à peu près uniquement, sur les actions présentes que fait cet individu. Cet homme me donne à manger ; cet autre homme me chasse et me bat. Ce sont des conduites actuelles et je réagis à ces conduites actuelles. Je m'approche de l'un, je m'écarte de l'autre.

Bien entendu, les conduites peuvent exister incomplètes sous forme de tendances, sous forme de ce que j'ai appelé l'érection de la conduite, sous forme de désir. Vis-à-vis de tel individu, dès que je le vois, j'ai vaguement le désir de me sauver. Vis-à-vis de tel autre, dès que je le vois, j'ai vaguement l'intention de m'approcher.

Il y a donc un commencement de conduite indépendante de son action personnelle immédiate, car cet homme ne me bat pas ou ne me donne pas tout de suite à manger. L'évolution intellectuelle abrège ces conduites préparatoires. Il faut arriver à une époque où, devant un individu, à la vue de son corps, à la vue de certains signes, je me préoccupe non seulement des actions qu'il fait actuellement, mais de celles qu'il fera plus tard. Je tiens compte de ses dispositions, de ce dont il est capable.

Ces dispositions, ces capacités qui existent dans un homme peuvent se résumer par un mot à mon avis capital dans l'histoire des idées humaines : l'idée de pouvoir. Un homme représente pour moi non seulement une conduite actuelle qui était primitivement la seule et qui peu à peu s'est effacée, mais il représente une conduite future. Il peut faire ceci ou il peut faire cela, et, suivant ce qu'il peut faire dans l'avenir, je me tiendrai moi-même à son égard d'une manière particulière.

Cette notion de pouvoir est certainement une des idées principales de l'esprit humain, une des plus curieuses. D'abord, dans les relations sociales, la notion de pouvoir transforme absolument les hommes. Qu'un homme soit puissant ou qu'il ne le soit pas, cela a une importance de premier ordre. Je me préoccupe des hommes puissants en bien ou en mal, je m'occupe beaucoup moins des hommes impuissants qui ne peuvent faire ni bien ni mal.

Cette notion de pouvoir appliquée à nous-mêmes va transformer notre propre personnalité, car notre personnalité n'est pas seulement ce que nous faisons, elle est surtout ce que nous ferons et ce dont nous sommes capables plus tard. Il n'y a qu'à considérer une maladie mentale pour voir que cette notion de capacité, de pouvoir devient l'origine des trois quarts des délires. Les individus qui ont le caractère ambitieux et mégalomane se représentent toujours qu'ils sont capables de faire des choses merveilleuses ; ils ont des projets interminables et il sont sûrs qu'ils les exécuteront, quels que soient ces immenses projets. Leur pouvoir n'a pas de limite.

Vous vous rappelez cet amusant malade qui se prétendait d'une force si extraordinaire sur la bicyclette qu'il prenait le soleil pour roue avant et la lune pour roue arrière. Avec ces deux instruments, il faisait des merveilles. C'est une application de la notion de pouvoir.

A côté, voyez les pauvres mélancoliques. Non seulement ils ne font rien, mais ils ne peuvent rien faire. Vous n'avez qu'à leur proposer une action quelconque, la plus simple du monde ; ils sont convaincus qu'ils ne peuvent pas l'exécuter, qu'ils l'exécuteront tout de travers.

Toutes les maladies mentales reposent sur ces notions de capacité, de pouvoir, de même que la personnalité normale. Mais il ne s'agit pas seulement de la psychologie ; la notion de pouvoir s'étend à toutes les sciences, à tout l'univers, et je suis un peu étonné de voir sur ce point comme la science est crédule, comme elle est naïve au fond.

La science a employé depuis des siècles et des siècles la notion de pouvoir. Les objets du monde inanimé peuvent faire du bien ou du mal. Telle plante est vénéneuse, elle peut empoisonner. Telle plante peut nourrir. Il y a des rayons qui peuvent faire ceci ou cela, qui peuvent éclairer, qui peuvent rendre les corps translucides. Ce sont toujours des pouvoirs et la science n'a pas la moindre hésitation à parler de ces pouvoirs.

Si on voulait réfléchir, on saurait que ce mot « pouvoir » ne signifie rien du tout, que nous ne savons pas du tout ce qu'il y a dessous. Nous ne nous en rendons pas compte et nous l'employons perpétuellement, nous en faisons même dériver des notions abstraites qui sont devenues terribles. Dans l'histoire des sciences, c'est la fameuse notion de force. Il y a la force électrique comme la force calorique, comme la force motrice. Les forces sont inexplicables sans la notion de pouvoir. Comme la notion de pouvoir est très vague, la notion de force est également très vague. Nous avons donc à réfléchir un peu sans espérer arriver à une solution sur cette notion de pouvoir lorsqu'elle commence à caractériser les individus, lorsqu'elle distingue les hommes les uns des autres.

Comment les philosophes ont-ils compris cette notion de force et cette notion de pouvoir ?

J'écarte tout de suite, car nous n'avons pas à la discuter, cette vieille conception qui a rempli des siècles de l'histoire et que j'appelle la métaphysique-reflet ou la philosophie-reflet des choses. Les métaphysiciens n'ont pas la moindre hésitation ; ils objectivent, ils transportent les notions psychologiques dans le monde extérieur ; ils mettent dans les objets la notion dont ils parlent : nous parlons des pouvoirs, nous parlons des forces ; commençons par admettre qu'il y a des animaux, des plantes, des minéraux qui ont du pouvoir et des forces, puis nous étudierons la connaissance de cette propriété des choses. La connaissance est un reflet de cette propriété qui existe dans les choses. Pour Leibniz comme pour Descartes auparavant, la force est une propriété de la monade, de l'être, et l'homme a la propriété d'être un miroir qui reflète la force contenue dans les choses. Toute la philosophie du reflet, pendant des siècles, n'a été que cela.

Nous ne pouvons pas argumenter là-dessus. Vous savez le cercle vicieux qui est au point de départ, le postulat. Ce postulat, c'est précisément que la force existe dans les choses et que la force existe comme nous la concevons. Or la conception de la force a changé continuellement au cours des siècles ; les hommes l'ont inventée peu à peu. C'est une conduite humaine. Ils l'ont peu à peu objectivée, comme ils ont objectivé la lumière, la couleur ; mais au fond ils ne savent pas du tout s'il y a de la force dans le monde ou s'il n'y en a pas. Nous ne pouvons donc pas connaître une force qui n'existe peut-être pas.

Toute cette philosophie n'a aucun caractère psychologique et n'a aucune valeur pour expliquer la genèse des notions. Elle admet les choses et elle ne les explique pas.

Les efforts pour expliquer la notion de pouvoir d'une manière plus psychologique sont relativement récents. On peut dire que l'étude a commencé surtout avec Maine de Biran et ses contemporains, à propos du pouvoir de l'homme, de ses actions, de ses efforts. A cette époque, on a commencé à entrevoir une notion qui est juste dans sa généralité, c'est que la notion de pouvoir dérive de l'action. En somme nous avons la conception d'une chose que nous ferons parce que nous l'avons déjà faite. C'est notre action qui est le point de départ.

Encore ne faut-il pas transformer cela en un jeu de mots, pas uniquement se borner à répéter que la notion de pouvoir dérive d'une action. Or c'est ce que font bien des philosophes. Reprenons ce vieux livre que j'aimais beaucoup autrefois et qu'il faut toujours lire de temps en temps : « L'intelligence », de Taine. Il est étonnant de voir comment un esprit de ce genre se satisfait à bon compte, avec des mots tout simplement. Par exemple, il reconnaît — ce qui est très juste — que le pouvoir joue un grand rôle dans la personnalité, que la notion de pouvoir caractérise les hommes. Dans un passage resté célèbre, il nous dit par exemple : « Si on me présente un livre latin, je le lirai et je le comprendrai. Si on présente ce livre latin à un de mes voisins, il ne le lira pas. C'est là ce qui nous distingue l'un de l'autre » ; et il traduit cela par une expression abstraite : le mot de possibilité. En présence d'un texte latin, il y a une possibilité pour que je le lise. Il n'y a pas cette possibilité pour que mon voisin le lise. Le pouvoir, c'est tout simplement la présence d'une possibilité. Tout le livre dérive de là et, pendant des pages et des pages, Taine nous parlera des possibilités et des impossibilités.

Vraiment c'est jouer sur les mots. La possibilité et l'impossibilité sont des notions abstraites, très tardives, qui dérivent de la notion de pouvoir. Les sauvages primitifs qui parlaient d'une force répandue dans le monde, qui parlaient des forces magiques, avaient la notion de pouvoir et, comme nous l'avons vu déjà souvent ensemble, ils n'ont pas du tout la notion de possibilité, d'impossibilité et de hasard, de probabilité. Ces notions sont beaucoup plus tardives. C'est faire un cercle vicieux que d'expliquer le pouvoir par la possibilité.

Et ne fait-on pas un cercle à peu près analogue quand on explique le pouvoir par l'action, rien que par l'action ? Le pouvoir, dit-on, c'est la conscience de l'action. Quand un homme agit, il a conscience qu'il agit et cette conscience lui donne l'idée du pouvoir de son action. Voilà une notion qui est très répandue, qui paraît claire.

Vous pouvez lire à ce propos un très joli petit livre publié en 1910 par les psychologues belges Michotte et M. Prum sur « La notion d'action ». Avec des expériences psychologiques qui ne sont pas sans intérêt, ils montrent que cette notion d'action survient davantage dans certaines circonstances que dans d'autres et que toute action n'entraîne pas la notion de pouvoir. En somme beaucoup d'animaux ont agi pendant des siècles sans avoir la notion de pouvoir. Nous faisons encore aujourd'hui bien des actions sans réfléchir sur la notion de pouvoir. Quand on considère les maladies mentales où la notion de pouvoir est radicalement perdue, on voit des mélancoliques qui ne peuvent théoriquement rien faire, ils n'ont plus aucune espèce de pouvoir. Ils font cependant encore une foule de bêtises ; ce sont des gens qui se fâchent, battent leurs infirmiers, cassent les glaces. Ils font des actions et n'ont pas la notion de pouvoir. L'action n'entraîne pas forcément le pouvoir. D'ailleurs, je trouve qu'une simple réflexion logique le montre bien. La notion de pouvoir renferme une considération d'avenir. Il s'agit toujours du futur : nous pourrons faire telle chose demain et nous ne la faisons pas aujourd'hui. Tandis que l'action, quand même elle serait consciente, est présente : c'est la notion de ce que nous faisons actuellement. Cela ne contient pas ce que nous ferons plus tard. Il y a une très grande différence entre les deux. La notion de pouvoir n'est pas identique à la notion d'action ; c'est si vous voulez une conscience de l'action. Mais n'oublions pas ce que j'ai appelé consciencíation ; c'est quelque chose de surajouté à l'action. C'est une conduite verbale et un ensemble de réflexions qui sont surajoutés à l'action.

Maine de Biran n'explique pas non plus le problème avec ses théories sur l'effort. Il distingue les actions sans effort des actions avec effort et il admet, parce qu'il y est bien forcé, que les actions faites sans effort n'entraînent pas la notion de pouvoir, tandis que si nous y ajoutons de l'effort, cela entraîne la notion de pouvoir.

Il y a là un malentendu car il ne définit pas ce qu'il appelle effort et il ne sait pas très bien où s'arrête cet effort. Si l'effort contient toutes les réflexions et toutes les idées sur l'avenir, la distinction est exacte. Mais l'effort primitif, c'est tout simplement l'augmentation de l'action ; c'est une action plus grande et plus forte, mais c'est la même action. Quand nous faisons un effort pour courir, nous courons plus fort, nous courons plus vite, mais c'est toujours courir, ce n'est rien de plus. Cela ne renferme aucune idée sur l'avenir. On pourrait même, — comme l'a remarqué l'auteur d'un article intéressant que je vous ai signalé autrefois, M. Philippe, « Sur quelques formes de nos efforts » (dans la Revue philosophique de 1917) — objecter que l'effort ne précise pas l'avenir et que, dans tout effort, il y a une notion d'incertitude : Je veux bien faire effort, je ne sais pas si cela réussira ou ne réussira pas.

L'effort n'implique pas le succès ni la connaissance de ce qui se passera dans l'avenir. Il y a toujours un doute quand il y a effort, doute beaucoup plus grand que dans les actions habituelles dont nous savons le résultat. La notion de pouvoir implique tout simplement l'avenir et la certitude de l'avenir. Quand je dis : « Cet homme peut me battre », je veux dire qu'il me battra. Je le sais très bien et je n'ai pas de doute sur ce point, je n'ai pas d'interrogation. L'effort n'implique donc pas la notion de pouvoir.

Il y a dans tout cela une analyse psychologique très incomplète. Je voudrais vous indiquer une direction d'étude qui d'ailleurs se rattache un peu au courant moderne des études sociologiques. Il me semble que la notion de pouvoir est en grande partie une notion sociale qui est dérivée de nos conduites faites devant les hommes, faites par les uns vis-à-vis des autres. Elle se rattache à ce groupe des notions intellectuelles simples, primitives, auxquelles je fais sans cese allusion.

Nous parlions dernièrement de la conduite compliquée du panier de pommes qui a été le point de départ du groupe et le point de départ de la généralisation. Je voudrais faire allusion aujourd'hui à une autre conduite très élémentaire que nous baptiserons encore d'un mot un peu imaginaire pour faire image. Je l'appellerai la conduite du vase d'argile, la conduite de la marmite, la marmite primitive en terre que fabriquaient les peuples les plus sauvages. J'ai dans l'idée que la notion de pouvoir se rattache à ces premières conduites dont nous voyons encore les traces chez les peuples préhistoriques, à ces premiers silex, à ces premiers morceaux de faïence que ces peuples nous ont laissés. En un mot, l'idée de pouvoir prend son origine dans un acte particulier et non pas dans une action quelconque, comme disait Maine de Biran. Cet acte particulier est l'acte de la production, le fait de produire quelque chose. Arrêtons-nous un peu sur ce point.

Il est évident que, depuis le commencement de la vie, même chez les insectes et les microbes les plus primitifs, il y avait de la production. En somme, le microbe de la fièvre thypoïde produit bien quelque chose ; il obtient un résultat. Tous les êtres primitifs, un animal quelconque, quand ils mangeaient, détruisaient cette herbe ou cette feuille d'arbre et, en la détruisant, ils produisaient un résultat. Aucun être n'a pu agir sans produire. Mais n'oublions pas que l'on fait bien des choses sans le savoir. On peut tuer sans s'apercevoir que l'on tue. On n'a pas, par là même, la notion psychologique et la conscience de ce que l'on fait.

Pendant des siècles et des siècles, les êtres vivants ont produit des résultats sans avoir la conscience de la production. La conscience de la production est venue très tardivement. Elle est venue, je crois, à l'époque des premiers artistes, de ceux qui ont gravé des figures sur la caverne, de ceux qui ont taillé des silex, de ceux qui ont fait des marmites. C'est, si l'on veut, comme le disait Bergson, l'époque du premier outil. Je séparerai peut-être l'outil et la marmite. Ce sont deux choses un peu différentes. La production n'est pas tout à fait l'utilisation de l'outil. Il y a eu des périodes entre l'une et l'autre.

Qu'est-ce qui caractérise donc cette production consciente, cette conscience de la production ?

Ce qui la caractérise, c'est une subdivision de l'action, une complication particulière de l'action. Quand l'animal primitif agit, il agit par réflexe, c'est-à-dire qu'il fait l'action tout d'un coup. On vous frappe sur le tendon rotulien et, immédiatement, comme réponse, il y la contraction du triceps. Tous les actes réflexes sont de ce type.

Plus tard, les actes se sont gradués, subdivisés par périodes. Il y a eu d'abord la préparation de l'acte, l'acte qui se fait sous forme d'érection, de désir plus ou moins précis, plus ou moins vague, puis l'effort qui s'est surajouté à cet acte et la consommation de l'acte qui est venue après. En un mot, il y a eu des périodes dans l'acte. L'une de ces périodes, la période de préparation de l'acte, la période de l'érection de la tendance, a subi une évolution remarquable à une grande époque de l'histoire humaine, à l'époque du langage.

Je vous ai dit que l'homme, en apprenant à parler, a appris en même temps à agir de deux manières différentes. Il a désormais deux formes d'action à sa disposition. Je vous disais souvent : Vous pouvez comparer l'homme qui marche réellement, en faisant aller ses jambes l'une après l'autre et l'acteur qui, sur les planches, se met à chanter : « Marchons ! Marchons ! », et reste à la même place. Ce sont deux manières de marcher, l'une avec ses jambes, l'autre avec sa bouche, mais les deux hommes font l'acte de marcher.

La seconde manière de faire l'acte a des avantages incontestables, puisque ces avantages ont amené le développement considérable du langage. Elle a, en particulier, comme caractère amusant, celui de pouvoir très bien s'appliquer à des actes incomplets, à la première période de l'acte. Cette première période, cet acte qui commençait à se séparer des autres n'avait primitivement pas grande importance. Quand un homme a envie de nous battre, cela n'a pas pour nous grande valeur tant qu'il ne nous bat pas. Mais peu à peu, le langage a pu très bien s'appliquer à des actes qu'on ne fait pas, à des actes imaginaires. L'acteur répète : « Marchons ! Marchons ! », il ne marche pas ; cela ne fait rien, il chante tout de même. Le langage s'applique à des actions en formation.

Ce langage a permis de distinguer dans l'exécution de l'acte les deux phases. La première phase où l'acte commence, où on se prépare à le faire, où on désire le faire, a été exprimée, elle a été formulée, peu importe comment, par des mots si vous voulez, quand elle s'est perfectionnée, ou par de simples images, ou par des symboles. La seconde période, la consommation, est venue après. Les premiers hommes qui ont peint les murs des cavernes ou qui ont fait des marmites, ont présenté une complication psychologique très étonnante ; ils ont rêvé de faire des marmites ; avant de les faire, ils se sont représenté des marmites qui n'existaient pas. Les premiers artistes ont vu d'avance un ouvrage décoré avec des bêtes qui courent, non seulement ils se le sont représenté, mais ils l'ont exprimé et ils ont décrit devant tous les assistants la beauté de cette muraille qui n'était pas faite.

Il y a eu dans l'esprit des primitifs deux conduites, l'une verbale et l'autre motrice, la représentation par un procédé quelconque de la marmite qui n'est pas faite, puis la consommation de la marmite qui est faite. Ce sont deux actes différents.

Dans la dernière leçon, nous avons rappelé le caractère de l'intelligence humaine, le caractère des conduites intellectuelles. Les conduites intellectuelles sont des conduites intermédiaires, ce sont des conduites fonctionnelles qui se glissent entre deux réflexes, entre deux conduites préexistantes et qui se modèlent tantôt plus sur l'une, tantôt plus sur l'autre, qui ne sont pas fixes comme les conduites elles-mêmes, qui ne sont même pas organisées dans le corps avec des centres nerveux particuliers, qui s'adaptent aux deux conduites préexistantes. Il y avait deux conduites : la représentation verbale de la marmite qu'on veut faire, puis la représentation de la marmite une fois qu'elle est faite. Entre les deux s'est glissée une interprétation intelligente. Cette interprétation intelligente, c'est une conduite dans laquelle on essaie de passer de la représentation à l'objet.

Ce n'est pas le tout que de décrire une peinture murale, il faut encore qu'elle soit faite et il faut passer de l'une à l'autre. Comment allons-nous faire pour passer de l'une à l'autre ? Nous allons faire l'acte de la production. La réalisation d'un projet que nous avons en tête, c'est une production. Et, peu à peu, les hommes qui agissaient sans le savoir ont agi en le sachant, quand ils ont pu produire des objets.

Pour passer sur bien des époques et bien des chapitres psychologiques intermédiaires, il faut envisager tout de suite une production très spéciale, plus importante que les autres. Il ne s'agit pas uniquement de la production de marmites ou de peintures murales, mais de la production d'une action. C'est beaucoup plus abstrait et beaucoup plus difficile, mais il est évident que les hommes ont inventé peu à peu la production d'une action. Ils se sont représenté une action, quand même elle ne comporterait pas de résultat matériel. Un homme qui désire se venger peut vouloir en battre un autre ; il ne veut pas le tuer, il ne veut pas le transformer en cadavre, il ne se représente pas du tout un objet matériel qu'il va produire : c'est une action, il veut le battre et voilà tout. Et cette représentation est verbale, elle est imaginée, elle existe d'avance comme la peinture murale de la grotte. Plus tard, il l'aura réellement battu, il le bat réellement, c'est-à-dire qu'il a passé de la représentation du châtiment au châtiment effectif, comme l'ouvrier qui a d'abord décrit la marmite et a pu présenter ensuite la marmite fabriquée.

C'est une chose importante que cette production des actions car cela correspond à une conduite psychologique de la plus grande valeur qui a servi d'intermédiaire dans toutes les évolutions de l'esprit. Cela correspond à ce que l'on appelle vulgairement des intentions. Un individu a l'intention de me battre ; il veut passer de la préparation de l'acte de me battre à l'acte réel de me battre : il en a l'intention.

Les hommes, à mesure qu'ils sont devenus capables de parler et de se représenter des actes en paroles, sont devenues capables d'intentions, et les conduites intentionnelles ont envahi les peuples qui se civilisaient. Il n'y avait pas d'intentions au commencement, il n'y avait que des réflexes, on ne préparait rien du tout. Puis il y a eu des intentions et par conséquent des conduites intentionnelles.

Quand nous avons étudié ensemble, il y a longtemps, les conduites intentionnelles, j'ai pris soin d'insister sur ce point que je vous rappelle encore aujourd'hui. Sous le terme de conduite intentionnelle, je ne parle pas seulement de nos propres intentions qui sont toujours une partie terminale de la psychologie ; je parle surtout des intentions des autres et des réactions aux intentions des autres. Toute la conduite sociale est une conduite réactionnelle. Il faut nous défendre contre les voisins. Voilà un voisin qui m'attaque, j'ai une réaction contre les coups qu'il me donne, c'est la défense personnelle ou la fuite. C'est une réaction élémentaire qui existe dès le commencement des réflexes.

Mais nous sommes maintenant en présence d'un ennemi qui est bien ennuyeux, bien compliqué. Cet individu ne me bat pas actuellement, il ne fait pas l'acte de battre et même il a une figure aimable. Par conséquent la réaction contre les coups ne se présente pas. Je ne peux pas me défendre contre des coups qu'il ne me donne pas. Cependant, il faut nous défier. Cet homme a l'intention de me battre, il faut me défier de son intention. Cela va être très compliqué et très difficile.

C'est par une longue évolution que s'est construite la réaction intentionnelle, la réaction aux intentions du voisin, évolution qui a été lente, qui a présenté bien des erreurs.

Aujourd'hui encore, il y a des maladies mentales dans lesquelles les sujets voient partout de mauvaises intentions ou de bonnes intentions. Il y a des malades qui ne s'occupent pas du tout des intentions des autres, qui perdent complètement la conduite intentionnelle, qui reculent au stade inférieur. Mais en somme, nous avons fini par nous adapter aux intentions des autres.

Cette adaptation aux intentions, cette connaissance de l'intention d'autrui et plus tard la connaissance de nos propres intentions, nous ont amenés à nous adapter aux intentions de nous-même et aux intentions des autres. Voilà un homme qui vous dira : « Je n'entre pas dans une salle de jeu, je me défie de moi-même. Je prends des précautions contre moi-même. » Il s'adapte à ses intentions. Un autre vous dira : « Je ne veux pas voir une bouteille de vin devant moi, c'est dangereux pour moi, je la boirais tout entière. » Il se défie de ses propres intentions.

Il y a donc une foule de réactions aux différentes intentions. La conduite intentionnelle, de quelque manière qu'on la comprenne est une conséquence de la conduite de la production : il s'agit de la production des actes.

Je vous conseille de méditer sur ce sentiment de l'action qui est aujourd'hui étudié dans bien des ouvrages et il y a peu d'années encore dans un livre d'un auteur allemand, M. Max Lœwy, sur « Le sentiment de l'action ».

Ces ouvrages sur le sentiment de l'action s'expliqueront, je crois, d'une manière sociologique quand on considérera l'action humaine comme une production. L'homme produit des actes comme il produit des outils, comme il produit des marmites et il se préoccupe de cette production, il joue le rôle d'acteur. La notion de production, la notion d'action, la notion de création dérivent de là et nous arrivons peu à peu à comprendre davantage l'acte de production.

Hélas ! cette notion ne nous apprend pas grand chose sur la production réelle des choses, sur la manière dont se font les objets et sur la manière dont nous faisons nos actes. Il ne s'agit pas de réalité métaphysique, il s'agit simplement d'explication sociale de la manière dont nous faisons comprendre aux autres nos productions et nos actions. Ce n'est pas autre chose. Quand ces notions de production et d'intention seront devenues très importantes et très développées, elles vont varier car tous les hommes n'ont pas la même production et n'ont pas les mêmes intentions. Elles vont varier de bien des manières. Il y a une variation qui est particulièrement intéressante et importante pour nous.

Voici deux individus qui ont de mauvaises intentions à mon égard. Ces deux individus veulent me battre, ils ont des intentions mauvaises. Est-ce que je dois réagir de la même manière aux deux intentions ? Peut-être. On a fait comme cela au début et toutes les intentions mauvaises présentaient le même caractère. On avait de la haine contre tous les gens qui avaient de mauvaises intentions, on voulait les tuer tous. Cela a joué un rôle dans toutes les batailles, dans toutes les guerres. Mais en y réfléchissant, et en étant plus posé et plus sage, je pourrais pourtant distinguer entre ces deux ennemis qui tous les deux me veulent du mal.

Je me rappelle leurs conduites antérieures. Je me rappelle ce qu'ils ont fait. A propos de l'un d'eux, j'ai des souvenirs très inquiétants. Je me rappelle que cet homme a eu des intentions mauvaises contre quelqu'un et au bout de quelque temps je me souviens avec peine qu'il les a toujours réalisées. Quand il voulait du mal à quelqu'un, il lui a fait du mal. C'est un mauvais souvenir qui précise les intentions de cet ennemi. C'est un ennemi dont les intentions sont quelque peu dangereuses. Il les exécute, il passe de l'intention à l'acte. Voilà un individu dont il faut nous défier particulièrement et nous allons prendre vis-à-vis de lui une conduite toute spéciale.

J'examine de la même manière la conduite de l'autre, celui qui me menace également et qui a également l'intention de me battre. Ma mémoire me rappelle qu'il a l'habitude de parler comme cela, qu'il a déjà menacé une foule de personnes. Mais en définitive, quels sont donc les gens qu'il a battus ? Il n'a frappé personne. Il a menacé plusieurs personnes, il a eu de mauvaises intentions mais ne les a pas exécutées. C'est un homme qui ne passe pas de l'image à la production, de l'intention à l'acte. Il y a beaucoup d'hommes comme cela et la pratique nous les fait connaître.

Peu à peu, nous avons acquis des conduites différentes. Le petit enfant lui-même connaît très bien cela. Vous pourrez observer ces faits dans la psychologie infantile, comme dans celle des peuples primitifs. L'enfant connaît très bien les personnes qui grondent et celles qui tapent. Il a des réactions particulières pour l'une et pour l'autre.

Qu'est-ce au fond que ces réactions particulières ? En somme, l'individu qui menace et n'exécute pas, c'est un faible. Nous avons vis-à-vis de lui la conduite vis-à-vis d'un faible. L'autre est un fort et nous avons vis-à-vis de lui la conduite vis-à-vis des forts. Nous prenons peu à peu des conduites particulières adaptées au pouvoir. La notion du pouvoir est vague et très mystérieuse, elle ne correspond pas du tout à des forces métaphysiques, à des entités de monades. La notion de pouvoir correspond à des habitudes sociales et pas à autre chose. Elle correspond à cette habitude de se défier des menaces de l'un et de ne pas se défier des menaces de l'autre, et je crois — c'est une explication très simple d'une chose qui paraît au fond très mystérieuse — que la notion de pouvoir, c'est tout simplement la réaction que nous faisons aux intentions, aux représentations, aux images d'actions.

Voici un peintre qui nous décrit merveilleusement la muraille qu'il va peindre. C'est de l'intention, c'est une représentation d'acte, ce n'est pas un acte, mais nous haussons les épaules parce que nous n'avons jamais vu de muraille peinte par lui, parce que nous savons qu'il ne la peindra pas. Nous lui supprimons lel pouvoir, nous ne lui donnons pas le pouvoir.

Un autre nous représente la statue qu'il va faire, mais l'atelier est plein de statues qu'il a déjà faites ; par conséquent, nous savons qu'il la fera. Nous nous conduisons comme vis-à-vis de quelqu'un qui le peut.

Il y a donc des conduites tout à fait différentes parmi les hommes vis-à-vis de ce qu'ils font et vis-à-vis de ce qu'ils ne font pas, non pas au hasard des réflexes, mais d'après les paroles, les promesses et les intentions.

Nous finissons par attribuer aux hommes qui nous entourent des pouvoirs particuliers de différentes espèces. Il y aura autour de nous des hommes puissants et des hommes impuissants. Cela ne veut pas dire que nous connaissons leur force intime, physiologique, ou métaphysique. Cela veut dire tout simplement que, quand ils font une promesse, ils l'exécutent, et que nous avons une réaction particulière vis-à-vis d'eux.

Peu à peu, nous appliquons à nous-même cette conduite vis-à-vis des intentions d'autrui, nous l'appliquons à nos propres intentions, et nous finissons par savoir par l'expérience que certaines représentations sont suivies d'exécution parce que nous l'avons vu des milliers et des milliers de fois.

Taine nous raconte qu'il y a en lui la possibilité de lire un livre latin. Que signifie cette possibilité ? Est-ce qu'il sait par là même ce qu'il y a dans son cerveau pour qu'il puisse lire le livre latin ? Il ne sait rien du tout, ne connaît rien de tout cela. Il a une certaine expérience qui s'est transformée en habitude et qui est devenu intelligente, qui a créé chez lui une croyance. Depuis sa première jeunesse, il a eu sous les yeux des textes latins ; peu à peu, il les a épelés et il a fini par les traduire en français, par les comprendre en les lisant même rapidement. Il se souvient de milliers et de milliers d'exécutions de versions latines. C'est ce vieux souvenir qui reste en lui et ce vieux souvenir se résume en une petite phrase : « J'ai le pouvoir de lire un livre latin. Je puis dire aux autres que je lirai un livre latin » ; et encore, même dans cette affirmation, il y a toujours un mystère, il y a toujours un doute, car en somme on peut lui présenter un livre qu'il ne lira pas ; tout d'un coup il peut avoir perdu le peu de latin qu'il possédait. On ne tient pas compte des exceptions, on a la notion générale du pouvoir.

Peu à peu, nous avons construit toute une psychologie du pouvoir et il ne faut pas oublier — car c'est une des difficultés de notre science — que notre psychologie à nous est bien tardive, et qu'il y a eu de la psychologie depuis des siècles et des siècles avant nous. La psychologie est la dernière des sciences formulées, prenant conscience d'elle-même. Elle est peut-être la première des sciences non formulées car les hommes n'ont pas pu vivre en société les uns avec les autres sans se faire une psychologie. Ils ont des notions sur les pouvoirs des hommes, ils savent que les hommes ont des mouvements des mains et des pieds, ils savent que les hommes peuvent parler, qu'ils ont de la mémoire, et ils ont construit des subdivisions des fonctions humaines bien longtemps avant les philosophes. Il en est même résulté une difficulté pratique ; c'est que nous avons la mauvaise habitude de prendre comme division scientifique de la psychologie les divisions populaires et cela pour une bonne raison, c'est que ces divisions populaires de la psychologie se sont traduites dans le langage.

Le langage n'est pas autre chose qu'un traité élémentaire de psychologie ; il ne contient que la suite des opérations psychologiques qu'on admet, qu'on prête à son voisin. Le meilleur traité de psychologie, c'est un dictionnaire, tout simplement. Prenez donc un simple dictionnaire, et amusez-vous à remarquer la suite des verbes indiqués dans ce dictionnaire ; elle va vous donner toutes les opérations de la psychologie telle que les hommes du peuple la comprennent. La psychologie scientifique s'est bâtie là-dessus, sans tenir compte de toutes les erreurs qui se sont produites.

C'est ainsi que la notion de pouvoir est une notion enfantine, créée dans les populations primitives et qui, peu à peu, a précisé les individus. Comment les a-t-elle précisés ?

Il s'est fait dans la société, dans le groupe duquel nous parlons, une distinction entre deux catégories d'hommes : les hommes qui ont dû pouvoir et les hommes qui n'en ont pas. Il est très bon de distinguer les hommes qui ont des intentions suivies d'exécution, comme il est utile pour le bébé de distinguer son père et sa mère, l'un qui tape et l'autre qui ne tape pas.

Il a donc bien fallu que les peuples sauvages aient les mêmes distinctions. Cette distinction s'est faite et elle a groupé les hommes, elle a réparti les hommes de la tribu en différents groupes, les forts et les faibles, et cette distinction très simple, cette distinction primitive a été le point de départ de la hiérarchie. La hiérarchie est un groupement particulier. C'est encore la notion du groupe, mais c'est la notion du groupe dans un certain ordre. Les hommes sont répartis suivant qu'ils sont forts ou faibles, suivant qu'ils sont au-dessus les uns des autres, et alors, suivant qu'ils sont forts dans certaines choses ou dans certaines autres, forts pour les coups ou bien forts pour la chasse, on les sépare les uns des autres.

Cette nouvelle séparation s'est bien utilement ajoutée aux précédentes. Les individus étaient mal séparés les uns des autres ; ils avaient tendance à se confondre, à se mélanger. Maintenant, voilà une nouvelle distinction qui se fait entre les hommes. Il ne s'agit pas uniquement des gros et des petits, il ne s'agit pas d'une distinction externe, il s'agit d'une distinction dans leurs intentions futures.

Cette distinction les sépare prodigieusement, et permet de faire faire à l'individu un réel progrès. C'est ce progrès nouveau que nous étudierons dans la prochaine leçon sous le nom de personnage.

4 FEVRIER 1929

XV. — LE PERSONNAGE

Quand on attribue des pouvoirs à un individu, ou bien à soi-même, on adopte par là-même une conduite spéciale, on lui donne un rôle particulier, on le transforme. Prêter à quelqu'un des pouvoirs, le considérer comme capable de quelque chose, c'est le transformer et le transformer même considérablement, car primitivement, les individus n'existent que parce qu'ils font devant nous, que par les actions qu'ils exécutent. Du moment qu'ils ont des pouvoirs — et c'est toujours très bizarre que d'avoir des pouvoirs — il faut tenir compte, non seulement de ce qu'ils font, mais de ce qu'ils feront, de ce qu'ils sont capables de faire, et il faut prendre des précautions vis-à-vis de leurs intentions visibles ou cachées. C'est une grande transformation de la personnalité.

Nous avons déjà passé en revue différents progrès de la personne. Au commencement, nous avions affaire au corps, et c'est ce que j'avais appelé le corps propre. Le corps propre qui constitue un homme est différent du corps des autres, et les hommes se distinguaient les uns des autres par leur corps propre ; il y avait des conduites du corps propre : conduites de régulation, de précaution, de surveillance et de protection.

Ensuite, nous avons été un peu plus loin et on pourrait dire que nous sommes arrivés à des conduites de l'homme. Il ne s'agit pas d'un corps d'animal quelconque, il s'agit d'une conduite vis-à-vis d'un homme. Ce sont les conduites sociales.

Les conduites sociales vis-à-vis de l'humanité ne sont pas tout à fait les mêmes que les conduites des animaux sociaux. Dans les conduites vis-à-vis de l'homme, nous mettions comme troisième degré l'intervention de l'intelligence humaine et ce que nous avons appelé les conduites de l'individu par rapport au groupe et du groupe par rapport à l'individu. C'est déjà une transformation : il ne s'agit plus d'un homme quelconque, il s'agit d'un homme considéré comme élément de la tribu, ce qui est quelque chose de particulier.

Cela amène d'ailleurs des réactions spéciales que nous avons appelées les réactions du drapeau et les réactions de la salutation.

Après l'individuation, nous voyons arriver par le phénomène du pouvoir et les croyances au pouvoir quelque chose de tout à fait spécial. Les individus se transforment et je vous propose de leur donner maintenant un nom particulier que nous allons tâcher de justifier : le personnage.

La personnalité humaine, avant de devenir le moi individuel que nous connaissons, avant de devenir les âmes que nous rêvons d'être, passe par une phase qui a, je crois, une grande importance historique, qui a une énorme importance pathologique, qui se reproduit à chaque instant : la phase du personnage. Vis-à-vis des autres et vis-à-vis de nous-mêmes, nous sommes des personnages et j'entends par ce mot que nous sommes des individus capables de pouvoirs spéciaux capables de jouer un rôle particulier.

Cette notion du personnage est un peu effacée aujourd'hui quand on considère l'homme normal. L'homme normal a dépassé le stade du personnage, il doit être au-delà et il n'aime pas qu'on lui dise qu'il joue certaines comédies, qu'il joue un personnage. Il faut arriver à considérer les malades, des hommes déprimés pour voir la comédie du personnage. Dans les asiles, un très grand nombre de délires sont des délires de personnage. Ces individus qui prennent une allure fière quand ils déambulent dans les cours, qui vous regardent avec mépris, qui crachent à votre passage, se considèrent eux-mêmes comme des rois, comme des princes, comme des personnages beaucoup au-dessus des autres, à leur manière, d'une façon un peu puérile, jouent le rôle de grand personnage.

D'autres, au contraire, les malheureux mélancoliques, repliés sur eux-mêmes, sont humbles, tout petits, joueront le rôle d'un condamné à mort, d'un misérable, d'un homme accablé de remords. On pourrait voir des exemples peut-être plus pittoresque si l'on prenait des comédies de personnages plus caractérisées, qui durent un certain temps.

Quand on étudiait longuement, — et je crois qu'ils méritaient ces longues études, — les anciens somnambulismes, on trouvait beaucoup de somnambulismes du personnage dans lesquels l'individu, pendant quelques heures ou pendant quelques jours, devenait un personnage.

Je prends toujours devant vous les mêmes exemples que j'ai trouvés amusants et qui permettent de faire des réflexions psychologiques assez grossières parce qu'ils sont bien visibles et qu'il s'agit en somme d'individus peu intelligents.

Voici un petit garçon de 14 ou 15 ans qui a été bouleversé par la mort de son jeune frère survenue à l'hôpital, alors qu'il était entre les mains des médecins, à la suite d'une méningite tuberculeuse. L'aîné allait tout le temps à l'hôpital, était tout le temps près de son lit, même pendant la visite des médecins. Après la mort du petit, l'aîné commence, presque tous les jours et souvent deux fois par jour, une sorte de délire bizarre que la famille ne comprend pas. Tout d'un coup, il s'arrête, immobile, il fixe les yeux, ne répond plus aux questions, ne paraît plus entendre ni voir ; il prend un air digne et grave ; il s'approche d'une chaise, il met un doigt sur la chaise et frappe dessus : c'est le médecin qui percute le dos, la poitrine ; puis il abaisse son oreille contre le dossier de la chaise, il écoute, il fait l'auscultation. Après avoir fait la percussion et l'auscultation, il dicte quelques mots d'un air grave et ses mots sont quelquefois assez justes. Par exemple, on l'entend qui murmure : « Kbr, NaBr, — aa 5 grammes. » C'est la formule du bromure de sodium qu'on donne dans les hôpitaux. Il récite des formules, comme si un interne auprès de lui écrivait sur le cahier la formule à donner au malade.

Ce sujet continuait ainsi à passer en revue un certain nombre de malades. Il faisait le personnage du médecin de l'hôpital. Cela ne durait chez lui que quelques heures et il revenait à lui avec oubli de la période somnambulique.

Une autre somnambulique était plus comique et nous fournirait quelques détails sur la conception de la croyance. C'était une pauvre femme de la Salpêtrière, assez bête, qui avait eu un jours de congé. Ce congé ne lui avait pas réussi. On avait cru la distraire en la menant dans un cirque. Là, elle avait vu, dans une cage, un lion et une lionne en particulier, qui l'avaient épouvantée .Elle était rentrée à l'hôpital dans un état bizarre ; elle ne voulait plus marcher debout, elle marchait à quatre pattes et poussait des rugissements ; si on s'approchait d'elle, elle cherchait à mordre les mollets. Pendant quarante-huit heures, elle a joué le rôle de la lionne.

C'est là d'ailleurs une vieille histoire. C'est la fameuse lycanthropie qui a été très étudiée au moyen-âge, sur laquelle il y a encore des thèses (thèse de Sigaud) et toutes ces thèses nous décrivent le changement d'un individu en un animal, en un loup (c'était le plus commun dans l'histoire du loup-garou), en un chien, etc.

A côté des somnambules naturels comme ceux que je viens de vous citer, il faut placer toutes les célèbres histoires des spirites qui ont eu une phase de célébrité vers 1850. Dans les descriptions des spirites, il y a des phénomènes du personnage extrêmement nombreux et très intéressants.

Aujourd'hui, il y en a peut-être encore. Vous avez tous lu ou entendu parler de la célèbre Mrs Peiper, à Boston, considérée par la Société des Recherches Psychiques comme une somnambule extra-lucide très remarquable, qui avait des notions sur toutes les personnes qui venaient la visiter. Lorsqu'elle donnait ces renseignements sur les visiteurs, était-elle à ce moment Mrs Peiper ? Non. Dès le commencement de son somnambulisme, cette brave femme se transformait dans le personnage du Docteur Phinuit qui était, paraît-il, un médecin français originaire de Marseille, qui avait exercé à Metz. Il avait même suivi les cours de Dupuytren. Il avait eu une certaine valeur comme médecin français quelque temps auparavant. C'était l'âme de Phinuit qui s'incarnait en cette femme. Il y avait bien quelques bizarreries. Par exemple, comment se faisait-il que ce bon docteur Phinuit qui avait exercé toute sa vie à Metz, ne connaissait plus un seul mot de français, ne pouvait plus que parler anglais ? On change quelquefois après la mort. Notre docteur avait changé.

Les médecins de la Société des Recherches Psychiques ont fait toutes espèces de recherches sur ce personnage, recherches à mon avis inutiles. Il s'agissait tout simplement d'un personnage. Mrs Peiper jouait le Docteur Phinuit de même que tout à l'heure la femme jouait la lionne et que le petit garçon jouait le médecin de l'hôpital. C'est toujours le personnage qui envahit la personnalité, qui prend une grande importance. Il est impossible de livre des ouvrages sur les médiums sans voir des personnages et des délires de personnage. Le médium qui est possédé par Napoléon commence par écrire et c'est l'écriture seule qui manifeste Napoléon tandis que lui-même est resté ce qu'il était, Gros-Jean comme devant. Mais prenez garde, quand cela continue pendant trop longtemps, le corps se métamorphose, la figure prend une expression spéciale, cesse d'écrire, ordonne. Il est Napoléon tout entier, il joue le personnage de Napoléon. Vous retrouverez ce personnage dans toutes les incarnations des médiums.

On a été un peu étonné autrefois du célèbre article de M. Ch. Richet, vers 1880, sur les suggestions de personnalité. Cet article a fait grand bruit. M. Ch. Richet nous disait que, sur des individus endormis, on pouvait faire la suggestion suivante. Au lieu de leur dire : « Levez le bras ou baissez-le. Dites ceci ou cela », on les transformait en une autre personne : « Vous n'êtes plus une petite femme, vous êtes un archevêque. » La petite femme acceptait très bien, elle était très contente et devenait un archevêque tout entier, du haut en bas, elle jouait le rôle de l'archevêque, ou bien elle jouait le rôle d'une vieille femme d'église ou d'un vieux troupier fatigué par la guerre.

Ch. Richet a décrit des quantités d'exemples de ce genre. J'ai eu peut-être le tort de faire remarquer à cette époque que cette description était en somme une résurrection, — car tout le temps, le monde est une résurrection du passé, — et qu'autrefois les anciens magnétiseurs, Bertrand par exemple et beaucoup d'autres, avaient longuement décrit des métamorphoses semblables, quelquefois même plus amusantes que celles décrites par Richet. C'étaient des modifications du personnage.

Vous voyez donc que la pathologie, de quelque façon qu'on la considère, nous présente très souvent une attitude de la personnalité que nous appelons nous-mêmes indistinctement un personnage. Seulement, nous conservons nos petites vanités personnelles. Nous disons : « C'est bon pour ce gamin de jouer le médecin d'hôpital, pour cette femme que vous dites vous-même un peu bête de se croire transformée en lionne. Nous autres, nous sommes bien au-dessus de cela et nous ne jouons pas de personnage. »

Prenez garde, ne vous avancez pas trop. Je vous ai accordé qu'il y avait en nous autre chose que le personnage, nous le verrons plus tard. Il y a des complications qui surviennent et qui nous font dépasser le stade du personnage, mais nous ne pouvons pas nier qu'il y ait le personnage. Nous sommes des personnages et nous jouons notre rôle plus ou moins bien. Les uns ont le personnage du prêtre, d'autres le personnage du médecin. Le médecin n'a plus de cravate blanche, mais enfin, il a tout de même une attitude spéciale. Il y a le parfait notaire, il y a le brillant ingénieur, le bel officier. Chacun a ainsi un rôle particulier et nous jouons tous les uns vis-à-vis des autres un personnage. Nous ne pouvons pas lui échapper et cela est si vrai qu'au bout d'un certain temps, la profession modifie l'attitude des personnes. Il y a une attitude de notaire, une attitude de prêtre, une attitude de professeur qui se transforment peu à peu. C'est un personnage que nous avons en nous-mêmes. En général, et, cela va peut-être nous consoler, disons-nous que nous avons plusieurs personnages que nous employons suivant différentes circonstances.

Il y a presque chez chacun de nous deux personnages très intéressants et très importants. Il y a ce que j'appellerai le personnage du dehors et le personnage du dedans. Or, le dedans n'est pas le dedans psychologique, c'est le dedans de l'appartement, c'est l'intérieur, la vie de famille. Vous connaissez ces femmes qui sont des anges de douceur en visite chez les autres, qui sont parfaitement aimables et qui sont terriblement exaspérantes à domicile. Elles font deux personnages particuliers, l'un est un sujet, l'autre est dominateur, un personnage de commandement avec des manies poussées aux dernières limites. Vous voyez de ces individus qui sont très énergiques et qui ont l'air si importants quand ils sont dans la rue ou en chaire et qui, chez eux, sont fatigués, ne se tiennent qu'enfouis dans un fauteuil. Il y a deux attitudes et deux rôles absolument différents.

Nous jouons tous des personnages, mais ce qu'il y a de plus étrange, c'est que nous les jouons pour nous-mêmes. Nous nous croyons tel ou tel. Nous nous croyons un malade, et, se croire un malade, jouer le rôle du personnage malade, c'est extrêmement fréquent dans les familles. Telle jeune fille ne veut pas céder, elle sera toujours la malade et ne peut être que cela. Nous avons une attitude vis-à-vis de nous-mêmes et toutes les descriptions, les biographies individuelles, sont obligées de tenir compte de ce jeu d'un certain personnage.

J'ai employé le mot de jeu et, à propos du personnage, il est bien difficile d'éviter des allusions à ce qu'on appelle la comédie. En effet, on se demande si ce personnage que nous sommes et que nous jouons les uns vis-à-vis des autres et vis-à-vis de nous-même, est extrêmement profond, s'il est bien réel, si ce n'est pas quelque chose de très apparent, de très superficiel.

Je tiens beaucoup à répéter que les traits psychologiques sont plus ou moins profonds suivant qu'ils sont plus ou moins élémentaires. Il est évident que les réactions du corps propre, les réactions du sens kinesthésique ou du sens de l'équilibre sont des choses beaucoup plus profondes que les réactions du personnage. Le personnage est surajouté à un édifice psychologique antérieur ; il ne pénètre pas tout à fait cet édifice. C'est pourquoi le personnage n'est pas toujours très logique. Il est en général rempli de contradictions et d'absurdités.

Ma malade de la Salpétrière qui était lionne, était souvent bien drôle. Cette pauvre lionne avait des conduites qui nous paraissaient bien bizarres. Par exemple, c'était une lionne abominablement méchante, qui voulait mordre les mollets. Elle ne mordait pas beaucoup les mollets du médecin ; elle savait donc déjà distinguer. En outre, pour bien marquer sa méchanceté, elle avait une singulière attitude que j'ai souvent observée sur elle et que je trouvais très amusante ; je ne sais pas si elle vous frappera au même point. Avec ses griffes — car les mains étaient transformées en griffes — elle tirait les tiroirs des malades et les renversait par terre. Ces tiroirs répandaient différentes choses, des papiers et en particulier des petits portraits, des petites cartes photographiques. Avec ses griffes, elle disséminait les photographies par terre, et je disais qu'on la laissât faire. Je me demandais ce qu'elle voulait. Quand elle trouvait des photographies de petits enfants, elle baissait sa bouche et les mangeait. Je veux bien qu'une lionne mange des enfants, c'est possible, mais, enfin, les lionnes n'ont pas l'habitude de reconnaître des photographies et de les manger. Il y a là un mélange du personnage de la lionne et du personnage qui est une femme, une femme ayant la notion des images et la distinction des enfants. Le caractère profond de la femme, les connaissances qu'elle avait, sont conservées. D'ailleurs, arrive l'heure du dîner. Cette lionne qui est bourrée de petits enfants qu'elle a mangés, devrait être pourtant très satisfaite, ne plus avoir faim. Pourquoi accepte-t-elle sa soupe et pourquoi la mange-t-elle avec une cuiller ? Ce n'est pas raisonnable pour une lionne. Il y a évidemment là des choses contradictoires.

Il en est de même dans tous les personnages que nous jouons les uns vis-à-vis des autres. Nous ne sommes jamais tout à fait le personnage parfait ; nous ne sommes pas le professeur parfait ni le prêtre parfait ; il y a des contradictions, on les cache quelquefois sous le manteau, mais, enfin, elles existent et, quand on suit les gens chez eux, on peut les voir. Le personnage n'est jamais bien complet, il est toujours plus ou moins superficiel.

Mais ces réflexions excitent en nous un sentiment embarrssant. Vous avez envie de me dire : « Alors votre bonne femme qui jouait la lionne, est-ce qu'elle se croyait réellement une lionne pour manger des enfants en photographie et sa soupe avec une cuillère ? Est-ce qu'elle ne se moquait pas de vous ? Elle jouait la comédie, elle mentait. »

Ah ! voilà le grand problème qui domine toute l'étude des maladies mentales et nerveuses. Cette question que vous avez envie de poser à propos de la lionne, vous pouvez la poser à propos de toutes les maladies mentales, quelles qu'elles soient.

Il y a quelques années, l'excellent docteur Arnaud, dont nous avons déploré la mort l'année dernière, faisait à la Société de Psychologie une communication très intéressante sur la sincérité des névropathes, et il nous donnait une foule d'exemples de la maison de santé de Vanves, d'aliénés enfermés, considérés comme tout à fait délirants, qui se comportaient visiblement comme des menteurs et qui le reconnaissaient eux-mêmes. Il décrivait en particulier une femme mélancolique et scrupuleuse qui, devant lui, essayait de s'accuser de tous les crimes possibles et lui racontait longuement tous ceux qu'elle avait commis dans sa vie ; en particulier elle était en train de lui décrire comment elle avait assassiné son mari, comment elle avait préparé une bouteille de poison qu'elle avait achetée dans différents magasins, etc.

Le Docteur Arnaud, quoiqu'il eût une grande patience, fut cependant à ce moment un peu troublé et lui dit : « Mais voyons, Madame, vous m'avez raconté la mort de votre mari il y a quelque temps d'une manière absolument différente. Il n'y a aucun des symptômes de l'empoisonnement dont vous parlez. Vous savez pourtant très bien que vous ne lui avez pas versé ce poison ».

La malade, un peu surprise, n'eut pas le temps de se reprendre et répondit : « Mais oui, je le sais bien, je n'ai pas acheté ce poison, je n'ai pas empoisonné mon mari. »

— « Alors, quand vous me racontez cette histoire, vous me mentez. »

Et la bonne malade de lui répondre : « Mais il faut bien, puisqu'il faut que je vous montre mon indignité. C'est nécessaire. » Il semble donc que, là, elle mentait volontairement, comme s'il y avait une certaine nécessité à mentir, comme si elle était poussée à ce mensonge par quelque chose d'indispensable. Dans les trois quarts des aliénations, on trouve des phénomènes de ce genre. Le plus souvent, les aliénés jouent la comédie. Ne croyez pas le quart de ce qu'ils vous racontent. Ils essaient de vous donner une impression sur leur grandeur, sur leur culpabilité. Ils n'y croient qu'à moitié et même souvent pas du tout. Il y a dans toutes leurs croyances une foule de contradictions perpétuelles.

Je pense maintenant, un peu trop tôt, à un malade dont nous reparlerons dans une prochaine leçon sur le délire de valorisation. Ce malade prétendait pendant la guerre être le généralissime des armées françaises et alliées. Ce brave petit soldat de 22 ans était atteint d'un délire mégalomaniaque. Il était en train de m'expliquer longuement comment la France reconnaissante pour lui, — car il avait battu les Allemands dans des batailles miraculeuses, — lui avait préparé un hôtel splendide Avenue du Bois de Boulogne et aimablement il me disait : « Justement, le Président de la République vient de m'envoyer un cuisinier célèbre qui va nous faire une cuisine délicieuse. Voulez-vous l'essayer avec moi, je vous invite à déjeuner ce matin ».

Je ne pouvais manquer d'accepter et je lui répondis que nous allions déjeuner ensemble Avenue du Bois de Boulogne ; il en fut très content. Mais ce fut tout, il ne continua plus, car l'instant suivant il me disait : « Faites bien attention de réclamer à M. Arnaud pour mon déjeuner du bœuf gros sel ».

Quelle contradiction ! Voilà un homme qui est le généralissime, qui a un hôtel merveilleux Avenue du Bois de Boulogne, qui m'invite à essayer un cuisinier miraculeux et qui demande tout simplement du bœuf gros sel au directeur de la maison de santé. Tout cela est absurde.

C'est que nous avons affaire ici à une conduite particulièrement délicate qui commence à grandir dans l'esprit humain, qui a joué un rôle de plus en plus important. Nous avons affaire, non pas aux réactions motrices, mais nous avons affaire aux croyances. Nous vivons par les croyances, nous agissons par les croyances. Ce sont les croyances qui remplissent notre vie. Or, les croyances sont des choses bien fragiles, sur lesquelles nous ne sommes pas bien fixés, qui ont des limites vagues, et puis surtout ce sont des choses qui n'existent qu'en paroles. Il est vrai que, dans la croyance, il y a une promesse qu'on exécutera plus tard ; mais beaucoup de croyants sont bien tranquilles et savent parfaitement que le moment du règlement des comptes n'arrivera pas de sitôt et qu'on ne leur demandera pas de se soumettre au bûcher de l'Inquisition. Ils se déclarent croyants, ils ne craignent rien et croient superficiellement.

Je voudrais, à ce propos, vous signaler un ouvrage important qui a paru récemment en Amérique. C'est un ouvrage de M. Campbell, Professeur de psychiatrie à Boston. Il a pour titre : « Delusions and believes ». L'auteur prétend que, dans la vie pratique et dans les maladies mentales, ce qui joue le principal rôle, ce sont les croyances, que tout est constitué par des croyances. Je suis abolument de son avis. Toute la vie mentale supérieure est fabriquée avec des croyances. Le personnage est une croyance, une croyance que nous avons sur Napoléon ou sur le généralissime. Les croyances, précisément parce qu'elles sont délicates et fragiles ont toutes espèces de degrés et, depuis des siècles et des siècles, l'humanité passe son temps à perfectionner ses croyances, à les rendre un peu plus justes, un peu plus semblables à des réactions motrices.

Les premières réactions motrices étaient précises et exactes. Les croyances qui les ont remplacées sont des langages, langages libres, artificiels, qui peuvent n'avoir aucune signification. Il faut rendre au langage la même importance qu'avait l'action, il faut transformer la croyance.

La croyance a fait une foule de progrès. Dans quelques jours, nous aurons à voir des croyances plus avancées qu'on peut appeler des croyances réfléchies.

Ici, nous avons affaire à des croyances qui deviennent facilement absurdes ; ce sont les croyances qui méritent le nom de foi. Ce sont des fois qui ne se démontrent pas. La foi n'a pas besoin de démonstration, elle s'en passe complètement, elle n'a pas besoin de clarté, elle peut être confuse, elle peut être pleine de contradictions. La contradiction ne gêne pas la foi. C'est un mystère de plus. Un de plus ou de moins, cela ne gêne personne.

Le personnage dont je vous parle est le résultat d'une foi de ce genre. Il est construit par les sentiments que nous avons les uns vis-à-vis des autres. Le personnage prend naissance au moment où le sentiment se spécialise et se précise. Les sentiments sociaux sont d'abord des sentiments vagues, des sentiments collectifs. Le sentiment sexuel, par exemple, s'adresse à peu près à toutes les femmes. Le sentiment de crainte s'adresse à tous les hommes qui sont forts et qui sont dangereux.

Peu à peu, le sentiments se précisent et nous arrivons à la période des tendances sélectives, des tendances qui choisissent. Les tendances sélectives donnent naissance à des individus séparés les uns des autres. La tendance sélective est une précision qui se fait d'une manière presque spontanée, sans réflexion, mais qui apparaît comme une opération assez spéciale.

Je voudrais vous parler, à ce propos, d'une opération mentale que j'ai baptisée d'un nom imaginaire, puisqu'il en faut sans cesse en psychologie, et que j'ai appelée l'acte d'adoption. Il est facile de vérifier l'acte d'adoption quand on essaie de traiter certains malades.

Vous avez à traiter une névropathe et vous essayez des phénomènes de suggestion, des conseils, n'importe quoi. Le malade est résistant, il n'est pas suggestible, il n'obéit pas à tout ce qu'on veut lui faire faire. On dirait qu'on a sur lui extrêmement peu d'action. Cela peut durer des semaines et des mois. Un beau jour, on s'aperçoit que le malade a changé du tout au tout, il a vis-à-vis de vous une autre attitude. Il accepte et il avale pour ainsi dire tout ce que vous lui dites. N'importe quoi est considéré comme une vérité absolue. Il devient par là même éminemment suggestible et il est suggestible pour vous et pas pour un autre. Il conserve pendant très longtemps les suggestions que vous lui faites. Il est remonté par une simple visite et vous vous demandez ce qui s'est passé.

Quelle est cette métamorphose ? C'est une question qu'il est intéressant d'examiner quand on cherche à étudier les phénomènes de direction morale.

Je vous ai parlé dernièrement d'un livre intéressant d'un pasteur protestant, sur les conversions. Vous trouverez dans ce livre des phénomènes exactement du même genre. Un individu, pendant des mois et des mois, paraît ne pas comprendre ce qu'on veut lui faire croire, ne croit à rien et résiste démesurément. Puis un beau jour, il ne résiste plus à rien du tout, il accepte n'importe quoi, il est un croyant fervent qui n'est bon qu'à baptiser. Une métamorphose s'est faite subitement.

Cette métamorphose n'est pas uniquement réservée aux phénomènes de direction pathologique et de direction religieuse. Elle existe dans la vie sociale perpétuellement et je voudrais vous rappeler le phénomène amusant qui intéresse surtout les jeunes, le phénomène d'amour.

Le phénomène d'amour est un phénomène assez bizarre. Pendant très longtemps, les individus sont les uns près des autres, ils se voient et ils n'imaginent rien au-dessus de ce qu'ils voient : ils ne sont pas transformés. Un jour, à propos de n'importe quoi, d'un simple mot ou d'une circonstance, ou d'un aspect spécial de l'individu, ils tombent amoureux, c'est-à-dire qu'ils sont entièrement transformés l'un vis-à-vis de l'autre. Ils attribuent au personnage de l'autre une importance énorme tout à fait extraordinaire, des pouvoirs merveilleux sur eux-mêmes. Rien n'est plus amusant que l'illusion des amoureux qui se figurent que l'autre a le pouvoir de les remonter quand ils sont faibles, de les guérir quand ils sont malades, de les faire vivre quand ils ne savent pas vivre, de les diriger perpétuellement. Ils transforment l'autre, je dirai qu'ils ont tout d'un coup fait l'acte d'adoption.

Pour comprendre cet acte d'adoption, il nous faudrait le comparer à des phénomènes évidemment supérieurs et d'un genre un peu différent. Je le comparerai, si vous voulez, à une sorte d'hypothèse. En somme — on dira que je suis bien terre à terre — l'amour n'est autre chose qu'une hypothèse transformée en idée fixe. Les gens qui se regardent les uns les autres sont capables de faire des hypothèses les uns sur les autres. A propos d'une personne que nous voyons, d'un trait de sa figure, d'un mot qu'elle a prononcé, nous faisons une construction hypothétique, nous lui construisons un personnage. Ce personnage aura des pouvoirs, puisque la définition même du personnage est d'avoir des pouvoirs, et comme il s'agit de nous-mêmes, ce personnage aura des pouvoirs pour nous. La personne que nous aimons va avoir le pouvoir de nous consoler quand nous sommes tristes, de nous remonter quand nous sommes affaiblis, de nous tracer le chemin de la vie, de nous aider. Elle ne l'a pas du tout, elle ne songe pas à l'avoir, elle en est incapable, mais cela ne fait rien. Nous lui donnons le personnage. C'est là ce qui constitue l'amour.

De même que l'obéissance dans les directions somnambuliques, de même que la conversion dans les religions, c'est une hypothèse qui, tout d'un coup, nait dans l'esprit, qui se transforme en une idée fixe et devient une croyance.

Mais, toutes les fois qu'il y a une hypothèse, vous savez bien ce qui se passe. Au moins dans les sciences les plus élevées, quand nous construisons une hypothèse, nous en tirons une conclusion. Cette conclusion va se vérifier ou ne se vérifiera pas et, suivant l'un ou l'autre cas, l'hypothèse change de nature, devient juste ou fausse.

La même chose se passe dans l'amour. L'amour est un travail de vérification continuelle du personnage ; c'est une hypothèse avec tentative de déduction et de vérification. L'amoureux se rend près de sa belle avec la réflexion suivante : « Je suis triste et malade, bon à rien, et douteur. Je m'en vais voir si, après cette visite, je vais être remonté et guéri par son sourire ». Voilà l'hypothèse déductive.

De deux choses l'une : ou bien l'amoureux est remonté par le sourire de la belle et alors il sera plus amoureux que jamais ; ou bien au contraire, il se trouve aussi malade après qu'avant et alors il sera désespéré : il y aura un va et vient perpétuel entre les conceptions du personnage.

Dans les tragédies de Racine, vous avez dans les cinq actes ces oscillations de l'amour : Premier acte, construction de la supposition ; deuxième acte, vérification de la supposition ; troisième acte, contradiction de la supposition ; et ainsi indéfiniment jusqu'à ce qu'on arrive à construire le sentiment et l'acte d'adoption.

Il en est ainsi dans toutes les croyances. C'est par ce mécanisme que le personnage se forme. Le personnage se construit par des croyances qui sont plus ou moins justifiées par la conduite des autres et surtout par l'effet que cette conduite produit sur nous.

N'oublions pas, avant de terminer, la règle générale que nous appliquons toutes les fois que nous sommes réunis : c'est qu'après avoir construit le personnage de notre voisin, nous construisons de la même manière notre personnage à nous-mêmes. Après avoir été amoureux de la belle, nous sommes amoureux de nous-mêmes, de la même manière et avec les mêmes hypothèses et les mêmes vérifications. Nous construisons notre propre personnage et cette construction est, à mon avis, bien dangereuse. Il faut se défier de l'époque de la jeunesse. C'est l'époque où l'on construit une foule de choses, où l'on construit non seulement sa carrière, ses amours, ses croyances religieuses et autres, mais où l'on construit son personnage, où on se construit soi-même et où on se construit plus ou moins bien. Dans la jeunesse, nous formons sur nous-mêmes une hypothèse. Malheur à ceux qui font l'hypothèse : « Je suis le malade, je suis le faible » et qui se mettront à jouer ce rôle pendant très longtemps. Heureux ceux au contraire qui feront l'hypothèse inverse : « Je suis le fort, le riche et l'heureux, celui qui a de la chance en tout ». Ce sont deux hypothèses, deux personnages, on se forme et on se construit par l'amour l'un ou l'autre. Ce sont des constructions qu'on fait sur soi-même.

Mais pourquoi faisons-nous l'une ou l'autre construction ?

Nous disons qu'il est très malheureux de faire sur soi-même une mauvaise construction. Ceux qui se figurent être des faibles finissent par le devenir à force de le croire. Mais pourquoi croient-ils cela ? Pourquoi est-ce que nous nous faisons sur nous-mêmes telle ou telle idée et pourquoi nous construisons-nous tel ou tel personnage ?

D'abord, il y a une influence extrêmement grande des opinions d'autrui. Nous construisons notre personnage comme on nous dit de le construire. Les hommes s'obéissent les uns aux autres, nous nous dictons notre personnage. Vous êtes un véritable prêtre, on vous donne l'exemple : ils se tiennent tous comme cela, il faut vous tenir comme cela.

Dans la famille, on dicte malheureusement aux jeunes gens leur personnage et trop souvent c'est la mère de famille qui leur a soufflé à l'oreille qu'ils sont les faibles et les débiles, les obéissants à perpétuité. On leur a supprimé toutes les velléités de résistance et toutes les velléités d'initiative, on les a construits comme cela. Le personnage est construit par autrui, par l'exemple d'autrui et par les ordres d'autrui. Les familles ne connaissent pas beaucoup de personnages et inventent pour leurs enfants des personnages chimériques. Très souvent elles arrivent à le faire exécuter et à le réaliser.

Mais, il y a une influence plus importante encore qui est personnelle. Nous choisissons le personnage qui nous réussit. Il ne faut pas oublier que toute notre conduite psychologique est faite pour nous réconforter.

Un jour ou l'autre, il faudra que nous ayons le courage d'étudier ensemble ces problèmes absolument insolubles de faiblesse et de force psychologique. Nous ne savons pas ce que c'est, mais nous poursuivons perpétuellement la force psychologique. Nous voulons tous être des forts et nous cherchons le moyen d'avoir cette force. Or, la force psychologique, ou du moins l'illusion de cette force, nous est donnée dans les sentiments de joie et dans les sentiments de triomphe.

Lorsque certaines actions ont réussi, nous faisons à leur propos la réaction de triomphe ; nous sommes contents, nous sommes remontés pour quelque temps. Il y a des rôles qui nous remontent. Il y a des rôles qui nous dépriment. Il y a des personnages qui sont très heureux pour nous-mêmes et d'autres qui sont malheureux pour nous-mêmes. Nous le voyons sans cesse au cours de la vie.

Voici un individu dans la famille qui est lui-même plus ou moins un débile au point de vue de la force psychologique. Il est entouré par une mère compatissante qui lui évite tout effort, qui le plaint, qui essaie toujours de lui faire des compliments qu'il ne mérite pas. Il sent en lui-même un certain triomphe. Il est mieux avec cette personne qui le plaint qu'avec ceux qui ne le plaignent pas et le fait de se sentir un peu mieux va diriger son choix.

Voici une personne, qui, chez elle, est mécontente, parce qu'elle n'a pas un rôle assez intéressant, parce qu'on ne lui obéit pas suffisamment, une mère de famille que l'on traite un peu avec mépris, que ni le mari ni les enfants ne respectent suffisamment. Elle arrive dans un milieu où tout le monde est à ses pieds, où on obéit à ses moindres signes. Elle se découvre tout d'un coup la vocation de l'autoritarisme si dangereuse, si remarquable dans différentes familles.

Hélas ! il en est de même pour tous les excitants physiologiques, pour l'alcool, pour la morphine. Ecoutez donc les confidences des gens qui sont devenus morphinomanes ou alcooliques. Ecoutez ce brave homme qui dit, avec désespoir : « Je n'étais pas un homme, j'étais un faible, émotionné par tout. Je n'osais même pas rencontrer une femme. Je n'étais bon à rien du tout. J'ai pris un jour un peu trop de vin et je me suis trouvé être un homme ». Les effets de ce genre sont extraordinaires. Ils sont aussi remarquables que les révélations religieuses, que les inspirations célestes. De ce jour, cet homme est devenu alcoolique parce que le vin lui a été révélé.

Combien d'individus ont fait un beau jour la découverte de la morphine ! La morphine leur a été révélée avec ses effets terribles et ses effets momentanément bienfaisants.

Il en est de même pour le personnage. Le personnage que nous jouons est extrêmement variable ; il peut être quelconque, il peut nous réussir plus ou moins bien. Nous sommes obligés de faire le personnage du professeur. Cela peut être très fatigant et très pénible et alors cela ne donne aucune espèce de triomphe, on n'a pas envie de recommencer. Ou bien cela marche facilement, cela excite, et nous poursuivrons dans cette même voie.

Nous sommes donc parvenus à un stade où nous nous transformons en personnages ; et pendant des années, nous allons rester ce personnage, à moins qu'il n'y ait une évolution psychologique qui nous permette de dépasser ce niveau de croyance un peu élémentaire.

Mais avant de dépasser le personnage, comme il est extrêmement important dans la vie, extrêmement intéressant, nous allons nous arrêter sur une de ses conséquences les plus remarquables et, dans la prochaine leçon, nous étudierons la timidité et la valorisation sociale.

7 FEVRIER 1929

XVI. — LA VALORISATION SOCIALE

Nous parlions dans la dernière leçon de la notion du personnage. J'y insiste encore aujourd'hui. Cette notion me paraît tout à fait importante, tout à fait capitale pour l'édification de la personnalité des autres et de la nôtre.

Cette notion sert surtout à distinguer les individus les uns des autres, ce qui était primitivement très difficile, comme nous l'avons vu à propos de l'individuation.

Le personnage sépare d'abord les individus par leurs qualités. Un homme qui est qualifié comme boulanger n'est pas la même chose qu'un professeur ou un soldat. Il se sépare déjà à ce point de vue, et nous nous attribuons un rôle particulier qui nous sépare également des autres.

Mais il y a un caractère du personnage dont nous n'avons pas encore parlé, qui est à mon avis plus important que tous les autres. C'est le caractère qui résulte de la hiérarchie sociale et de la disposition dans laquelle la société range les personnages, non pas les uns à côté des autres comme le boulanger et le maçon, mais les uns au-dessus des autres, comme le soldat, le sous-officier, le colonel et le général. La société a pris cette habitude, d'une manière extraordinaire. Dans la plupart des métiers, dans toutes les situations sociales, il y a une hiérarchie, depuis le petit employé de bureau jusqu'au sous-chef, au chef, au ministre ; il y a de la hiérarchie partout. Mais, ce qui est plus étrange, il y a une hiérarchie dans la société elle-même. Quand une vingtaine de personnes se rencontrent dans un salon, qu'est-ce qu'elles y viennent faire ?

Nous avons déjà essayé à plusieurs reprises de parler des visites, de la conversation et de cette espèce de jeu de la parole qui a joué un grand rôle dans l'évolution de la parole, dans la liberté et dans la formation des idées. Mais il y a bien autre chose encore dans les visites et les réunions sociales. Ce sont des champs de bataille où les individus viennent s'affronter et se mesurer les uns les autres. Vous ne pouvez pas réunir quinze personnes sans qu'il y ait continuellement une question qui flotte dans l'air au milieu de ces quinze personnes : quelle est la valeur d'un tel, valeur au point de vue de la situation sociale, valeur au point de vue de la fortune, valeur au point de vue de l'intelligence, valeur au point de vue de la beauté, de la santé, etc. Cette appréciation des personnes les unes par les autres est absolument perpétuelle et nous éprouvons le besoin de nous classer les uns par rapport aux autres. Nous nous demandons toujours : « Est-ce que je suis au-dessous de cette personne, à différents points de vue, est-ce que je suis au-dessus ? Y a-t-il dans la réunion beaucoup de personnes au-dessus de moi ? Y en a-t-il beaucoup au-dessous de moi ? »

Cette hiérarchie sociale et son établissement mériteraient donc bien d'êre étudiés psychologiquement. Si je ne me trompe, ils ont été l'objet de bien peu d'études. En somme, on ne se préoccupe de la hiérarchie sociale qu'au point de vue de ce qu'on appelle la sociologie. On étudie quelle hiérarchie existe dans une société, quels sont les chefs, les sous-chefs et les sujets et on décrit la hiérarchie qui existe ; mais on ne cherche pas du tout par quel travail, par quelles opérations des membres et de l'esprit cette hiérarchie s'est formée, comment elle fonctionne. En un mot, je ne trouve guère d'études psychologiques de la hiérarchie sociale, études psychologiques qui seraient cependant si fondamentales et qui devraient être, si nous avions un peu de bon sens, le point de départ de la sociologie et de la politique, car toutes ces études psychologiques doivent déterminer les relations hiérarchiques qui doivent exister entre les hommes.

Le problème psychologique de la hiérarchie sociale me paraît se présenter sous deux aspects très différents. L'un que je vous signale brièvement car nous n'avons pas à l'étudier cette année, c'est l'exercice même de la hiérarchie, l'exercice des fonctions qui appartiennent à tel ou tel degré de la hiérarchie. La société vous a nommé capitaine, vous avez à faire le rôle de capitaine. C'est beaucoup plus compliqué qu'on ne le croit. On se figure trop facilement que tout le monde peut être domestique. Ce n'est pas exact. Il y a des vertus spéciales et des forces spéciales qui sont relatives à chaque degré de la hiérarchie. Il y a des fonctions à remplir.

Je me souviens d'avoir insisté devant vous il y a quelques années sur un problème social qui me paraissait assez curieux : la fonction du sous-officier. Cette fonction est très intéressante et très distincte de la fonction du soldat et de la fonction du capitaine. C'est une fonction spéciale qui demande des qualités et des faiblesses spéciales. Il y a donc des qualités propres à chaque fonction, à chaque situation hiérarchique.

Une première étude psychologique serait donc l'étude des actes qui correspondent à ces différents degrés de la hiérarchie, mais nous venons de dire tout à l'heure que cela ne suffit pas, car il n'y a pas seulement la hiérarchie organisée, il y a la hiérarchie qui s'organise. A côté de celui qui est réellement capitaine, il y a celui qui est l'aspirant à être capitaine. A côté de celui qui est professeur, il y a celui qui passe les concours d'agrégation, et ce n'est pas du tout pareil. C'est une lutte particulière pour conquérir tel ou tel grade. C'est un aspect particulier de la hiérarchie : la lutte que les hommes font perpétuellement les uns contre les autres, non pas pour se tuer, mais pour se dépasser, pour être les uns au-dessus des autres. C'est cet aspect de la hiérarchie qui existe, comme nous le disions, dans les salons.

Nous avons à nous occuper aujourd'hui, non pas du premier aspect qui est une question sociale que nous considérons comme connue, mais du second aspect, de cette lutte intime et sournoise des individus les uns contre les autres pour se dépasser. Cette lutte existe, comme nous venons de le dire, dans toutes espèces de réunions, dans le choix d'un costume comme dans la conversation. Cette lutte est si constante qu'on en a fait un caractère de la société et qu'on l'a appelée d'un nom bizarre — je crois que c'est Tarde qui l'a prononcé le premier — la capillarité sociale, ce qui montre qu'il y a une aspiration, une sorte de capillarité qui pousse tout individu à monter, à arriver à un échelon plus élevé de la hiérarchie et par conséquent à dominer les autres. Cette lutte sociale, cette capillarité, ce concours perpétuel, nous pouvons l'appeler la fonction de valorisation.

Nous avons bien des fonctions à remplir, fonction de parole, fonction de digestion, fonction de mémoire ; nous avons aussi la fonction de valorisation. Il n'est pas bon que l'on nous mette au-dessous de la situation que nous méritons. Il faut que nous sachions réclamer notre place, que nous sachions nous faire apprécier, nous faire mettre à notre place et monter au-dessus des autres. Nous avons tous plus ou moins habituellement une fonction de valorisation sociale. Il faudrait pouvoir étudier la psychologie de cette fonction de valorisation. Cette psychologie est très difficile et très ignorée.

Nous avons l'habitude depuis bien des années d'employer un procédé détourné pour étudier une fonction psychologique : nous étudions les malades qui présentent des troubles de cette fonction, et ces troubles, ces anomalies de leur conduite nous révèlent précisément ce qui leur manque et ce qui caractériserait la fonction qu'ils n'ont pas. Il faut donc chercher un trouble pathologique qui corresponde à cette fonction de valorisation, qui montre chez quelques individus un déficit de cette fonction-là, et qui nous montre comment par là-même nous pourrions deviner en quoi consiste la fonction de valorisation, quelle elle peut être.

Le trouble psychologique à envisager à ce propos est un trouble bien banal, auquel peu d'individus échappent, mais qui peut avoir chez quelques-uns une importance qu'on ne soupçonne pas. Ce trouble, c'est le phénomène de la timidité, trouble bien connu qui m'a toujours paru avoir un grand intérêt. Depuis une quarantaine d'années, j'y reviens à chaque instant, d'abord par une raison égoïste : j'en ai beaucoup souffert moi-même dans ma jeunesse ; ensuite parce que l'examen des malades m'a montré surabondamment qu'li n'y a peut-être pas une maladie mentale qui n'ait débuté par des troubles de timidité plus ou moins prononcés. C'est là un mauvais germe dans les troubles mentaux, dans les névroses, et ce germe peut aboutir à toutes sortes de formes pathologiques : formes mélancoliques surtout, et formes de persécution.

Depuis quelque temps, les psychologues et les moralistes ont compris l'importance de ce phénomène : il y a eu beaucoup d'études sur la timidité. Je pourrais dire que ces études ont traversé deux phases. Je place un peu mes propres travaux, depuis 1902 ou 1903, au point de départ de la seconde considération de la timidité.

On peut faire commencer les études sur la timidité avec J.-J. Rousseau, grand timide qui est devenu un persécuté comme tout le monde le sait et qui, à chaque instant, dans ses « Confessions » et ses « Rêveries d'un promeneur solitaire », parle des phénomènes de la timidité qu'il observe mais ne comprend pas très bien.

A la fin du XVIIIe siècle a paru un ouvrage assez curieux de M. de Zimmermann sur la solitude. Il y a là des idées très amusantes et qui commencent à envisager la psychologie de la conduite sociale, ce qu'il y a de bon et ce qu'il y a de mauvais dans la solitude, pourquoi des hommes aiment la solitude, pourquoi ils en ont à mon avis grand besoin, car elle est extrêmement utile. L'auteur étudie à ce propos les difficultés de la vie sociale et un peu les timides.

Plus tard viennent les ouvrages de Baldwin, « Développement de l'enfant et de la race », 1897 ; l'ouvrage de M. Dugas en 1896 ; l'ouvrage de l'ancien recteur, M. Lapie, en 1902 : « Logique de la volonté », qui contient un grand chapitre sur la timidité ; plus récemment un ouvrage d'Hartenberg, en 1902 également, qui, quoiqu'il soit moderne, se place toujours au point de vue ancien.

Depuis cette époque (1902-1903) et dans les cours que nous faisions ici précédemment, comme dans mon ouvrage sur les obsessions, je me suis placé à un point de vue différent. Cette étude que nous avons faite il y a vingt ans sur la timidité ici même n'a pas été inutile. Parmi les auditeurs de ce cours, il y en a, j'en suis sûr, beaucoup qui recueillent les germes des idées que je leur présente et qui les développent. Je voudrais vous rappeler à ce propos un psychologue de talent qui m'a toujours vivement intéressé. Je veux parler de M. Léon Dupuis. Ce n'est pas un psychologue de profession, c'est un amateur qui a une tout autre carrière. Il assistait à ces leçons, il a suivi ce cours pendant des années. Je l'avais intéressé à ce problème et il m'avait présenté en 1914-1915 une série d'articles que j'ai trouvés si intéressants que j'ai prié mon collègue et ami Lévy-Bruhl de les publier dans la Revue Philosophique. Vous pourriez donc relire cet article de Léon Dupuis dans la Revue Philosophique de 1915 : « Les stigmates fondamentaux de la timidité constitutionnelle », article très intéressant et très bien observé par l'auteur, sur lui-même et sur plusieurs personnes qu'il considérait comme atteintes de ces stigmates.

A ce moment, pour faire plaisir à certaines personnes, j'avais fait passer à l'Académie des Sciences Morales, au concours, le sujet de la timidité et j'avais poussé M. Dupuis à se présenter à ce concours. Il nous a envoyé un mémoire que j'ai fait couronner en 1920, qui n'est pas encore publié et qui contient un très grand nombre de notions intéressantes sur la timidité, auxquelles nous serons quelquefois amenés à faire allusion.

Les timides sont extrêmement nombreux. On peut dire que presque tout le monde, dans sa jeunesse, a souffert plus ou moins gravement de la timidité et a dû lutter contre elle.

Au premier abord, le timide se présente comme un individu qui a horreur de la société. Une jeune fille ou un jeune homme timides sont mis au désespoir par une invitation à un dîner en ville ou à un bal, à une réunion quelconque. Ils manifestent une sorte de peur pathologique de ces différentes réunions. Quand on veut les y conduire, on se heurte de leur part à des résistances de toutes espèces, ils inventent des maladies pour rester couchés. Les parents sont tout à fait étonnés de cette première réaction. C'est qu'ils ne comprennent pas du tout leurs enfants.

Comme il arrive souvent, les parents sont très différents des enfants. Ils sont à une autre époque de la vie. La timidité apparaît à une époque particulière de la vie parce que, à cette époque, les conduites ne sont pas les mêmes. On devient vieux, on est un peu retiré des affaires ; on est surtout retiré de la bataille sociale. On a réussi plus ou moins bien, plus ou moins mal, mais on est fixé. Les autres hommes vous considèrent comme un tel, ayant telle situation ; cette situation ne vaut pas grand chose, mais enfin, vous n'avez qu'à vous en contenter. Je n'ai pas envie de vous changer de place. Je ne tiendrais pas beaucoup, même si c'était possible, à vous faire rétrograder ; ce n'est d'ailleurs pas toujours facile. Quant à vous faire monter, je n'en ai aucune envie. Il n'y a pas de chances que vous puissiez monter. Les parents sont plus ou moins fixés dans la hiérarchie, on les estime, mais on ne change pas le jugement à leur égard. Par conséquent, quand ils vont à la réunion, ils y vont tranquillement, sans armes et sans perspective de combat.

Il n'en est pas du tout de même pour les jeunes gens et les jeunes filles. Ceux-là n'ont pas de situation fixée ni au point de vue de la profession, ni au point de vue de la famille ou de l'amour, ni même de l'estime que l'on a pour eux. Car enfin, on a des opinions sur une demoiselle qui est considérée comme laide ou jolie, comme bien ou mal habillée, comme bête et stupide, ou au contraire brillante. Il n'y a pas d'opinion bien fixe et le fait qui va se passer est extrêmement important pour fixer l'opinion.

En somme, les pauvres jeunes gens vont à la bataille et les parents n'y vont pas. Il y a des gens qui n'aiment pas aller à la bataille ; c'est excessivement naturel. C'est pourquoi nos timides présentent des troubles de toutes espèces, avant de se rendre à une réunion qui est pour eux une bataille.

On a cherché à comprendre leurs troubles de bien des manières. C'était l'époque des études de Lange et de James sur les émotions et la première remarque que l'on ait faite sur les timides, c'est qu'ils présentent assez souvent une crise qu'on appelle la crise d'intimidation.

Ces individus que l'on a forcés à aller au bal, que l'on a bousculés et dont on n'a pas tenu compte de l'état d'esprit avant la bataille, prenez-les sur le champ de bataille. A ce moment, vous pouvez observer qu'ils présentent une foule de troubles. Ce sont très souvent des troubles viscéraux. Leur respiration est changée. On pourra même prendre des inscriptions sur le cylindre tournant : battements de cœur ou ralentissements du cœur, disposition à la syncope, troubles digestifs de toutes espèces. Ils ne digèreront pas le dîner s'ils doivent le soir aller au bal, ils souffriront de l'intestin, etc.

Ces troubles d'intimidation sont surtout visibles à l'extérieur quand ils portent sur la circulation. On a attribué pendant fort longtemps une grande importance à la circulation périphérique du visage. Un très grand nombre de timides rougissent et on dit que cette rougeur est pathognomonique, est caractéristique de la timidité. Les sujets eux-mêmes se mettent cela en tête et vous savez comment de cette timidité est sortie la maladie mentale particulière qu'on peut appeler l'éreutophobie, phobie de la rougeur que présentent très souvent ces jeunes gens qui donnent comme prétexte de leur timidité la rougeur qu'ils vont avoir : « Je ne veut pas me présenter à cette réunion parce que j'aurai le bout du nez très rouge. C'est absolument épouvantable. » L'éreutophobie est une maladie dérivant de la timidité précédente et de la crainte de la bataille.

Ces troubles physiologiques ont été étudiés avec une assez grande précision apparente et on a fondé sur eux toute l'explication de la maladie. Ces individus timides, a-t-on dit, sont tout simplement des individus qui présentent un système nerveux particulier capable de faire ces réactions. Ils ont un système sympathique qui fait rougir leur figure, leur nez, qui fait palpiter leur cœur, les fait respirer de travers : c'est une mauvaise construction du sympathique supérieur. Qu'on leur donne un peu de belladone et tout sera fini. N'en parlons pas autrement ; il n'y a rien à faire de spécial. Les ouvrages dont je vous ai parlé, en particulier le dernier, d'Hartenberg, reposent là-dessus. Les timides rentrent dans la catégorie des émotifs ; ce sont des vagotoniques ou des sympathico-toniques, et tout est expliqué par ces grands mots.

Nous avons ici bien souvent dans les cours répété que cette explication satisfaisait trop facilement l'esprit, qu'elle était un peu grossière et ne s'appliquait pas bien exactement au problème.

En réalité, l'émotivité est un phénomène très fréquent. Il y a une foule de gens qui sont des émotifs, qui ont des émotions quand on ouvre une porte, quand ils entendent un bruit soudain, quand ils sortent dans la rue, quand ils voient des flammes, etc. Et tous ces émotifs ne sont pas des timides. Est-ce que le fait d'être un émotif implique immédiatement comme conclusion la timidité ? C'est très contestable. Je vous renvoie à l'article de M. Léon Dupuis qui est intéressant par son érudition littéraire. M. Dupuis prend ses observations non seulement dans les personnes qu'il connaît, mais dans les mémoires de différents littérateurs et, dans la liste très intéressante des grands écrivains, il a montré un fait très important. Il y a de grands littérateurs qui ont été d'abominables émotifs, qui ont toujours souffert de l'émotivité, comme Musset, comme Edgar Poë, et si nous examinons les mémoires et la conduite de ces gens-là, nous voyons qu'ils n'ont jamais été des timides. Ce sont des malades de l'émotivité.

Inversement, on peut rencontrer des individus qui sont d'abominables timides et qui ne sont pas si émotifs qu'on le croit. Il ne faudrait pas se figurer qu'un timide est un poltron ; ce n'est pas du tout la même chose. Le timide peut vous étonner, vous surprendre démesurément par ses actes de courage, et de courage héroïque dans toutes sortes de circonstances. Nous l'avons vu bien des fois à la guerre, le timide peut être un héros ; ne pas avoir d'émotion en présence du danger. Il vous dira même avec tristesse : « Ce que je regrette, c'est que dans le salon il n'y ait pas un véritable danger en face de moi. Si on m'attaquait, je serais de première force, tout irait particulièrement bien, mais on ne m'attaque pas ; c'est ce qui me donne le trouble de la timidité. »

Il y a donc des timides qui ne sont ni des poltrons ni des émotifs. Ce n'est pas si facile qu'on croit à expliquer. En outre, l'explication de toute la timidité par la crise d'intimidation est un peu grossière. Bien des timides trouvent moyen d'éviter cette crise : le moyen le plus simple c'est de ne pas aller à la réunion ; en restant chez eux, ils n'auront pas la crise d'intimidation, mais ce sont tout de même des timides. Le fait de ne pas aller à la réunion est un fait de timidité au plus haut degré, bien caractéristique, et il ne comporte pas la crise d'intimidation.

Cette crise peut être d'ailleurs infiniment variable. Je m'étais amusé autrefois à discuter la question de l'éreutophobie. Je présentais l'observation d'une jeune femme d'une timidité pathologique tout à fait grave, qui avait un visage brun mat, absolument incapable de rougir et qui, même dans la crise d'émotivité la plus grande présentait plutôt une pâleur brusque. La rougeur n'est donc pas du tout caractéristique.

Enfin cette crise d'intimidation est banale ; c'est la crise d'émotion. Lorsqu'une voiture va vous écraser ou marche sur vous, vous pouvez avoir exactement les mêmes troubles respiratoires, les mêmes palpitations, la même rougeur, la même pâleur. Cela n'explique pas la crise d'intimidation. Nous restons dans une explication trop vague, propre à cette époque où on avait la manie d'expliquer tout par des troubles physiologiques plus ou moins réels et superficiels.

Il est nécessaire de faire un progrès manifeste dans l'étude de la timidité en y introduisant le mot social. Il ne s'agit pas ici d'une émotivité particulière ; il ne s'agit pas d'une maladie banale du sympathique, mais de la société et de la conduite sociale. Laissons de côté les conduites banales qui peuvent arriver devant une explosion ou un feu de cheminée, et rentrons dans les conduites sociales. C'est ce que je faisais dans mon ouvrage en 1902 quand je disais : « L'individu timide est un individu qui ne sait pas faire les conduites sociales ; c'est un malade de la conduite sociale. »

Cette maladie de la conduite sociale est peut-être assez difficile à interpréter et à comprendre car nous nous heurtons tout de suite à une objection que les timides eux-mêmes vont nous faire perpétuellement :

« Mais la conduite dont vous parlez, la conduite qu'on veut me faire faire dans le salon, je suis parfaitement capable de la faire. »

Voilà une jeune fille qui doit jouer dans le salon son grand morceau de piano. C'est la grande épreuve pour les demoiselles. Vous dites que sa maladie consiste en ce qu'elle ne peut pas faire cet acte social. Mais elle va vous répondre : « Ce grand morceau de piano, je le joue très bien à la condition qu'il n'y ait personne. Par conséquent, je peux faire l'action ».

Je répète toujours une observation qui m'avait frappée dans ma jeunesse. C'est celle d'un brave homme qui s'était découvert une vocation de professeur, mais il se plaignait d'un trouble particulier : « Il y a chez moi quelque chose de malheureux : je suis destiné à être professeur. Je veux l'être. J'aime cette profession, mais il m'est impossible de dire un mot quand il y a une personne devant moi. » Je me permis de lui poser une question : « Mais comment savez-vous que vous êtes un excellent professeur ? Comment l'avez-vous constaté ? » — « Oh ! me répondit-il, c'est bien simple et la preuve est radicale. Dans ma chambre, je n'ai qu'à disposer des chaises devant moi et je fais très bien mon cours. Donc, je puis faire un cours à des élèves, seulement il ne faut pas qu'ils soient là. » Je lui affirmai qu'il se trompait et qu'il avait fort peu la vocation qu'il croyait avoir.

J'ai moi-même réfléchi quelque peu ; cela m'a amené à faire des observations psychologiques. Nos actes sont très différents les uns des autres et changent continuellement suivant les conditions dans lesquelles ils doivent être faits. Ce brave homme qui, debout dans sa chambre, fait un cours à des chaises, en réalité ne fait pas l'acte qu'on appelle faire un cours. Il se trompe de dénomination. Appelez cela comme vous voudrez. Appelez cela une récitation solitaire. Ce n'est pas une conférence, parce qu'il lui manque la condition essentielle, l'élément qui crée la conférence : les yeux des auditeurs, la tête des auditeurs et, du moment que vous supprimez cet élément fondamental, vous ne faites pas la conférence. Mon bonhomme ne savait pas faire une conférence et n'a jamais su la faire.

La jeune fille vous dit très bien qu'elle joue son grand morceau et que par conséquent elle sait le jouer. Mais ce n'est pas du tout la même chose que de jouer son morceau quand on est seule et de le jouer dans un endroit où il y a des gens que cela ennuie et qui font semblant d'écouter. Il y a là deux actes totalement différents. La jeune fille ne pouvant pas faire le second ne joue pas son morceau de piano ; elle fait autre chose.

Il faut donc en revenir à cette idée que, dans la timidité, il s'agit d'un trouble d'action sociale, et tout ce qui caractérise l'action sociale devient par là même difficile.

Nous en étions restés là en 1902, mais nous avons depuis quelque peu perfectionné notre conception. Le travail de M. Dupuis et les leçons que j'ai faites ici à ce propos et dont vous trouverez quelques traces dans le livre des « Médications psychologiques », consistaient à dire qu'il fallait distinguer, même parmi les actions sociales.

Est-il bien vrai que le timide soit un incapable social qui ne puisse faire aucune action sociale ? Mais pas tant que cela. M. Dupuis dans ses articles fait justement observer un détail amusant qui est je crois assez vrai. Ce grand timide, incapable de parler dans un salon, au milieu de quelques personnes, mettez-le dans une situation un peu anormale, dans une rue où il fait très sombre, où les interlocuteurs ne le verront pas : il parlera très bien. Transportez-le à l'étranger, dans un hôtel où il ne connaît absolument personne et où personne ne le connaît. Prenez la précaution de ne pas dire son nom, que les interlocuteurs ne sachent pas qui il est. Il sera charmant, brillant, il parlera très bien sans aucune timidité.

Voilà qui est assez curieux. Notre timide, avions-nous dit, est incapable de faire l'action sociale. Mais ici nous sommes en présence d'actions sociales et ces actions sociales, il les fait très bien ; il en est donc capable. Qu'est-ce qui le trouble dans le premier cas ? Il vous le dira lui-même : c'est qu'on sait son nom. Qu'est-ce que cela veut dire ?

Dans la société, nous avons différentes conduites. Notre timide se trouve dans une de ces positions intermédiaires auxquelles j'ai fait allusion au commencement de la leçon : le groupe dans lequel les parents l'introduisent n'est pas complètement composé ni d'inconnus ni de connus. Il n'est pas uniquement formé des parents intimes qui le connaissent depuis longtemps ; il n'est pas non plus composé d'individus tout à fait inconnus. Ce sont des gens à moitié connus et cette demi-connaissance se manifeste par une chose grave : c'est que tous les personnages à qui il va avoir à parler, le nomment, savent son nom, le désignent : « Vous êtes le fils de telle famille, je vous connais, je connais vos parents. » Ils le connaissent un peu. Qu'est-ce que cela veut dire, être connu un peu et ne pas l'être tout à fait ?

Les remarques que nous faisions au commencement de la leçon nous permettent de répondre. Etre connu tout à fait, c'est être catalogué, c'est être classé. Un vieux se présente dans le salon, il est classé, on aura pour lui une certaine estime plus ou moins conventionnelle suivant la situation sociale qu'il a acquise. Il n'est plus en concurrence, il est classé ; c'est ce qui arrive aux gens tout à fait connus. Notre jeune homme, s'il est réuni avec des oncles, des tantes, des cousins ou des cousines très intimes, est classé. On l'estime plus ou moins, mais c'est décidé, on ne lui demande plus rien. Par conséquent il n'y a pas de bataille. Avec ceux-là, il n'est pas timide.

Si on le met avec de vrais inconnus, il n'est pas classé, c'est évident, mais il n'a pas à l'être. Les vrais inconnus dans un hôtel ne savent pas son nom et n'apprécient sa situation en aucune manière ; on ne sait s'il est gentil, s'il est intelligent ou non ; on ne lui donne pas de situation hiérarchique, on ne le classe pas. Le problème ne se pose pas.

Tandis que dans le salon où ses parents le conduisent, il se trouve avec ce milieu intermédiaire si difficile, des gens qui connaissent son nom et qui veulent le classer, le cataloguer.

Rendons-nous bien compte de cette position sociale. Quand nous entrons dans un salon, les personnes que nous rencontrons sont vis-à-vis de nous dans des situations différentes les unes des autres. S'il y a cinquante personnes dans ce salon, il y en a une dizaine que vous connaissez et qui vous connaissent et que vous pouvez franchement appeler des supérieurs. Il y a des personnes âgées, qui ont acquis des grades plus ou moins élevés, d'autres qui par leurs travaux sont vos supérieurs. Vous vous inclinez devant eux. N'en parlons plus.

Nous mettrons à côté une dizaine d'autres personnes qui sont également classées ; ce sont des inférieurs. Il y a des petits enfants qui ne comptent pas, le petit lycéen qui commence ses classes, la demoiselle en jupe courte, tout cela n'existe pas. Ils n'entrent pas dans la compétition sociale, nous ne leur demandons pas leur opinion ; ils sont classés.

Mais il y a entre ceux-ci et les précédents des individus en voie de classement. Vous avez à vous battre contre trente personnes. Pourquoi cette bataille ? Est-ce qu'il n'y aurait pas une solution bien simple au problème ?

Cette solution serait de prendre une chaise dans un coin, de ne pas dire un mot, de baisser le nez et de ne pas s'occuper du voisin. Les timides sont souvent dans cette position, sauf ceux qui se mettent au coin des portes justement là où ils gênent tout le monde. Les timides évitent la bataille. Si vous en avez tellement peur, si vous n'en voulez pas, restez dans un coin et faites le poltron.

Pourquoi le malheureux timide est-il toujours poursuivi par une envie folle de se mêler à la réunion, de causer avec l'un et l'autre, de se battre. Il a peur de se battre et commence la bataille, c'est ridicule. C'est qu'il est poussé par un autre besoin, un prurit social dont nous avons dit un mot tout à l'heure : la fameuse capillarité sociale. Il n'est pas classé, mais il voudrait bien l'être et être classé à un niveau élevé ; il le désire tellement qu'on a pris une habitude assez mauvaise à mon avis, c'est de dire que le timide est un orgueilleux qui voudrait être estimé au-dessus de tous les autres et qui est furieux de ne pas l'être.

Le timide a une apparence qui justifie cette opinion. Il a un peu l'air d'un orgueilleux. Il veut être estimé, il veut avoir une place éminente dans la société ; mais pourquoi cela ?

Revenons au problème de la hiérarchie sociale. Nous avons vu qu'il y avait des fonctions appartenant à différentes classes de la société. Mais il n'y a pas que des fonctions. Il y a dans chaque classe sociale des devoirs des autres vis-à-vis de vous. Non seulement le général a des devoirs, mais les sous-officiers, les soldats ont des devoirs vis-à-vis du général. Une position sociale élevée paraît présenter de grandes qualités, de grands moyens de calme et de repos, des avantages sociaux. Le supérieur a un premier pouvoir qui est caractéristique de la fonction. Il a le pouvoir de commander, il commande, c'est son rôle, et on lui obéit. Est-ce que ce n'est pas très remarquable d'être le monsieur à qui l'on obéit ? C'est extrêmement avantageux, surtout pour le jeune homme qui ne réfléchit pas et ne se demande pas si le commandement n'est pas plus difficile à exercer que l'obéissance, qui ne demande pas d'efforts ni de combats. L'exécution de l'action demande une dépense de forces ; de toutes manières il est fatigant d'agir. Quand il suffit de dire le nom de l'action pour qu'une foule d'hommes obéissent, c'est vraiment très avantageux.

D'autre part, quand l'action est exécutée et que nous l'avons commandée, il y a dans notre esprit des lois psychologiques qui font que nous en sommes tout de même joyeux. Nous triomphons de l'action que nous avons commandée comme si nous l'avions exécutée nous-même et plus les hommes qui nous ont obéi sont nombreux, plus nous en jouissons et nous triomphons. Bossuet, dans une de ses oraisons funèbres, disait qu'un prince qui est un général d'armée agit comme s'il était lui-même trois cents hommes, remarque psychologique très intéressante et très juste.

Notre timide voudrait donc pouvoir commander, mais le fait de commander et d'être obéi a toutes sortes de conséquences au point de vue de la dynamique de l'esprit. Les individus qui obéissent n'attendent pas votre commandement, ils obéissent à vos moindres désirs, ne fût-ce que pour avoir vos bonnes grâces, et cela sans que vous ayez à vous fatiguer.

En outre les individus qui sont vos sujets deviennent infailliblement des flatteurs. Il est bon d'avoir les bonnes grâces du chef puisqu'il dispose des ordres, des défenses et du pouvoir, et on les aura en mettant son esprit dans une disposition favorable. Vous savez que l'on met les esprits en situation favorable par tout ce qui les excite, par tout ce qui les remonte. Il faut leur procurer l'occasion de faire les réactions de triomphe dont nous parlons à chaque instant.

Comment procurer des réactions de triomphe aux gens sans même leur obéir ? En leur parlant de belles actions qu'ils ont accomplies, en leur rappelant leurs triomphes d'antan, lesquels recommencent de nouveau à les exciter. Les flatteries de toutes espèces, les complaisances, les cadeaux, les dons, tout cela est une excitation perpétuelle pour celui qui est le chef, et quand on regarde sa situation du dehors sans se demander par quoi il paie tout cela, on se figure qu'il a d'énormes avantages.

Il y a dans la situation de chef un avantage particulier dont je voudrais dire quelques mots car il est très grave pour notre timide. Cet avantage du chef se résume par un mot psychologique que vous croyez comprendre, qui est au fond assez difficile, le mot : les égards. Vis-à-vis d'un chef hautement placé dans la hiérarchie sociale, on a des égards. C'est très avantageux de rencontrer des gens qui ont des égards pour vous, c'est très reposant. Combien de pauvres nerveux pleurent toute leur vie parce que leurs femmes et leurs enfants n'ont pas assez d'égards pour eux, parce qu'ils sont dans un milieu qui n'a pas d'égards pour eux.

Au fond ce mot d'égards ne signifie rien de plus que ce que je viens de vous dire. Cela désigne l'obéissance, l'absence de résistance, d'attaque, de critique, de raillerie. Cela veut dire au contraire félicitations, flatteries perpétuelles, complaisances de toutes espèces.

Quand ces individus demandent des égards, vous allez dire : « Ils demandent donc simplement de la soumission ? » Oui, mais une soumission assez spéciale. Dans le monde où nous sommes, il y a une loi économique fatale, qui a beaucoup d'inconvénients c'est que tout se paye. Quand vous obtenez de l'obéissance de quelqu'un, il faut la mériter.

On ne fait obéir que par des commandements particuliers, par la surveillance de l'obéissance, par toute une conduite qui est très curieuse, très difficile et très coûteuse. On ne gagne une situation que par des efforts, on ne gagne la reconnaissance que par des bienfaits. Il faut tout le temps payer, mais ce paiement est ennuyeux, d'abord parce qu'il épuise nos forces, et surtout parce qu'il engage l'avenir. Les hommes ont peur, non seulement des dépenses qu'ils font aujourd'hui mais surtout des dépenses qu'ils feront demain. Est-ce que demain, je serai assez fort, assez bien portant pour faire ces actions ? Ces gens-là m'estimeront si je leur promets de me conduire de telle façon, mais demain, je n'aurai pas le courage de tenir ma promesse. Donc, pour gagner l'obéissance et la soumission, il faut engager des actions présentes ou futures.

Les égards sont une situation tout à fait spéciale. Ils correspondent à ce qu'on appelle en économie politique le paiement d'avance ou le crédit. Les avances, les égards sont des soumissions que nous accordons sans paiement. Nous obéissons au vieillard, nous le flattons, nous le complimentons, nous le remontons, sans lui demander rien du tout en échange. Pourquoi ? Parce que nous nous figurons avec un peu de candeur qu'il a payé d'avance. Nous avons des égards pour nos parents parce qu'ils ont payé autrefois. Nous avons des égards pour nos vieux maîtres parce qu'ils nous ont rendu des services autrefois. Nous avons des égards pour le fils d'une grande famille parce que les parents ont rendu des services au pays autrefois.

Voilà une situation excellente que je vous recommande tout particulièrement. Il est excellent d'avoir de la fortune, surtout quand on ne l'a pas gagnée, quand elle a été acquise par les autres et autrefois. Voilà l'idéal de la vie. La fortune que l'on a gagnée soi-même, ce n'est pas amusant du tout. Ce qu'il faut, c'est hériter de la fortune sans avoir eu à l'édifier, c'est hériter de son passé, de ses ancêtres, et obtenir par là des égards.

Revenons pour terminer à notre pauvre timide. Le timide est un faible, un asthénique social. Le timide est un demi-mélancolique qui, non seulement a peur de l'action présente, mais qui surtout a peur de l'action future. Le timide a peur, non pas des hommes — il peut être très brave — il a peur de l'action qu'il aura à faire. Or la valorisation sociale exige de lui une telle quantité d'actions présentes et d'actions futures que c'est une lutte, une bataille de tous les instants. Lorsqu'il entre dans le salon, il entre sur le champ de bataille ; il lui faut lutter depuis le premier mot jusqu'au dernier.

Lutter contre quoi ? Mais voici immédiatement un voisin qui va commencer des plaisanteries plus ou moins ironiques. On le tourne en ridicule. Si vous laissez faire ce monsieur qui vous tourne en ridicule, vous allez baisser dans l'esprit des autres, perdre votre rang social. Il faut répondre à celui qui plaisante et qui fait de l'ironie ; il faut être plus fort que lui. Il faut lui répondre par des plaisanteries encore meilleures, dirigées contre lui, il faut avoir de la prestesse dans la réponse. C'est la bataille rapide.

M. Dupuis, dans sa thèse, prétend que tout est là et que le timide est un lent dans la parole. Il a, comme disait Rousseau, l'esprit de l'escalier : il trouve dans l'escalier ce qu'il aurait dû dire dans le salon. Il ne sait pas répondre à l'ironie.

Ce n'est pas tout à fait cela. C'est surtout un faible qui ne sait pas lutter dans cette lutte sociale. Il n'a pas l'habitude de l'exercice social, il n'a pas la connaissance des hommes, il n'a pas assez de souvenirs pour répondre aux plaisanteries, il ne lutte pas bien.

Le timide est donc un déprimé dans la valorisation sociale. Il en résulte que cette bataille dans laquelle nous sommes entraînés lui paraît terrible parce qu'il se sait battu d'avance et, qu'après chaque réunion sociale, il diminuera dans l'esprit des demoiselles, des dames qui l'environnent, qui le considéreront comme un peu plus bête que la fois précédente. Il diminue sans cesse et, sachant d'avance qu'il va être battu, il a peur de l'action sociale, il se la représente comme une chose terrible qu'il faut savoir faire et qu'il ne sait pas faire.

Cette lutte sociale est indispensable pour établir la place du personnage et pour la maintenir constamment. Elle joue un rôle capital dans notre situation sociale et dans l'édification de notre personnalité.

Ce rôle qu'elle joue peut être d'ailleurs plus ou moins mal joué. Nous venons d'en avoir déjà un des troubles. Nous terminerons l'étude de la hiérarchie dans la prochaine leçon en parlant des délires de valorisation.

14 FEVRIER 1929

XVII. — LES DELIRES DE VALORISATION

Dans notre dernière leçon, à propos de la timidité, nous avons entrevu l'intérêt et l'importance d'une fonction psychologique en général assez mal connue : la fonction de la valorisation sociale. Comme son nom l'indique, c'est une fonction qui ne s'exerce que dans la société. Nous avons vu dans quelles conditions : il faut que le groupe social ne soit pas un groupe trop connu, qui nous connaisse trop bien et qui, par conséquent, nous ait déjà valorisé. Il ne faut pas non plus que ce soit un groupe trop inconnu qui ne s'occupe pas de nous et qui n'ait aucune envie de nous valoriser. Il s'agit de ces groupes moyennement connus dans lesquels, comme on dit vulgairement, nous avons à faire des connaissances.

Dans ce groupe s'exerce, sous forme d'une action particulière, la fonction de valorisation. Comme nous l'avons vu, cette fonction consiste à se conduire soi-même d'une certaine manière et à imposer aux autres une conduite correspondante, à se considérer et à se conduire comme inférieur par rapport à certains individus du groupe, et comme supérieur par rapport à d'autres individus du groupe.

Le principe de ces conduites inférieures ou supérieures, c'est la question du commandement et de l'obéissance. En somme, nous obéissons aux uns et nous imposons notre commandement aux autres. Il en dérive des phénomènes de louanges, de félicitations, des actes de salutation et surtout ce phénomène si amusant des égards, conduites inférieures qui ne sont pas actuellement rémunérées.

Il y a là tout un ensemble de conduites particulières qui se passent dans un groupe déterminé. Le timide, c'est l'individu qui a horreur de ces conduites, qui ne sait pas les avoir, qui les fait mal et qui les fuit le plus possible. Il a peur de l'acte de la valorisation.

Nous avons donc étudié cette forme d'action précise qui s'exécute dans la société qui ne nous connaît pas bien. Or toute espèce d'acte, nous le connaissons depuis longtemps, laisse des résidus dans l'esprit. Tous les actes laissent à leur suite des tendances à se répéter, à se reproduire plus facilement, des habitudes et, quand le langage intervient, les habitudes se transforment en expressions, en affirmations et en croyances.

Nous avons remarqué que, dans le groupe du salon dont nous parlions dernièrement, il y avait des individus, les parents en particulier, les personnes âgées, qui n'éprouvaient pas la même gêne que le jeune homme timide et nous donnions une explication : c'est que ces individus-là se considèrent déjà comme valorisés. Ils ont déjà pris leur position sociale et on la leur a accordée. Ils n'ont pas à lutter ; l'acte de valorisation est fait pour eux. Précisément, ils rentrent dans le deuxième groupe de phénomènes psychologiques, dans les habitudes et les croyances qui résultent des actes de valorisation.

Ces croyances de valorisation sociale sont d'une importance exceptionnelle. Elles existent chez chacun de nous, elles nous accompagnent dans tous les milieux où nous allons et elles subsistent même quand nous sommes tout seuls. Nous nous considérons comme valorisés par rapport à tous les hommes qui sont autour de nous et que nous pouvons rencontrer. Nous nous disons bien tranquillement : « Oh ! il y en a un grand nombre qui sont au-dessous de moi. Je peux leur commander, ils n'ont qu'à me faire des compliments. Ils n'ont qu'à avoir des égards pour moi, et les autres, je les considère comme mes supérieurs et j'aurai des égards pour eux. » Nous passons notre vie à nous considérer à ce point de vue-là. C'est inévitable et cela joue dans la société un rôle extraordinaire.

Pour le comprendre, pour voir ce deuxième aspect des fonctions de valorisation, comme toujours, nous considérons l'exagération du phénomène et la forme pathologique qu'il présente bien souvent.

La pathologie est remplie des troubles et des délires de valorisation. Une des formes communes de ces délires, ce sont d'abord les délires d'infériorité. A chaque instant, chez les jeunes gens en particulier, on rencontre des affirmations bizarres, plus ou moins sincères, et quelquefois malheureusement trop sincères, des affirmations qui consistent à se déclarer soi-même comme au-dessous de tous les autres, à se considérer comme très petit, comme très humble. Ces caractères-là, quand ils ne sont pas trop exagérés jusqu'au comique, ne sont pas pour déplaire. On dit que c'est la modestie qui convient à la jeunesse. On dit que les individus qui se placent au-dessous des autres sont des esprits justes.

On n'est pas mécontent qu'ils se mettent au-dessous de vous. Par conséquent, on trouve que c'est juste, on approuve.

Mais bien souvent, cette notion s'exagère jusqu'à l'absurdité, et on a affaire à des individus qui passent leur temps à se mettre beaucoup trop bas dans la hiérarchie sociale.

Vous vous rappelez que, dans notre ancienne étude sur la mémoire, je vous ai déjà signalé un travail psychologique de ce genre, qui consiste à classer des phénomènes dans un certain ordre, à les situer sur une échelle. C'est très important dans la vie psychologique et nous avons à chaque instant des problèmes de ce genre. Quand nous avons dans l'esprit des souvenirs, des représentations, des pensées, nous avons à faire à leur égard une certaine appréciation. Voilà une pensée qui nous traverse l'esprit. Que vaut-elle ? Quelle importance a-t-elle ? Tantôt nous dirons : « Elle n'a aucune espèce d'importance, elle est toute petite, c'est une idée que personne ne croit, personne ne l'a, excepté moi ; elle m'est venue par hasard, je la mets au bas de l'échelle. » Tantôt au contraire, cette idée prend à nos yeux de l'importance ; elle est grave, elle est sérieuse, elle a de la réalité, et alors nous disons : « Elle a de la réalité dans le passé ; c'est un souvenir qui représente un événement réel. » Ou bien, nous allons jusqu'à lui donner de la réalité dans le présent et nous en faisons un être réel, ce qui amène jusqu'à l'hallucination.

Nous avons ainsi à classer une foule de choses ; la vie humaine se passe dans des classements. Nous répartissons perpétuellement nos conduites dans des tiroirs. C'est au fond le caractère essentiel de l'intelligence élémentaire que de classer des papiers, de mettre des choses en ordre.

De même que nous mettons des choses en ordre et des idées en ordre, nous tâchons de mettre les gens en ordre. Il faut ranger les gens et les ranger correctement.

L'individu déprimé qui a le complexe d'infériorité, comme on le décrit souvent aujourd'hui, se met trop bas dans la hiérarchie, dans la classification. De même qu'il considère ses pensées comme des rêveries insignifiantes, il se considère lui-même comme insignifiant.

Cette façon de se considérer comme insignifiant peut porter sur beaucoup d'éléments de la personne, sur les divers éléments de la personne dont nous avons parlé jusqu'à présent, que nous apprenons peu à peu à connaître.

Il y a d'abord, comme nous le disions il y a quelques leçons, les appartenances. Les peuples primitifs étendaient la personne beaucoup plus que nous et nous en avons conservé quelque chose. Pour les peuples primitifs, la personnalité, l'individualité s'étendait à tout ce qui touche de près ou de loin le corps de la personne. Les rognures des ongles, les excréments, les cheveux tombés, les vêtements, la place même où l'homme s'était assis, tout cela faisait partie de son individu et, en faisant du mal à la place où il s'était assis, on pouvait lui faire du mal à lui. C'était le principe des pratiques magiques, des envoûtements et de beaucoup de choses de ce genre. Nous avons conservé quelque chose de cela dans la notion de propriété, seulement nous faisons des nuances et des classifications. Les propriétés sont une partie de nous-mêmes, de notre personne.

Le déprimé, celui qui a le complexe d'infériorité, commence par réduire ses propriétés. De là l'origine de ce délire mélancolique qui est bizarre si l'on n'a pas réfléchi à son origine, le délire de ruine. Tous ces individus, quand ils sont mélancoliques, commencent par déclarer qu'ils ne pourront payer leur loyer, que leurs enfants coucheront sous les ponts, etc. Si un individu dans une situation normale vous parle de ses besoins d'argent, de la restriction de sa fortune, de ses pertes, il entre dans la mélancolie par là-même. La restriction de la fortune est un des phénomènes mélancoliques. C'est encore un acte d'infériorité.

Se considérer comme ruiné, c'est immédiatement s'abaisser dans la hiérarchie sociale, c'est se mettre au-dessous de beaucoup de pauvres.

A un degré plus avancé, nous avons dans ce complexe d'infériorité, une forme très curieuse, qui joue un rôle dans beaucoup de troubles névropathiques de la jeunesse. C'est l'idée, le sentiment d'infériorité dans le corps propre, dans son corps personnel, ce corps propre qui est un élément essentiel de l'individu. Après les mélancoliques qui se croient pauvres, nous avons tous les déprimés qui se croient laids. Ils sont extrêmement fréquents. Une de nos premières observations qui remonte à quarante ans est celle de cette brave jeune fille, plutôt plus jolie que beaucoup d'autres, qui avait découvert avec désespoir qu'elle avait sous le nez quelques légers duvets noirs que les messieurs ne trouvaient pas désagréables, mais qu'elle déclarait horribles. Elle ne pourrait jamais être aimée, elle était un monstre. Elle arrivait jusqu'à l'hallucination, car, dans les arbres, elle entendait des voix qui lui criaient quand elle passait : « Poilue ! Poilue ! »

C'est l'abaissement corporel. Le psychiatre italien Morselli rangeait autrefois ces malades dans la classe qu'il appelait la dysmorphophobie, la phobie qui consiste à se croire difforme, à croire qu'on a une laideur quelconque. De même que cette jeune fille se plaint de sa moustache, d'autres gémissent parce qu'ils ont un bouton au bout du nez, ou de la rougeur, ou n'importe quoi. Ce phénomène de la rougeur est des plus importants. Il existe malheureusement entre seize et vingt-cinq ans une maladie mentale fréquente surtout chez les jeunes filles. C'est ce qu'on appelle l'éreutophobie (la crainte de la rougeur). « Quand j'arrive dans un salon quelconque, j'ai le nez rouge. Quel désastre ! C'est abominable, cela me met en-dessous de tout le monde. Je me place moi-même au-dessous de tous à cause de cette rougeur du nez, du visage. »

Chez beaucoup de personnes — j'en ai vu des quantités — c'est une maladie assez grave, qui n'est que l'expression délirante d'un complexe d'infériorité qui a son point de départ dans une timidité pathologique et dans une faiblesse des fonctions sociales.

Dans cette fameuse fonction de valorisation, descendons plus bas encore. Surtout chez les individus plus âgés, vous avez l'expression de l'humilité dans les fonctions intellectuelles. Je me souviens encore de cette pauvre dame mélancolique qui disait que son plus grand malheur, c'était d'être devenue l'imbécile de la ville de X... Il n'y avait dans cette ville qu'une imbécile, c'était elle précisément, et c'était désastreux d'être la faible d'esprit de sa ville, d'être signalée comme telle, de remarquer sa bêtise, son infériorité mentale.

Il y a ainsi une énorme quantité de dépréciations de soi-même, de diminutions de toutes ses forces et de toute sa personne. N'oublions pas que, lorsqu'il s'agit d'une fonction sociale quelconque, l'opération psychologique a toujours deux aspects : il y a ma personne et il y a celle des autres. Du moment que je fais un classement, une hiérarchie, il y a la place que je me donne et il y a la place que je donne aux autres par rapport à moi.

Toujours ou presque toujours, les individus qui ont ce complexe d'infériorité par rapport à eux-mêmes, vont en même temps exprimer un complexe de supériorité pour les autres. Les autres leur sont supérieurs et les autres les écrasent. Le plus souvent, cette forme de pensée prend une nuance de persécution. Ces sujets sont environnés d'individus qui leur sont très supérieurs, qui ont des qualités intellectuelles, qui ont de la beauté, de la force corporelle et qui ont de la fortune, de manière à pouvoir les écraser complètement ; et, par là-même, ils sont entourés de persécuteurs.

C'est encore un petit fait psychologique que je vous signale en passant. Nous y reviendrons dans la prochaine leçon pour vous montrer que, dans le délire de persécution, il y a à la base un état mélancolique, un état de dépression morale. L'individu qui se considère comme persécuté considère ses persécuteurs comme plus élevés et plus puissants que lui. Il s'infériorise naturellement. L'idée de persécution et de supériorité des autres va de pair avec le complexe d'infériorité.

Bien entendu, la pathologie mentale nous offre les phénomènes inverses et, de même qu'il y a des gens qui ont le complexe d'infériorité, il y a énormément de gens qui ont le complexe de supériorité, qui se considèrent comme supérieurs à tous les autres, qui le croient et qui l'expriment de mille manières.

On pourrait peut-être dire qu'il y a une transition et qu'un grand nombre d'individus ont une espèce de modestie dans l'expression de leur grande supériorité. Voici la transition qu'ils emploient : ils avouent que, par eux-mêmes, ils sont tout petits, mais que, heureusement, ils ont trouvé des alliés tout puissants, des personnages supérieurs et d'une force invincible, qui les aident, qui les protègent et qui les relèvent.

A quel état d'esprit est-ce que je fais allusion ? Hélas, c'est le fond de l'état d'esprit du mysticisme. Il consiste à se croire, comme le disait très bien M. Seillière, l'allié de puissances supérieures : « Par moi-même, je ne suis rien, je suis le dernier des serviteurs de Dieu. Mais à ce titre-là, je suis le premier des hommes ». La supériorité vient précisément de cette alliance avec un pouvoir supérieur.

Ceux d'entre vous qui ont suivi ces leçons depuis longtemps se rappellent que nous avons tiré de là une notion sur une conduite très importante qui joue un rôle dans la société. Je l'ai appelée, d'une expression un peu plaisante qui fixe les idées, la conduite du sous-officier.

Personne n'est plus heureux que le sous-officier. Le sous-officier est un individu qui a tous les avantages du commandement sans en avoir les inconvénients. Les avantages du commandement, c'est qu'il est obéi, qu'il peut se faire obéir et qu'il peut faire punir ; mais il n'a pas à punir lui-même, et surtout il n'a pas à chercher lui-même le commandement, il le reçoit tout fait. La difficulté du commandement, c'est d'inventer quel est l'ordre nécessaire et utile dans différentes circonstances, c'est d'adapter sa conduite. Le sous-officier n'a rien à chercher et rien à comprendre. On lui donne l'ordre tout formulé, il le reçoit et, si on ne lui obéit pas, c'est le supérieur qui punira.

L'état de sous-officier est tellement agréable qu'il est recherché par tous les hommes, dans toutes les situations sociales. Les hommes inventent qu'ils sont des sous-officiers. Je vous ai fait remarquer autrefois que le religieux a monopolisé pour lui-même cette psychologie : il est le sous-officier, c'est le Dieu qui donne les ordres et qui punira si on ne lui obéit pas, c'est le Dieu qui le rend supérieur.

C'est là un intermédiaire, si l'on veut, entre la dépression, l'humilité, et les phénomènes d'orgueil. Les vrais orgueilleux se mettent d'eux-mêmes au premier rang et ils croient avoir mérité de l'obtenir par leurs qualités. Ils croient avoir triomphé dans toutes les batailles de valorisation.

Je vous rappelle encore, puisque cela vous avait amusés autrefois, une observation très curieuse que j'ai eu l'occasion de faire pendant la guerre et qui est développée tout au long dans le deuxième volume « De l'angoisse à l'extase ». C'est l'observation de ce jeune soldat que nous avons désigné sous le nom d'Alexandre. Ce pauvre garçon a eu au début de la guerre une maladie mentale très grave qui a duré trois ans. Cette maladie était extrêmement curieuse.

Au commencement, ce jeune homme était bouleversé par la mobilisation parce qu'il était loin de ses parents. Les inquiétudes de toute espèce, un défaut d'accoutumance à la vie sociale de la caserne, l'ont mis dans un état de très grave dépression mélancolique qui a pris tout de suite chez lui, pendant plus de dix-huit mois, la forme de persécution. Il était persécuté par les camarades, par les supérieurs, de toutes manières. Il se croyait même persécuté dans les journaux de la ville qui le traitaient de gros joufflu, etc... Il était rendu malheureux au suprême degré par toutes ces persécutions et ces humiliations. Il se sentait au-dessous de tous les autres.

Ensuite est arrivée — c'est un point sur lequel nous n'avons pas à insister aujourd'hui mais qui est très curieux pour l'étude psychologique — une sorte de transition qui s'est faite par une période de colère. Cet individu était devenu agité, coléreux, vindicatif, et il se représentait la lutte contre les persécuteurs, contre son colonel, contre les officiers, sous la forme d'une victoire à gagner, d'une victoire qu'il aurait certainement. Il voulait amener tout le monde en conseil de guerre et être, lui, au contraire, mis au premier plan et vengé de toutes les humiliations qu'il avait reçues. Cette période de transition coléreuse a duré quelques mois.

A la suite de cette période, il est tombé dans un admirable et charmant délire qui a duré plus d'un an, ce que j'appelle le délire du généralissime. Dans une maison de santé où il était, près de Paris, il est resté pendant une quinzaine de mois le généralissime des armées françaises et alliées, et, en cette qualité, il remportait des victoires merveilleuses de toutes espèces, et il avait une gloire infinie. Il avait tous les succès possibles dans toutes les situations, non seulement dans la guerre mais dans l'amour, dans le commerce, partout. C'était le premier des hommes et, en cette qualité, il avait des apparences psychologiques assez curieuses. Il était à la fois méprisant pour tous les autres et aimable avec tous, comme quelqu'un qui est au-dessus des autres. Le grand roi a de la condescendance pour ses sujets ; il n'attaque pas comme celui qui a besoin de combattre, qui est contesté. Le grand roi incontestablement est très bon, par profession, par situation même. Et cet homme était calme, aimable, tout en étant généralissime et grand personnage.

Voilà les formes que présentent ces délires d'infériorité et ces délilres de supériorité. Je vous les rappelle parce qu'il ont une grande importance pour l'étude de la société, car en somme nous les avons tous, nous sommes tous de ce genre-là. Les caractères humbles ou les caractères orgueilleux, ceux qu'on appelle les esprits forts, ceux qu'on appelle des autoritaires, sont la majorité des hommes. Ils consistent justement à se mal situer par rapport aux autres ou à se situer approximativement mal. Il est impossible de déterminer notre situation exacte par rapport à notre prochain et au reste de la société. Nous ne pouvons le faire que maladroitement. Suivant notre tempérament, nous le faisons mal dans un sens ou mal dans l'autre.

L'autoritaire est un individu qui bataille sans cesse pour prendre un rang trop élevé. L'esprit fort, c'est celui qui se donne à lui-même ce rang trop élevé, qui croit l'avoir acquis. L'orgueilleux jouit de ce rang élevé qu'il a et qu'il n'a pas besoin de conquérir, et qu'il ne défend même plus. Il se conduit comme notre généralissime qui est doux et bon parce qu'il n'a pas besoin de se faire craindre. Il n'est ni contesté, ni contestable.

Au contraire, les humbles, les petits se mettent trop bas dans la hiérarchie sociale. Toute la vie humaine est caractérisée par là et nous avons non seulement des batailles de valorisation dans lesquelles les timides sont si malheureux, mais nous avons des croyances de valorisation qui persistent indéfiniment.

Comment peut-on comprendre ces croyances-là ? Comment expliquer en particulier — ce serait fort intéressant — ces différents délires dont je viens de vous parler, qui doivent dépendre de quelques faits psychologiques, de certaines lois ?

D'abord, je vous rappelle en deux mots — nous l'avons indiquée bien souvent — la conception scientifique du mot délire. Le délire, c'est une croyance et une croyance qui est fausse à nos yeux. Je dis « à nos yeux » car nous ne savons jamais ce qui est vrai et ce qui est faux. Mais en somme, on appelle croyance vraie une croyance que la majorité des hommes adopte. La majorité des hommes vous croit telle situation. Eh bien, elle s'y entend. La majorité vous donne cette situation, gardez-là ; ne prenez ni au-dessus, ni au-dessous.

Au contraire, quand ce brave Alexandre se déclare généralissime des armées françaises et alliées, c'est un délire, une croyance fausse, parce que personne en France ni ailleurs n'a l'idée de le considérer comme tel. C'est un petit soldat de deuxième classe, rien de plus. Il y a donc là une croyance opposée à celle de la majorité.

Cependant le délire n'est pas identique à toutes les croyances fausses, car une croyance fausse peut être une simple erreur. Quelle différence y a-t-il entre une erreur et un délire ? Il n'y a qu'une différence bien simple à apprécier, qui se rattache encore à des mécanismes psychologiques. Nous disons qu'un homme fait une erreur quand nous croyons qu'il est capable de la réparer. Nous disons qu'il a fait une erreur parce qu'il n'a pas réfléchi, parce qu'il n'a pas assez fait attention à l'expérience. Il lui suffirait d'ouvrir les yeux. S'il regardait mieux, s'il écoutait ce qu'on lui dit, s'il vérifiait certains phénomènes, il verrait qu'il se trompe. Il en est ainsi dans tous les cas d'erreur, et nous nous figurons que toutes les erreurs sont réparables. Un individu est dans l'erreur : nous sommes tout prêts, avec beaucoup de charité, à lui expliquer ce que c'est que la vérité, où est son erreur, et nous croyons qu'il va comprendre. C'est là notre idée sur l'erreur.

Au contraire, dans le délire, la croyance fausse n'est pas réparable actuellement par un acte d'attention ou par un acte d'observation du sujet. Celui-ci est absolument incapable de faire cet acte et il faut constater qu'il ne peut pas le faire. Pendant plus d'un an, vous auriez bien perdu votre temps en essayant de démontrer à Alexandre qu'il n'était pas généralissime. N'importe quel argument que vous auriez employé, l'évidence même, étaient immédiatement rétorqués. Quand il était mis au pied du mur, quand on l'ennuyait trop avec des démonstrations, il se retranchait derrière le secret militaire. Avec cela il expliquait tout et continuait à être le généralissime.

N'oublions pas que c'est là une forme de croyance. Les croyances supérieures peuvent être modifiées par des arguments parce que ces croyances sont fondées sur un grand nombre de phénomènes. Elles sont une moyenne entre toutes sortes d'observations, de souvenirs, de paroles des gens. Elles tiennent compte de beaucoup de choses. Ce sont des croyances réfléchies qui sont le résultat d'une délibération.

Supposez une assemblée, où il y a vingt personnes. Chacune donne son opinion et, en définitive, on forme une opinion commune qui tient compte de ces vingt opinions différentes.

Il y a d'autres formes de croyances qui ne tiennent pas compte du tout de la délibération ni des arguments : Il y a des croyances élémentaires. Il est probable que l'humanité a commencé par elles. Les croyances sont une union particulière entre la parole et l'action. Peu à peu, on a vu l'importance de cette affirmation, de ces promesses, de ces pactes et on a su en faire. Mais, au commencement, ces promesses et ces pactes étaient le résultat, non pas d'une délibération, mais d'un sentiment fondamental. Nous retrouvons ici notre fameux sentiment qui détermine la personnalité.

Ces croyances élémentaires méritent le nom de foi. La foi est évidemment distincte de la croyance réfléchie. La foi est une croyance élémentaire qui se fonde sur un sentiment qu'on éprouve sans tenir compte le moins du monde des opinions des autres, ni des faits, ni des arguments. C'est pourquoi il est absolument impossible de discuter les fois. C'est une vieille erreur des argumentations religieuses. On ne discute pas avec une croyance. Alexandre a tout justement une attitude opposée à celle de la discussion ; il est blessé lorsqu'on lui présente une objection, ce que ne doit jamais faire le croyant réfléchi qui accepte les objections, qui en a besoin. Le croyant par la foi se considère comme insulté et blessé par toute espèce d'opinions opposées. C'est que ses croyances de supériorité et d'infériorité sont des croyances sentimentales. Ce sont des actes de valorisation accompagnés de croyance.

Depuis longtemps, j'ai essayé de vous montrer que toutes les fonctions psychologiques se divisaient pour ainsi dire en deux groupes : les fonctions primaires et les fonctions secondaires. La fonction principale, c'est l'acte qui est en rapport avec le monde extérieur. La fonction secondaire, c'est celle qui s'accouple à la première, qui est déterminée par l'exécution de la première. Je fais moi-même à une personne un acte de salutation ; c'est un acte social, acte social déterminé par l'apparence de la personne et par les caractères que je connais. Un acte de salutation est un acte primaire, mais cet acte primaire détermine en moi une foule de réactions secondaires. Il peut m'être extrêmement désagréable, il peut me fatiguer, il peut me blesser de toutes manières. C'est une réaction de tristesse qui se surajoute à la première salutation. Ou bien, au contraire, cette salutation que j'ai faite s'accompagne chez moi d'une grande joie, d'un triomphe, et alors, elle est plaisante, elle est agréable.

Nous pouvons expliquer toutes les croyances de valorisation par des sentiments qui s'ajoutent à cet acte de valorisation du timide. Le timide doit agir dans le groupe social, agir pour se faire accepter comme supérieur par les uns et pour se présenter comme inférieur aux autres. Il a donc une bataille à livrer et il faut qu'il se reconnaisse vainqueur et vaincu et cela par rapport à une douzaine de personnes, ce qui est assez fatigant, assez difficile.

Il y a des individus qui font cet acte-là très aisément, très gaîment et assez facilemenet. Beaucoup d'autres le font avec difficulté. Le sentiment qui s'ajoute à l'acte de valorisation va transformer la conduite.

Nous avons d'abord le premier sentiment, le plus simple. Cet acte de valorisation ne peut se faire qu'avec un effort, avec un travail. Le jeune homme qui va dans une soirée est obligé de se forcer un peu lui-même. Il est obligé de se dire : « Je vais rencontrer telle et telle personne ; il faut que je me présente à mon avantage, que je m'habille correctement, que je ne dise pas trop de bêtises. Je vais faire attention ».

Cette première forme de l'acte de valorisation — l'attention que l'on apporte à la conduite sociale — donne naissance tout de suite à un groupe d'individus particuliers : les individus intéressants.

Vous savez la différence qu'il y a à ce propos dans les diverses névroses. Certains névropathes sont tourmentés par le sentiment du vide et, quand on les amène dans un salon, ils répètent : « Voilà un trajet bien inutile. Je n'ai vu là que des personnes sans intérêt. Aucune de ces personnes ne me plait, aucune ne me déplait. Je ne cherche pas à plaire à l'une, je ne cherche pas à déplaire à l'autre. Tous ces gens me sont tellement indifférents ! Ils ne signifient rien à mes yeux. » C'est l'indifférence sociale très caractéristique et souvent assez grave.

Au contraire, il y a l'intérêt social. Le jeune homme est entré dans le salon en se préoccupant d'une jeune fille particulière ; elle l'intéresse, elle est pour lui un personnage intéressant. C'est déjà une modification des actes de valorisation par l'addition d'un effort particulier.

Dans une deuxième forme, la fatigue s'ajoute aux actes de valorisation et nous atteignons déjà les phénomènes de timidité. Les individus qui entrent dans le salon veulent bien à la rigueur faire l'acte de valorisation : « Je vais tâcher de me bien tenir, de faire un effort pour cela. Après tout, cela a peut-être quelque intérêt. Je vais l'essayer. » Mais dès qu'ils l'essayent, ils sont épuisés par cet acte. Ils le trouvent horriblement pénible.

Nous avons étudié les règles de la fatigue ici même il y a longtemps. La fatigue est une réaction secondaire qui tend à supprimer les actes, qui les réduit, les diminue le plus possible. La fatigue va supprimer l'intérêt. Comme l'intérêt demande de l'effort, comme s'intéresser à telle jeune personne demande de l'effort, quand le jeune homme va être trop fatigué, il dira : « Vraiment, elle est bien laide. Il est bien inutile que je me donne tant de peine pour elle. Cela me fatigue trop. » Elle perd immédiatement son intérêt. Elle tend à devenir indifférente. Nous rentrons dans les phénomènes d'antipathie. Tandis que, dans le premier groupe, les phénomènes d'intérêt donnaient naissance à de la sympathie, que nous avions de la sympathie pour les personnes auxquelles nous nous intéressions, dans le second groupe, nous arrivons à des personnages qui sont antipathiques parce qu'ils sont fatigants.

Hélas, toute espèce de relations sociales, comme tout ce que nous avons à faire dans la vie, toute espèce d'action, inflige une dépense de forces. Tout est une dépense. Il faudrait rester à dormir, et encore le sommeil est fatigant et demande un effort ; les faibles ne savent même pas dormir. Il faudrait être mort pour économiser les forces et ne rien dépenser. Tant qu'on est vivant, on est obligé de dépenser ses forces, et dans la vie, c'est la société, ce sont les individus que nous rencontrons qui nous font dépenser le plus de forces. Nous dépensons pour la société, nous dépensons pour dire bonjour, pour dire bonsoir, nous dépensons pour obéir, pour accepter comme pour refuser, comme pour faire n'importe quoi. Toute relation sociale est une dépense. Tout ce qu'on peut remarquer, c'est que cette dépense est tantôt forte, tantôt faible et je crois que l'on peut répartir nos connaissances en deux groupes : les individus économiques et les individus coûteux. Nous sommes entourés d'individus qui, tantôt sont économiques pour nous, tantôt sont coûteux et, suivant nos dispositions de caractère, suivant la richesse de notre force psychologique, nous aimons mieux les uns que les autres. Il y a des sociétés comme celles des vieux camarades de collège, des amis d'autrefois, avec lesquels nous avons vieilli, que nous connaissons depuis tant d'années, que vraiment nous n'avons plus du tout d'actes de valorisation avec eux, qu'ils nous estiment ou qu'ils ne nous estiment pas. Il y a trop longtemps qu'ils ont hésité entre les deux ; leur choix doit être fait et, maintenant, nous n'en parlons plus. Ces gens-là sont très économiques. Comme on a pu le dire, quand on est à dîner avec eux, on a le droit d'être bête en liberté. C'est très agréable, cela ne fatigue pas du tout et on peut se laisser aller tranquillement.

Mais ces individus économiques sont bien rares. Presque toujours, nous sommes entourés d'individus coûteux. Sont au premier rang d'abord nos rivaux et nos concurrents car, avec ceux-là, il faut faire attention, ils sont toujours prêts à prendre notre place, tâchons de ne pas la leur laisser prendre. La bataille, la lutte est continuelle. Or, toute lutte est coûteuse et fatigante. Ce sont là des individus coûteux.

Il y a ensuite les individus non valorisés, les individus qui ne savent pas très bien s'ils sont nos supérieurs ou nos inférieurs, et nous non plus, nous ne le savons pas. Cependant, il faut arriver à les vaincre. Il va y avoir compétition, appréciation. Suivant la conversation qu'on aura eue dans le salon, ils sortiront en disant : « Décidément, c'est un imbécile et je vaux mieux que lui », ou bien au contraire : « Il n'est pas si bête que je croyais. » Nous sommes avec ces gens en compétition perpétuelle. Ce sont encore des individus coûteux.

Nos timides, dont la fonction cérébrale est très petite, sont très ennuyés par ces individus-là. Ils les considèrent comme antipathiques. C'est la deuxième forme que prend la valorisation sous l'influence des sentiments.

Elle en prend malheureusement une troisième extrêmement triste : c'est la forme mélancolique.

Dans l'état mélancolique, non seulement une action nous fatigue, mais elle nous fait horreur. Nous la redoutons comme la mort. Nous croyons qu'elle apporte la mort avec elle, et nous entrons dans l'état d'esprit si intéressant que j'ai appelé la peur de l'action. Il s'agit ici de la peur de l'action sociale, de la peur de la valorisation. C'est la grande timidité, ce n'est plus la petite timidité. Ce n'est plus l'antipathie contre les gens qu'on doit vaincre, c'est la haine contre ces gens, c'est le sentiment de persécution. Aller voir ces gens-là, cela va nous épuiser de telle manière que nous risquons d'en mourir, et nous croyons que ces gens nous tuent, qu'ils deviennent des persécuteurs. C'est la forme de valorisation qui amène la dépression et les complexes d'infériorité au suprême degré.

Heureusement, nous avons une dernière conclusion beaucoup plus agréable. Il y a des actes qui s'accompagnent de triomphe, de succès, et des états d'esprit dans lequels tous les actes s'accompagnent de succès. On ne peut rien se représenter sans que cet acte devienne un succès.

Il est évident que lorsque Alexandre pensait à des actes de triomphe, il imaginait surtout des triomphes militaires ; c'était pendant la guerre, c'était tout naturel. Mais je vous ai dit aussi que n'importe quelle action lui produisait le même effet, n'importe quelle action était pour lui l'occasion d'un triomphe, aussi bien les actes d'amour que les actes de commerce.

Je me souviens que, pour le faire parler d'autre chose, je l'entretenais un jour des expéditions du Pôle Nord au milieu des glaces. Immédiatement, il saute sur l'idée, il la trouve extrêmement intéressante et il m'explique comment, dans une expédition précédente, faite il y a quelques années, il a planté le drapeau français sur le Pôle Nord. Il a obtenu un triomphe et un succès dans une action qui n'avait rien à faire avec son métier de généralissime.

Toute représentation d'action quelle qu'elle soit s'accompagne de triomphe. Voilà l'esprit des orgueilleux. Voilà l'explication de leur caractère. Ils ne peuvent pas se représenter un acte sans que ce soit immédiatement un succès. Ces individus prennent une force énorme.

Qu'est-ce que la notion de notre propre pouvoir ? C'est la représentation de ce qui va arriver pour notre action future. J'imagine que je vais avoir une conduite à faire. Si je me représente que je ne réussirai pas, c'est que je suis faible. C'est que j'ai un pouvoir qui est petit. Si, en pensant à une conduite future, je me représente un grand succès, immédiatement je serai fort, je me considère comme très fort. Un personnage comme Alexandre se considère comme ayant un pouvoir énorme, comme étant au-dessus de tous les hommes puisque toutes les représentations s'accompagnent de triomphe.

On peut réfléchir beaucoup sur cet état d'esprit des gens qui ne peuvent pas penser à la valorisation sans avoir des idées de triomphe et des idées de défaite. Cela change beaucoup les traits de caractère et cela a des conséquences amusantes. Vous remarquerez d'abord celle-ci. Lorsqu'un individu orgueilleux se représente un acte, il a un triomphe et une joie. Mais une modification est apportée à cette joie par l'importance de l'acte. Le triomphe et la joie sont d'autant plus grands qu'ils ont mobilisé plus de forces.

Vous savez que la joie et le triomphe consistent dans le gaspillaage des forces mobilisées pour faire telle action. J'ai mobilisé une centaine de francs de forces, et puis l'action réussit et il me reste quatre-vingt-dix francs. J'en fais ce que je veux, je les gaspille. La joie n'est pas autre chose que ce gaspillage. Mais plus nous aurons mobilisé de forces, plus il y aura de gaspillage. Si on vous propose de faire un petit voyage et qu'on vous dise : « Demain nous partons pour aller à Versailles », ce petit voyage ne vous effraie pas et ne demande pas beaucoup de préparatifs. Vous prenez peu d'argent pour partir et vous ne changez pas beaucoup de costume ; il n'y a rien d'important. Aussi, si le voyage ne se fait pas, si on le supprime, vous n'avez pas beaucoup de bénéfices, vous avez peu de succès.

Mais nous partons ensemble demain pour aller à Rio-de-Janeiro. Il faut faire des préparatifs, il faut en particulier prendre de l'argent et, pour cela, mobiliser des titres de banque, avoir de l'argent en poche. Nous avons donc une préparation de forces. Le lendemain, on nous dit que nous ne partons pas. Mais nous avons dans nos poches des capitaux mobilisés. Vous savez par expérience qu'il est très dangereux d'avoir retiré de l'argent de la banque ; on n'est pas bien sûr de le remettre. L'argent qu'on a retiré va être gaspillé au lieu d'être remis. Il y aura grande joie.

C'est cela qui nous explique une curiosité du caractère d'orgueilleux et du caractère de ces gens qui se valorisent trop. On est étonné de l'ampleur de leurs conceptions, de la grandeur de leurs imaginations. Ce brave Alexandre ne faisait jamais que des actes gigantesques. Par exemple, il décidait qu'il allait écrire une lettre. Soit, je veux bien. Mais il m'avertissait que cette lettre allait être adressée à toutes les autorités qui existent en France et dans les pays alliés. Par conéquent sa lettre devait être rédigée à des milliers d'exemplaires. Immédiatement, tout devenait énorme. Pourquoi ? C'est que l'acte énorme rapporte plus que l'acte petit et que l'orgueilleux le montre sans cesse dans ses idées.

On pourrait étudier bien d'autres curiosités à propos de ces actes, en particulier que l'orgueil et la valorisation excessive amènent à l'immobilité, exactement comme l'humilité. Puisque tout acte est un succès avant qu'on l'ait fait, on finit par ne rien faire du tout. Vous voyez l'attitude d'Alexandre assis dans son fauteuil, immobile, ne bougeant pas, exactement comme un mélancolique. Le mélancolique arrête tous les actes par la peur de l'action. Lui, arrête tous les actes par le triomphe anticipé.

Je vous signale seulement, car je n'ai pas le temps d'insister sur tous ces problèmes, une observation pathologique extrêmement curieuse et difficile à expliquer.

Voici des persécutés qui, pendant des années et des années, pendant trente ans de leur vie, sont enfermés dans l'asile et qui, pendant trente ans, ont répété qu'ils sont tourmentés par d'abominables persécuteurs, qu'ils sont très faibles, au-dessous de tout le monde, qu'on les insulte, qu'on les méprise. Puis on s'aperçoit, rapidement, ou bien lentement, que leur langage change. Les voici qui se mettent à dire : « Ah ! je comprends bien qu'on me persécute. C'est que je suis un grand personnage, un prince inconnu, dissimulé ; c'est que j'ai une valeur infinie », et les voici qui entrent dans des délires mégalomaniaques, dans les délires de grandeur.

Il y a là une transition que je signale à ceux d'entre vous qui font des études de psychiatrie, transition très intéressante à étudier. Elle est difficile à comprendre. On a remarqué que cette transition est un mauvais signe. Quand elle commence à apparaître chez le persécuté, cela veut dire qu'il y a abaissement, qu'il est tombé en démence.

Mais quel rapport il y a-t-il entre l'abaissement du persécuté, l'abaissement démentiel et cette joie ?

Je crois que c'est un rapport très direct. Les phénomènes intellectuels supérieurs dépensent des forces. Les phénomènes intellectuels inférieurs en dépensent infiniment moins. Du moment que les phénomènes supérieurs disparaissent, nous avons beaucoup plus de forces pour les phénomènes inférieurs et nous pouvons avoir des triomphes. L'arrivée de la démence se traduit par l'état de joie, d'exaltation et de grandeur.

Vous voyez donc que cette notion de valorisation inférieure et supérieure touche à tous les problèmes, non seulement des relations sociales et des conduites sociales, mais des conduites de sentiment. Ces problèmes ont un très grand intérêt à notre point de vue, car ces notions de valorisation perfectionnent énormément la personnalité.

On sait que la séparation des individus est une opération très difficile. J'ai pris soin de vous dire que, chez les primitifs, aujourd'hui si étudiés, l'individu est très mal compris. Les primitifs comprennent le groupe résumé par le totem ; c'est le groupe qui est propriétaire, c'est le groupe qui est puissant, qui possède tout. L'individu existe bien, mais il n'est compris que comme un élément du groupe. Il faut un grand progrès psychologique pour que l'individu soit compris en lui-même et ait une valeur personnelle.

Les travaux que nous venons de faire sur la valorisation ont avancé beaucoup cette individuation. Au commencement, il est probable que cette valorisation sociale n'avait pas lieu pour tout le monde. Elle n'avait lieu que pour le chef. Le chef était valorisé et, par là même, il devenait un individu distinct des autres.

Il est très probable que tous les progrès psychologiques se sont faits ainsi graduellement et lentement. Ils se sont faits pour certains individus et non pas pour d'autres.

Je vous rappelle en deux mots seulement une anecdote qui m'avait intéressé l'année dernière, et dont je vous ai parlé. Cette anecdote est racontée par M. Moret, le distingué professeur d'égyptologie, à propos de l'Egypte ancienne, bien des siècles avant Jésus-Christ. Il relate une révolution égyptienne que je considère pour ma part comme très amusante. Il paraît qu'autrefois les premiers Egyptiens n'accordaient l'immortalité qu'aux rois. Le roi seul vivait encore après sa mort. Les pauvres sujets mouraient tout entiers. Au bout de quelque temps, le roi, par bonté d'âme, accordait l'immortalité à ses principaux ministres. Ainsi, il y avait autour de lui des gens qui devenaient immortels. Le peuple a trouvé cela injuste. Il avait raison. Il a fait une révolution pour que tout le monde soit immortel et il l'a obtenu. Aujourd'hui, nous sommes tous immortels grâce à la révolution égyptienne.

Vous voyez ainsi que tous les faits psychologiques sont accordés d'abord à un individu, puis à deux, à trois, à tous. Au commencement, le chef seul était valorisé, puis nous avons tous eu une situation ; nous avons tous un acte de naissance tandis qu'autrefois quelques-uns seulement en avaient.

Voilà le grand progrès que la valorisation a fait faire à la personnalité, mais ce n'est pas encore complet et la personnalité a encore beaucoup à gagner.

Je crois, si je ne me trompe, qu'un progrès considérable va être fait dans une étude que nous aborderons dans la prochaine leçon : celle de la pensée intérieure et de la personnalité limitée à l'intérieur même du corps.

Pour entrer dans cette étude, nous prendrons un fait pathologique extrêmement curieux. Nous examinerons les sentiments d'emprise, le vol de la pensée chez les persécutés.

18 FEVRIER 1929.

XVIII. — LES SENTIMENTS D'EMPRISE

Quand nous examinons la personnalité telle qu'elle est aujourd'hui chez nous, à notre époque, nous sommes frappés d'une chose, c'est qu'elle est très différente de la personnalité primitive telle que nous la décrivions il y a quatre leçons, à propos des sentiments sociaux élémentaires d'amour, de haine, de supériorité et d'infériorité. La personnalité est beaucoup plus nette, beaucoup plus précise. Elle ne s'étend pas en dehors de nous et surtout nous sommes très séparés les uns des autres et très séparés du groupe. La personnalité a subi, entre les primitifs et nous, une évolution remarquable. A quoi tient cette évolution ?

Depuis quelques leçons, nous avons donné une première réponse. Les relations sociales et, avant tout, les relations de hiérarchie, les notions de commandement, de chef, de sujet, d'infériorité, la valorisation sociale de tous les hommes sans exception les uns par rapport aux autres, tout cela a énormément contribué à préciser la personnalité. Nous y avons insisté pendant plusieurs cours.

Cependant, je crois que cette explication n'est pas suffisante. Notre personne se présente à nous comme quelque chose de plus important encore. Non seulement nous sommes différents des autres par des qualités, par des titres, par des honneurs, par des degrés de valorisation, mais nous le sommes par notre propre personne, c'est une différence qui paraît tellement profonde qu'elle ne peut être supprimée. La différence des titres et de la hiérarchie sociale est susceptible de changer. Nous pouvons monter ou descendre, nous pouvons arriver à l'égalité avec une personne. Cela ne confond pas les personnalités. Même si nous supprimons la valorisation, comme il arrive chez les timides, les personnes n'en sont pas moins très distinctes. Elles sont infranchissables les unes aux autres. Chaque personne est fermée pour les autres.

Il y a donc quelque chose de nouveau, quelque chose qui s'est ajouté à l'évolution primitive de la personnalité par le corps propre, par les sentiments personnels et par les sentiments sociaux. Cet élément nouveau de la personnalité me paraît devoir être cherché avant tout dans ce fait de première importance et à bien des points de vue si mystérieux, dans ce fait de la pensée intérieure, de ce qui se passe à l'intérieur du corps, de la psychologie intime opposée aux actions extérieures.

C'est là un aspect nouveau de la personnalité et, pour y entrer, nous allons prendre, suivant nos habitudes, un exemple tiré de certains faits pathologiques qui va nous montrer tout de suite l'importance exceptionnelle de la pensée intérieure, de la pensée renfermée en nous et cachée aux autres. Je veux parler de ces fameux sentiments que l'on peut appeler d'une manière générale les sentiments d'emprise, les sentiments d'emprise de la personne et d'emprise de la pensée, qui sont étudiés avec acharnement depuis une dizaine d'années surtout par un aliéniste de grand mérite, M. de Clérambault.

M. de Clérambault signale, au début des délires de persécution et des délires mystiques, qui sont si curieux quand ils sont parvenus à leur complet développement, certains sentiments pathologiques qui apparaissent quelquefois dès la jeunesse, très petits, très simples au commencement et qui contiennent en germe toute l'évolution du délire de persécution. Ces faits, que M. de Clérambault présente au début, nous pouvons les ranger en deux groupes. Nous substituerons une classification plus simple à la sienne qui est un peu embrouillée.

Il me semble que M. de Clérambault insiste beaucoup sur ce qu'il appelle des phénomènes irruptifs. Les malades se plaignent de phénomènes qui font irruption dans leur pensée. Ils se plaignent que, tout d'un coup, au milieu d'une lecture, d'un travail quelconque, il y a dans leur esprit un phénomène inattendu comme par exemple une chanson, comme la répétition d'un mot, comme une plaisanterie qui n'a aucun rapport au sujet.

Ces phénomènes irruptifs sont, pour M. de Clérambault, très intéressants. Ils proviennent, d'après sa théorie, d'un trouble anatomique, d'un trouble physiologique dans le cerveau. Il y a certains centres cérébraux qui sont irrités par des tumeurs, par des processus d'intoxication, d'où ces phénomènes irruptifs.

Ce sont ces phénomènes irruptifs qui donnent ensuite naissance à des sentiments pathologiques et en particulier au sentiment de persécution, au sentiment que quelqu'un agit sur eux, que quelqu'un fait pénétrer ces phénomènes en eux.

Quand nous considérons ces deux groupes de phénomènes, je ne suis pas tout à fait de l'avis de l'auteur sur leur importance relative. M. de Clérambault considère que les phénomènes irruptifs sont d'une importance exceptionnelle, que ce sont eux qui sont le point de départ des sentiments de persécution. Il y a là, à mon avis, une grande exagération. Les phénomènes irruptifs sont fréquents chez tout le monde ; ils existent perpétuellement. On peut dire que toute notre vie psychologique est composée par des phénomènes de ce genre. En ce moment-ci, nous vous parlons des sentiments pathologiques des persécutés. La porte s'ouvre, se referme, quelqu'un entre ; il y a un bruit d'un côté, un bruit de l'autre. Ce sont des phénomènes irruptifs. Ces phénomènes irruptifs ne nous gênent pas outre mesure. Il n'y a personne de nous qui puisse travailler avec attention pendant une demi-heure sans qu'il ait dans la tête des rêveries, des chansons, des mots inutiles qui viennent le déranger, et nous le tolérons très bien.

Je crois que les malades qui commencent à se plaindre de ces phénomènes irruptifs sont déjà troublés par des sentiments d'emprise. Un homme normal a sans cesse des phénomènes irruptifs sans y faire la moindre attention. Quand le malade y fait attention, c'est qu'il est déjà disposé à ces sentiments bizarres que nous voulons appeler les sentiments d'emprise.

Ce sont ces sentiments qui sont le phénomène le plus important et ce sont eux qu'il faut très bien comprendre. De quoi s'agit-il ?

Il s'agit de tout un groupe de sentiments compliqués, variables suivant les sujets et qui devraient être étudiés pour chacun d'eux isolément. Je ne prendrai que quelques exemples. L'un des plus communs est le sentiment d'automatisme, mais c'est lui qui est le plus banal et qui introduit le moins dans la question. Les sujets se plaignent qu'ils n'agissent pas volontairement, que l'action accomplie par leurs membres, la parole qu'ils prononcent ne vient pas de leur volonté, que quelque chose gêne leur liberté : « On me force à parler, on me force à dire non, on me force à résister. Moi-même, je ne résisterais pas. Je suis entraîné par une sorte d'automatisme. »

Nous mettons en second lieu quelque chose de plus intéressant et de plus compliqué. Ce sont les fameux sentiments de présence. On a commencé l'étude du sentiment de présence en prenant une forme particulière de ce sentiment que j'appellerai les sentiments de présenece joyeuse, de présence heureuse. C'est, par exemple, le sentiment que les mystiques décrivent si fréquemment, le sentiment de la présence de Dieu. Ils se sentent excités, encouragés, consolés par une présence invisible. Le sentiment de présence est ici joyeux. C'est celui qui a été étudié de préférence. Nous avons eu l'occasion de l'examiner ici à plusieurs reprises, et je vous ai montré que le sentiment de présence, connu d'abord à propos des mystiques et à propos de la présence de la divinité, est en réalité un sentiment banal qui peut se présenter à bien d'autres propos. Des individus ont le sentiment de la présence d'un ami, de la présence d'une personne aimée, de la présence d'un directeur ou d'un consolateur. Ils ont des sentiments de présence à propos de n'importe qui.

Mais je voudrais vous faire remarquer aujourd'hui que le sentiment de présence n'est pas toujours un sentiment consolateur ou un sentiment joyeux. Très souvent, le sentiment de présence est un sentiment pénible, extrêmement désagréable et qui ne fait aucun bien au sujet.

Voici par exemple une jeune fille nerveuse, débile, qui commence des troubles de persécution de ce genre, et qui est surtout très timide. Elle se plaint d'un trouble particulier, c'est qu'elle ne peut pas se coucher d'une manière tranquille. Quand elle est dans sa chambre à coucher, elle est horriblement gênée par le sentiment qu'il y a constamment quelqu'un dans sa chambre. Le soir, avant de se coucher, elle a le sentiment qu'il y a quelqu'un qui marche, qui va et vient dans sa chambre et surtout qui la regarde. C'est une gêne abominable. Le sentiment de présence prend ici la forme triste et la forme de la gêne.

Cette personne d'ailleurs a le même sentiment de présence pénible au cours de la journée. Elle éprouve toujours l'aspiration à être seule : « Ah ! je serais bien plus tranquille si je pouvais être seule, ne pas être tout le temps observée, surveillée, regardée par quelqu'un. »

Vous comprenez bien qu'il s'agit d'une exagération de la gêne sociale, de cette gêne déterminée par la timidité. Une action est plus facile à faire quand nous sommes réellement seuls. Une action devient tout de suite plus difficile, plus pénible quand il y a quelqu'un qui est présent. Bien souvent, les personnes qui ont besoin de réconfort aspirent à rester sans cesse devant quelqu'un. « Je voudrais, disent ces personnes, être l'ami d'un travailleur, l'ami d'un homme qui écrit et qui travaille. Je ne le gênerais pas du tout. Je serais près de sa table de travail. Il pourrait écrire, composer, chercher n'importe quoi. Je resterais bien tranquille. On ne pourrait pas dire que je le gêne le moins du monde. » Mais si, vous le gênez abominablement, vous l'empêchez de rien faire. On ne peut pas travailler de la même manière quand il y a quelqu'un près de vous et quand on est seul.

Ce sentiment de la gêne sociale détermine le trouble du sentiment de présence qui est déjà dans cette voie des sentiments d'emprise.

Nous aurions à côté un autre sentiment déjà plus grave, plus curieux ; c'est le sentiment du devinement. C'est un sentiment fréquent dont on ne parle pas suffisamment et sur lequel nous devons insister car il est le point de départ de considérations importantes. Certains malades se plaignent d'un trouble particulier dont ils sont victimes : on devine leur pensée ; ils ne peuvent pas penser tranquillement tout seuls. Quand ils sont seuls dans une chambre où il n'y a, de toute évidence, personne autour d'eux, ils ont le sentiment que leurs pensées sont connues.

Je me souviens d'un pauvre jeune homme, au début de la démence précoce dans laquelle il est entré ensuite beaucoup plus gravement, qui avait ce trouble à un haut degré et dont les plaintes étaient vraiment touchantes car il s'expliquait d'une manière intelligente. Il disait : « Enfin, nous avons bien le droit d'avoir dans l'esprit des petites pensées plus ou moins ridicules. Nous ne sommes pas forcés d'être tout le temps tout à fait sérieux. Nous pouvons rêver des bêtises. Chacun de nous en a en tête à chaque instant. Pourquoi est-ce qu'on me supprime ce droit de rêver en moi-même des petites naiseries ? On me le supprime puisqu'on les connaît. Les pensées que je veux avoir se divisent naturellement en deux catégories : il y a les pensées que j'exprime volontiers devant les autres, que je dis tout haut parce que je les considère comme assez sérieuses pour être communiquées, puis il y a des pensées ridicules qui ne sont bonnes que pour moi. Eh bien, ces pensées, tout le monde veut les connaître et les connaît. »

Il y a des variétés du sentiment de devinement. Non seulement des sujets ont le sentiment qu'on les devine, mais ils ont presque toujours en même temps le sentiment qu'ils devinent les autres et que les pensées sont en communication, qu'on les connaît de l'un à l'autre. C'est le point de départ de beaucoup de superstitions et de beaucoup de croyances à la communication des pensées et à la lucidité. Voilà une variété très intéressante.

Nous arrivons tout de suite à la forme la plus importante, la plus grave. Ces phénomènes pathologiques ont une forme très curieuse que l'on peut résumer sous le nom de vol de la pensée. Vraiment, quand j'y songe, je pense que ce simple mot est par lui-même très extraordinaire. Je comprends qu'on nous vole bien des choses. On peut nous voler notre pardessus, notre montre ; cela se comprend à la rigueur ; mais, nous voler notre pensée, c'est bien bizarre, et comment en arrive-t-on à cette idée-là ?

D'ailleurs, cette idée est répandue. Vous n'avez qu'à aller dans un asile quelconque et il y aura toujours une collection d'individus, soit avancés dans le délire de persécution, soit au commencement des mélancolies ou des démences précoces qui vont se plaindre de cela : « On me vole ma pensée. Quelqu'un me prend ma pensée. » Et les psychiatres depuis un siècle ont répété que cela existait. Les psychologues qui sont presque toujours très ignorants de toutes ces choses pathologiques n'ont pas remarqué suffisamment le caractère vraiment étrange de ce phénomène et de ce sentiment du vol de la pensée qui n'est pas un mensonge, qui n'est pas une invention, qui est répété par des milliers et des milliers de personnes.

Prenons-en quelques exemples. Je vous répète les observations que nous avons déjà étudiées ici il y a quelques années. Il est bon de prendre les mêmes cas, on les comprend plus facilement. J'ai insisté autrefois sur une expression de vol de la pensée qui me paraissait intéressante parce qu'elle était pour ainsi dire prise sur le vif, au moment où le vol se produisait.

Dans les études de psychologie pathologique, il faut toujours se défier un peu des souvenirs. Bien des malades vont vous raconter : « Hier on m'a volé ma pensée. On me l'a volée il y a un mois ». Ces malades-là ne sont pas très intelligibles, ils ne sont pas très clairs. Il faudrait autant que possible, prendre des malades sur le fait, au moment où on leur vole la pensée. Voici l'exemple qui m'avait frappé à ce moment.

Une jeune fille, au commencement de la démence précoce dans laquelle elle est entrée beaucoup plus gravement plus tard, présentait toutes espèces de troubles névropathiques. Elle avait en particulier un caractère abominablement timide qui la rendait bourrue, grossière et lui donnait un aspect peu intelligent. On arrivait avec beaucoup de patience, beaucoup de douceur, à l'acclimater quelque peu et à lui faire tolérer quelques conversations dans lesquelles elle se montrait moins gênée, moins grossière, moins timide.

Dans un de ces cas justement, j'étais avec elle et je trouvais que le succès était heureux. Sa figure ordinairement tendue et mauvaise s'était complètement détendue et devenait presque souriante ; ses expressions avaient perdu leur grossièreté et elle se montrait pour ainsi dire presque intelligente et fine. Comme il arrive toujours dans ce cas-là, le sujet était très satisfait et très fier du changement qui se passait en lui-même. La jeune fille était donc à ce moment-là sans aucun délire et très heureuse d'elle-même.

La porte de la chambre s'ouvrit brusquement et la mère, peu adroite et, au fond, peu intelligente, se précipita en grande toilette auprès de la malade, soi-disant pour savoir comment elle se portait, si elle pourrait venir la rejoindre au salon, avec des prétextes quelconques. La jeune fille fut immédiatement furieuse, d'abord de la surprise, car elle détestait les surprises comme tout ce genre de malades. Elle fut furieuse aussi des expressions de sa mère qu'elle comprenait très bien, car la mère était jalouse au fond et ne voulait pas qu'elle causât comme cela, librement, avec un autre tandis qu'elle-même ne pouvait en tirer aucun mot. C'était donc une colère considérable qu'il y avait en elle. Immédiatement, sa figure avait changé d'aspect ; elle avait pris de nouveau son ton grossier et tombait en plein délire. A ce moment-là elle se pencha vers moi et me glissa à l'oreille ces simples mots : « Vous le voyez cette fois, vous le constatez bien : ma mère vient encore de me voler ma pensée ». C'était prendre sur le fait le phénomène du vol de la pensée.

Depuis, j'ai eu l'occasion d'observer ce phénomène du vol de la pensée d'une manière plus complète chez un malade très remarquable à la description duquel je vous renvoie, car j'ai publié son observation dans les « Annales médico-psychologiques » en juillet 1928. Ce jeune homme de vingt ou vingt-et-un ans était tout à fait remarquable comme début des états paranoïaques ou des états de persécution plus ou moins mystique. Quand on entrait dans sa chambre, dans les bons moments, on trouvait un homme absolument normal, grand garçon bien constitué, bien portant, très aimable, qui parlait d'une manière intelligente. Il s'exprimait dans un français correct, bien qu'il fût d'origine étrangère. Il avait des connaissances historiques et littéraires. Sa conversation était agréable. Tout au plus présentait-il un petit aspect anormal qu'il faut tout de suite noter au passage : il nous faisait asseoir, mais, lui, restait debout, adossé à un mur ou bien dans l'angle de deux murs et jamais il ne voulait quitter cette position, même quand nous partions : il nous tendait sa main de sa place mais ne nous accompagnait pas jusqu'à la porte. Naturellement, on était amené, si on faisait attention à cela, à lui demander la raison de cette attitude : Pourquoi n'avancez-vous pas dans la chambre ? Pourquoi restez-vous collé contre le mur ? Il répondait une chose vague : c'est qu'il avait peur de certains troubles, de certaines crises nerveuses qui le prenaient quelquefois, s'il s'écartait, mais il ajoutait qu'il ne fallait pas y faire attention.

En effet, ce pauvre diable était sujet aux plus étranges crises. Dans différentes circonstances, dont nous parlerons tout à l'heure, il se figurait qu'une personne, quelquefois même un objet tenu par une personne, était passé derrière son dos, qu'il n'avait pas suivi des yeux la personne, qu'elle était passée derrière lui et qu'elle avait profité de ce qu'elle n'était pas vue pour pénétrer en lui et, une fois entrée dans son dos, pour prendre possession de sa propre personne.

Quand une pareille idée était entrée en lui, elle se présentait d'abord sous la forme d'une obsession. Il vous interrogeait anxieusement en demandant : « Mais est-ce possible, cette idée ? Est-ce que quelqu'un a réellement profité de mon inattention pour passer derrière mon dos et me prendre ma personne et ma pensée ? » Il avait un peu de doute. Le doute ne durait pas très longtemps. Après un certain nombre d'heures, après une journée par exemple d'obsession tenace et extrêmement pénible, il entrait en véritable délire, et, pendant ce délire, il était convaincu que quelqu'un était entré en lui, lui avait volé les trois quarts de sa personnalité, que quelqu'un le possédait, le détruisait, le mangeait intérieurement. Il voulait se venger et se défendre ; il devenait violent et très dangereux à ce moment. Il aurait frappé et tué des gens près de lui parce qu'il accusait les gens d'avoir joué ce rôle et d'avoir fait l'effraction de sa personne. Cela durait quarante-huit heures ou un peu plus, et en général, la crise se terminait brusquement. Il revenait à l'état normal en disant : « Ce sont des bêtises. Personne n'est entré en moi ».

Voilà des phénomènes pathologiques assez extraordinaires. Ces phénomènes indiquent toujours, comme je vous le répète, une fonction psychologique qui n'est pas bien connue, qui doit ici jouer un rôle et qui doit être troublée. Qu'est-ce que cela peut bien vouloir dire que ce vol de la pensée ?

L'explication n'est pas aujourd'hui bien complète et nous ne nous rendons pas bien compte de toutes les fonctions psychologiques qui sont ici impliquées.

Dans une première étude que j'ai présentée dans les « Médications psychologiques », tome II, sur le vol de la pensée, je donnais une première raison, une première explication.

Il est évident que cette expression correspond à quelque chose de vrai. Il est évident qu'au moment où les malades se plaignent de ce vol de la pensée, ils sont réellement diminués de quelque manière. Ils ont perdu quelque chose. Ils se plaignent drôlement, mais enfin, ils ont quelques raisons de se plaindre. Dans l'observation de la jeune fille dont je vous parlais, c'était visible. J'admirais quelques minutes auparavant ses progrès intellectuels et l'esprit qu'elle commençait à manifester. Elle était certainement montée dans la hiérarchie psychologique. L'émotion causée par l'entrée brusque de sa mère l'avait abaissée. Elle tombait au-dessous de ce qu'elle était. Elle avait perdu, si vous voulez, de la force psychologique ; elle avait perdu des facultés nouvelles, des puissances de réflexion, des puissances de domination sur soi-même. Elle avait donc diminué ; c'était une dépression. Elle l'exprimait à sa façon, elle l'exprimait en la considérant comme un vol de la pensée, mais en somme il y avait quelque chose de vrai, il y avait réellement une perte de quelque chose.

Ces malades ressembleraient donc à tous ceux que nous décrivons sous le nom de malades présentant le sentiment du vide. Les malades qui présentent les crises de psycholepsie, comme nous les appelions autrefois, sont des malades qui, à la suite d'émotion ou d'une perturbation quelconque, ont perdu leur puissance de sentiment, sont devenus insensibles, ont perdu la puissance d'aimer, l'affection. Le sentiment du vol de la pensée serait une forme du sentiment du vide.

Il y a cependant une différence intéressante sur laquelle je vous prie de méditer car nous ne pouvons pas y insister beaucoup. Les véritables sentiments du vide n'accusent personne. Quand une personne tout d'un coup se sent froide, indifférente, sent qu'elle a perdu la réalité des choses, elle vous dit simplement : « Je n'ai plus d'affection, je suis devenue en bois, les choses ne sont plus réelles. Je ne comprends plus ce qu'il y a en dehors de moi ». Mais elle ne se plaint pas qu'on lui fasse du mal. Il n'y a pas d'action extérieure. Il n'y a qu'une description de ce sentiment de vide.

Quand ce sentiment du vide s'objective, quand il devient en quelque sorte extérieur, il donne aux objets une apparence particulière : les objets deviennent irréels, immatériels, ils deviennent des rêves, ou bien les personnes ont l'apparence de cadavres. Nous avons souvent parlé de ces gens qui vous disent : « Autour de moi, tout est mort. Il n'y a que des cadavres ». C'est une forme objective du sentiment du vide, mais ce n'est toujours pas le vol de la pensée.

Je crois que, dans le vol de la pensée, il y a une réaction particulière. Nous l'avons étudiée ici-même il y a quelques années. C'est la réaction de la mélancolie, la réaction de l'angoisse, de la peur. Au moment où ils éprouvent ces sentiments-là, les malades ont une peur de leur propre action ; ils sont effrayés par quelque chose. Or la peur a toujours un aspect extérieur ; il y a quelque chose qui menace. Ils ont perdu leur force psychologique, mais ils ont peur, ils se sentent menacés dans leur vie, dans leur pensée. Ce serait là une première forme d'explication.

On peut aller plus loin. Ces malades qui parlent tout le temps du devinement de la pensée, font allusion à une fonction de notre esprit qui est à mon avis de la première importance. Nous avons étudié cette fonction ici-même il y a quelques années quand nous avons fait ensemble l'étude de la pensée. Je vous propose de l'appeler la fonction du secret. Le secret est bien décrit par les moralistes. On sait très bien que nous avons des secrets, que nous avons quelquefois de la peine à les garder, qu'il y a des personnes qui les gardent bien, d'autres qui les gardent mal.

On parle depuis longtemps du secret. Le mot se trouve déjà dans La Bruyère et dans tous les auteurs moralistes de ce genre. Il me semble que, dans les traités de psychologie, on ne trouve pas un chapitre du secret. Le secret est pourtant un fait psychologique beaucoup plus grave qu'on ne le croit. D'une manière générale, les faits psychologiques ne sont pas et ne peuvent pas être secrets. En effet, je vous répète souvent que tous les faits psychologiques sont des actions, des conduites et que, quand les faits psychologiques deviennent sociaux, ils deviennent des langages, des commandements, des obéissances. Cette simple description des faits psychologiques les empêche d'être secrets. Un fait psychologique est une conduite, c'est un mouvement de mes bras et de mes jambes, et, dans une parole, c'est un son que j'envoie dans l'air. Donc les phénomènes psychologiques sont perçus par les autres et il faut même qu'ils le soient. Il n'y aurait pas de société si les phénomènes psychologiques n'étaient pas perçus par tous les hommes. En général, dans tous les premiers stades de la psychologie, dans toutes les premières fonctions, il n'existe pas de secret.

C'est d'ailleurs ce que nous pouvons justifier en examinant les descriptions des primitifs et les descriptions des enfants et des malades. Il y a toute une catégorie de personnes, les primitifs, les enfants, les malades, qui n'ont pas de secret et qui ne savent pas ce que cela veut dire. Un petit enfant n'a pas de secret, un malade qui est en décadence parle tout haut et raconte toutes ses bêtises, n'importe lesquelles. Il ne sait pas du tout ce que c'est que de garder quelque chose de secret, il ne le comprend pas.

Pour un esprit naïf, la croyance à une chose est liée avec son expression. Avoir une croyance, c'est l'exprimer, c'est l'affirmer, et bien des gens vous diront : « Si je ne peux pas parler tout haut, je ne pense rien du tout. Si je ne dis pas ce que je crois, je ne le crois pas. Et inversement, quand je crois quelque chose, il faut que je l'affirme. Quand je pense à quelque chose, il faut que je le dise ». Si on empêche ces sujets de parler, ils penseront à autre chose.

Le secret n'est donc pas une fonction psychologique absolument primitive, il est très tardif. Le secret apparaît à cette période dont nous avons souvent parlé, la période de la réflexion, la période de la délibération.

La délibération est un acte très important pour la conduite de la vie, mais remarquons en passant que c'est un acte un peu dangereux. Nous devons toujours réagir aux phénomènes qui nous environnent, aux questions qui nous sont posées. On nous indique une situation : il faut donner une réponse, donner une croyance, accepter ou ne pas accepter cette proposition. Au lieu de cela, vous dites : « C'est entendu, vous m'avez suggéré telle idée, je vais y réfléchir », et vous savez ce que c'est que réfléchir. C'est évoquer les souvenirs favorables et défavorables, c'est les mettre en présence l'un de l'autre, transformer notre tête en une assemblée délibérante et arriver à une conclusion commune. Mais tout cela ne donne pas de réponse à l'interlocuteur. La délibération, la réflexion ont pour premier caractère de retarder l'action. Les gens qui commencent à réfléchir sont des gens qui agissent lentement. Or si vous agissez lentement, vous vous mettez immédiatement en danger, vous ne donnez pas de réponse et vous ne réagissez pas à l'événement. Les hommes qui sont autour de vous, vos voisins, vos ennemis, vont profiter de cette période dans laquelle vous ne faites rien.

Est-ce qu'il serait bon de leur dire : « Eh bien, je délibère en dedans de moi, j'ai envie de ceci, j'ai envie de cela. J'hésite entre les deux ». Non, ce n'est pas prudent, car si vous dites tout ce que vous désirez faire, votre adversaire va prendre des précautions contre vous avant que vous ne le fassiez.

Croyez-vous qu'il soit bon, dans le cours de la vie, d'annoncer toujours ce que vous préparez ? En aucune manière. Du moment que vous préparez une action, c'est qu'elle n'est pas encore au point, c'est qu'elle n'est pas prête. Vous préparez un article, vous voulez rédiger une observation que vous avez prise. Est-il bon de l'annoncer de tous les côtés ? Prenez garde. Dans la situation actuelle des études, il y aura une dizaine de personnes qui publieront l'article avant vous. Par conséquent, il serait préférable de ne pas dire ce que vous préparez. Vous aurez tout de suite un désavantage si vous indiquez ce que vous voulez faire. Même sans vous prendre l'idée, on peut vous la rétorquer d'avance. Il n'est pas bon de dévoiler les préparations.

Il y a encore un cas très important au cours de la vie, dans lequel cette difficulté de l'expression extérieure des faits psychologiques se présente. Un très grand nombre de nos pensées, de nos opérations psychologiques sont faites simplement par jeu, pour nous distraire, pour nous exciter, pour nous encourager à vivre. Nous avons besoin de nous raconter des petites histoires intérieurement. Nous avons besoin, quand nous faisons un travail difficile, de nous représenter un succès énorme et une gloire incommensurable. Au fond nous savons très bien que ce n'est pas sérieux, nous savons que cela n'arrivera pas, mais nous éprouvons le besoin de nous représenter d'avance ces succès et ces joies, car sans cela, nous ne travaillerions pas.

Si maintenant vous dites tout haut ces rêves que vous faites, ces encouragements que vous vous donnez à vous-mêmes, que va-t-il arriver ? Les autres vont se moquer de vous, vous montrer que c'est ridicule. Ils vous supprimeront vos rêves. Ce n'est pas grand' chose, direz-vous, puisque vous savez bien au fond que ce sont des rêves. Mais si, c'est très important, car en vous supprimant vos rêves, ils vous suppriment votre courage et l'excitation que vous en tiriez.

Par conséquent les phénomènes psychologiques qui, au commencement, étaient tous publics et extérieurs sont arrivés à une époque où il n'est pas bon qu'ils le deviennent toujours.

Eh bien, je crois qu'à cette époque, les hommes ont inventé une fonction très intéressante qui est la fonction du secret. Les animaux avaient déjà des fonctions de ce genre. Les premiers animaux avaient déjà découvert à eux tout seuls que quelquefois il est bon de cacher certains actes qui ne doivent pas être faits extérieurement, qu'il faut les faire en se dissimulant sous les bois, toujours pour la même raison, parce que la préparation de l'action n'est pas l'action elle-même et qu'il ne faut pas que l'adversaire soit averti de sa préparation. Le renard qui veut prendre un oiseau sait très bien se cacher et il dissimule son action, il la rend secrète.

Mais pour les hommes, ce qui est important à dissimuler, ce ne sont pas uniquement les actions, ce sont surtout les paroles, car les actions sont devenues des paroles à l'époque de la délibération, et nos préparatifs d'action sont des formules verbales. La cachette du renard est devenue le secret de la parole.

Est-ce que c'est possible ? Mais oui, c'est très possible. Nous l'avons étudié ici-même il y a trois ou quatre ans. La parole est une action qui a des privilèges particuliers. Parmi tous ces privilèges qui sont très nombreux, il y en a un qui est très intéressant, c'est que la parole conserve son importance même quand elle est très réduite, très faible. Il n'en est pas de même des mouvemenets du corps. Si je veux donner un coup de poing à mon voisin, il faut que ce coup de poing ait une certaine force pour qu'il soit senti. Si ce mouvement est tout petit, s'il est minuscule, mon voisin ne sentira rien et je n'aurai aucune espèce d'effet ni pour le blesser ni pour le faire fuir, ni même pour le menacer.

La parole au contraire reste importante même quand elle est petite, car quelqu'un placé tout près de moi peut encore m'entendre. Les conjurés qui sont dissimulés dans la nuit peuvent se parler tout bas et préparer tout bas des expéditions.

Enfin, la réduction de la parole ne la supprime pas car il y a un interlocuteur extrêmement précieux qui entendra toujours ce que je dis, même quand je le dis très bas. Si je diminue indéfiniment ma parole, j'arriverai à être entendu par une seule personne : par moi-même. Si je me donne à moi-même un commandement, ce commandemenet existera même quand il est tout petit, même quand la parole est très réduite.

La parole peut donc diminuer, se cacher, et peut à peu, les hommes ont inventé la conduite du secret de la parole. C'est difficile. Il y a probablement eu beaucoup d'erreurs. C'est pourquoi aujourd'hui il y a tant de personnes qui ne savent pas garder un secret : c'est une action compliquée.

Peu à peu, par l'évolution de la société, il y a eu des perfectionnements dans le secret. Ces chefs sauvages qu'on décrivait autrefois, qui ont un visage immobile, qui n'expriment jamais leurs sentiments, qui savent se cacher, ces populations, surtout dans l'Orient, auxquelles on attribue le pouvoir de toujours dissimuler leurs pensées, tout cela c'est une évolution lente de la conduite du secret.

Le dernier perfectionnement de la conduite du secret, quoiqu'il ne soit pas toujours sympathique, la meilleure forme du secret, il faut le reconnaître, c'est le mensonge. Le mensonge est extrêmement important dans l'évolution psychologique. Savoir mentir, cela indique justement une évolution de l'esprit. Savoir mentir, c'est savoir distinguer l'acte intérieur et l'acte extérieur. C'est avoir une certaine croyance à l'intérieur et en exprimer une autre à l'extérieur.

Par conséquent, le mensonge est venu peu à peu perfectionner le secret et les hommes ont appris ces choses-là. Ils ont appris à garder secrets leurs délibérations, leurs désirs, leurs préparatifs d'actes, et à les dissimuler par des mensonges.

Est-ce que cela n'a pas des conséquences graves ? Mais je crois que oui. Je crois que cette conduite du secret et du mensonge est le point de départ d'un fait de première importance dans l'évolution de l'humanité. Si je ne me trompe, c'est le point de départ de la pensée intérieure, de la fameuse pensée cartésienne. Les philosophes ont eu, je crois, un grand défaut. Depuis Platon, ils ont toujours considéré l'esprit comme quelque chose de définitif, comme quelque chose de tout fait qui était formé une fois pour toutes et dans lequel tous les phénomènes avaient la même valeur et la même réalité.

Les philosophes ont découvert que les hommes pensaient. C'est une chose très juste. Mais la pensée de ces hommes leur a paru sur le même plan, exactement aussi importante qu'un acte réflexe élémentaire de la jambe ou des yeux. Cela leur a paru une chose fondamentale. Du moment que leurs contemporains étaient capables de penser, la pensée était l'essentiel de l'espèce humaine. Ce n'est que peu à peu, grâce aux études historiques pathologiques, que nous sommes parvenus aujourd'hui à une autre conception. Il faut savoir que les hommes n'ont pas toujours eu les idées que nous avons aujourd'hui, il y a eu des époques où les hommes vivaient très bien sans penser comme nous, et je crois que la pensée n'est pas, comme le croyait Descartes, le point de départ de la vie intellectuelle. La pensée n'existait pas au début ; elle existe à la fin. Elle s'est formée tardivement quand les hommes étaient déjà construits, quand ils avaient déjà appris à parler, quand ils avaient appris à croire, quand ils avaient appris à dissimuler leurs croyances.

La pensée est beaucoup plus tardive, c'est pourquoi je me permettrai de vous mettre un peu en défiance contre les explications faciles de la philosophie d'aujourd'hui qui sont répandues partout, qui ont quelque intérêt évidemment, mais qui reposent sur des problèmes encore non résolus.

On a l'habitude aujourd'hui d'expliquer trop facilement les problèmes de la vie par des fonctions psychologiques supérieures. Vous voyez par exemple une plante qui se dirige vers le soleil, une plante qui tord ses feuilles, de manière à les exposer facilement au soleil ou bien à les rapprocher de l'humidité, dont les racines se dirigent vers l'humidité ou vers le centre de la terre : en un mot, vous observez des conduites chez les plantes élémentaires.

Vous verrez qu'aujourd'hui, beaucoup d'auteurs traduisent cela d'une manière bien simple. Ces plantes, dira-t-on, présentent de la mémoire, elles présentent de la perception, des sentiments, des pensées et, en somme, on est disposé actuellement à expliquer n'importe quoi par une pensée élémentaire.

Je ne m'y oppose pas. Il est bien possible qu'au début de l'évolution psychologique et de l'évolution de la vie, il y ait quelque chose qui ressemble à la pensée. Pourquoi pas ? Après tout, tous les progrès ne peuvent sortir que d'un élément. Puisque la pensée est arrivée, puisque le jugement, la morale, les raisonnements se sont fait jour, il faut bien que, dans le germe, il y ait des éléments de cette pensée et de ce jugement. C'est possible, mais dans tous les cas, ces germes ont évolué et ils ont pris une forme tardive qui est extrêmement nouvelle et entièrement différente de ce qu'elle était primitivement. Nous ne pouvons pas connaître le germe en étudiant l'être adulte.

Je vous répète bien souvent : « Quand vous voyez un chêne, vous ne pouvez pas deviner a priori que le chêne sort du gland ; vous ne savez pas par là-même que ce chêne est sorti du gland, les petits enfants ne le savent pas. Il a fallu des siècles pour que l'humanité sache que le chêne sort du gland. Pour le savoir, il a fallu beaucoup d'expériences qui ne sont pas du tout la contemplation du chêne. Il a fallu ramasser des glands, les semer, il a fallu voir pousser des glands et constater que le gland devient chêne.

L'évolution, les éléments et les principes de l'évolution ne se découvrent pas a priori. Au point de départ de l'humanité, il y a peut-être quelque chose qui ressemble à de la pensée. La pensée, telle que nous la connaissons, n'est pas identique à cette pensée, principe métaphysique ; elle est quelque chose d'absolument distinct, et nous aurons l'occasion de répéter cela plus tard à propos de la personnalité toute entière.

Cette formation de la pensée, cet acte du secret, devient une fonction psychologique importante. Je crois précisément que les maladies dont je viens de vous parler ne peuvent s'expliquer sans faire allusion à cette fonction. Les différentes maladies mentales altèrent tantôt une fonction psychologique, tantôt une autre. Dans la timidité, ce qui est altéré, c'est l'acte de la valorisation sociale. Chez d'autres, au contraire, le trouble va porter sur un élément tout particulier : il va porter sur l'acte du secret. Savoir, dans une société, dans un groupe où nous sommes placés, conserver certaines choses secrètes, et savoir ne pas conserver trop de secrets, avoir quelque chose pour nous, avoir quelque chose pour les autres, c'est une opération difficile et une opération qui se rapproche de la valorisation, car en somme, pour être bien vus par nos voisins, il y a des choses de nous qu'il vaut mieux garder cachées. C'est évident, nous ne sommes pas bons complètement, nous ne le sommes qu'en petite partie. Dans la société, il faut montrer ce que l'on a de bon pour se faire apprécier ; il faut garder pour soi ce qui n'est pas beau. C'est ce que tout le monde doit savoir faire.

Cette distinction difficile est très mal faite par les timides et par conséquent un de leurs troubles dans la société, c'est le trouble du secret.

Interrogez ces malades qui présentent le devinement de la pensée. Au fond, ils s'en rendent parfaitement compte ; ils savent très bien qu'ils ont peur de se montrer entièrement aux autres ; ils savent très bien qu'il faudrait savoir choisir et, qu'en réalité, ils choisissent très mal. Ce sont des gens chez qui l'acte du secret est très mal fait. Il est incomplet, ils se trompent perpétuellement, ils montrent ce qu'il ne faudrait pas montrer et réciproquement. Le trouble vient de là et, du moment qu'ils font mal l'acte du secret, ils en arrivent à s'accuser eux-mêmes de ne rien cacher, et nous arrivons au sentiment du vol de la pensée.

Cette étude nous révèle un problème important de la personnalité, un problème très grave. Nous avions de la peine à séparer les personnes les unes des autres et nous avons vu que, chez les primitifs, cette séparation se fait très mal, que les personnes se confondent avec le groupe. Nous avons dit que la hiérarchie sociale sépare un peu les individus, sépare le chef du sujet, et je viens de vous faire remarquer que la séparation est incomplète puisqu'il y a des cas d'égalité, puisqu'il y a des changements hiérarchiques. Est-ce que l'acte du secret ne va pas jouer un rôle très important ? Du moment que vous avez quelque chose de secret en-dedans de vous, il y a en vous des phénomènes psychologiques que les autres ne peuvent jamais prendre. Ils ne les prennent que dans des cas pathologiques tout à fait exceptionnels. En réalité, ils ne les prennent pas. Nous savons que nous pouvons garder un secret dans une société, dans un salon et que, pendant deux ou trois heures, nous le garderons complètement. C'est là une propriété tout à fait exceptionnelle. Nous avions des appartenances qui ont servi de point de départ à la personnalité. Notre corps, les objets qui en dépendaient, nos vêtements et, pour les primitifs, même les fragments de cheveux, les fragments des ongles, tout ce qui dépendait du corps étaient des appartenances.

Ces appartenances-là sont graves, mais elles sont fragiles. En somme, on peut nous prendre tout ; on peut nous enlever nos propriétés. Mais il y a une chose qu'on ne peut pas nous prendre, c'est la pensée intérieure. Vous pouvez me faire dire n'importe quoi, mais il y a une chose que je garde comme une propriété sacrée. Cette propriété, ce sont mes pensées intérieures.

Le fait d'être capable de penser crée immédiatement entre les hommes une différence de premier ordre. Vous voyez cette différence : nous sommes les uns près des autres, nous nous voyons les uns les autres, et cela n'empêche pas que chacun de nous a une manière d'agir que le voisin ne peut jamais soupçonner. C'est la création de ce qu'on appelle le for intérieur. C'est la création d'un individu tout à fait spécial que l'homme ne peut pas violer. Cet individu spécial nous sépare radicalement. Les individus à côté de nous ne pénétreront jamais dans ce qui est notre for intérieur. C'est quelque chose de tout particulier et naturellement la personne va en tenir compte.

Tout à l'heure, les populations sauvages étendaient la personne très loin. Nous étions dans nos vêtements, nous étions dans les excréments, dans tout ce qui dépendait de nous.

Maintenant, quelles sont les limites de la personne ? Les limites de la personne sont les limites du secret, les limites de la pensée. Où s'arrête mon secret ? Mon secret s'arrête à ma figure, à mes yeux, à ma bouche. Il n'est pas au-delà. Vous ne pouvez pas entrer là-dedans. C'est là ma véritable personne qui devient beaucoup plus séparée que précédemment.

Nous arrivons à cette notion contemporaine, c'est que la personne se limite à notre corps. Le corps était autrefois le point de départ de la personnalité, mais la personnalité l'a débordé ; elle a été beaucoup plus vaste. Maintenant, elle y revient et c'est dans notre corps, dans notre tête, dans notre figure que nous mettrons la personne. On la met, comme vous le savez, à des points assez différents. On aime assez mettre la personnalité d'autrui derrière les yeux, entre les deux yeux. Quant à notre personne à nous, je crois que nous la plaçons un peu plus bas, au fond du pharynx, au niveau des cordes vocales, un peu au-dessus ; peu importe, la personne se trouve limitée en nous-mêmes.

Voilà le point de départ d'une évolution de première importance qui va créer la personnalité moderne.

Nous étudierons les conséquences de cette personnalité créée par la pensée en abordant le problème du moi et le problème de l'esprit.

21 FEVRIER 1929

XIX. — LE MOI, L'ESPRIT

La pensée dont nous parlions dernièrement peut évidemment être conçue de bien des manières et il ne faut pas être surpris que les philosophes aient essayé de placer au point de départ de l'univers quelque chose qui fût construit sur le modèle de la pensée. Mais il ne faut pas oublier que c'est là une conception, une construction philosophique.

En fait, nous ne connaissons qu'une seule pensée, c'est la nôtre. Nous pouvons supposer que quelque chose qui lui ressemble joue un rôle dans l'univers, mais nous ne le voyons pas, nous ne le sentons pas. La pensée que nous connaissons est une manière particulière d'agir ou plutôt de préparer l'action. Ce n'est pas une action complète, c'est un essai d'action qui se fait d'une manière spéciale. Mais de quelle manière spéciale ? Elle se fait à l'abri des indiscrets, tout simplement. Ce n'est pas autre chose que la pensée.

Vous savez l'importance que tous les peuples attachent au secret d'une préparation militaire, au secret d'une industrie ou d'un commerce quelconques. C'est une loi générale de la conduite des êtres vivants que les débuts de l'action ne sont pas aussi forts, aussi puissants que l'action complète et il est bon de les cacher.

Quand l'action est devenue verbale, ce qui a déjà été une évolution très tardive, c'est la parole qu'il a fallu cacher. Tandis que les premiers animaux cachaient leurs actions et se dissimulaient dans les fourrés pour arriver à prendre leur proie, les hommes ont caché leur parole. Mais à qui l'ont-ils cachée ? Aux autres hommes. La pensée est une construction sociale de la préparation de l'action.

Il n'en est pas moins vrai que ces humbles débuts de la pensée ont amené une manière de se conduire qui a eu une importance formidable. Cette action réduite à ses proportions les plus menues, cette action au-dedans de nous-mêmes a transformé la conduite. Ce n'est pas la même chose que d'agir en-dedans sans qu'on puisse rien y voir et d'agir au dehors avec la bouche, avec les jambes et avec les bras. Penser est une conduite qui est devenue simple, facile, mais qui a permis tous les développements ultérieurs.

Je ne voudrais faire aujourd'hui qu'une allusion à une question que nous étudierons plus profondément dans la prochaine leçon, la question des illusions de l'autisme, la question de l'égocentrisme qui joue un si grand rôle dans les ouvrages de M. Piaget, de Genève.

Cet auteur fait remarquer que le grand défaut de la pensée humaine et de la pensée intime, c'est d'être égoïste et renfermée en soi-même, de ne parler que de soi et de ne juger tout le reste que par rapport à soi. Il signale à partir de l'âge de sept ans et surtout à l'âge de onze ou douze ans, une transformation complète du jugement et du raisonnement, quand ce jugement ou ce raisonnement sort de l'individu, qu'il devient capable de s'appliquer aux autres êtres. C'est la question de l'égocentrisme et de l'autisme que nous étudierons particulièrement dans la prochaine leçon.

Mais de quelle manière a pu se faire ce changement, ce passage de la pensée égoïste et interne en rapport avec l'individu, à la pensée relative aux choses ? C'est tout simplement quand la pensée s'est allégée de l'action qui lui était liée. Quand nous agissons, nos premiers réflexes, nos premiers actes sont nécessairement égoïstes. Un réflexe a été construit pour protéger notre corps, nos yeux ou notre peau ; ce réflexe a été construit par la nature pour défendre l'individu. Tant que nous faisons des actions, nous sommes obligés d'être en nous-mêmes et de nous occuper de nous. L'action extérieure est forcément lourde et chargée de motifs individuels.

Quand arrive la parole, l'action est déjà fortement allégée. Les poètes répètent que la parole est ailée. Pourquoi ? C'est parce que la parole est déjà beaucoup plus légère. La parole ne demande que peu de mouvements ; elle n'est pas immédiatement liée à des désirs ou à des souffrances individuels. La parole est libérée d'une grande partie de la conduite égoïste.

La pensée, qui est de la parole encore plus libre, encore plus ailée, qui est débarrasée même de la critique d'autrui, qui est débarrassée de tout, peut sortir de l'individu, et en fait nous nous figurons que notre pensée a une liberté magnifique. Nous pouvons penser n'importe quoi, nous pouvons sortir de nous-mêmes, réaliser des mondes chimériques. Nous pouvons tout transformer par cette pensée qui est devenue très libre. La pensée a donc transformé la conduite de manière remarquable.

Puisque la conduite est transformée, la personnalité qui en dépend va être transformée également. La personnalité est une espèce de conduite d'ensemble qui n'est pas une somme des conduites particulières, mais qui est une combinaison que nous faisons et que la société nous a appris à faire de plus en plus.

Cette conduite individuelle va subir le contre-coup de la pensée. Elle va être transformée par là-même et transformée de bien des manières que l'on peut se représenter en abrégé.

D'abord nous pouvons dire que la personnalité devient, grâce à la pensée, beaucoup plus régulière et beaucoup plus constante, beaucoup plus invariable. La personnalité primitive dépend des désirs momentanés et les désirs varient suivant que nous avons faim ou que nous avons soif, ou que nous sommes rassasiés. La personnalité dépendait de nos désirs ; elle dépendait de toutes les suggestions environnantes et elle changeait avec elles. Un homme est tantôt en colère, tantôt calme, ou bien il a des désirs violents ou au contraire il est indifférent. Cela ne dépend pas uniquement de lui, mais des choses qui l'environnent. Il en résulte que la personnalité primitive que nous avons appelée le personnage, a bien de la peine à rester la même. C'est une remarque que nous faisions dans les précédentes leçons. La société nous oblige à jouer un personnage ; elle en a besoin et elle a besoin que ce personnage soit à peu près régulier. Nous faisons de notre mieux pour lui obéir ; nous gardons à peu près le même personnage, mais nous sommes obligés de le changer. Comme nous le disions dernièrement, nous avons toutes sortes de personnages, ce qui a amené les possédés, les variations de la personnalité, les changements de caractère. Le personnage varie.

La pensée, par son développement, a rendu possible la réflexion. La réflexion est une délibération interne qui évoque au moment d'agir les différentes tendances, même les tendances oubliées, même les tendances qui n'ont pas envie d'agir. Voilà un individu affamé qui se trouve devant une nourriture ne lui appartenant pas. S'il n'obéit qu'à son désir immédiat, il va se précipiter sur la nourriture, il la prendra. S'il est capable de réflexion, il va délibérer en dedans de lui-même sur les conséquences de son acte : « Si je prends cette nourriture, je serai rassasié, mais je serai arrêté par le gendarme et peut-être après cela aurai-je, au contraire, beaucoup moins à manger. Je serai en prison et je serai très malheureux. » Il y a donc une évocation purement interne de tendances qui n'existent pas primitivement. Il les évoque l'une après l'autre.

La véritable délibération, celle que nous faisons avant d'agir, consiste à passer en revue tous les désirs que nous avons eus, nos éducations, les paroles d'autrui. En un mot, nous résumons toute notre vie passée, nous la mettons en présence de l'action à faire. Dans une assemblée délibérante, vous proposez une loi, une résolution. Vous la proposez devant des personnages qui représentent d'autres intérêts que les vôtres, d'autres pays, d'autres communes, d'autres désirs. Chaque personnage va immédiatement lancer son opinion, c'est-à-dire son désir à lui. Ces différents désirs vont lutter les uns contre les autres ; ils vont se combiner. Dans la réflexion, nous réunissons en nous-mêmes une assemblée délibérante.

Le résultat de cette délibération va être une motion qu'on appelle commune. Cette motion commune et cette résolution finale combinent plus ou moins les différentes tendances des membres de l'assemblée et en même temps les différentes tendances de nos désirs qui auront été confrontés les uns avec les autres.

Cette résolution finale tient compte d'une partie de l'individu beaucoup plus grande que les résolutions immédiates. Si nous obéissons à un désir violent, momentané, l'instant suivant, nous avons un autre désir et nous pourrons regretter notre action. Si nous avons délibéré, nous avons déjà évoqué la seconde action ; elle est déjà combinée avec notre résolution. Il y aura beaucoup moins de changement. Le personnage primitif perd dans la réflexion sa variabilité, il se stabilise.

C'est ce que nous voyons autour de nous. Un individu capable de réflexion et de pensée est un individu relativement stable. Nous savons à qui nous avons affaire, il reste toujours le même. Un débile mental est un capricieux et nous ne savons jamais ce qu'il va vouloir, nous ne savons jamais ce qu'il veut. Donc la personnalité fait là un progrès dans la constance, dans la régularité ; elle fait également un progrès dans l'unité.

Vous voyez que toutes ces différentes tendances, ces différents instincts, après avoir été évoqués, sont unifiés, ramenés à la conduite actuelle, toujours à peu près la même. L'unité fait un progrès énorme, grâce à la pensée. Elle est un peu artificielle, c'est incontestable, elle est faite par nous ; mais nous avons accompli un progrès dans l'unité.

Il en est ainsi dans un pays qui a une assemblée délibérante. Quand elle n'est pas trop mal composée, il y a des efforts vers l'unité. Dans les pays autocratiques où il n'y a qu'un tyran, il existe toujours des révolutionnaires, il y a toujours des partis opposés — théoriquement, car en pratique, c'est difficile. Dans un pays représentatif, il ne doit pas y avoir de révolutionnaires. Les révolutionnaires sont représentés à l'assemblée, ils prennent la parole, on tient compte de leurs arguments. Les lois qui sont votées sont une combinaison de leurs opinions et de celles des autres. Il est inutile de faire un parti à part ; ils ne doivent pas le faire ; l'unité est beaucoup plus grande.

Cette unité, ce progrès de l'unité, se manifestent par le développement d'un fait psychologique très important qui n'est pas aussi primitif qu'on le croit : le développement de l'intérêt et des conduites intéressées.

Vous avez su autrefois, par vos études de philosophie, qu'il y a eu une époque, l'époque de la philosophie anglaise de Stuart Mill, où différents auteurs ont accordé à notre intérêt personnel un rôle primordial. On soutenait — c'était la thèse de Stuart Mill — que, dès le commencement de la vie, dès les êtres primitifs, les hommes ont obéi à leur intérêt, que c'est leur intérêt qui a tout dirigé. Il y a encore quelques années, le curieux auteur qu'était Le Dantec, dans un petit volume amusant et qui a pour titre : « L'égoïsme, base de toute société », soutenait que le calcul égoïste était le point de départ de toutes les actions. A mon avis, il y a là une erreur énorme, non pas une erreur de morale, mais une erreur d'observation psychologique. L'intérêt est une chose très compliquée et très supérieure. Se conduire par l'intérêt n'est pas donné à tout le monde, et vous observez tout de suite que les petits enfants, les peuples sauvages, les malades dès qu'ils sont un peu déprimés, négligent leur intérêt. Combien de fois n'est-on pas forcé avec les malades de leur rappeler leur intérêt et de leur dire qu'il faut en tenir compte.

Le malade ne tient jamais compte de son intérêt, il obéit aux souffrances momentanées, aux désirs variables, il ne tient pas compte de son intérêt général. Le calcul de l'intérêt qu'avait imaginé Bentham est une conduite de mathématicien, donc une conduite très évoluée, et on peut dire que les premières religions et les premières morales ont eu pour but principal de rendre les hommes intéressés.

Que sont les premières religions ? Ce sont toujours des conduites, des règles, pour éviter les emportements passionnels. « Faites donc attention que vous regretterez demain ce que vous faites aujourd'hui. Vous serez puni, je veux vous arrêter par des menaces. » C'est le développement de l'intérêt. L'intérêt a été la première vertu. Quand les hommes ont été capables de pensée, l'intérêt est survenu.

L'intérêt a amené l'unification de la vie. Les intérêts sont évidemment variables ; nous verrons qu'eux aussi peuvent changer, rien n'est parfait dans cette unité de la personne ; mais enfin les conduites intéressées nous donnent déjà d'autres personnages. Un intérêt peut remplir la vie pendant deux, trois, dix ans et, par la même, il construit une certaine unité.

Non seulement la pensée a ainsi unifié les choses, bien plus que le personnage, mais la pensée a fait faire un très grand progrès dans la séparation des personnes. Nous avons déjà remarqué dans la dernière leçon que la séparation des pensées se présente au premier abord comme presque absolue. Nous nous figurons que notre pensée est un asile inviolable. Ma pensée est intérieure : elle est à moi, elle n'est pas aux autres ; vous pouvez me prendre tout ce que vous voudrez, vous ne pouvez me prendre ma pensée. Ma pensée est donc bien séparée de celle des autres, c'est quelque chose que je possède plus que tout le reste, plus que mes vêtements, plus même que ma parole et que les actions de mes membres : elle est intérieure.

Cette séparation des personnes par la pensée est donc devenue considérable. Peut-être même a-t-elle trop grandi et aujourd'hui, nous avons construit un idéal : la séparation complète entre les hommes ; chaque homme est un petit monde séparé des autres. Est-ce bien vrai ? Est-ce que cela continuera indéfiniment ? Ce n'est pas certain. Pour le moment, nous en sommes à l'époque idéale de la personnalité distincte de celle des autres.

Ce caractère de séparation des personnes se manifeste très bien dans une conduite très intéressante qu'il faut savoir analyser au point de vue psychologique et psychiatrique, la conduite de l'initiative. Quand on étudie les maladies mentales, on est frappé de voir combien la psychologie n'est pas pratique, combien elle touche peu aux problèmes qu'on aurait besoin de résoudre tous les jours. Bien souvent, le médecin des maladies mentales est frappé par la question du manque ou de l'exagération de l'initiative. Or, s'il cherche dans les ouvrages de psychologie, il ne trouvera rien du tout sur ce point très intéressant. Tâchons donc de comprendre ce que c'est que l'initiative.

En général, nous savons l'origine des conduites humaines. Nos études sur les premières actions et sur les actions réflexes nous ont habitués à la notion qu'on appelle vulgairement excitation et que j'aime mieux appeler du mot de stimulation ou de stimulus, comme disent les physiologistes. Nous savons qu'une action est déterminée par une certaine stimulation. Quand on frappe sur le tendon rotulien, c'est le choc extérieur sur le tendon qui détermine le réflexe. Il en est ainsi de toutes nos actions élémentaires.

A un degré plus avancé, la stimulation se complique, elle fait place à l'invention du langage qui repose sur le phénomène initial de l'ordre, du commandement et de l'obéissance. Une seconde source de stimulation qui, dans la société, est devenue prépondérante, c'est la stimulation de nos voisins. Les hommes qui nous environnent nous font perpétuellement des stimulations à l'action. Nous ne pouvons pas rencontrer quelqu'un sans que ce quelqu'un devienne insupportable par ses ordres. C'est là ce qui fait que les névropathes ont tellement peur de la société. La société passe son temps à nous donner des ordres : ordres de saluer, ordres de parler d'une manière particulière, ordres de chercher quelque chose, de répondre, ce qui est un ordre de mémoire, etc. La société nous environne d'ordres et nous excite à l'action par ces ordres. Ce qui fait que nos actions sont déterminées par ces deux grandes sources : les stimulations qui viennent du monde extérieur et les stimulations qui viennent de la société.

S'il n'y avait que cela, nous comprendrions à peu près la conduite de l'individu. Cet individu est immobile sur sa chaise. Si rien ne change dans le monde, il doit rester calme. Si personne ne lui adresse la parole, si on ne dit pas un mot, si on ne fait pas un geste, il n'y a pas de raison pour qu'il bouge, il doit rester immobile et c'est ce qui arrive. Vous pouvez examiner dans les asiles un très grand nombre d'aliénés ou d'individus abaissés par la mélancolie et surtout par la démence précoce, vous pouvez voir dans les maisons de santé des déments précoces d'une quarantaine d'années, assis sur leur fauteuil, parfaitement immobiles. Ils ne bougent pas, parce qu'on ne leur dit rien. Si on vient leur faire une proposition, en général, il y aura une colère, parce qu'ils résistent à l'action. S'ils n'ont pas de colère, ils auront une certaine manifestation. On leur demande de dire bonjour : ils disent bonjour. On leur dit de se lever : ils se lèvent. Ils font les actions pour lesquelles il y a des stimulations extérieures.

Je vous ai vingt fois décrit une malade curieuse qui, depuis une dizaines d'années, ne fait aucune espèce de mouvement sans un ordre précis de sa garde. Il faut que celle-ci lui dise d'ouvrir la bouche, qu'elle lui dise d'aller uriner ; la malade ne fera jamais rien à elle toute seule. Si la garde ne lui dit pas d'aller uriner, il arrivera des malheurs, et ainsi pour toutes les actions de la vie. Il y a chez cette malade une absence complète d'initiative ; elle ne fait que les actes stimulés par le monde extérieur ou par la société.

Les personnes à peu près normales ne sont pas tout à fait comme cela. Mais pourquoi cela ? C'est parce que nous avons intérieurement une chaudière qui est tout le temps en ébullition et qui prépare à chaque instant des stimulations inattendues. L'individu est immobile, sa figure ne bouge pas, mais en dedans, il pense, il réfléchit à des actions possibles ; il les compare les unes avec les autres. Et que va-t-il sortir de cette comparaison des différentes actions possibles ? Il va sortir une décision quelconque. Si, à ce moment, l'individu a envie de lire, de se lever, de se promener, cette envie n'est pas déterminée parce qu'on lui montre un livre, elle est déterminée par une suite d'images, de tendances, de réflexions internes qui ont abouti à cette conclusion.

Voilà une assemblée délibérante que vous voyez du dehors. Cette assemblée délibérante est une rûche qui bourdonne ; à l'intérieur, tous les députés se parlent les uns aux autres, ils discutent, se disputent. S'il n'y a pas de résolution, on dira qu'ils ne font rien. Mais tout d'un coup il va sortir une décision, un vote inattendu. On renversera un ministère pour se distraire, on fera n'importe quoi, mais quelque chose va sortir de cette fermentation continuelle qui est à l'intérieur. L'initiative, c'est justement ce genre d'action qui apparaît sans qu'il y ait une provocation actuelle venant de l'extérieur. Il est évident que, dans le passé, il y a eu des provocations, des discours qui ont laissé des souvenirs et qui ont permis la délibération actuelle. Il se peut que, dans le passé, il y ait des points de départ de cette action, mais je ne sais pas ce qu'on a dit il y a dix ans. Actuellement, il n'y a pas de stimulation extérieure. L'action qu'on fait aujourd'hui a donc de l'initiative.

L'initiative est la conclusion la plus importante de la pensée intérieure. C'est elle qui donne à la conduite des hommes son caractère spécial, particulièrement intéressant. Vous connaissez les ouvrages de M. Baldwin sur ce point. Cet auteur essaie très souvent de caractériser la conduite humaine parce qu'il appelle la spontanéité. La conduite humaine est très différente de la conduite des choses. Baldwin soutient que le petit enfant au berceau s'en aperçoit déjà ; il est amené à distinguer les choses qui l'environnent et les personnes. Il connaît son biberon, son hochet. Ce sont des objets réguliers dans lesquels il peut avoir confiance. Quand il prend son biberon, quand il s'en sert, il a toujours le même résultat, il trouve la même substance, avec le même goût et il a la même jouissance. Mais la nourrice est un personnage insupportable, elle est bien différente du biberon : elle est dangereuse ; on ne sait jamais ce qu'elle va faire. Tantôt elle est de bonne humeur, tantôt elle est de mauvaise humeur et on ne sait pas pourquoi. Ce personnage, tantôt va le caresser, tantôt va le battre. L'enfant ne comprend qu'une seule chose, c'est qu'il y a dans l'univers des objets qui sont différents les uns des autres. Il y a des objets irréguliers, inattendus, et Baldwin en conclut que c'est l'origine de la notion de l'être vivant.

Il y a, semble-t-il, quelque chose de juste dans cette remarque, quoiqu'on puisse la discuter. Mais vous voyez que la spontanéité, l'initiative résultent précisément de la pensée intérieure et de toutes ses conséquences. Il s'ensuit que le personnage primitif se trouve transformé par le développement de la réflexion et de la pensée. Cette transformation est si grande qu'il me paraît juste d'employer un nouveau mot. Il faudrait réserver le mot de personnage à la personnalité du stade pithiatique, du stade de la croyance immédiate, à la personnalité sans réflexion et encore sans pensée ; et nous pourrions adopter le mot « moi » pour caractériser cette époque de la personnalité avec réflexion et de la personnalité avec pensée. Le moi prend une importance très grande. Les philosophes, depuis des siècles, se sont extasiés sur le moi et l'ont considéré comme quelque chose de capital. Il est bien évident que la construction du moi est quelque chose de très important. Mais, ici encore, accordez-moi toujours cette précaution : le moi des philosophes est transporté au début de la vie. C'est ce que fait tout le temps Maine de Biran ; il découvre l'existence du moi, avec ses caractères d'initiative, de spontanéité, de constance, et alors il dit : Le moi existe depuis qu'il y a des êtres vivants, dès l'origine de la vie.

Je ne crois pas qu'il faille présenter les choses de cette manière. A l'origine de la vie, le moi n'existe pas, pas plus d'ailleurs qu'il n'existe de personnage. Avant le personnage existe d'abord le corps propre. Le personnage est déjà un progrès dans les origines de la vie. Quant au moi, c'est une invention de l'humanité. L'humanité a inventé bien des choses, les unes belles, les autres laides. Eh bien, dites vous, pour vous satisfaire qu'une de ses plus belles inventions a été la création de votre moi. C'est quelque chose de remarquable ; l'humanité a créé l'individu.

Lorsqu'on a créé ainsi le moi, il y a eu des conduites en rapport avec le moi, des conduites nombreuses, des lois spéciales, loi du respect de la personnalité qu'on ne respectait pas de la même manière à l'époque du personnage, loi de la liberté individuelle, loi du respect de l'initiative. C'est l'époque où commence cette lutte qui va être séculaire entre l'autorité extérieure et la critique individuelle.

Je ferai allusion à ce propos à un article qui m'a fait plaisir, de M. Belot, philosophe et moraliste, sur le développement de la critique personnelle : « Discipline sociale et développement de l'esprit critique » (1929). Il montre qu'il y a eu une opposition entre l'esprit social qui est l'autorité de la société, le commandement de la société et l'esprit critique qui s'est développé dans chaque individu.

En opposition avec cet article, il faudrait placer au contraire la philosophie de Durkheim qui ne tient pas compte de cet esprit critique individuel et du rôle de l'individualité.

L'individualité, à l'époque du moi, s'oppose donc à la société. C'est la lutte des religions autoritaires et des hérétiques ; c'est la lutte des théocraties et des démocraties. C'est une lutte perpétuelle de l'individu contre la société extérieure.

Ce développement ne se manifeste pas seulement en politique. On le trouve dans toutes nos conduites et nos actions. Je voudrais vous rappeler une discussion que nous avons faite bien souvent ici-même pour vous montrer que le développement de l'initiative et l'invention du moi ont changé quelque chose de bien visible : ils ont changé notre langage. Je fais allusion à l'invention d'un mot du langage que je trouve particulièrement joli et intéressant : l'invention du pronom personnel. Je vous ai déjà dit cette plaisanterie, excusez-moi de la répéter indéfiniment : si j'avais à donner un sujet de concours de philosophie, pour un examen d'agrégation ou de licence, je crois que j'embarrasserais bien les candidats en leur proposant comme sujet de concours les pronoms : je, tu, il. On verrait quels sont ceux qui ont un peu réfléchi au problème philosophique que soulève la personnalité.

Un fait très étonnant relatif aux pronoms, et qui ne commence à être connu que depuis un certain nombre d'années, depuis l'époque de Ribot, un fait très curieux, c'est que tous les individus actuellement vivants n'utilisent pas les pronoms de la même manière.

Les petits enfants, jusqu'à l'âge de trois ans, ne se servent pas du premier pronom je, ils ne savent pas s'en servir. Quand ils veulent parler de leur propre personne, ils emploient généralement le nom propre. Au lieu de dire : « J'ai soif, donne-moi à boire », le petit enfant de deux ans dira : « Bébé veut boire » ou « donne à boire à Bébé ». C'est une habitude des petits enfants que toutes les mères de famille connaissent bien. On n'y fait pas attention parce que l'attitude change en général vers trois ans ; les enfants emploient alors le pronom personnel.

Mais la pathologie mentale nous présente une illustration curieuse de ce fait. Dans un asile d'enfants arriérés, même à un âge avancé, on trouve beaucoup d'individus qui ne savent pas se servir du pronom je. Je vous ai cité une femme de trente-deux ans, à la Salpêtrière, dans le service de M. Nag..., qui en était encore à dire son nom propre quand elle parlait d'elle-même.

Beaucoup de travaux ont été publiés sur ce sujet, notamment par Ribot dans « Les maladies de la personnalité » (1885) où le problème est posé sans être très bien résolu. Il en est également question dans les études de M. Collin : « L'enfance du débile intellectuel » (Annales médico-psychologiques, mai 1919, p. 210), où il parle longuement du retard dans la formation du pronom, qui devrait se faire en général dans la deuxième année et qui, chez les débiles nerveux, n'intervient que vers cinq ou six ans. Ce simple symptôme du retard du pronom moi chez un enfant de cinq ans est déjà mauvais signe ; c'est un signe de débilité intellectuelle.

M. Wallon a également publié à ce propos un article : « Les formes écholaliques du langage » (Journal de Psychologie d'octobre 1911, page 439). Son sujet est très remarquable. Je regrette de ne pas avoir connu ce joli personnage qu'il appelle Fernand. C'est un gamin de quatorze ans qui a un langage très original : il n'emploie jamais le pronnom « je » ; il présente une irrégularité dans le langage. Tandis que les vrais débiles et les bébés de deux ans remplacent le pronom « je » par le pronom « il », le Fernand de M. Wallon remplace le pronom « je » par le pronom « tu ». C'est plus drôle et la discussion de M. Wallon est très bonne. Il montre que le « tu » chez son sujet correspond au « il » des malades ordinaires, mais que cela indique une forme encore plus sociale, car ce garçon parle de lui-même de la même manière que les autres lui parlent. Quand il parle, il répète exactement les paroles d'autrui, tandis que l'enfant intelligent, qui a la notion de la personnalité ne répète pas exactement les paroles d'autrui. Quand nous disons à un enfant : « Tu as soif », il doit nous répondre : « J'ai soif » ou le mot « oui », ce qui revient au même. C'est de la répétition, mais avec une certaine nuance, en y mettant le pronom personnel de la première personne. Le débile de M. Wallon emploie toujours la seconde. Il lui est arrivé un malheur dans son lit, et c'est lui qui répète tout haut : « Tu as fait caca au lit. C'est vilain, c'est sale. Tu vas être battu. Tu vois, Fernand, ce que Fernand prend quand il reçoit des coups ». Ici c'est la troisième personne (Fernand) qui est employée, mais avec la seconde. Il y a toujours une difficulté à employer la première personne et cette difficulté dure très longtemps. Elle n'est résolue que plus tard.

Ces articles sont à lire et à méditer, surtout quand les observations portent sur des malades dans les asiles.

A quoi tiennent ces différences de langage ? Je crois que le pronom « je » ou le pronom « moi » est un résumé très succinct d'une foule d'actions personnelles. C'est un résumé de nos idées sur le moi et une affirmation redoublée et violente du moi.

Dans les leçons que j'avais faites sur ce point, j'avais pris un exemple imaginaire pour vous montrer la gradation du langage. Supposons un chef d'une bande de sauvages primitifs qui commencent la pensée humaine et voyons comment ce chef de sauvages se conduit dans les différents combats de la tribu.

Au commencement, quand la tribu est absolument sauvage, que ce sont de simples animaux qui n'ont pas encore de langage, le chef se bat avec les autres, il est mélangé avec les autres, il donne des coups comme les autres, en reçoit comme les autres ; il a la même conduite que les sujets. C'est le stade de l'action réflexe, tout simplement.

Nous pouvons passer beaucoup d'intermédiaires et nous arrivons à l'époque du langage et du commandement. A ce moment, notre chef sauvage — nous l'appellerons Jean pour simplifier les choses — a fait un progrès énorme : c'est le progrès de l'invention du commandement. Vous le remarquez à ce caractère, c'est qu'il ne se bat plus lui-même. Il est debout sur un tertre, il ne donne pas de coups, il n'en reçoit pas. Il se borne à crier aux soldats : « Marchez, marchez ». Il leur commande de se battre. Il remplace la bataille par le mot. C'est une évolution déjà considérable.

A une troisième période intervient la croyance, croyance à son autorité, croyance à son personnage. Alors le chef, au lieu de dire simplement : « Marchez », se mettra à employer son propre nom. Il dira : « Jean veut que vous marchiez. Jean commande de marcher. Jean vous commande de vous battre ». Ici, c'est la troisième personne qui intervient parce que le personnage est représenté d'une manière générale, une seule fois. Il suffit de l'introduire dans l'ordre.

Mais voici qu'il est arrivé un changement considérable dans cet ordre. Jean commande de marcher, mais il n'est pas suffisamment compris. Pourquoi ? Parce que les sujets voudraient être bien sûrs que c'est le chef qui commande. Ils ont peur que l'ordre ne vienne que d'un sous-lieutenant, d'un remplaçant. Ils voudraient être bien sûrs que Jean exige le combat et qu'il punira si on ne le fait pas. Ils ont besoin d'une affirmation plus répétée que cela, et alors le chef emploie une phrase compliquée ; il dit : « Jean dit que Jean veut le combat ». En somme, il répète son nom deux fois, puis il finit par abréger et par dire simplement : « Je veux que vous combattiez ». Le « je » représente l'intervention du « moi » complet, du « moi » réfléchi, du « moi » qui est à la fois celui qui ordonne et celui qui parle.

C'est donc un très grand progrès dans l'évolution de la personnalité et ce progrès vient concrétiser, exposer extérieurement l'évolution du moi.

Le moi n'en reste pas là. A la même époque, il subit une métamorphose que nous sommes obligés d'aborder rapidement quoiqu'elle soit extrêmement curieuse. A la même époque, ce moi, qui a pris son point de départ dans la pensée intérieure, dans le langage secret, ce moi devient un esprit. La question de l'esprit est aujourd'hui discutée dans les religions et dans les métaphysiques. Je crois que le psychologue doit mettre son nez partout, qu'il y a une psychologie de l'esprit comme des pronoms personnels, et que nous devons nous demander comment s'est formée la notion de l'esprit. Sans approuver et sans désapprouver, sans dire qu'il y en a ou qu'il n'y en a pas, nous devons savoir à quoi correspond cette notion de l'esprit.

Sur ce point, il y a une difficulté contre laquelle je voudrais vous prévenir. Cette difficulté d'ailleurs est bien étudiée dans les ouvrages de Baldwin. Quand vous lisez les ouvrages sur les primitifs qui sont aujourd'hui si nombreux, vous éprouvez une impression, vous avez envie de dire : « La notion d'esprit est une notion très ancienne, très primitive. Les sauvages les plus rudimentaires avaient la notion d'esprit. Ils mettaient des esprits dans tous les objets ; ils parlaient des esprits de l'arbre, des esprits du rocher, des esprits du vent comme ils parlaient de l'esprit du chef. Ils avaient donc un grand développement de la notion d'esprit. » Il n'y a guère, si je ne me trompe, que Baldwin qui ait fait l'observation qu'il y a là une grande illusion. En réalité, cette notion d'esprit chez les primitifs n'est pas du tout précise et elle ne correspond pas à ce que nous appelons aujourd'hui un esprit ou une âme ; c'est tout à fait autre chose et nous nous trompons quand nous mélangeons les deux notions l'une avec l'autre. Pour nous, aujourd'hui, ce qui caractérise l'esprit, c'est sa séparation d'avec le corps. Comme dit Baldwin, l'évolution psychologique se fait toujours par des dualités, par des oppositions, et une opposition très importante de la pensée humaine, c'est l'opposition de l'esprit et du corps, que nous séparons l'un de l'autre, tandis que cette opposition-là n'existe pas chez le primitif. Le primitif met des esprits partout mais il les met aussi bien dans des corps que dans des êtres vivants ; il les met dans les rochers, dans les mers, etc. Le mot esprit, pour lui, n'est pas distinct du corps.

J'ai essayé d'expliquer cette conception primitive de l'esprit quand j'ai décrit dans le premier volume de mon ouvrage « De l'Angoisse à l'Extase », les premières évolutions des croyances. Au moment où les croyances ont commencé, elles n'ont pas été appliquées à tous les objets possibles. Les faits psychologiques commencent toujours d'une manière un peu exceptionnelle, par quelque personnage particulier. Les premières croyances ont amené l'existence des êtres et les premiers êtres ont été des hommes : le chef, les soldats. Puis on a généralisé cette notion, et, en réalité, les primitifs, quand ils disent que le rocher est un esprit, veulent tout simplement dire : « Le rocher est un être. Pour moi, il mérite une croyance, il est un être qui a une puissance, qui a des propriétés. Je l'appelle un être comme j'appelle un être le chef de la tribu ». Il attribue des notions sociales aux objets inertes, mais ils n'y a pas encore distinction de l'esprit et du corps ; cette distinction est beaucoup plus tardive qu'on ne croit et je suis persuadé que les petits enfants la possèdent très mal. Sur ce point, dans les ouvrages de Piaget, vous verrez que les enfants mélangent le corps et l'esprit très longtemps et ne savent pas les distinguer.

Vous savez l'opinion des sociologues sur l'origine de la notion d'esprit, de la vraie notion d'esprit séparée du corps. Ils la font sortir de certains faits psychologiques exceptionnels qui paraissent indépendants des objets matériels. Fraser et Taylor, en Angleterre, font sortir la notion d'esprit du rêve, de l'hallucination, du délire. Un sauvage, disent-ils, ne peut expliquer des rêves qu'il a eus que par la notion d'un esprit. Cette conception de Fraser et de Taylor est discutée dans les ouvrages de Durkheim et je crois que la discussion est très bonne. C'est une explication tirée par les cheveux et très invraisemblable. Les sauvages n'ont pas besoin d'explications ; ils en ont très peu et s'en passent. Les petits enfants ne cherchent pas à expliquer quoi que ce soit ; ils n'ont pas du tout la notion du mystère et un sauvage qui a un rêve ne trouve pas du tout son rêve mystérieux et n'a pas besoin d'avoir une explication compliquée de son rêve. D'ailleurs, comme le dit Durkheim, il pourrait avoir bien des explications en dehors de celle-là et il est peu probable qu'il explique ses rêves par la notion d'esprit.

Ainsi, je crois que la notion d'esprit sort lentement de la conduite du stade réfléchi, et du stade de la pensée. La notion d'esprit, c'est la notion d'un individu qui est secret, qui est absolument séparé du corps ordinaire. Le corps ordinaire est visible, ses mouvements peuvent se voir ; ils peuvent être petits, mais enfin ils sont accessibles aux sens. La pensée intérieure d'un individu n'est pas du tout accessible aux sens et cependant il faut en tenir compte ; la pensée est dangereuse, il faut la deviner. Eh bien, on dira que la pensée, c'est une existence spéciale, une existence qui n'est pas pareille à celle du corps. Sans doute, y a-t-il là une énorme illusion ; la pensée paraît différente des mouvements du corps, mais en réalité elle est identique. Ce sont des mouvements, ce sont des paroles, mais ils se présentent sous une forme différente. L'esprit a été conçu, a été construit pour posséder ces attributs spéciaux de la pensée.

Les philosophes sont venus là-dessus et quand les philosophes arrivent quelque part, toutes les choses deviennent bien difficiles et bien embrouillées. Ils ont essayé de transformer cette notion d'esprit en un principe absolu et rigoureux. Ils ont dit : « Il y a un esprit qui est un être d'un certain genre, qui est absolument distinct des êtres corporels, qui a des propriétés spéciales. » Vous savez comment Descartes a fait faire sur ce point un grand progrès à la rêverie humaine quand il a séparé l'étendue corporelle et la pensée abstraite tout à fait distincte de l'étendue. C'est une séparation radicale, sans communication aucune. Dans les siècles suivants, les philosophes se sont donnés bien du mal pour essayer de rapprocher ce qu'ils avaient séparé et ils ne savaient plus de quelle manière faire agir la pensée sur le corps et le corps sur la pensée.

Mais auparavant, il y a une difficulté pratique qui est très singulière dans la conception de l'esprit. C'est entendu, nous possédons deux choses, un esprit et un corps. Mais pouvez-vous me dire ce que vous mettez dans l'un et ce que vous mettez dans l'autre, car enfin vous n'allez pas mettre la même chose dans l'un et dans l'autre puisque ce sont deux êtres différents avec des propriétés différentes. Or vous verrez que le peuple a une peine énorme à savoir ce qui est spirituel et ce qui est matériel. Il ne sait pas séparer les deux ; il les sépare en théorie, mais pas en pratique.

Dans mon dernier livre auquel je faisais allusion, je décrivais une brave femme extatique qui est en excellentes relations avec le Bon Dieu. Elle a une expression qui paraît ridicule et bête. A chaque instant, elle vous dit : « Mes relations avec le Bon Dieu sont spirituelles, ce n'est que de l'esprit. — Mais pardon, lui répondis-je, cela ressemble beaucoup aux rapports ordinaires des hommes et des femmes. Quelle différence y voyez-vous ? — Oh ! comment pouvez-vous mêler des choses pareilles ? L'un c'est l'esprit ; l'autre, c'est le corps. »

Pour nous, spectateurs extérieurs, c'est la même chose. Cette femme essaie de rendre spirituelles des choses corporelles. Inversement, il y a des philosophes qui vont rendre corporelles des choses spirituelles. On ne sait pas quoi mettre dans l'un et dans l'autre.

La difficulté la plus grande va se présenter quand il s'agira des actions. J'ai la résolution de me promener. Est-ce qu'elle est spirituelle ou corporelle ? Mais, se promener, faire marcher les jambes, c'est corporel. J'ai envie de parler. La parole, c'est corporel. Alors qu'est-ce que nous appelons l'esprit pur ? Nous ne le savons plus. Aussi perpétuellement, dans le langage du peuple et dans celui des philosophes, on change, on passe d'un côté à l'autre. Le contenu du spirituel et le contenu du corporel deviennent éminemment variables.

Ce côté vague des choses n'empêche pas qu'il y a eu là un progrès. La pensée n'est pas précise, d'autant plus qu'on s'est toujours trompé sur sa véritable nature, mais elle est déjà quelque chose ; elle a donné à la personnalité une évolution remarquable.

Dans toute espèce de progrès, il y a un danger, et le développement de la pensée, le développement du moi amènent des risques. De même qu'il y a eu des bienfaits grâce à l'évolution du moi et de la pensée, de même il y a eu des difficultés et des erreurs, et nous terminerons cette étude des questions sociales relatives à la personnalité, en abordant dans la prochaine leçon la question de l'autisme et de l'égocentrisme qui est aujourd'hui très à la mode dans les spéculations sur l'enfance et sur les primitifs.

25 FEVRIER 1929

XX. — LES ILLUSIONS DE L'AUTISME

Quand vous lisez les ouvrages de psychologie contemporains — et je vous en recommande souvent la lecture — vous devez être frappés par deux expressions à peu près synonymes qui se retrouvent fréquemment aujourd'hui et qui sont relativement très récentes : les expressions d'autisme et d'égocentrisme. Ces deux expressions ne sont pas sans intérêt pour nous.

Tâchons de les comprendre, parce que vous les rencontrerez souvent, et de méditer sur les faits à propos desquels ces expressions ont été inventées.

Elles se rattachent au rôle de la pensée, à son importance dans le développement de la personnalité, par conséquent elles concernent tout à fait nos études.

Ces deux expressions d'autisme et d'égocentrisme, vous les rencontrez aujourd'hui dans deux catégories d'ouvrages. D'abord dans des ouvrages médicaux, des ouvrages psychiatriques, ceux qui se rattachent en particulier à ce qu'on appelle l'école de Zurich, l'école du professeur Bleuler, qui a développé d'une manière intéressante et originale l'enseignement du grand psychiatre allemand Krœpelin. Vous les rencontrez ensuite, avec une apparence d'indépendance, comme si c'était tout à fait différent, dans les ouvrages des pédagogues, de ceux qui s'occupent des enfants et de la psychologie infantile. En particulier, elles apparaissent à chaque page dans les livres de M. Piaget, de Genève.

Commencons par voir ces expressions dans les ouvrages de psychiatrie, puis dans les ouvrages de psychologie infantile, et nous tâcherons de voir si elles se rapprochent dans ces deux conceptions en apparence indépendantes.

Les expressions d'autisme et d'égocentrisme ont apparu en psychiatrie à l'occasion des études sur cette maladie si terrible, si étrange et si mal connue aujourd'hui, qu'on appelle la démence précoce.

La démence précoce est une maladie qui peuple les asiles. On peut dire qu'il y a plus d'une moitié des malades des asiles qui sont des déments précoces. Cette maladie était déjà considérée comme très importante par les psychiatres français de l'époque de Morel. Elle a pris une grande importance dans l'enseignement et dans les ouvrages de Krœpelin qui rattachait à la démence précoce énormément de troubles et de symptômes.

Ce qui caractérise la psychiatrie de Krœpelin, c'est la considération du pronostic. Dans l'étude des maladies mentales, Krœpelin semble tenir compte surtout de l'avenir du malade, encore plus que de son présent, et on peut dire, pour comprendre en deux mots d'une manière un peu brutale les gros livres de Krœpelin, que toute la pathologie mentale se divise d'après lui en trois parties : les maladies aiguës qui guériront dans un avenir plus ou moins rapproché et qui peut-être ne recommenceront pas ; les maladies périodiques qui guériront dans un avenir plus ou moins prochain et qui recommenceront plusieurs fois au cours de l'existence ; et les maladies chroniques qui ne guériront jamais.

Krœpelin a rangé les démences précoces dans cette troisième catégorie. Ce sont des maladies qui souvent frappent la jeunesse, qui commencent à dix-sept ou vingt ans, qui deviennent déjà plus rares à vingt-cinq ans, qui existent cependant également à l'âge adulte et qui aboutissent à une démence en apparence irrémédiable qui peuple les asiles de sujets inertes jusqu'à la fin de leurs jours.

Ces malades si fréquents ont toujours embarrassé les médecins et les psychologues. Ils sont en effet extrêmement bizarres. Déjà à l'époque de Morel et à l'époque de Krœpelin, on avait peine à comprendre ce qui les caractérise. Morel disait déjà il y a bien des années : « Ils ont l'air d'imbéciles et ils ne le sont pas. » C'est en effet le caractère le plus étrange que présentent ces malades dans les maisons de santé ; ils ont l'apparence de déments, de déments complets et c'est pour cela d'ailleurs qu'on les a appelés déments précoces, quoique les mots soient très inexactement employés. Comme on l'a dit souvent dans une plaisanterie classique, cette maladie est appelée démence précoce parce qu'il ne s'agit ni de démence ni de précoce. Ce sont pourtant des gens qui ont l'air d'être des déments. Ou bien ils restent inertes sur leur fauteuil pendant des années entières sans rien faire ; ou bien ils font des sottises, déchirent, abiment tous les objets qui les environnent.

On ne peut rien en faire. On peut difficilement attirer leur attention et, quand ils comprennent ce qu'on leur demande, c'est pour résister démesurément à n'importe quoi. Ils ont absolument l'aspect démentiel.

Cependant ce ne sont pas des déments. Ils ne sont pas identiques à ce que nous appelons ordinairement des déments. Le dément est caractérisé par la destruction des fonctions primaires de l'intelligence, et nous avons appelé ici fonctions primaires les fonctions qui sont en rapport avec les stimulations venant du monde extérieur. Le langage par exemple est une fonction primaire, parce qu'il commence par l'obéissance à des ordres et que l'ordre vient du monde extérieur. Le langage agit également sur le monde extérieur. Lorsque nous parlons, nous exprimons des désirs et des ordres qui amènent certains actes chez les autres. Le dément semble avoir perdu ces fonctions-là. Par exemple, après une hémorragie cérébrale, le dément a perdu la parole ; il ne comprend plus la parole, il n'y réagit pas et ne l'emploie plus. Cette perte est complète, elle va durer quelquefois toute la vie du malade, dans tous les cas bien des années et il n'y a pas moyen d'obtenir l'exécution de cet acte élémentaire de la parole.

Bien souvent, d'ailleurs, la démence va plus loin et atteint des fonctions perceptives. La fonction perceptive, c'est la réaction à un objet. Quand on lui montre un objet, le sujet normal sait ce qu'il faut en faire. Quand on lui montre une plume, il sait qu'il faut la prendre dans l'attitude que l'on a pour écrire. Il a des réactions à des objets extérieurs, à des actes perceptifs. Le véritable dément les a perdus définitivement.

Le dément précoce est abominablement embarrassant. Cet individu qui est resté sur son lit plus ou moins gâteux depuis des années, va tout d'un coup avoir des conversations ; de temps en temps il se met à vous faire des remarques assez fines sur les gens qui vous environnent, il se plaint du service des gardes ou des médecins. Il va vous expliquer que tel médecin est jaloux de tel autre et dans cette observation sur la jalousie du médecin, il y a quelque chose de juste. Il a des observations délicates. Comment se fait-il qu'un individu réduit à l'imbécillité, qui est en démence, ait observé des phénomènes de jalousie dans les gens qui l'environnent ? Puis, tout d'un coup, il va vous raconter des souvenirs de sa jeunesse avec une précision étonnante, avec un détail merveilleux, il se souvient de tout et même de ce qui se passe autour de lui, il observe tout. D'ailleurs, même dans ses résistances, même dans ses discussions, on ne trouve pas de vraie paralysie des fonctions, on ne trouve pas de vraie cécité ou de vraie surdité verbale. Il comprend, il raisonne, quelquefois d'une manière très compliquée.

Nous savons qu'un phénomène supérieur comme un raisonnement, comme une discussion sur la vérité d'une chose, suppose l'existence de phénomènes inférieurs. Un individu qui se met à exposer devant nous des doutes sur une question philosophique, a par là-même les fonctions élémentaires de la croyance, de l'affirmation, du langage. Nous sommes donc amenés à dire que cet individu n'a rien perdu du tout. Il a toutes les fonctions primaires et il les a quelquefois jusqu'à un âge très avancé.

Des individus en démence précoce qui sont restés dans l'asile pendant trente ans, et qui sont toujours pareils et toujours bons à rien, peuvent après trente ans faire exhibition de toutes espèces de connaissances et de raisonnements, d'une manière étonnante. On dirait qu'ils ont conservé toutes les fonctions primaires et qu'ils ne savent pas s'en servir. C'est dans le fonctionnement, dans le maniement de ces fonctions plutôt que dans la tendance elle-même que doit résider la maladie.

C'est pourquoi, depuis l'époque de Morel et de Krœpelin, l'attention a toujours été attirée sur la psychologie de cet individu, qui, d'ailleurs, a été toujours très mal comprise. Tantôt on disait qu'il n'y avait aucune espèce de sentiment et que l'insensibilité absolue était le caractère essentiel. Tantôt on disait qu'il y avait une résistance et un négativisme qui expliquait tous les phénomènes.

On a essayé de tous les côtés d'analyser cette attitude du dément précoce. Ces tentatives sont nombreuses. Il y en a eu d'intéressantes. Je voudrais vous rappeler ici une tentative qui est assez remarquable et que nous ne connaissons peut-être pas sufifsamment. Ce sont les études qui ont été faites en Amérique par M. Arnold Meyer, psychiatre, à Boston, puis à l'Université de Columbia, un des psychiatres américains les plus remarquables. Il a fait sur la démence précoce une longue étude qui se trouve étendue sur des années des « Archives de Psychiatrie ». Vous en trouveriez un beau résumé dans un article d'un psychiatre suisse, M. Flournoy : « Le point de vue d'Arnold Meyer sur la démence précoce », dans le journal de psychiatrie « L'Encéphale » de mars 1926, p. 183. Ce point de vue d'Arnold Meyer m'intéresse particulièrement ; il est très curieux, il réfute très justement toutes ces interprétations un peu trop simplistes qui expliquaient la démence précoce par un mécanisme analogue à celui qui rattachait la démence précoce à des destructions anatomiques des cellules. Il montre que les anatomistes ne s'entendent pas du tout sur les altérations de l'encéphale du dément précoce et que toutes les explications par des intoxications, par des arrêts des sécrétions glandulaires, sont bien prématurées et bien incohérentes les unes et les autres.

L'auteur arrive à cette conception, qui est intéressante mais très incomplète, c'est que la démence précoce est un aboutissant, une terminaison d'un ensemble de conduites défectueuses, irrégulières, qui existent depuis l'adolescence, qui ont commencé de très bonne heure chez les jeunes gens. Ce sont des enfants, dit-il, qui ne se sont jamais adaptés correctement au milieu dans lequel ils étaient. Ce sont des enfants qui, ou bien aiment trop ou n'aiment pas assez leur entourage, leurs parents, leurs frères ou sœurs. Ce sont des enfants qui, tantôt se considèrent comme des petits génies au-dessus de tout, tantôt au contraire ont un complexe d'infériorité, ne se sentent bons à rien. Ce sont des personnes qui ont une disposition à la rêverie, à la lecture démesurée, ces jeunes gens qui lisent jour et nuit une foule d'ouvrages qu'ils ne comprennent pas du tout, qui discutent indéfiniment des choses trop abstraites et trop difficiles pour eux, ce sont des personnes qui ont déjà eu des dissociations de l'esprit de différentes manières, toutes espèces de troubles dans l'évolution de l'adolescence. Ces troubles, ajoute l'auteur, sont des troubles de caractère psychologique.

Les êtres normaux sont forcés de s'adapter au milieu où la Providence ou le hasard les a placés. Il nous faut vivre là où nous sommes et il faut tâcher de comprendre notre entourage, de le modifier un peu et de nous modifier par rapport à lui. Ce sont de mauvaises adaptations psychologiques qui, peu à peu, finissent par créer de mauvaises habitudes de pensée, des troubles dans les fonctions psychologiques et qui aboutissent à cette pseudo-démence qui est si bizarre.

Toute cette discussion d'Arnold Meyer est remplie d'observations psychologiques très justes sur l'adolescence du dément précoce. Elle est intéressante mais elle est, comme je vous le disais, très incomplète, car l'auteur ne fait que reculer le problème. Tout ce que nous pourrions tirer de cette conception, c'est que la démence précoce commence beaucoup plus tôt qu'on ne l'affirme. On nous amène ces jeunes filles et ces jeunes gens quand ils ont vingt ou vingt-et-un ans ; nous constatons qu'ils sont en vraie démence précoce. M. A. Meyer arrive simplement à nous faire observer : « Vous auriez dû les examiner quand ils avaient treize ans. C'est à ce moment-là que la maladie a commencé et ce n'est pas à vingt ans ».

C'est tout ce que nous montre l'auteur, et il ne nous explique pas pourquoi et de quelle manière s'est faite cette déviation de l'esprit. Les discussions ont donc continué malgré les études d'Arnold Meyer.

Je voudrais vous signaler un très grand et très intéressant psychiatre français, mort trop tôt il y a quelques années, M. Chaslin. Dans son livre « Eléments de sémiologie mentale », en 1912, il a développé cette idée de folie discordante d'où est sorti d'ailleurs l'enseignement de Bleuler. M. Chaslin prétend que, chez le dément précoce, les fonctions sont intactes, comme tout le monde l'avait remarqué déjà, mais il y a une certaine dissociation des fonctions, ces fonctions marchent séparément les unes des autres, sans unité, sans accord. Il insiste par exemple sur un fait bien souvent signalé : la singulière expression de physionomie du dément précoce, que beaucoup d'observateurs avaient déjà notée et qui est très drôle en effet. Il n'y a pas d'accord entre la figure et les paroles. Quand un individu est triste et qu'il nous raconte la mort de ses parents, il a en général une figure qui correspond à ses paroles. Quand au contraire il nous raconte quelque chose d'amusant, il a une figure gaie. De même, quand il fait des plaisanteries, il a une figure qui prend un air spirituel.

Comme les parents le disent eux-mêmes, la figure de nos malades est bizarre ; elle prend un air spirituel et fin pour dire une niaiserie, une chose insignifiante. Ou au contraire, ils feront des remarques spirituelles avec un air abruti. Il en est de même pour les résolutions. Ces sujets expriment des désirs, des passions violentes et ils ne font rien ou font tout le contraire.

Cette discordance, M. Chaslin semble la trouver dans certaines réponses, dans certains actes qui ne sont pas d'accord avec les faits. L'exemple suivant qu'il prenait, me paraît en somme assez mauvais. On demande à un Parisien comment se diriger vers la place du Châtelet.

Le sujet répond d'une manière vague : « La place du Châtelet se trouve entre la porte Maillot et la porte de Vincennes ». L'auteur prétend qu'il y a là une discordance.

Cette discordance est très difficile à bien comprendre et nous avons eu autrefois bien des discussions à ce propos avec Chaslin, discussions qiu montraient qu'on ne s'entend pas bien sur ce qu'on peut considérer comme des dissociations. La dissociation des sentiments et des actes n'est pas une vraie dissociation. En réalité, le sentiment peut s'ajouter à n'importe quel acte ; on peut être triste en mangeant, en parlant, en lisant. Lorsque le sentiment n'est pas d'accord avec l'acte, ce n'est pas une vraie dissociation élémentaire, c'est un nouveau réflexe qui ne s'ajoute pas bien au précédent. Les exemples de sentiments mal expliqués et mal adaptés n'indiquent pas une décomposition de l'esprit. La réponse que le Châtelet se trouve entre la porte Maillot et la porte de Vincennes n'est pas une vraie dissociation démentielle ; c'est tout simplement un défaut de synthèse, un défaut d'accord entre la réponse et la situation. C'est un défaut d'attention. C'est vague et voilà tout, ce n'est pas absurde, il n'y a pas là une décomposition. D'ailleurs, vous pouvez constater que le sujet sait parfaitement lui-même où est la place et comment il la situe par rapport à la Seine. La dissociation n'est pas complète ; elle est très discutable.

C'est à ce moment que commencent surtout les enseignements de M. Bleuler. En étudiant un très grand nombre de démences précoces, il est arrivé à une idée que je ne peux pas m'empêcher de trouver très intéressante. C'était l'époque où j'avais publié moi-même en 1903 mon ouvrage sur les obsessions, dans lequel j'avais dit que le caractère essentiel de ces maladies de l'esprit, de ces psychasténies, était un défaut d'adaptation à la réalité, un désintérêt de la réalité. Le psychasthénique vit en dehors du réel, il sort de la réalité. M. Bleuler, faisant allusion d'ailleurs à ces études, en prend comme il le dit l'inverse : « Le mot autisme exprime dans ses grandes lignes du côté positif, ce que Janet appelle du côté négatif la perte du sens de la réalité ». En somme, Bleuler essaie de comprendre pourquoi ces gens-là ne s'intéressent pas à la réalité, pourquoi ils ne s'occupent pas du monde extérieur et ne s'y adaptent pas. Et voici se réponse : C'est parce qu'ils vivent dans un autre monde qui est un monde interne, le monde de la rêverie.

La rêverie est fréquente chez tout le monde, chez tous les névropathes. Nous l'avons étudiée ici sous le nom d'histoire continuée. Les déments précoces seraient des malades de la rêverie. Ce sont des gens qui consacrent toutes leurs forces internes, tout ce qu'ils ont d'énergie psychologique à la construction d'une histoire qu'ils se racontent à eux-mêmes, et en se racontant cette histoire, ils ne s'occupent pas du tout de la réalité externe. Ils ont séparé la rêverie intérieure de la perception extérieure.

Cette idée est très intéressante et très juste. D'abord il est exact que, chez beaucoup de ces malades, quand on peut les faire parler, quand on obtient leurs confidences, qu'on les voit très fréquemment et qu'on assiste à leurs rêveries spontanées, il y a un monde de rêves extravagants, tout à fait extraordinaires. J'ai eu l'occasion d'en décrire un très grand nombre. A ce propos, je vous recommande dans mon dernier livre la malade que je décris sous le pseudonyme de Cécile. J'avais déjà fait allusion à elle sous le nom de Nathalie, mais j'ai dû changer le prénom.

Cette jeune fille de vingt-huit ans est invraisemblable, absolument extravagante. Elle a intérieurement, non pas un mais cent romans, et des romans de cent volumes, qu'elle se raconte en elle-même, indéfiniment. Elle se figure avoir assassiné à elle toute seule le tsar de Russie, avoir caché son cadavre, avoir été associée avec une bande de révolutionnaires qu'elle appelle la bande des chauves-souris. Elle est associée avec toutes espèces de brigands et toutes espèces de révolutionnaires socialistes. Elle est fille d'un prince et d'une actrice célèbre, etc. Ce sont ces énormes, ces longs romans qu'elle se raconte intérieurement et qu'elle développe dans son esprit. En même temps, c'est le type de la démente précoce avec indifférence absolue à la famille. La malade est recroquevillée sur un fauteuil, ne voulant rien faire, ne s'occupant de rien, ne répondant à personne et ne comprenant rien du tout.

D'après M. Bleuler, ce serait là le caractère fondamental du dément précoce, la vie intérieure opposée à la vie extérieure. Comme c'est profond et remarquable ! Nous avons parlé de la pensée et du rôle de la pensée dans l'univers. Voici la pensée qui devient trop grande maintenant, elle envahit toute l'intelligence, il n'y a plus que de la pensée intérieure. Et encore, dans notre cas, il y a de temps en temps, l'expression de la pensée, mais chez d'autres malades il n'y a plus d'expression du tout, il n'y a que la rêverie indéfiniment développée.

Cette conception est-elle très juste ? D'abord, il faut observer que tous les déments précoces ne sont pas absolument bâtis sur ce modèle et qu'on en voit beaucoup chez lesquels la vie intérieure est petite, aussi bien que la vie extérieure, mais enfin un très grand nombre rêvent. Et puis ensuite, pourquoi rêvent-ils de cette façon-là ? Qu'est-ce qui caractérise leur rêverie ?

Quoi qu'il en soit, toute une école a suivi l'interprétation de M. Bleuler et on a baptisé du nom d'autisme (la vie de soi-même), cette forme de rêverie personnelle qui ne s'occupe pas du tout des événements du dehors et des personnes environnantes. On dit encore égocentrisme et on attache aux deux mots à peu près la même signification. Tout au plus peut-on dire que les psychiatres emploient plus volontiers le premier que le second. Le mot autisme caractérise la perte du sens du réel et l'énorme développement de cette vie intérieure.

Faisons quelques remarques sur cette conception. D'abord, il faudrait un peu faire attention à ce qu'on appelle le réel par rapport à ces malades. Il y a une partie du réel qui est le monde matériel, les objets qui nous entourent, et il me semble que beaucoup de déments précoces sont plus adaptés qu'on ne croit à ce monde matériel. Ils aiment leur chambre, ils ne veulent pas qu'on les en change ; ils savent très bien manger, attendre l'heure des repas ; ils aiment leur lit. Il y a des habitudes physiques en rapport avec les objets extérieurs qui sont caractéristiques.

Des auteurs de l'école de Bleuler, Minkowski en particulier, font remarquer que ces malades paraissent beaucoup moins déments lorsqu'on ne leur parle pas et qu'on les laisse seulement agir. On peut les voir quelquefois dans les cours, qui jouent au ballon les uns avec les autres et, de loin, dans leurs jeux, ils s'adaptent convenablement à la balle, aux situations physiques.

Il faut ici encore revenir à une remarque, toujours la même : le défaut d'adaptation du dément précoce à la réalité porte principalement sur une réalité spéciale. Cette réalité spéciale, c'est la réalité sociale. On ne l'a pas, je crois, suffisamment remarqué. Le dément précoce est surtout un dément social. Dès le début de sa maladie, les difficultés viennent des relations avec sa famille. On a sur ce point dit bien des enfantillages sur la haine excessive ou sur l'amour excessif pour les parents. Il y a des défauts d'adaptation au milieu, aux parents, aux frères et sœurs. Il s'agit, dans l'enfance du dément, de la famille surtout à laquelle il ne s'adapte pas et, actuellement encore, dans toute sa conduite, le dément précoce ne s'adapte pas à nous, ne se préoccupe pas de nous.

Je crois que nous pouvons à ce propos faire des remarques curieuses sur les histoires qu'il invente. En réalité, dans le monde ordinaire, un individu ne nous raconte pas des histoires extravagantes et extraordinaires sans prendre quelques précautions pour nous les faire accepter. Vous ne viendrez pas me raconter que toute la Seine est gelée en ce moment et que les ponts ont sauté à cause de la glace, sans préparer ce que vous dites, sans le rendre vraisemblable d'une manière quelconque. Ces gens-là n'ont pas l'air de s'occuper de ce que nous pensons. Ils racontent tout haut des choses révoltantes et sans voir que cela nous révolte. Ils ne s'en occupent pas du tout.

Cette jeune fille qui vient raconter tranquillement qu'elle est mère de famille, qu'elle a rencontré dans la rue ses trois enfants, que son mari est un prince devenu socialiste, qu'ils ont à eux deux assassiné le tsar, vous dit tout cela avec un air simple, tranquille sans s'occuper de l'impression que cela produit sur vous. Elle ne cherche pas à discuter. C'est ici que le mot principal vient à nos lèvres : ces gens-là ne s'occupent jamais de la preuve, ne songent pas qu'il faut prouver quelque chose. Cela leur est parfaitement égal.

Prenons un autre exemple de délire dont je vous ai si souvent entretenu ici, prenons ce personnage qui a une autre maladie, mais délire de la même manière. Alexandre, petit soldat de deuxième classe pendant la guerre, est resté dix-huit mois convaincu qu'il était le généralissime des armées françaises et alliées. Il me racontait sans sourciller, sans s'embarraser le moins du monde, que le Président de la République l'avait nommé généralissime, que la foule criait sous ses pas : « Vive Alexandre ! », qu'il avait battu les Allemands en une bataille mémorable dans l'Argonne, sans s'occuper le moins du monde de ce qu'il aurait à dire pour rendre sons récit vraisemblable, pour répondre aux objections. Il y avait toujours absence totale de preuve.

Quand nous demandons des explications à ces malades, ils n'ont pas l'air de comprendre ce que nous voulons. Il n'y a pas de preuve pour eux, il n'en est pas besoin. C'est comme cela parce que c'est comme cela.

Chez ces deux malades, Cécile et Alexandre, j'ai noté avec quelque curiosité une terminaison de nos discussions, toujours la même, qui demande un peu d'attention. Quand je tourmentais trop Alexandre en lui disant : « Je ne comprends pas du tout pourquoi le Président de la République a été prendre un petit soldat de deuxième classe employé aux écritures — qu'il faisait d'ailleurs assez mal — pour le nommer généralissime », Alexandre mettait gravement son doigt sur ses lèvres et disait : « N'en parlons pas, c'est un secret militaire et cela ne doit pas se discuter ».

De même quand je demande à Cécile une réponse quelconque, une preuve qu'elle a tué le tsar de Russie et qu'elle dirige la bande des chauves-souris, elle m'arrête : « Oh ! non, ne parlons pas de cela, c'est un secret politique ».

Ce mot, que beaucoup d'autres emploient également, nous force à réfléchir un peu. Est-ce que ce mode d'argumentation n'est pas assez fréquent ? Est-ce qu'il n'y a pas d'autres domaines dans lesquels on arrête la discussion par le secret ?

Hélas, oui ! Si nous nous reportons à d'autres croyances, plus sérieuses peut-être, mais qui ressemblent beaucoup à celles-là, les croyances religieuses, nous voyons que les discussions religieuses marchent très mal. Je vous l'ai fait remarquer à plusieurs reprises. En général, le religieux n'aime pas la discussion et ne la comprend pas. Il a un moyen d'en sortir extrêmement commode ; il termine toujours en disant : « Vous ne comprenez pas, cela ne fait rien, c'est un mystère », et puis c'est fini. Une malade extatique dont nous avons parlé ici fréquemment, Madeleine, terminait les discussions de cette manière. Quand je lui demandais pourquoi le bon Dieu lui faisait la cour et l'avait choisie, elle me répondait toujours : « Oh ! c'est un mystère religieux ».

Que signifient ces expressions de mystère, secret politique, secret militaire, dans lesquelles les malades se réfugient ?

Le mot mystère demanderait toute une étude psychologique que nous n'avons pas le temps de faire. Autrefois, le mot mystère avait un sens. Il signifiait croyances secrètes qui existent entre un certain nombre de personnes et auxquelles les autres ne participent pas. Le mystère religieux, comme le mystère militaire de nos malades, n'est pas du tout semblable. Ces individus ne croient pas que quelques personnes initiées comprendront mieux que moi. Personne ne comprend, mais cela leur est égal. C'est une absence de compréhension générale.

Alors, nous tombons dans les mystères philosophiques, ce sont des choses que l'esprit humain ne comprend pas ? Mais non, le mystère philosophique est une chose générale qui ne nous blesse pas, à laquelle nous sommes tous résignés. Si je vous dis que la génération d'un être vivant est une chose mystérieuse, si je vous dis que la concepiton du temps et de l'existence du passé est une chose mystérieuse, cela ne vous gêne pas du tout. Nous y sommes habitués ; ce sont des mystères pour tout le monde et ce sont des mystères que personne ne discute, qui ne gênent pas les croyances.

Le mystère religieux, comme le mystère des déments précoces, est d'un autre ordre : les sujets veulent supprimer ce phénomène psychologique qu'on appelle la preuve ; ils n'ont pas besoin de preuve ; ils croient pour d'autres raisons, des raisons peut-être très bonnes, des raisons de sentiment, et des raison de réconfort. Ils ne veulent pas entendre parler de la preuve. La preuve est un phénomène social et qui n'existe que pour la société. Le dément précoce ne s'occupe pas de la société, il n'a pas de sentiments sociaux. C'est peut-être là l'idée principale de l'autisme. L'autisme est un refuge dans la pensée personnelle, sans préoccupation des sentiments des autres et sans préoccupation de l'argumentation des autres.

Je me hâte pour vous signaler la même idée — avant d'arriver à conclure — dans les études pédagogiques. Vous connaissez les ouvrages de Piaget. Je vous rappelle encore le beau livre qui a pour titre : « Le jugement et le raisonnement chez l'enfant » (1924). Dans ce livre extrêmement intéressant, l'auteur s'efforce de nous montrer que l'enfant ne raisonne pas comme nous. Quand M. Piaget essaie d'étudier ce raisonnement de l'enfant, il argumente sur beaucoup de points que nous n'avons pas le temps de considérer. Par exemple, l'enfant ne fait que juxtapser et non pas subordonner. Il ne comprend pas nos prépositions et nos conjonctions ; il ne comprend pas le mot « parce que », le mot « puisque », le mot « de ». Toutes les idées se juxtaposent l'une à côté de l'autre et elles prouvent par leur juxtaposition qu'il n'y a pas pour lui de relations précises.

Je vous renvoie à cette belle étude sur un tout petit mot de la langue française, le mot « de ». M. Piaget montre que l'enfant ne sait pas ce que signifie le mot « de » partitif, et qu'un enfant ne comprend pas du tout cette expression : « une partie de mes fleurs, quelques-unes de mes fleurs ».

Il y a aussi une étude que je vous signale sur l'absence de définitions chez l'enfant. Il y a un chapitre qui occupe le tiers de l'ouvrage et qui porte sur la discussion d'un test psychologique. Vous savez ce qu'on appelle les tests depuis l'époque de Binet et Simon. C'est une petite question préparée d'avance, bien stéréotypée, que l'on pose aux individus et on tient compte de leurs réponses pour apprécier leurs capacités intellectuelles.

M. Piaget a pris parmi ces innombrables tests qui ont été choisis autrefois, un test célèbre qu'on appelle le test des trois frères. Vous savez en quoi il consiste. Un enfant vient vous dire : « J'ai deux frères : Paul et Jean » et vous lui répondez tranquillement : « Eh bien, Paul, qui est ton frère, a-t-il des frères et combien a-t-il de frères, et dans la famille dont tu parles, combien y a-t-il de frères ? »

Cette question paraît très simple. On a remarqué tout de suite que les enfants ne savent pas y répondre. Sur ce point, il y a une petite difficulté. Peut-être les enfants de Suisse sont-ils un peu plus en retard que les enfants parisiens. En tout cas, quand j'ai signalé les réponses de M. Piaget à des institutions françaises, j'ai provoqué de l'indignation. Elles prétendent que leurs élèves auraient beaucoup mieux répondu. C'est possible, il faudrait le vérifier.

Je crois que si on prend la double question de M. Piaget, il n'est pas sûr que les enfants répondent correctement. D'après cet auteur, c'est vers l'âge de dix ou onze ans, c'est-à-dire très tard, que les enfants peuvent résoudre le problème des trois frères : presque toujours, ils commettent des erreurs. Si on interroge un enfant de cinq ou six ans, il dira : « J'ai deux frères, mais Paul, mon frère, n'a pas de frères ; c'est moi qui les ai. Cette famille, elle a deux frères, les deux que j'ai, et c'est tout ».

A côté du test des trois frères, M. Piaget en discute beaucoup d'autres, en particulier le test de la couleur intermédiaire. On dit à l'enfant : « Voici trois petites filles ; elles sont blondes toutes les trois. Mais l'une, que nous appellerons Edith, est évidemment un peu moins foncée que n'est Suzanne, mais elle est plus foncée que Jeanne. Laquelle des trois est la plus foncée et laquelle est la plus claire ? » L'enfant n'arrive jamais à répondre, il s'embrouille.

Vous pouvez mettre à côté un test que je préfère encore, car il m'a facilité beaucoup les discussions. C'est le fameux test de la main gauche et de la main droite. Vous savez que, de très bonne heure, probablement vers l'âge de trois ou quatre ans, l'enfant intelligent sait qu'il a une main droite et une main gauche. Quand on lui dit : « Donne-moi ta main droite » ou « donne-moi ta main gauche », il le fait très correctement. Mais alors, continuez l'interrogation. Mettez-vous en face de lui et dites-lui : « Maintenant, prends ma main droite » ou « prends ma main gauche ». L'enfant n'y comprend plus rien du tout, il ne sait plus ce qu'on veut dire. Il donne sa main droite à lui, mais ne comprend pas que vous ayez une main droite, en tout cas il ne sait pas laquelle.

M. Piaget complique encore le problème, à mon avis un peu trop, en mettant des objets sur la table. Il prend une clé et la met au milieu de la table. Des deux côtés de la clé, il met deux autres objets, un crayon et un sou, et il demande à l'enfant : « Lequel des objets est à la droite ou à la gauche de la clé. Si je les change de place, est-ce qu'ils restent à ma droite ? » L'enfant ne comprend rien du tout. Dès que vous donnez un sens objectif au mot « gauche » et au mot « droit », dès qu'il s'agit de vous-mêmes et non pas de lui, l'enfant ne comprend plus.

Je vous recommande beaucoup la lecture des longues discussions que fait M. Piaget à ce propos. Son étude revient à cette idée générale : quand il s'agit d'idées comme celles de frères, patrie, famille, parents, père, mère, compatriote, et quand il s'agit des idées encore plus simples de gauche et de droite, la différence qu'il y a entre l'enfant et nous, c'est que l'enfant prend les mots dans le sens absolu et que nous les prenons dans le sens relatif. Pour un enfant la propriété d'être frères, comme la propriété d'être droit ou d'être gauche, est une propriété absolue qui existe dans tel ou tel objet d'une manière définitive et qui le caractérise.

Quand on lui a désigné des petits garçons autour de lui, on lui a dit : « Celui-ci est grand. Celui-ci est gros. Celui-ci est blond.

Celui-ci est noir ». Il a parfaitement compris et, pour lui, tel petit garçon est blond, ou il est gros, ou il est petit. C'est définitif et cela lui appartient. Eh bien, le mot frère est de même un mot absolu. Les deux enfants de la famille, Paul et Jean, ont le caractère d'être frères comme ils ont le caractère d'être gros ou petits. Pour nous, il n'en est pas du tout ainsi. Pour nous, le mot frère est un caractère relatif. Ce caractère n'existe pas en lui-même. Paul ou Jean considérés tout seuls, si on ne connaît rien d'autre d'eux, ne sont pas des frères. Le mot « frères » ne leur convient pas. Ils ne deviennent frères que par rapport à quelqu'un et alors immédiatement surgit ce phénomène psychologique si important de la réciprocité : si Paul est mon frère, moi je suis le frère de Paul. C'est un caractère tout à fait nouveau, et la conception de la famille qui présente non pas les deux frères, mais qui en présente trois, est encore une conception relative, car elle est en relation avec les trois garçons et non pas seulement avec l'un ou l'autre d'une manière déterminée.

Il en est de même pour la gauche et la droite. Pour un enfant de cinq ans, la main droite est une main qui a des propriétés particulières. On lui a appris qu'on appelle droite cette main-là qui a tel aspect, qui n'est pas exactement pareille à l'autre, qui remue plus facilement, qui tient la plume. Elle s'appelle la main droite comme lui s'appelle d'un nom quelconque et cette propriété de main droite est absolue, elle lui appartient définitivement.

Au contraire, pour nous, la main droite n'a rien d'absolu. Elle est la main droite par rapport à l'autre et par rapport au corps, à certaines positions du corps. Cette main droite peut se trouver à la gauche d'un monsieur et être tout à fait différente, c'est tout à fait frappant quand il s'agit d'une autre personne. La main droite d'une autre personne qui nous fait vis-à-vis, est en face de notre main gauche et elle devient droite par rapport à lui.

De même pour les objets placés sur la table, quand M. Piaget interroge sur le crayon qui est à droite ou à gauche, il pose un grand problème que les physiciens avaient déjà eu à discuter autrefois. Vous vous rappelez les discussions des physiciens, et de Maxwell en particulier, sur les courants des liquides et sur les courants électriques. Ils emploient le mot droite et gauche du courant et ils prennent la précaution de nous les définir en disant : « Supposez que vous nagiez dans le courant et dans la direction du courant ; à votre droite se trouve la rive droite du courant ; à gauche, la rive gauche du courant. Il faut se placer dans le courant ; toute la question est là ».

Pour parler comme nous des frères, et pour parler comme nous de la droite, de la gauche et de la famille, il faut nous placer dans l'individu. Cela paraît très peu de chose, mais toute notre vie, nous passons notre temps à faire cela ; nous nous déplaçons perpétuellement. La personnalité n'est pas uniquement dans nous, elle est en imagination là où nous la mettons, et nous pouvons la mettre dans une autre personne ; quand nous avons une personne devant nous, et que nous nous imaginons en elle, nous nous tâtons et nous disons : « Ah ! oui, si j'étais en elle, ce serait là la main droite, ce serait là la main gauche ».

Quand nous parlons d'un frère, nous sommes capables de nous mettre en lui, et alors, étant en lui, celui qui était le sujet devient le frère. Nous pouvons nous déplacer, nous placer dans autrui.

Cette réflexion par laquelle je résumerai les travaux des pédagogues, les études sur l'enfant, nous montre que le caractère enfantin n'est pas tout à fait si différent du caractère de l'individu qui délire.

M. Piaget appelle autisme et égocentrisme cette disposition du petit enfant à toujours regarder les choses à son point de vue à lui et à ne jamais regarder les choses au point de vue d'un autre. Il est toujours en lui-même et il n'y a que de l'absolu par rapport à lui. Il ne sait pas sortir de lui. Tout à l'heure, je vous parlais du dément précoce de M. Bleuler, qui ne savait pas davantage sortir de lui : il était toujours en lui-même, dans sa rêverie. Je viens de vous faire remarquer qu'il est tellement incapable de sortir de lui qu'il ne comprend pas notre point de vue. S'il comprenait notre point de vue, il saurait que nous voulons des preuves, c'est-à-dire des preuves pour nous, et il ne se retrancherait pas derrière le fameux mot « mystère » : « Oh ! mais cela ne vous regarde pas. Je ne me place pas à votre point de vue. Pensez-en ce que vous voudrez, je ne m'occupe pas de vous, je ne cherche pas à vous satisfaire. »

Nous avons étudié dernièrement la pensée. Nous avons remarqué que la pensée était une espèce d'activité psychologique secrète, faite à l'abri du regard des autres. Eh bien, cette fameuse pensée qui était si importante, présente un danger considérable. Les philosophes, quand ils parlent de la pensée, n'en voient que le beau côté : la pensée, disent-ils, est puissante, la pensée est le principe des choses, la pensée est toujours merveilleuse, il faut apprendre aux hommes à penser.

Hélas ! avons-nous assez développé la liberté de penser à tort et à travers, en nous figurant que c'était merveilleux. Mais la pensée présente des difficultés et des dangers. Elle n'est pas uniquement merveilleuse. La pensée présente un danger considérable, c'est qu'elle est enfermée en nous-mêmes et qu'elle ne contient que nous. Par conséquent, elle peut se développer suivant nos propres sentiments, sans tenir compte du monde extérieur. Elle en tient évidemment un peu compte, puisque le langage s'est formé précédemment dans le monde extérieur, mais on s'arrête là, on n'acquiert plus rien. Notre dément précoce reste dans lui-même, dans les frontières de son esprit. Une malade de M. Bleuler disait : « Il me semble que je suis enfermée dans une cheminée ». Ces malades ne tiennent plus compte du monde social.

Pour que la pensée ne soit pas trop dangereuse, il faut toujours qu'elle soit limitée, qu'elle soit modérée, qu'elle soit arrêtée par quelqu'un d'autre. Il faut toujours une discipline à la pensée. Il n'est peut-être pas très bon de toujours réclamer la liberté absolue de penser. On dit qu'il ne faut pas laisser les enfants jouer avec des armes à feu. Peut-être faudrait-il dire également qu'il ne faut pas laisser les hommes, qui sont des grands enfants, jouer avec la pensée. La pensée est très dangereuse si elle n'est pas arrêtée par quelque chose. Cela a été le beau côté et la belle invention des religions qui ont toujours répété : « Dans les croyances, il faut une discipline, il faut un dogme, et un dogme imposé. Que vous compreniez ou que vous ne compreniez pas, le dogme sera imposé ». C'est le souci d'arrêter la pensée individuelle, de ne pas la laisser divaguer et accepter n'importe quoi. C'est un bon côté de la religion.

Mais cette critique de la pensée, et cette limitation par autre chose, est-ce que nous ne la connaissons pas ? Mais si. Voici bien des années que nous l'avons étudiée. Je vous ai dit que la pensée, lorsqu'elle commence à se former, doit servir à une opération psychologique particulière que nous avons appelée la discussion et la délibération. La discussion se fait d'abord en public. Quand je lance une opinion, une personne de la salle se lève et en énonce une autre. On discute dans une assemblée. Mais quand nous avons inventé la pensée, il faut continuer à discuter ; il faut qu'en nous-mêmes nous soyons capables de développer les opinions des autres : « Je pense que je suis généralissime. Cela me fait plaisir ; cela correspond à mes sentiments intimes ». Mais immédiatement, il faut me dire : « Mais qu'en penseraient donc les chefs de l'armée ? Qu'en dirait mon simple capitaine ? » Et dès que j'ai émis cette simple hypothèse, il faut que je m'arrête, embarrassé, et que je réponde honnêtement : « Si j'avais dit cela à mon capitaine, il se serait moqué de moi, s'il ne m'aurait pas mis aux arrêts ». Voilà ce qu'il faut évoquer ; il faut penser à l'opinion d'autrui, de nos chefs, de nos supérieurs, il faut la discuter. En un mot, la pensée ne peut devenir puissante que lorsqu'elle amène la fonction de la réflexion.

Les études de Bleuler, celles de M. Piaget, quelque intéressantes et originales qu'elles soient, ne nous révèlent donc pas des choses bien extraordinaires. Elles nous révèlent tout simplement que les déments précoces et les enfants sont des faibles qui ont limité la pensée à la croyance purement sentimentale, purement asséritive, qu'il s'agit d'individus qui ne sont pas capables de réfléchir.

Sans doute, il y a une très grande différence entre les deux. L'autisme de l'enfant est une absence de réflexion par insuffisance de développement ; la réflexion va commencer plus tard, elle va se développer lentement, elle sera plus ou moins forte, vers l'âge de sept ans elle va commencer à grandir. L'enfant n'a pas de réflexion, il n'a pas de critique sociale, parce qu'il est trop petit.

Au contraire, le schizophrène dont parlait tout le temps Bleuler — car c'est le nom qu'il donnait à ces malades — a perdu la réflexion. On pourrait lui appliquer l'ancien mot d'Esquirol quand il parlait de la démence. Il disait : « Un idiot est un individu qui n'a jamais eu de fortune intellectuelle, qui est né pauvre et qui restera pauvre. Un dément est un individu qui a eu de la fortune mais qui l'a perdue et qui est revenu au niveau de l'idiot ».

Il en est de même pour le dément précoce. C'est un individu qui a eu de la réflexion, qui a eu de la pensée sociale et qui, par conséquent, ne vous répond pas de la même manière que les enfants de Piaget. Il a eu tout cela mais il l'a perdu par affaiblissement, par incapacité de fonctionnement psychologique.

Notre étude sur l'autisme doit donc nous rendre en quelque façon plus modestes. La pensée est une grande découverte de l'humanité, elle a été un des grands progrès de la personnalité ; elle l'a beaucoup développée et beaucoup grandie, beaucoup précisée. Mais elle présente des dangers énormes : l'exagération de la pensée intime et l'oubli des autres, l'oubli de la société qui nous environne. Il faut toujours, dans le développement de la pensée, tenir compte des règles de la discipline et de la considération d'autrui.

Nous terminons en ce moment la deuxième partie de notre cours qui avait rapport à la responsabilité sociale. Nous aborderons, dans les cinq leçons qui nous restent, l'étude de la personnalité temporelle et, dans la prochaine leçon, nous reviendrons sur cette vieille question trop oubliée des somnambulismes.

TROISIEME PARTIE

LA PERSONNALITE TEMPORELLE

28 FEVRIER 1929

XXI. — LES SOMNAMBULISMES

La personnalité s'est présentée à nous jusqu'à présent comme une construction, une construction artificielle et humaine qui s'est faite peu à peu au cours des siècles, comme toutes les œuvres de l'humanité, comme la morale, comme la religion, comme le gouvernement. C'est une création que les êtres vivants ont faite lentement et avec difficulté.

Il est probable qu'avant cette création de la personnalité, il y avait déjà dans le monde des données qui s'y prêtaient. Il est probable que la vie physiologique, la vie élémentaire des êtres présentait déjà une certaine unité et une certaine distinction des différents êtres vivants les uns des autres. C'est possible, mais cette unité primordiale de la vie, nous ne la connaissons pas, ou nous ne la connaissons que secondairement, en lui appliquant nos idées d'unité et de personnalité.

C'est sur cette unité hypothétique des êtres vivants, qui se distinguaient les uns des autres, qui étaient déjà séparés, que s'est construite une nouvelle unité, une unité psychologique, qui s'est surajoutée à la première et qui est au fond la seule que nous connaissions.

Cette unité psychologique a dû lutter, comme il arrive toujours, contre des forces opposées, contre des diversités. Au fond, le monde se présente à nous comme une diversité énorme, infinie. Comme je le disais souvent ici-même, le grand problème métaphysique, c'est le problème de la multiplicité. Pourquoi y a-t-il tant de choses et tant de choses hétérogènes, au milieu desquelles il faut nous adapter comme nous pouvons ?

La première adaptation, qui a construit les fondements de la personnalité, c'est l'adaptation dans l'espace. Il a fallu créer une unité, malgré la diversité des corps matériels dans l'espace. C'est la première unité corporelle, faite par la notion du corps propre, puis par les conduites d'équilibre, par les conduites des sentiments fondamentaux. En un mot il s'est construit, dans un objet particulier, l'être vivant, une certaine manière de réagir au lieu de se laisser entraîner et transformer par les autres objets, comme il arrive pour tous les objets physiques. Une pierre qui roule est métamorphosée, elle est cassée, arrondie, elle est changée de composition, par tout ce qu'elle rencontre. L'être vivant a eu une sorte d'entêtement ; il a voulu rester ce qu'il était, il a voulu se continuer, se conformer à un certain type : nous avons d'abord l'adaptation corporelle.

Ensuite — et c'est le point sur lequel j'ai le plus insisté cette année parce que nous l'avions le moins étudié autrefois — il y a eu une unité sociale. Les hommes vivent en société et la société présente au moins à nos yeux une diversité aussi étonnante et aussi embarrassante que le monde physique. Il y a des millions d'êtres qui sont semblables à nous et qui pourtant sont différents, au milieu desquels il faut conserver son individualité, dont il faut se séparer, quoiqu'il faille se réunir avec eux. Ainsi s'est construite la personnalité sociale. Cette personnalité sociale a mis des siècles à s'établir. Elle s'est formée surtout dans les populations primitives. Elle existe maintenant chez l'enfant.

Il semble que, de nos jours, depuis l'époque de la civilisation et depuis déjà bien des siècles, il y ait un autre travail, encore plus difficile, pour ajouter à la personnalité un caractère nouveau. Nous en parlions précisément l'année dernière. Une des multiplicités que le monde présente, la plus étrange de toutes et la moins connue, c'est la multiplicité temporelle. Les objets, même quand ils sont identiques, les objets les plus identiques, se transforment par le fait même qu'il y a du temps. Nous voyons un arbre, c'est toujours le même arbre, mais il n'est pas le même aux différentes saisons. Le temps suffit pour créer des différences et des multiplicités.

Cette multiplicité nouvelle ébranle de nouveau l'idée de la personnalité. Il faut tâcher de lutter contre elle, de maintenir son unité malgré le changement du temps.

Est-ce vrai ? Est-ce que nous y parvenons ? Je crois que non. Dans toute cette unité de la personnalité, il y a en réalité beaucoup d'illusions. En somme, nous changeons énormément, nous sommes vieux après avoir été jeunes, et nous avons beau dire, nous ne sommes pas les mêmes. Tout se transforme et tout change dans l'univers. Mais notre conscience n'entend pas cela de la même façon. Nous voulons rester le même quoique le temps fasse de nous un personnage différent et nous maintenons notre unité. Nous arrivons à un nouveau travail : la construction artificielle de l'unité et de la distinction de la personnalité dans le temps. C'est un grand problème. Il aurait fallu reprendre à ce propos toutes nos études de l'année dernière sur la mémoire. C'est pourquoi nous passerons sur ce problème un peu rapidement dans nos dernières leçons.

Nous avons à notre disposition un phénomène pathologique très anciennement connu, quoique malheureusement un peu méprisé actuellement, mais très instructif, qui nous montre bien la nécessité de ce travail de l'unification au travers du temps et qui nous montre comment les défaillances de ce travail créent des bizarreries que nous ne comprenons pas et comment nous reprochons aux autres de ne pas savoir maintenir leur unité au travers du temps. Ce phénomène pathologique, on l'a toujours appelé le somnambulisme, et je voudrais vous en parler un peu aujourd'hui.

Pendant tout le XIXe siècle, le somnambulisme a excité un très grand intérêt médical, philosophique et psychologique. Puis, comme il arrive toujours, la mode a changé et, aujourd'hui, on le néglige. Quand on néglige un phénomène scientifique, on éprouve toujours la même illusion, on se figure qu'il a disparu. Le phénomène que l'on ne considère plus, sur lequel on ne fait plus des thèses et des articles, paraît ne pas exister. C'est une grande erreur ; ce phénomène continue à exister. Il est aussi fréquent qu'autrefois, seulement on ne fixe pas l'attention sur lui, on ne veut pas en parler.

Le fait se produit tous les jours dans les hôpitaux, où des phénomènes de somnambulisme se présentent à chaque instant et où ils ne sont pas considérés ni analysés. On les oublie par la suite et on croit que c'était quelque chose d'insignifiant. C'était peut-être quelque chose de très grave, qu'on n'a pas voulu considérer.

Il y a donc une histoire des études scientifiques à propos du somnambulisme, histoire dont il est intéressant de vous rappeler les principaux épisodes.

Le somnambulisme a été signalé au monde scientifique vers la fin du XVIIIe siècle. Il existait depuis longtemps, mais il existait surtout comme objet de description littéraire, à propos des extases religieuses, à propos de la Pythie de Delphes et autres choses du même genre. On ne l'étudiait ni psychologiquement, ni médicalement. En somme, il a été découvert ou redécouvert à propos du magnétisme animal.

Vous savez quelle chose curieuse est, dans l'histoire des sciences, le magnétisme animal. Nos descendants y consacreront beaucoup plus de travaux qu'on ne l'a fait jusqu'à présent. Le mépris qu'il a provoqué a fait oublier son importance historique dans le développement des études sur l'esprit. Le magnétisme animal a commencé par des préoccupations médicales. Il se rattachait à cette innombrable série d'études sur les guérisons psychologiques, les guérisons faciles, miraculeuses. C'est au fond ce que cherchait Mesmer. Mais immédiatement, le magnétisme animal a été envahi et caractérisé par une idée philosophique bien étrange, bien remarquable et qui réclamait chez ses adeptes une audace scientifique extraordinaire.

Au fond, ce qui caractériserait le mieux le magnétisme animal, ce serait le mot : la création artificielle du surhomme, du surhomme de Nietzsche, qui n'est pas le même que l'homme ordinaire, qui présente des qualités morales merveilleuses, des facultés nouvelles et inconnues. On nous a promis, il y a bien longtemps, que le surhomme arriverait. Il arrivera peut-être, tout est possible ; en tous cas, il arrive bien lentement. Au XVIIIe siècle, on a eu le désir de précipiter un peu la venue du surhomme, de fabriquer le surhomme artificiellement. C'est là ce qui caractérise le mieux le rêve du magnétisme animal. Créer momentanément, dans un individu quelconque, un état d'esprit qui ne soit pas l'état ordinaire, qui présente des facultés nouvelles, des dispositions merveilleuses et en particulier les dispositions qu'on désire le plus, celles dont on a le plus besoin ; créer le phénomène de la lucidité, faire qu'un homme comprenne mieux que les autres, qu'il voie la vérité du monde, qu'il la voie plus loin que nous, avec des sens plus perspicaces : créer la communication des pensées, faire que l'on pénètre l'esprit des hommes même quand ils veulent rester secrets — ce qui a été une de leurs plus belles inventions, — détruire le secret de l'humanité, pénétrer les esprits, voir à distance, deviner les maladies, savoir leur guérison : voilà les facultés merveilleuses que l'on voulait créer chez l'individu qu'on magnétisait.

Ce rêve, malheureusement, avait une bien mauvaise influence ; il dégoûtait les esprits sérieux. Tous les esprits scientifiques, qui s'épuisaient à voir le monde tel qu'il est, trouvaient ces rêves ridicules, complètement chimériques, s'en détournaient ou luttaient contre eux. Ce dégoût que le magnétisme animal provoquait a empêché de remarquer les découvertes qu'il faisait en cours de route. Si je ne me trompe d'ailleurs, les magnétiseurs avaient des torts ; ils ne présentaient pas leurs découvertes avec l'intérêt qu'elles avaient ; ils revenaient toujours à leurs rêves, et leurs rêves étaient plus importants que la découverte scientifique elle-même.

A la fin du XVIIIe siècle, vers 1785, un magnétiseur assez curieux, nommé De Puységur, a constaté, peut-être pour la première fois, ce que l'on peut appeler le somnambulisme artificiel. Il faisait des passes sur un jeune garçon pour le transformer en un surhomme. Au lieu de cela, il l'a tout simplement endormi et cet individu, dans son état de sommeil, a présenté une foule de bizarreries. Il obéissait à tous les gestes, à tous les ordres qu'on lui donnait, bavardait, dansait, etc. Quand cet état s'est terminé, le magnétiseur a été surpris de voir que son sujet ne savait pas du tout ce qui venait de se passer, il ne se souvenait pas de ce qu'il avait dit pendant ces quelques heures d'état magnétique.

De Puységur avait donc constaté qu'il provoquait le somnambulisme. Cette constatation était très curieuse et je crois encore aujourd'hui que c'est un fait psychologique de premier ordre. C'est la provocation d'un état pathologique d'une manière artificielle. Si, aujourd'hui, nous avions entre les mains le moyen de rendre tout d'un coup un individu mélancolique ou de le rendre maniaque, nous pourrions étudier infiniment mieux les phénomènes pathologiques de la mélancolie ou de la manie.

Pourquoi sommes-nous si ignorants de ce que c'est qu'un délire mélancolique ? Parce que nous le voyons devant nous sans pouvoir agir sur lui ; nous ne pouvons pas le faire naître, et très difficilement nous pouvons l'abréger. Il en est ainsi de la plupart des phénomènes pathologiques, surtout en psychiatrie. Vous ne pouvez pas plus faire naître le délire de persécution qu'un simple accès épileptique. Ce qui est bizarre dans l'épilepsie, dans ce petit accès tout à fait particulier, c'est qu'il nous surprend, qu'il vient au hasard sans qu'on sache souvent pourquoi et sans qu'on puisse le provoquer.

Le fait de provoquer le somnambulisme est quelque chose de très remarquable ; il aurait dû attirer l'attention. En réalité, cette remarque de Puységur a provoqué très peu d'intérêt, on s'en est très peu occupé ; ce n'est que peu à peu qu'on a de nouveau porté l'attention sur ce phénomène.

Pourquoi ne s'en occupait-on pas ? Mais toujours pour la même raison : ce n'était pas là ce qui intéressait les magnétiseurs. Peu leur importait que le surhomme oubliât son rôle de surhomme quand on le réveillait. Il s'agissait de créer un somnambule extralucide et on ne cherchait pas autre chose. Aussi, dans les discussions des académies qui ont eu lieu à la fin du XVIIIe siècle, voit-on avec étonnement que personne ne fait attention à la découverte de Puységur, pas plus d'ailleurs qu'on ne fait attention aux découvertes précédentes sur la suggestion et sur la modification de la volonté. On ne remarque pas ces faits psychologiques, on cherche toujours autre chose et on s'occupe uniquement de démontrer que le somnambule de Puységur n'est pas plus lucide qu'un autre, ce qui est incontestable : on perd son temps dans cette discussion, on ne s'occupe pas de la découverte importante.

Cependant, quelques années plus tard, vers 1820, sous l'influence de Deleuze, de Bertrand, ingénieur de l'Ecole polytechnique qui s'était passionné pour l'étude de ces phénomènes somnambuliques, l'intérêt reprend et on s'occupe davantage de ces phénomènes psychologiques du somnambulisme. L'intérêt reprend sous le nom d'étude de l'hypnotisme. On change le mot pour changer quelque chose, pour avoir le droit de revenir en arrière et de s'occuper de ce qu'on avait négligé.

Les études que l'on fit alors ne réussirent pas et provoquèrent de nouveau une foule de résistances, à peu près pour les mêmes raisons : on voulait découvrir des mystères, on croyait toujours au vieux rêve du surhomme et on ne s'occupait pas du fait réel, du somnambulisme et de la suggestion. A cette époque, les adversaires des études sur le somnambulisme présentaient toujours à peu près la même objection. Elle nous paraît aujourd'hui assez bizarre, mais elle a eu une très grande importance historique. C'était l'objection de la simulation : le fait qu'on présente ne doit pas être étudié, ni pris au sérieux, parce qu'il pourrait être facilement reproduit par un simulateur. Faire semblant d'avoir oublié deux heures dans sa vie, c'est plus difficile qu'on ne croit, mais enfin c'est possible. Faire semblant d'être insensible au-delà de la peau quand on vous pique avec une aiguille, est une chose possible.

Vous vous rappelez les discussions interminables des académies pour savoir jusqu'à quelle profondeur on peut enfoncer des épingles dans la figure sans que le sujet puisse le sentir pour vérifier la réalité du phénomène de l'anesthésie et pour vérifier la réalité de l'oubli du somnambulisme. Pendant des années, surtout jusqu'en 1850-1860, on ne discuta que ce point : la possibilité d'une simulation.

Remarquez bien que cette discussion n'existe nulle part ailleurs. Et pourtant il n'y a pas un seul phénomène de la psychiatrie qui ne puisse être simulé, il n'y a pas de phénomène et de trouble du système nerveux, même la chorée, même la paralysie, qui n'ait été simulé ou qui ne puisse l'être. Cette peur de la simulation rendrait suspects les trois quarts de nos études. Il est évident qu'il faut s'en garder, mais il y a des procédés assez simples, il y a surtout l'habitude et la connaissance du sujet, qui nous mettent à l'abri des simulations les plus grossières. Et puis, si nous sommes trompés quelquefois, tant pis pour nous. Cela peut arriver dans toutes les études.

Cette préoccupation de la simulation est singulière. Elle a absorbé les esprits pendant trente ans. Elle a eu une conséquence à mon avis très grave dans l'histoire de la médecine, une conséquence bien étrange : c'est que les partisans de l'hypnotisme, ceux qui l'avaient remarqué, qui avaient vu son importance, ont toujours eu dans l'esprit une préoccupation enfantine : se mettre à l'abri de la simulation, découvrir chez les sujets hypnotisés des caractères qui ne puissent pas être simulés.

Je fais allusion à l'épisode singulier du développement de l'hypnotisme à la Salpétrière et aux illusions de Charcot qui ont fait tant de tort à ses études. Ce qui a perdu Charcot, c'est uniquement cette préoccupation bizarre en présence d'une somnambule (il y en avait des quantités dans le service, parfaitement réelles) : se mettre à l'abri d'une simulation possible. Il avait imaginé dans ce but un procédé tout à fait naïf et qui était fondé sur très peu de connaissances psychologiques : c'était celui des signes extérieurs des maladies de la moelle épinière. Ces maladies de la moelle épinière se traduisent par des modifications des réflexes, par des paralysies, par des contractures. Ce sont des signes en quelque sorte anatomiques. On les appelait anatomiques et on se figurait que ces signes, étant anatomiques et étant constatés en rapport avec des lésions de la moelle épinière, étaient des signes plus indiscutables que les autres, plus sérieux que les autres. On avait l'illusion que ces signes-là ne pouvaient pas être simulés. Mais quel enfantillage ! Pourquoi ne pourrait-on pas simuler une contracture ou un trouble des réflexes ? Cela peut se simuler comme le reste.

Charcot enseignait toujours qu'il y a dans la main trois attitudes particulières en rapport avec les principaux nerfs radial, cubital, médian, ou plus exactement en rapport avec l'excitation de chacun de ces nerfs, et que ces attitudes, par exemple l'élévation de deux doigts ou l'abaissement des deux doigts postérieurs, ne pouvaient pas être connues par le sujet. Pourquoi ne voulez-vous pas que, dans un service où l'on parle de cela toute la journée, avec des malades qui séjournent des années dans ce service, ces malades ne sachent pas que les trois positions de la main sont déterminées par tel ou tel nerf ? Elles peuvent le savoir aussi bien que les élèves du service et très facilement. Plus tard, les oculistes, en particulier Landolt, et beaucoup d'autres, notamment Parinaud, avaient découvert un ordre de diminution des couleurs : les couleurs disparaissaient dans un ordre particulier. Pourquoi les malades n'apprendraient-elles pas l'ordre de la disparition des couleurs ? Il n'y avait là que des preuves absolument illusoires.

On discutait donc sans cesse sur cette fameuse simulation. Cela n'empêche pas que les présentations de Charcot, avec leur apparence anatomique et scientifique, et plus encore, si je ne me trompe, les discussions philosophiques très sérieuses faites par Ch. Richet, ont eu raison de ce premier argument, et depuis 1860-1870, on n'a plus trop parlé de la simulation. On a alors recommencé les études sur le somnambulisme, qui se sont développées peu de temps après, vers 1880 ou 1884.

Une autre objection s'est présentée. Les magnétiseurs et les hypnotiseurs avaient d'eux-mêmes signalé le phénomène de la suggestion, l'influence énorme que le magnétiseur a sur le sujet, comment il peut le transformer de toutes les manières. L'école de Nancy avec Bernheim a développé cette idée et a montré que tous les caractères apparents décrits par Charcot étaient probablement la conséquence des idées du magnétiseur et étaient déterminés par des suggestions ; nouvelle objection qui reposait encore sur un fait psychologique, sur l'influence des esprits les uns sur les autres, sur la faiblesse de la volonté, sur les modifications de la croyance. Cette nouvelle objection fut plus importante et plus fatale que la précédente. Vous savez qu'à partir de 1890, on commença à repousser de nouveau les études sur le somnambulisme et sur la suggestion. Il y avait cependant un argument qu'on aurait dû employer davantage et qui avait à mon avis une très grande importance : c'est que ces phénomènes présentés par les magnétiseurs et les hypnotiseurs n'avaient rien de nouveau et rien de merveilleux. Ils n'avaient de merveilleux que leur caractère artificiel. C'est comme si nous pouvions déterminer artificiellement une paraplégie ou un état mélancolique. Ce serait toujours la même maladie que la paraplégie ou la mélancolie, mais déterminée artificiellement. En réalité, les magnétiseurs déterminaient tout simplement le fameux phénomène du somnambulisme qui existait depuis infiniment longtemps.

Qu'est-ce que ce phénomène de somnambulisme ? Il existe tout à fait en dehors des pratiques somnambuliques ; il a existé de tous les temps. Il consiste simplement dans une bizarrerie du récit de la vie. Nous tous, nous sommes soumis à une loi générale à laquelle nous obéissons et, comme je vous le disais l'année dernière, une loi générale qui est presque une loi de police. Nous sommes obligés de raconter ce que nous avons fait, de pouvoir exprimer par la parole ce qui a rempli notre matinée, notre après-midi. Or, un grand nombre d'individus atteints de troubles névropathiques perdent cette faculté. Ils font un certain nombre d'actions plus ou moins correctes pendant quelque temps et ils ne peuvent pas les raconter, ils ne peuvent pas dire ce qu'ils ont vu. C'est là l'essentiel du somnambulisme.

Le somnambulisme n'est par lui-même rien d'extraordinaire, comme je l'ai montré il y a bien des années ; on peut avoir devant soi un individu en plein somnambulisme et ne pas le reconnaître, et trouver cet individu absolument normal, tout à fait naturel. Ce fut une illusion des hypnotiseurs que de lui apprendre à se tenir dans des positions spéciales, à ouvrir trop les yeux ou à les fermer, à faire des grimaces particulières. Le somnambulisme peut exister sans rien de tout cela. Ce qui caractérise le somnambulisme, c'est qu'après l'exécution de l'action, le sujet ne la raconte pas, ne peut pas l'expliquer. Ce fait, on l'observe perpétuellement. Ce qui n'est pas très bien expliqué, c'est que ce phénomène se présente surtout dans la jeunesse ; à partir de trente ans, il est plus rare, mais il existe parfaitement. Nous avons d'abord le groupe considérable des somnambulismes nocturnes qui existent chez beaucoup d'enfants, qu'on voit sous toutes les formes possibles. Beaucoup d'enfants, après les premières heures de sommeil, au moment du sommeil le plus profond, se mettent à parler tout haut dans leur lit, racontent des histoires, répondent aux questions. Certains se lèvent et font une foule de sottises.

J'ai vu il y a bien longtemps une très curieuse jeune fille de quatorze ou quinze ans qui était dans une pension religieuse où on décorait les élèves de belles ceintures de différentes couleurs. Elle avait gagné à un trimestre précédent une fameuse ceinture violette. Je ne sais pas pour quel crime on lui avait supprimé sa ceinture violette. Quelques jours après cette catastrophe, elle présentait toutes les nuits un terrible somnambulisme ! je dis terrible parce qu'il aboutissait à se jeter par la fenêtre et que c'était toujours la même scène qui se reproduisait avec tentative de suicide, avec grand désespoir, avec déclarations de toutes espèces. Ce somnambulisme nocturne des enfants est extrêmement fréquent.

Nous pouvons mettre en second lieu les somnambulismes qui existent même au cours de la journée. Nous désignerons les plus simples d'entre eux par une expression qui prendra dans la prochaine leçon plus d'importance : ce sont les somnambulismes monoïdéiques. La période anormale, la période qui est oubliée, est remplie par une certaine unité de pensée. C'est une même pensée, une même action qui se déroule pendant cette période et c'est elle qui est oubliée.

Les somnambulismes monoïdéiques sont innombrables. Dans mes notes, j'en trouverais tout de suite quelques centaines à vous raconter. Ces somnambulismes sont remplis par un certain événement qui pour une raison quelconque, a fait de l'impression sur le sujet. Le sujet réagit à cet événement émotionnant de différentes manières. Tantôt il réagit en le copiant, en essayant de le jouer, de le faire recommencer. Dans les précédentes leçons, je vous ai décrit l'histoire amusante de cette malade qui a vu une lionne au cours d'une sortie et qui se met après cela à jouer la lionne, qui est elle-même lionne. Tantôt le sujet parle à propos de l'événement, il cherche ce qu'il aurait dû faire, il discute la façon de s'y adapter. Tantôt au contraire, il manifeste les émotions que l'événement détermine.

Nous pourrions répartir sous quelques titres les principaux somnambulismes. Les plus importants de ces somnambulismes sont déterminés par la mort d'une personne aimée. J'ai souvent décrit cette observation d'une malade que je désignais sous le nom d'Irène qui, pendant un an et demi, joua la scène de la mort de sa mère, qui la jouait au milieu de la journée, se tenait debout auprès du lit où elle paraissait soigner sa mère agonisante, jusqu'à la fin. C'est une des formes banales du somnambulisme.

Il y a des somnambulismes qui répètent au contraire une période émotionnante, une peur de quelque chose, comme la peur de la lionne, la peur d'un incendie, la rencontre d'un individu ivre ou d'un individu en état de crise épileptique, la rencontre d'un chien, etc.

Voici une observation curieuse. Un jeune garçon voit dans la rue un individu en proie à une crise d'épilepsie. Il se précipite au secours du malade. Le malade, qui ne comprend rien à ce que l'on fait, se débat contre lui et le blesse en lui mordant la main. Depuis notre jeune homme reste absolument obsédé : « Comment se conduit-on si mal vis-à-vis de moi. Je veux rendre service, on me répond en me mordant. » Et il se met lui-même à faire des crises semblables, cherchant à mordre tous les gens qu'il rencontre.

Une jeune fille que j'ai observée très souvent a été arrêtée au Bois de Boulogne parce qu'elle ne se tenait pas très bien et a été conduite au commissariat de police. Cette scène l'a émotionnée. Depuis, elle n'a plus qu'une idée fixe, c'est de se dissimuler, de ne pas être reconnue, de se peindre la figure pour que les sergents de ville ne la reconnaissent pas. Elle fait la scène de l'arrestation au Bois de Boulogne.

Nous avons le groupe des préoccupations obsédantes, des questions qui troublent le sujet. Voici une jeune fille de vingt-quatre ans qui se trouve élevée par charité dans une famille très simple et très bonne pour elle, qu'elle finit par quitter pour différentes raisons, et s'en va vivre à Paris. Dans sa vie solitaire, elle est très malheureuse, gémit indéfiniment sur le tort qu'elle a eu de quitter les braves gens qui lui avaient servi de parents adoptifs. Dans son somnambulisme, elle ne cesse de discuter cette question.

Nous avons les somnambulismes des actes habituels. Il y a des personnes qui se mettent à coudre, à travailler. Dans ma vieille thèse de médecine, il y a bien longtemps, j'avais décrit une observation de ce genre que je trouvais touchante et qui était assez délicate. Une jeune femme avait un singulier métier, celui qui consiste à fabriquer des yeux de poupée. Pour travailler à cette œuvre, elle mettait en mouvement une pédale qui actionnait une manette qu'il fallait manœuvrer avec la main droite. Un soir, elle a entendu ses parents gémir sur la difficulté de payer le terme du loyer, sur leur pauvreté, sur le peu d'argent qu'ils gagnaient. La voici qui rêve de gagner plus d'argent et d'aider ses parents. De là, des scènes de somnambulisme perpétuelles, caractérisées par le mouvement de la main qui fait la manœuvre de la manette et par le mouvement de la pédale.

Les émotions sexuelles sont l'origine d'infiniment de somnambulismes : répétitions de tentatives de viol, répétitions d'actes sexuels plus ou moins complets, etc.

Nous pourrions mettre peut-être à part un groupe assez curieux ; ce sont les somnambulismes enfantins. Il s'agit d'individus plus ou moins âgés, vingt ou trente ans, qui, tout d'un coup, pendant une heure ou deux, semblent être reportés à la première enfance, à l'âge de cinq ou sept ans, et qui jouent le petit enfant, en parlant d'une façon particulière. Je vous signale à ce propos un travail publié en Belgique par le docteur Glorieux, sur ce qu'il appelle du nom bizarre de « crise de simplesse », « retour à l'état de simplesse ». Il décrit un jeune homme qui retombe à l'état d'enfant, qui joue au ballon, au cerceau, qui gesticule et qui se réveille sans se souvenir de rien.

On peut faire un autre groupe avec les rêves, les idées fixes imaginaires. Des individus rêvent à des situations qui n'ont pas existé, mais qui les émotionnent et qui prennent une importance très grande.

Permettez-moi de vous rappeler une des premières observations que j'ai eu l'occasion de faire dans l'hospice de la Salpétrière, à ce moment si riche de malades. Un pauvre père de famille, d'une quarantaine d'années, vient de perdre sa femme ; il est effrayé de livrer ses enfants à la belle-mère, de la laisser prendre de l'autorité sur lui, et ces craintes déterminent des troubles nerveux très bizarres : cet homme est paralysé des deux jambes. Au cours de la journée, il faut le transporter sur un brancard. Toutes les deux ou trois nuits, au milieu de la nuit, il se lève de son lit, tout doucement, en remuant les jambes parfaitement bien. Il met son oreiller dans son bras et le caresse sans arrêt. Il arrive à sortir par une fenètre et, une fois sorti par la fenêtre, grimpe sur une gouttière et se promène sur tous les toits des services. Pendant ce temps, on court après lui, on a une peine énorme à le rattraper et il faut le rattraper rapidement car, s'il se réveillait dans cet état, il serait immédiatement paralysé des deux jambes et pourrait tomber. On le ramène non sans peine. Quand il se réveille, il ne sait pas de quoi il est question, ne s'occupe de rien ; il est paralysé, ne comprend pas qu'il ait pu quitter son lit.

Le rêve qui a déterminé cette histoire est toujours le même, assez curieux. L'oreiller qu'il tient dans la main gauche représente son enfant, il faut sauver l'enfant qui est poursuivi par la mégère et l'emporter bien loin. Voilà un somnambulisme imaginaire.

Encore un dernier groupe : les somnambulismes impulsifs. Dans ces somnambulismes, le malade est en proie à une idée impulsive quelconque. Il y a par exemple des dipsomanes qui veulent boire indéfiniment. Souvent la dipsomanie prend la forme somnambulique. Lorsque l'individu s'est dégrisé, il ne sait plus ce qui s'est passé, il ne se représente rien de la scène précédente.

Plus curieuses seraient les observations de kleptomanie. Si nous avions le temps, j'insisterais sur des observations amusantes. Il y a des jeunes gens qui passent leur temps à voler sans le savoir et qui, après avoir volé, cherchent immédiatement l'objet qu'ils ont volé à un de leurs proches ou qu'ils ont volé à eux-mêmes. La manie du vol, pendant ces délires, est tellement bizarre, tellement violente, qu'ils prennent n'importe quoi. Un des jeunes gens que j'observais à ce propos, était ordinairement saisi de sa crise en présence de bijoux ; il voulait voler des bijoux. Pour une raison quelconque, surveillance ou clôture, il ne peut pas. Alors il essaye de voler autre chose, un livre, mais ce livre ne peut pas se dissimuler dans sa poche, il ne peut le cacher, il le remet en place. Le lendemain, il trouve ses poches toutes remplies de cartes de visite. Il a simplement volé de vieilles cartes de visite qui étaient sur une table, pour le besoin de voler quelque chose, n'importe quoi, et il cherche indéfiniment à rendre ce qu'il a volé.

A côté de ces crises somnambuliques, il faudrait placer un autre fait de la psychasthénie, qui a eu son heure d'importance et qui est, lui aussi, un peu négligé. C'est ce qu'on appelle les fugues, phénomène très important et très curieux. Des individus, tout d'un coup, quittent leur maison, leur pays, font un voyage quelquefois assez grand et se réveillent avec étonnement dans un autre pays sans savoir pourquoi ils y sont venus.

Une des premières descriptions de ces fugues était bien surprenante ; c'est celle de Legrand du Saulle qui avait attiré l'attention en 1877. Elle est si bizarre, qu'on ne la comprend guère. Un individu français s'est réveillé au large de Bombay, ayant pris un bateau et étant parti sans savoir pourquoi. Il ne savait pas ce qu'il y venait faire.

A propos de l'observation de Legrand du Saulle, on a publié une foule d'observations du même genre sur les fugues somnambuliques, qui sont extrêmement curieuses. Nous en avons étudié ici-même un grand nombre. A la fin du siècle dernier, les revues médicales étaient pleines d'observations de fugues, qu'on décrivait sous le nom de délires ambulatoires.

Un des plus curieux exemples que j'ai eu l'occasion de voir — je vous l'avais encore signalé l'année dernière — c'est la fugue de ce directeur d'une gare de chemin de fer, que nous avions observé dans les dernières années de la vie de Charcot et qui nous a d'ailleurs demandé beaucoup de travail.

Cet individu, chef de gare très bien noté, intelligent, très bon travailleur, avait eu cependant une vie orageuse. Il avait fait des expéditions dans l'Afrique centrale et en avait rapporté des fièvres paludéennes qui, de temps en temps, venaient le troubler. Un soir, il se trouvait seul chez lui ; il avait un instant de liberté, sa famille était absente ; il sortit pour aller rejoindre ses amis dans un café. Il n'a pas bu grand chose, puisque l'étude qui a été faite nous a appris qu'il avait avalé tout au plus deux bocks, ce qui ne représente pas de quoi griser considérablement. Il avait un peu joué au billard. Les amis avec qui il était, lui dirent en partant que, puisqu'il était seul, ils l'attendaient pour dîner. Il répondit qu'il avait besoin d'aller à son bureau, pour vérifier quelque chose et qu'après cela, il irait les rejoindre pour dîner avec eux. Il sortit et, dans la rue, à peu de distance de ce café, il éprouva une violente douleur dans la tête, cette douleur occipitale caractéristique de tous les névropathes qui présentent une transformation.

Depuis ce moment, il ne se souvenait plus de rien, il ne savait pas ce qui était arrivé. Il reprit ses souvenirs dans la situation la plus bizarre en disant : « Je me rappelle maintenant que j'étais couché dans un champ de neige, par terre, et je me suis réveillé très péniblement. Je me suis relevé sans comprendre pourquoi j'étais là et ce que je faisais là. » Il a trouvé des rails de tramway, il les a suivis, puisqu'il ne savait pas où il était. Ces rails l'ont conduit à la gare du chemin de fer de Bruxelles (gare du Nord). Il était donc parti des environs de Paris et se réveillait huit ou dix jours après, près de la gare de Bruxelles. L'intervalle était absolument vide de souvenirs.

Nous avons mis trois mois d'essais de toutes manières pour reconstituer ces dix jours. Ce fut extrêmement difficile. Toute l'histoire reposait sur un délire de persécution. Cet individu se croyait poursuivi, accusé de crimes plus ou moins graves et se sauvait des gendarmes. Il se sauva si bien que, pendant dix jours, il resta absolument inconnu. Pendant ces dix jours, il a accompli des actes très compliqués. Il a pris des trains, il a dépensé de l'argent, il a essayé d'en gagner, il s'est présenté dans différentes œuvres pour être secouru, il a même failli s'engager pour les Indes néerlandaises ; on l'avait refusé, heureusement. Il avait essayé une foule de choses et tout cela était absolument oublié, disparu.

Nous avons eu l'occasion de parler ici-même pendant longtemps de l'observation amusante de ce jeune homme que nous appelions le petit Rou. Ce jeune homme a pu, à sept ou huit reprises, se sauver de Paris avec le désir de gagner la mer. Il avait fait tous les métiers dans son délire, en particulier il avait tiré une corde pour remorquer des bateaux dans les canaux. Il avait été associé avec un raccommodeur de porcelaine. Il ne se rappelait rien de tout cela.

Quand je vous décris ces fugues, il y a toujours un fait psychologique que je suis obligé de souligner. Je vous le signale dès maintenant, car nous aurons l'occasion de nous en servir. Le réveil de ces deux malades dont je viens de vous rappeler l'histoire, est caractérisé par un fait très intéressant : c'est une raison quelconque qui évoque la vie antérieure. Par exemple, ce chef de gare, quand il a retrouvé ses souvenirs, raconte qu'il était épuisé, mourant de faim sur la neige ; il avait l'idée qu'il mourait là d'épuisement, que c'était la fin de sa vie, qu'il n'avait qu'à se laisser aller à la mort. Il lui vint alors une idée bien naturelle, c'est l'idée de sa famille. Chose étrange, pendant les dix jours précédents, il n'avait jamais pensé à sa femme et à ses enfants. Au moment de mourir, il fait la réflexion suivante : « C'est tout de même drôle qu'on me laisse ainsi mourir, sans aucune espèce de soins, et que ma femme ne soit pas là. » A peine avait-il réfléchi à cela qu'il s'est réveillé. L'idée qui rappelle la vie antérieure amène le réveil.

Je vous ai raconté aussi le réveil de ce singulier jeune homme qui, depuis trois mois, errait dans le centre de la France avec un raccommodeur de vaisselle. Les deux compères avaient fait une bonne journée. Le raccommodeur dit à son employé : « Nous avons bien travaillé, nous avons gagné pas mal d'argent ; il faut ce soir faire un bon dîner, car c'est demain le 15 août. » Le petit répond étourdiment : « Mais c'est la fête de ma mère. » A peine a-t-il dit ce mot qu'il s'est réveillé avec étonnement, sans savoir pourquoi il était là.

Ces fugues sont donc un phénomène pathologique d'une grande importance et qui se rattache précisément au somnambulisme monoïdéique et au somnambulisme artificiel.

Je ne voudrais pas terminer sans vous signaler, au moins brièvement, un autre groupe de somnambulismes qui est peut-être beaucoup plus difficile à interprêter.

Les premiers somnambulismes, nous les avons appelés des somnambulismes monoïdéiques. Il y a une idée unique qui les remplit et cette idée a une telle importance que, lorsqu'il en sort, immédiatement le somnambule se réveille. Notre chef de gare a l'idée de fuir la police, il ne pense qu'à cela et il ne pense pas à sa famille. Le fait de penser à sa famille le réveille : il ne peut avoir qu'une seule idée.

Les somnambulismes peuvent être beaucoup plus embarrassants et plus difficiles à interpréter : ils peuvent être remplis par plusieurs idées. Il faut donc mettre à part les somnambulismes polyidéiques avec une foule d'idées consécutives. Le sujet passe d'une idée à une autre sans se réveiller, sans que cela le trouble le moins du monde.

J'avais l'habitude de prendre comme intermédiaire l'observation suivante. Voici une jeune fille dont le somnambulisme est banal ; c'est le somnambulisme sexuel en rapport avec une scène de viol ou de tentative de viol. Ce somnambulisme reproduit la scène, amène des gémissements, des batailles, des peurs, etc. C'est un somnambulisme monoïdéique. Pendant qu'elle cherche ainsi à se sauver, elle erre dans les cours de l'hôpital et ses jambes s'embarrassent dans une brouette qu'elle rencontre. Immédiatement, sans être le moins du monde troublée, elle prend les deux bras de la brouette et se met à la promener au travers de la cour indéfiniment.

Je prenais des notes sur ce point et je constatais que le somnambulisme changeait sans qu'il y ait réveil, suivant les objets que rencontrait la malade. Elle trouvait un balai et se mettait à balayer. Le somnambulisme pouvait changer suivant les influences extérieures. C'est là, en petit, ce qui se passe dans les somnambulismes à idées nombreuses. Il y a en effet beaucoup d'individus qui sont capables de rester dans l'état anormal plus ou moins longtemps, quels que soient les événements qui se passent. Nous en avons le meilleur exemple dans les somnambules à consultations. Cela arrive même dans les services d'hôpitaux. Quand il y a dans un service une somnambule avec un état d'apparence bizarre, les autres malades obéissent aux anciennes superstitions et se figurent qu'étant en somnambulisme, elle va leur faire des révélations. Alors elles l'interrogent sur l'avenir, elles lui demandent comment elles se marieront, etc., et ces scènes se prolongent très longtemps. La somnambule ne se réveille pas malgré les différentes interrogations et malgré tous les changements de sa vie.

Quand on considère cette longue série de somnambulismes si nombreux et si variés, on peut essayer de les grouper, de les classer. Une des classifications les plus importantes qui ont été faites autrefois se base sur l'activité intellectuelle pendant la période anormale. Il y a de ces sujets somnambules qui, pendant la période anormale, sont très rudimentaires, ne savent faire qu'un très petit nombre d'actes. Il y en d'autres au contraire qui parlent très bien, qui sont intelligents et qui, quelquefois même, se montrent au-dessus de leur valeur ordinaire. Il y a donc des degrés d'activité intellectuelle. On a pris l'habitude autrefois, et c'est assez juste en général, de dire que la première forme — les états somnambuliques inférieurs — appartiennent particulièrement à l'épilepsie et que les états plus compliqués se rattachent à ces névroses complexes que l'on réunissait sous le nom d'hystérie.

Je crois cependant que l'on serait plus près de la vérité en donnant comme caractères distinctifs des phénomènes de mémoire. Tous les phénomènes somnambuliques sont suivis d'un oubli apparemment très fort, mais cet oubli peut être plus ou moins surmonté. En général, on surmonte facilement l'oubli en changeant l'état d'esprit du sujet. Lorsqu'il revient à un nouveau somnambulisme par exemple, il se souvient du précédent. Lorsqu'il est mis dans un somnambulisme artificiel, il se souvient de la période somnambulique. Nous dirons donc : il y a des somnambulismes particuliers dans lesquels on ne peut jamais retrouver le souvenir. Le souvenir ne réapparaît jamais, quoi que l'on fasse, quelle que soit l'évolution de la vie, et ce sont ceux-là que nous appellerons particulièrement des somnambulismes épileptiques. Les fugues épileptiques sont plus ou moins simples, plus ou moins rudimentaires en général, mais ce qui les caractérise, c'est que le souvenir n'existe pas et ne réapparaît jamais. Il y a au contraire des somnambulismes dans lesquels le souvenir réapparaît.

Ce qui reste essentiel pour tous les somnambulismes, c'est que, après cette période anormale, le sujet est incapable de raconter ce qui s'est passé. L'existence d'une pareille amnésie a toujours été mise en doute. Je crois cependant que le nombre des observations — qui est considérable — montre qu'il y a de très grandes probabilités pour que cette amnésie existe. Elle est bizarre, irrégulière ; tantôt elle est très durable, tantôt elle n'est pas durable ; en général, au bout de quelques jours, un mois, le souvenir peut réapparaître ; dans certains cas, le souvenir peut être ramené artificiellement. Mais il y a toujours une amnésie plus ou moins forte.

J'ai l'habitude, quand je parle de ces sujets, d'évoquer une observation qui m'avait frappé, à propos de la réalité de cette amnésie somnambulique, de son importance, au moins au point de vue psychologique et au point de vue de l'impuissance du sujet à retrouver ses souvenirs.

Une jeune femme de Paris avait fait une fugue dans des conditions particulières. Dans un mauvais ménage, le mari étant déjà en instance de divorce, au milieu de beaucoup d'émotions, elle avait fini par se sauver de sa maison. Elle avait pris le train à la gare de Lyon et était restée à Marseille pendant une dizaine de jours. Le magistrat qui était en train de préparer le divorce, s'était pris de sympathie pour elle et trouvait tout justement qu'elle n'avait aucun tort ; il était tout disposé à prononcer le divorce en sa faveur, mais, à son retour, il fut obligé de lui faire une objection très naturelle : « Il nous est absolument impossible de prononcer le divorce en votre faveur si nous ne savons pas ce qui s'est passé pendant ces dix jours. En instance de divorce, vous vous sauvez et vous habitez Marseille, inconnue, pendant dix jours. On ne sait pas du tout ce qui s'est passé. Par conséquent, vous perdez votre procès si vous ne nous racontez pas ce que vous avec fait pendant ces dix jours. » La malheureuse jeune femme fut stupéfaite. Elle était absolument incapable de donner l'emploi de son temps pendant cette période. Elle se rappelait son départ, elle savait qu'elle avait gagné la gare de Lyon, mais ses souvenirs s'arrêtaient là. Toute sa situation, tout son avenir étaient en jeu, et elle ne pouvait absolument rien retrouver de ses souvenirs. C'est dans ces conditions qu'elle fut amenée à l'hôpital pour expliquer cette amnésie bizarre, et on put, en particulier par les pratiques hypnotiques, ramener le souvenir des dix jours. Vous voyez que, dans ce cas, l'amnésie persistait malgré le profond désir du sujet de la faire disparaître et malgré tous ses efforts pour raconter ce qui s'était passé.

Il y a donc chez certains individus, comme fait psychologique important, perte de la capacité de raconter un événement de leur vie. Il y a des troubles dans l'histoire de leur vie, qui peuvent être très considérables.

Après les somnambulismes, il nous faudra étudier une deuxième série d'observations pathologiques et nous consacrerons la prochaine leçon au phénomène si bizarre qu'on appelle les doubles personnalités.

4 MARS 1929

XXII. — LES DOUBLES PERSONNALITES

Nous avons déjà remarqué à plusieurs reprises combien l'évolution des sciences suit une marche bizarre. Des questions paraissent passionner l'esprit des philosophes, des savants et du public pendant une vingtaine d'années, puis, sans qu'on sache bien pourquoi, ces questions disparaissent ; elles semblent insignifiantes, ridicules, on n'en parle plus du tout. Au bout de quarante ou cinquante ans, voilà la question qui réapparaît avec un intérêt nouveau.

Cette vieille remarque, que nous avons faite très souvent, trouve aujourd'hui son application d'une manière remarquable à propos des doubles personnalités. Je vous demande la permission de vous communiquer mes hésitations personnelles.

Au début de ce cours, quand je préparais l'ordre des leçons, je me trouvais naturellement en présence du problème des doubles personnalités, sur lesquelles j'ai réuni des documents beaucoup trop nombreux, beaucoup trop considérables et qui permettraient facilement de faire ici même quatre ou cinq leçons sur les légendes et les faits exacts relatifs aux doubles personnalités. J'ai eu à ce moment-là un scrupule de conscience. La question des doubles personnalités, l'histoire de tous ces personnages autrefois célèbres, me semblait extrêmement démodée, tout à fait en dehors de l'intérêt actuel et il me paraissait que vous ne vous y intéresseriez nullement ; ce qui fait que, dans le plan de ce cours, j'avais décidé de réduire ce problème des doubles personnalités à une courte leçon, et de m'étendre davantage, comme nous l'avons fait, sur la construction sociale de la personnalité.

Or, tout justement, il y a quelques semaines, je viens de recevoir d'Amérique un énorme volume in-octavo de 300 pages du docteur Morton Prince qui est tout entier rempli par ce problème des doubles personnalités à propos d'un cas célèbre, la fameuse miss Beauchamp.

Dans la préface de cet ouvrage que j'ai eu seulement le temps de parcourir, l'auteur fait observer qu'en Amérique en particulier, ce problème devient aujourd'hui une question tout à fait à l'ordre du jour. Il signale les travaux du docteur Taylor, du docteur Waterman ;

il fait allusion à un gros volume qui aurait été publié en 1928 sous le titre « Les problèmes de la personnalité ». En un mot, en Amérique au moins, ce problème de la double personnalité a l'air de ressusciter d'une manière remarquable. Cela ne m'étonne pas. J'ai signalé à plusieurs reprises que les anciens problèmes de notre jeunesse sur l'hypnotisme, sur les oublis somnambuliques, sur la suggestion, réapparaissent de tous les côtés. Par conséquent la leçon d'aujourd'hui sur les doubles personnalités n'est pas sans présenter quelque intérêt qui grossira plus tard.

Quoique nous ne puissions en faire maintenant qu'un très court résumé, voici en deux mots comment se présente ce singulier problème. Il s'agit, si je ne me trompe, d'une question relative à l'appréciation de la personnalité d'autrui. Comme nous l'avons souvent répété dans ce cours, la personnalité se présente toujours à deux points de vue : le point de vue externe et le point de vue interne. Quand nous voyons un homme devant nous, nous apprécions sa personnalité, nous le considérons comme un individu ayant une situation hiérarchique donnée dans la société. Nous lui attribuons des facultés, nous lui donnons une unité, une certaine identité. En second lieu, nous faisons la même chose par rapport à nous-mêmes. Nous nous traitons nous-mêmes comme une certaine unité.

Quand on considère la personnalité au point de vue subjectif, les divisions de la personnalité donnent naissance au problème de la possession. Le possédé est un individu qui nous paraît être comme les les autres extérieurement, mais qui, intérieurement, se plaint d'être envahi par une autre personne. Le possédé se plaint qu'il y ait en lui une seconde personnalité et, au fond, il ne la manifeste pas très bien, il ne fait que se plaindre, il prend des attitudes qui nous paraissent quelque peu forcées et qui touchent à la comédie : c'est lui qui invente la seconde personnalité et qui en parle.

Au contraire, nous avons affaire ici à des individus qui, le plus souvent, ne parlent pas eux-mêmes de leur double personnalité, mais qui nous la présentent et c'est nous qui, en les considérant, avons tendance à les regarder comme divisés en deux. Nous avons donc à nous occuper de ces individus qui nous paraissent, à nous observateurs, divisés en plusieurs personnes, tandis qu'ordinairement, nous n'attribuons qu'une seule personnalité aux individus humains qui se présentent devant nous.

D'après quoi jugeons-nous que l'homme est un ou qu'il est plusieurs ? Quelle est la raison qui nous force à formuler cette affirmation bizarre que l'homme est subdivisé ?

Nous avons d'abord la question de l'attitude physique. Un homme se présente à nous avec un corps, avec une tête, une figure, des membres. A ce point de vue, nous n'avons pas d'hésitation. L'individu qui apparaît devant nous est normal. Il est bâti comme étant un seul homme, il n'a pas de subdivision, ce n'est pas un monstre double.

Mais notre trouble commence quand nous l'écoutons parler et quand nous voyons les attitudes en rapport avec ses paroles. La double personnalité n'est pas un trouble extrêmement profond, elle n'atteint pas l'unité corporelle, elle n'atteint pas le sentiment des viscères, elle ne trouble pas ce qu'on appelle les phénomènes de cénesthésie. La double personnalité est un problème de parole, un problème qui est en rapport avec la façon de parler de l'individu.

Qu'y a-t-il donc de particulier dans cette façon de parler ? Eh bien, cet individu nous paraît changé, différent des autres hommes parce qu'il présente surtout des troubles de la mémoire. Un homme normal a une mémoire plus ou moins bonne, plus ou moins mauvaise, mais qui s'étend à peu près uniformément sur toute sa vie. Quand il a une bonne mémoire, il a des souvenirs précis sur toutes les périodes de son existence ou à peu près sur toutes. Tandis qu'au contraire les individus dont nous parlons se présentent avec des lacunes de mémoire tout à fait nettes et tout à fait brutales qui semblent les diviser.

Les hommes du monde qui nous environnent connaissent leur propre vie mais ils ne connaissent pas la vie des autres, et quand nous les interrogeons sur ce qui s'est passé, il y a tant de mois ou d'années, ils peuvent bien nous répondre : « J'ai fait ceci, j'ai fait cela », mais ils se hâtent de nous dire : « Mon voisin, mon frère a fait autre chose. Je ne sais pas ce qu'il a fait. » Nous avons l'habitude de connaître nos propres actions et de ne pas connaître les actions des autres. Quand un individu se présente à nous avec une ignorance totale de certaines actions de sa vie, il se comporte comme si, dans cette période de sa vie, il y avait une autre personne. Il ignore ce qu'il a fait le mois dernier, exactement comme il ignore ce qu'a fait tel individu de sa connaissance qui n'est pas lui-même.

Le grand caractère que présentent ce genre de malades, ce sont des amnésies localisées à telle ou telle période de leur vie, amnésies bizarres parce qu'elles sont complètes, parce qu'elles paraissent être irrémédiables.

Tout le monde connaît — je n'ai pas l'intention d'insister sur des détails historiques — le cas de Felida X... décrit par le médecin Azam, de Bordeaux. Pour ne prendre qu'un détail de l'observation de ce médecin, cette femme se présente chez lui en se plaignant de différents troubles de la santé et surtout de troubles abdominaux. Le plus simple examen montre immédiatement qu'il s'agit d'une femme enceinte et Azam est tout disposé à le lui dire. Mais, connaissant son caractère et l'évolution bizarre de son esprit, il s'arrête un moment. En effet, cette femme ignore complètement les relations qu'elle a eues avec un homme particulier que, soi-disant, elle devait épouser, et elle ignore qu'elle est devenue enceinte ; elle ne sait pas du tout dans quelles circonstances. Les choses se passent pour elle comme s'il s'agissait d'une autre personne qu'elle-même. Il y a donc dans sa vie une lacune tout à fait caractéristique.

Ce qui est bizarre, c'est que cette lacune, qui peut exister chez tous les hommes quand ils nous racontent leur vie, ne soit pas permanente chez ces malades.

Le docteur Azam nous raconte que, le lendemain, la même personne revient chez lui avec une figure souriante, en disant : « Hier, j'ai dû vous paraître bien sotte. En réalité, je vais aussi bien que vous, je suis enceinte, et je sais parfaitement pourquoi, dans quelles circonstances et avec qui. » Elle se présente donc le lendemain avec une autre mémoire, une connaissance de tous les souvenirs de sa vie qu'elle ignorait la veille. Il y a un moment où elle ignore une période de sa vie, il y a un autre moment où elle la connaît. C'est ce caractère qui est fondamental : il apparaît très souvent.

Il est évident que, dans une foule de circonstances, même à la suite d'une simple ivresse, à la suite d'une intoxication, il y a des oublis d'une période de la vie ; les amnésies localisées ne sont pas extraordinaires. Ce qui devient étrange, c'est que ces amnésies localisées sont, chez ces personnes, extrêmement régulières, elles sont d'une régularité mathématique. Il y a une période où l'amnésie existe, il y a une autre période où elle n'existe pas.

Toutefois, une différence entre ces différents cas d'amnésie apparaît au moment du retour des souvenirs. Ce retour des souvenirs n'est pas le même exactement dans tous les cas ; il ne se fait pas toujours régulièrement de la même manière.

Dans le cas le plus simple, le retour des souvenirs se fait en amenant la disparition d'une autre catégorie de souvenirs. La personne qui paraissait ignorante d'une année de sa vie se présente le lendemain en connaissant très bien cette année de sa vie, mais en même temps, elle a à ce moment-là un nouvel oubli : elle a oublié une autre partie de sa vie correspondant à une autre personnalité. En un mot, les sujets les plus simples se présentent comme pourraient être pour nous deux individus différents, ayant deux mémoires différentes. Si j'interroge une personne sur les événements qui sont arrivés hier, cette personne ne nous dira que ce qu'elle a vu ; elle ne peut pas dire autre chose. Si j'interroge une seconde personne, cette seconde personne me dira d'autres détails, mais ne pourra pas dire les détails de la première. On dirait qu'il y a là deux mémoires qui se succèdent l'une à l'autre, l'une embrassant une période de la vie, l'autre en embrassant une autre.

Ce cas typique, le plus simple, ne s'est présenté que dans un petit nombre de circonstances. Parmi les malades qui ont été décrits il y a une quarantaine d'années à propos des doubles personnalités, il y en a que l'on peut grouper autour d'un vieux cas célèbre, qui s'appelle, dans les ouvrages classiques, la dame de Mac Nish.

La dame de Mac Nish, qui avait été décrite vers 1844, présentait précisément cette alternance régulière des souvenirs pendant toute sa vie. Elle avait une période de sa vie où elle vous racontait une journée ; puis, le lendemain, elle vous racontait une autre journée, mais elle avait perdu la précédente et ainsi pendant toute sa vie.

Le cas décrit par Mac Nish et par le docteur Nott, deux médecins américains, avait été étudié très sommairement. Quelques années plus tard, un autre cas a été décrit par Weir Mitchell sous le nom de Mary Reynolds. Ce cas est beaucoup mieux expliqué, beaucoup plus complet et en somme bien plus intéressant. Il s'agit d'une femme qui, dès sa jeunesse, était sujette à des crises d'hystérie et des crises de sommeil et qui, après les crises de sommeil, se réveillait dans un état particulier, caractérisé par l'agitation, la gaîté, par le courage au travail et surtout par une mémoire spéciale. Dans cet état second décrit par Weir Mitchell, cette femme avait le souvenir d'une période et elle n'avait pas le souvenir de l'autre.

Pendant longtemps on a cru, surtout en France, que le cas de Mac Nish et le cas de Weir Mitchell étaient deux observations différentes. Comme les cas de ce genre tout à fait typiques sont très rares, on s'intéressait à trouver deux observations qui se confirmaient l'une l'autre. Je vous ai fait souvent remarquer ici même qu'il y a une trentaine d'années, le fils de Weir Mitchell m'a écrit une lettre à ce propos, dans laquelle il m'expliquait que nous faisions une erreur en France et que l'observation de son père portait exactement sur la même personne que l'observation de Mac Nish.

En réalité, il existe donc, dans la littérature médicale, extrêmement peu d'observations de ce type simple.

Ce type simple, nous l'avons représenté par un graphique que vous connaissez bien, d'après les principes que nous avons exposés l'année dernière et dont vous trouverez l'énoncé et quelques applications dans l'édition qui a été faite de notre cours sur le Temps et la Mémoire.

Vous savez que, d'après cette méthode de représentation graphique, on peut figurer les oublis par des périodes ombrées et la mémoire par

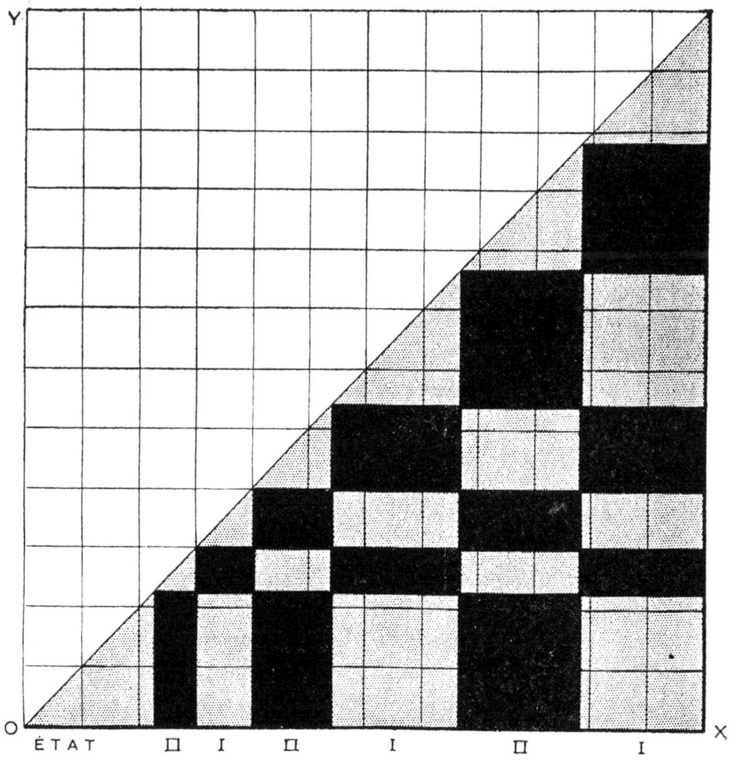

des périodes claires. Chez ces malades du type simple, il y a une période sombre qui correspond à la période claire et le graphique se présente sous la forme d'un damier régulier. Les espaces sombres qui caractérisent les amnésies sont toujours en face d'un espace clair qui représente la mémoire. La vie est ainsi régulièrement subdivisée.

Un très petit nombre d'observations peuvent être groupées autour de celle-là. Il y a par exemple l'observation célèbre du pasteur américain Ansel Bourne. Vous connaissez cette histoire ; elle joue un rôle considérable dans les ouvrages de James. Elle est vraiment tout à fait extraordinaire. Ce fameux pasteur protestant avait un sigulier caractère et une disposition particulière à l'émotivité. Il avait présenté des crises de paralysie, de mutisme, et ces crises de mutisme n'avaient été guéries que par une sorte de conversion personnelle. Ne pouvant plus articuler une parole, il avait été mis dans une chaire au milieu du temple ; on avait fait la cérémonie autour de lui. A ce moment-là, très ému, il a fini par crier, par parler. C'était donc un déséquilibré tout à fait spécial. Il lui est arrivé une histoire qui a défrayé les ouvrages de psychologie pendant assez longtemps, et qui est singulière.

Un beau jour, au sortir d'une cérémonie, il est parti sans qu'on sache où il allait. Il a donc exécuté une des fugues dont je vous parlais dans la leçon précédente. On ne l'a pas retrouvé, on n'a pas pu savoir s'il existait. Ce n'est que trois ou quatre mois après qu'il est revenu à son presbytère, très étonné de ce qui s'était passé et ne pouvant pas du tout dire où il avait vécu pendant les mois précédents.

Renseignements pris, il s'était passé une chose très étrange. Ce brave homme était arrivé dans un tout petit village, assez loin de la ville où il habitait, en tenant à la main, dans un petit sac, une petite pacotille qu'il s'était procurée dans la ville voisine. Il avait pris en location une toute petite boutique et s'était improvisé marchand d'objets de toilette, de confection et de jouets d'enfant, et, par bizarrerie, son petit commerce n'avait pas trop mal réussi. De temps en temps, il sortait de sa boutique pour se rendre à la ville voisine, faire de petites emplettes ; il revenait à son village et vivait en petit commerçant sans aucune autre explication. Les voisins le trouvaient très raisonnable, d'une vie très correcte, et on l'avait accepté dans ce village où son petit commerce rendait quelques services.

Trois ou quatre mois plus tard, il s'était réveillé un beau matin sans comprendre ce qu'il faisait là. Il s'était rendu à sa ville où il avait son presbytère et voulait reprendre son ancien métier. Il alternait donc entre la vie d'un petit commerçant tranquille et la vie d'un pasteur protestant. Il y avait amnésie complète dans l'une et dans l'autre vie.

D'autres observations peuvent se rattacher à peu près à celles-là, par exemple les observations publiées par Charcot sur Marguerite D., les observations sur Hab. faites également dans l'école de Charcot. Vous trouveriez ces observations dans les ouvrages de Guinon qui a résumé, il y a maintenant trente-cinq ans, les principales observations faites à la Salpêtrière sur les somnambulismes et les doubles existences.

Quoi qu'il en soit, cette forme de double personnalité régulière qui alterne entre deux mémoires, sans que jamais ces deux mémoires se confondent l'une avec l'autre, sans que l'une empiète sur l'autre, est rare. Je dirai même qu'elle me paraît un peu douteuse. Il y a des observations qui sont incomplètes, qui sont difficiles à comprendre. Ce n'est pas ainsi que la double personnalité se présente d'ordinaire. Généralement, elle prend une autre forme, toujours au point de vue de la mémoire.

Dans cette deuxième forme, ce qui paraît plus compliqué au premier abord et qui est peut-être plus psychologique, en tout cas un peu plus normal, c'est que l'oubli caractéristique de la maladie, cet oubli d'une période de la vie, existe pendant une certaine phase, qui réapparaît périodiquement, mais n'existe qu'à ce moment-là. Entre les crises d'amnésie, il y a d'autres périodes où l'amnésie n'existe pas du tout, où la mémoire est complète et où le sujet connaît toute sa vie.

Nous pouvons prendre comme exemple typique l'observation extrêmement remarquable de Azam, le cas de Félida X. Vous le connaissez très bien. Il s'agit d'une personne très névropathe qui a présenté toutes espèces de troubles qu'on appelait autrefois des troubles hystériques, et qui a eu, vers l'âge de quinze ou seize ans, de petits sommeils hystéri-

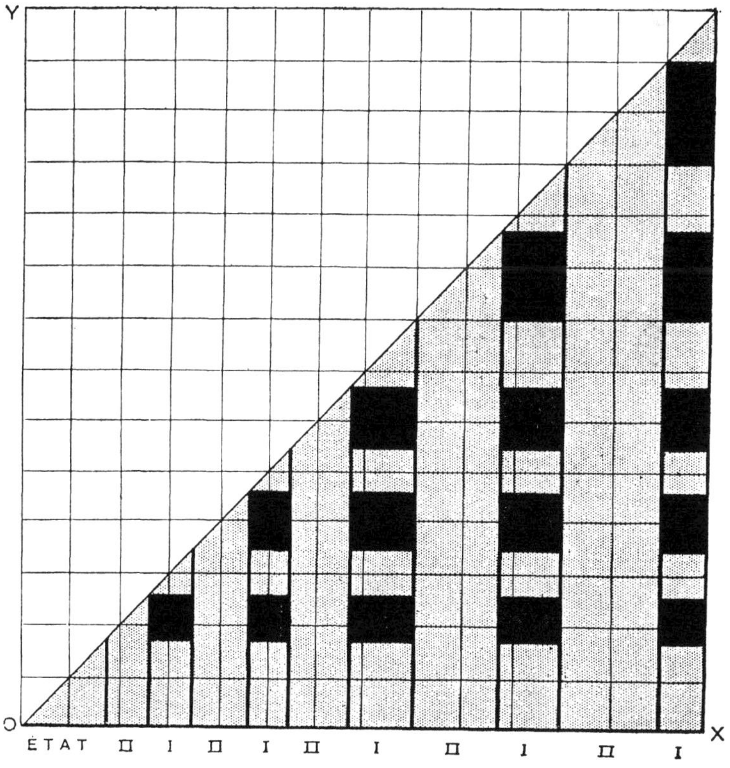

ques durant deux, trois ou quatre heures. A la suite de ces sommeils, elle se réveillait avec un changement d'activité dont nous parlerons tout à l'heure, car il est à mon avis très important. Elle était plus gaie, plus active, en apparence mieux portante, et elle continuait son existence avec l'esprit plus lucide et une mémoire plus étendue. Au bout de quelques heures d'abord, puis au bout de quelques jours et même quelques mois, un nouveau sommeil survenait et elle retombait dans l'état précédent avec apathie, tristesse, désordres nerveux. Mais quand elle arrivait de nouveau dans l'état de tristesse, elle avait complètement oublié la période vive, la période active précédente. En un mot, il y avait une période de tristesse, avec amnésie correspondant à toutes les périodes d'activité, et une période d'activité sans amnésie aucune, mais au contraire avec une mémoire complète de toute la vie.

Dans le schéma correspondant, la vie du sujet se trouve divisée en périodes successives. Dans l'une des périodes il y a des amnésies plus ou moins graves, amnésies qui réapparaissent périodiquement ; mais dans les périodes intercalaires, il n'y a pas d'amnésie du tout, la mémoire est complète.

Cette forme de personnalité alternante avec périodes de lucidité complète est de beaucoup la plus fréquente et la plus intéressante. Elle a été longuement étudiée par toutes sortes d'observateurs. On peut en réunir une centaine de cas. Le Docteur Dufay par exemple a rapporté le célèbre cas de Rosalie. Les cas analogues de toutes espèces sont très nombreux. La célèbre somnambule lucide américaine Mrs Peiper est un cas de ce genre.

Tels sont les deux types de doubles personnalités, ou du moins les deux troubles de mémoire qui ont donné naissance aux études sur les doubles personnalités. Entre ces deux formes extrêmes, on peut ranger d'innombrables observations qui ont comme caractère d'être beaucoup plus compliquées que les autres. Toutes espèces de complications de la mémoire se sont présentées et la description complète demanderait des pages et des pages, et des schémas de toutes sortes. Nous pouvons vous signaler par exemple une observation qui a eu son heure de célébrité : c'est celle de Louis Vivet par le Docteur Camuzet, publiée en 1882. Ce jeune homme présente quatre ou cinq existences psychologiques différentes. Tantôt il a le souvenir d'une période de sa vie, tantôt il se souvient de ce qu'il était à l'âge de six ans et de sept ans, tantôt il se souvient de ce qu'il était à neuf ans, tantôt il se souvient de ce qu'il était à douze ans. Chaque période semble correspondre à un état particulier. Il faut qu'il revienne dans tel état particulier pour retrouver le souvenir de l'âge de neuf ans ou de l'âge de dix ans.

Il y a des complications de plus en plus grandes dans ces nombreuses personnalités. A propos de ces complications, il y a des observations dont nous ne savons pas très bien la valeur. Elles sont déjà un peu anciennes et n'ont pas toujours été prises par des observateurs très compétents, mais elles sont tellement bizarres que je les signale à l'attention de ceux que cela intéresse. J'ai reçu en particulier, il y a très longtemps de cela, un petit livre américain qui a un titre assez retentissant : « Mollie Fancher, the Brooklyn enigma ». Ce livre contient la description d'une jeune femme appelée, de son nom authentique, Mary J. Fancher. L'histoire de cette pauvre Mollie est quelque chose d'invraisemblable. Cette femme, pendant une trentaine d'années, a présenté, à sa pauvre famille et aux gens qui avaient eu la patience de l'observer, les métamorphoses les plus extravantages qui se sont succédées les unes aux autres pendant des périodes très longues (une d'entre elles a duré neuf ans), ou pendant des périodes d'une année ou de six mois. Elle se présente dans ses différents états tout à fait autre, non seulement au point de vue moral, mais même au point de vue physique. Elle est restée pendant une année avec des contractures bizarres des bras qui étaient raidis au-dessus de sa tête en arrière, et pendant des années, elle est demeurée dans cette attitude. Dans une autre période, c'étaient les jambes qui se raidissaient. Tantôt elle pouvait manger, tantôt elle pouvait dormir, tantôt elle ne le pouvait pas. Et à chaque période différente, elle racontait autre chose de sa vie. Elle se présentait chaque fois comme une tout autre personne.

Cette Mollie me paraît avoir eu beaucoup d'imagination, car elle se donnait à elle-même des noms différents et très poétiques suivant l'état où elle se trouvait. Il y a six personnages en elle. Il y a d'abord Mollie ; la seconde est Sunbeam (rayon de soleil) ; la troisième est Idol (l'idole) ; la quatrième est Rosebud (le bouton de rose) ; il y a encore Pearl (la perle) ; Ruby (le rubis), etc. Tout change indéfiniment l'aspect de la personnalité, les souvenirs et les fonctions physiques. C'est un véritable kaléidoscope.

L'ennui dans ce petit volume qui a été édité par M. Abraham H. Daily (1894), c'est que l'auteur ne se doute pas qu'il ne nous inspire pas beaucoup confiance. Il a un ton trop admiratif ; on dirait presque qu'il a un ton un peu mystique. C'est l'allure de ces gens qui ont des croyances personnelles, des croyances auxquelles ils rattachent tous leurs intérêts et qui veulent un peu nous les imposer. On croirait que cet auteur ne tenait pas à guérir sa malade, mais plutôt à la transformer de plus en plus.

Quoi qu'il en soit, après cette observation extraordinaire, nous arrivons à l'observation contemporaine qui remplit les ouvrages de Morton Prince ; c'est celle de la célèbre Miss Beauchamp. Cette célèbre Miss Beauchamp est un personnage dans le genre de Mollie, présentant une collection de six ou sept personnalités différentes qui varient incessamment dans les souvenirs, dans l'attitude, dans les réactions qu'elles présentent à l'observateur. M. Morton Prince a été vivement séduit par ce sujet, il l'a longuement étudié. C'est à ce propos qu'il a présenté quantité de théories de la personnalité et de la conscience. Parmi les nombreux personnages qui subdivisent l'âme, si l'on peut dire, de cette pauvre Miss Beauchamp, il y en a un qui est tout à fait remarquable par son attitude et par la conception qu'il a inspirée à Morton Prince : c'est la personne qu'il baptise du petit nom anglais Sally.

Sally est une vraiment bien curieuse personne. Tandis que Miss Beauchamp dans son tempérament normal est sage, bien équilibrée, très correcte, plutôt sérieuse et un peu triste, Sally est le démon, le diable comme dit M. Morton Prince.

Il y a trois personnages principaux dans Miss Beauchamp : il y a l'ange, le diable et la femme. Elle alterne entre les trois et chacun d'eux présente des aspects bizarres. Sally ne fait que des sottises, mais ce qu'il y a de plus curieux, c'est que Sally fait des sottises précisément à la personne dans laquelle elle habite. La personne qu'elle tourmente le plus, c'est Miss Beauchamp ; elle ne cherche qu'à lui faire des farces. C'est très triste pour cette malheureuse jeune fille. Miss Beauchamp a la plus grande horreur des vers, des insectes, des araignées, et c'est son droit. Sally n'a qu'une idée en tête, c'est de ramasser des araignées et des vers, de les mettre dans de petites boîtes et de placer ces boîtes dans les poches de Miss Beauchamp. C'est facile, puisqu'elle a le même costume et qu'elle habite dans Miss Beauchamp. Ces vers et ces araignées font peur à la malheureuse quand elle les découvre. Un jour, Sally lui joue une farce méchante ; elle la force à partir de chez elle sans aucune ressource et lui fait prendre un tramway qui va très loin en dehors de la ville, elle la conduit jusqu'à l'extrémité du tramway. Là, elle descend et elle disparaît et elle laisse la pauvre Miss Beauchamp qui n'aime pas marcher, qui a des troubles dans les jambes, toute seule, à une distance de plusieurs kilomètres de la ville. Miss Beauchamp doit rentrer à pied avec une peine infinie. En un mot, Sally fait perpétuellement des plaisanteries à son personnage principal.

M. Morton Prince a fait beaucoup d'études sur ces différents personnages. Ce qu'il y a à retenir de la conception de M. Morton Prince, c'est l'idée qu'il se fait de ce personnage de Sally. Tandis qu'il considère les autres personnes — elles sont très nombreuses, il y en a au moins sept — comme des troubles de la mémoire du personnage principal, que nous pourrions avoir nous-mêmes, il définit Sally de ce nom : le subconscient. En somme, M. Prince adopte sans hésiter les anciennes conceptions que nous avions présentées nous-même en 1889 sur l'existence d'états subconscients chez les hommes et il considère le subconscient comme un personnage qui existe toujours au-dessous de l'esprit, qui accompagne tous nos actes et qui quelquefois peut réapparaître d'une manière anormale.

En groupant ainsi les différentes observations, vous aurez donc trois classes : les somnambulismes réciproques dans lesquels il y a des oublis réguliers dans chacune des personnalités ; les somnambulismes dominateurs dans lesquels vous n'avez des oublis que dans une des formes de la personnalité et dans lesquels vous n'avez pas d'oublis dans l'autre ; et les variétés mixtes, intermédiaires, qui sont innombrables.

Ce n'est pas uniquement d'après la mémoire que nous jugeons les personnes qui nous environnent ; nous les jugeons aussi par le caractère et par les sentiments. La conduite d'une personne est un élément essentiel de sa personnalité. Nous sommes habitués à ce qu'un tel soit convenable avec nous, à ce qu'un tel soit plutôt agressif. Nous sommes habitués à ce que l'un soit gai, à ce que l'autre soit triste. Nous avons des idées habituelles sur les caractères. Eh bien, les caractères changent absolument dans ces états de double personnalité ; ils se modifient de fond en comble. L'histoire de Félida nous y avait habitués. Dans un de ses états que Azam appelle l'état premier (je serais disposé à dire que c'est l'état second, mais peu importe), Félida nous présente le caractère apathique, morne, triste, sans aucune gaîté, sans aucune passion. Dans un autre état que Azam appelle l'état second, Félida nous présente au contraire une très grande activité ; elle est extrêmement remuante, active, entreprenante et gaie. Tout a changé, et c'est précisément ce changement d'allure qui a inspiré les idées de double personnalité.

Ces grandes différences que nous voyons dans la conduite d'une personne, présentent un problème qu'il ne faut pas considérer comme supprimé. On a été disposé, quelque temps après les études de Azam, à supprimer toutes les difficultés et à dire : ce sont des délires, ce sont des croyances bizarres de l'individu, croyances dans lesquelles l'entourage et le médecin lui-même ont quelque influence. On leur a mis cela en tête, ils le croient, ils le jouent ; c'est une comédie particulière qui n'a aucune espèce d'importance.

Ce sont ces argumentations qui, autrefois, ont contribué à faire échouer le problème, peut-être aussi parce que les études psychologiques n'étaient guère en état de le résoudre complètement. Cette explication n'est pas entièrement suffisante. Il y a quelque chose de plus grave dans ces doubles personnalités. La suggestion n'a pas toujours joué un rôle. L'observation de Félida X nous montre l'étonnement du médecin quand il a constaté ces phénomènes bizarres qui réapparaissent plus souvent qu'on ne croit et qui correspondent à des troubles dans la force psychologique. On ne peut pas supprimer entièrement le problème.

Aussi les explications ont-elles été très nombreuses. Il y a des explications prétentieuses que nous devons signaler mais auxquelles on ne doit pas s'arrêter, explications aux deux extrémités du monde philosophique, explications grossièrement matérialistes et explications à prétention métaphysique et spiritualiste, qui toutes ont le grand défaut, je ne dis pas d'être fausses, car sur ce point on ne connaît pas de vérité absolue, mais d'être ambitieuses, démesurées, et de ne pas s'appliquer au problème.

Une première explication a été répandue partout. Elle est aujourd'hui ridicule ; c'est l'explication par les deux cerveaux. Les anotomistes ont toujours une disposition à donner une forme matérielle et physique aux phénomènes qu'ils observent chez leurs sujets. Ils ne sont satisfaits que lorsqu'ils localisent sur une partie du système nerveux les troubles qu'ils ont observés. Or, ici, il y a deux personnes. Les hommes ont deux hémisphères cérébraux. Eh bien, c'est très simple : une personnalité sera dans un hémisphère ; l'autre personnalité sera dans l'autre hémisphère. Cette hypothèse qui remonte déjà à l'anatomiste anglais Wigan a été très développée par Myers et beaucoup d'autres. Elle a été signalée autrefois ici-même par Brown-Séquard. Elle n'a pas, je crois, grande valeur. En tout cas, elle n'a aucune valeur réellement anatomique. Ce que l'on sait très nettement, c'est que la suppresion d'une moitié du cerveau détermine des troubles moteurs et des troubles sensitifs d'un genre particulier. Une hémorragie cérébrale qui détruit un hémisphère, amène des hémiplégies d'une forme tout à fait spéciale : elle amène des hémianopsies, des manières de voir d'un seul côté et non pas des deux. En un mot, il y a des symptômes physiologiques très nets avec la suppression d'un cerveau et l'existence d'un seul hémisphère. Or jamais, dans ces observations de doubles personnalités, on ne trouve de véritables hémiplégies ou de véritables hémianopsies. Nous n'avons donc aucun symptôme réellement physiologique qui corresponde à la suppression d'un hémisphère.

A côté de l'explication anatomique sur laquelle il n'y a rien à dire, qui n'est qu'une curiosité de littérature, d'érudition, il faut également écarter les discussions trop métaphysiques, trop religieuses qui se sont mêlées de ces cas, qui ont argumenté pour ou contre.

Je me souviens en particulier d'un article qui a paru dans le « Journal des Pères de la Compagnie de Jésus », article qui avait une importance et un ton grandiloquent tout à fait exagérés. L'auteur de cet article présentait ces doubles personnalités comme une attaque contre la religion et contre le spiritualisme. Il n'y a rien de ce genre, il ne s'agit pas de se monter la tête de cette manière et de défendre des croyances religieuses à propos d'observations médicales mal comprises. Tout cela, c'est de la puérilité. Il ne s'agit pas de dire que l'âme est démontrée ou qu'elle est supprimée ; il ne s'agit pas de dire qu'il y a plusieurs âmes. La conception de l'âme appartient à un tout autre domaine d'études. La conception de l'âme est une représentation métaphysique du principe donné à tout organisme, du principe de l'existence. On peut supposer qu'il y en a une, on peut supposer qu'il y en a mille. Mais dans tous les cas, ces observations de délires particuliers ne sont pas des observations métaphysiques ; elles ne touchent pas au principe de l'âme, elles touchent à la manière d'exprimer la personnalité. Ce que ces faits-là peuvent nous présenter, c'est tout au plus une confirmation de la conception de la personnalité que j'essaie de vous exposer.

La personnalité, à mon avis, n'est pas un double, un décalque d'une entité métaphysique quelconque, pas plus d'une entité matérielle que d'une entité spirituelle. Qu'il y ait ou qu'il n'y ait pas une âme, c'est un autre problème qui n'a rien à voir avec la personnalité. La personnalité ne correspond pas plus au corps qu'elle ne correspond à l'âme. La personnalité est une œuvre humaine, une construction faite par les hommes avec les moyens qu'ils ont à leur disposition. Le principe de la vie, quel qu'il soit, a amené la conception d'un corps. Ce principe de la vie a amené le langage, les mouvements, la société, et les conditions déterminées par le langage, par les mouvements, par la société, ont forcé les esprits humains à se construire des personnalités ; la personnalité est une œuvre d'art édifiée par les hommes, bonne ou mauvaise, incomplète et imparfaite, mais elle ne nous indique rien du tout sur le principe métaphysique de notre être.

C'est pourquoi nous devons écarter assez rapidement cette vieille conception qu'on a appelée autrefois polyzoïsme. Beaucoup d'auteurs, se rattachant à un magnétiseur célèbre Durand de Gros, disaient que l'être vivant se compose non pas d'une âme, mais d'une centaine, d'un millier d'âmes qui existent en lui et se combinent de toutes les façons.

Les sept ou huit personnes de Miss Beauchamp ne seraient que la manifestation d'une partie de ces âmes. Tout cela est enfantin et dépasse absolument la question. Il faut présenter le problème d'une autre manière.

Permettez-moi, pour terminer, de faire allusion à une de mes anciennes observations qui me paraît avoir quelque importance et que nous discuterons précisément dans la prochaine leçon. Vous trouveriez dans un de mes ouvrages, la seconde édition de « L'état mental des hystériques » (1911, p. 545), un chapitre que je me permets de vous signaler car il est amusant ; ce chapitre a pour titre : « Une Félida artificielle ». C'est l'étude d'une malade que j'ai eue entre les mains pendant dix-sept ans, que j'ai suivie jusqu'à sa mort et qui a présenté des troubles psychologiques extrêmement singuliers, déterminés par l'épuisement, par la tuberculose avancée, par toutes espèces de troubles physiques qui réagissaient évidemment sur l'activité cérébrale. Cette personne, lorsqu'on ne s'occupait pas d'elle, tombait de plus en plus bas ; son activité nerveuse allait toujours en diminuant, à tel point qu'elle devenait incapable des opérations physiologiques les plus nécessaires à la vie. Les fonctions viscérales, les fonctions abdominales disparaissaient ; la malade était dans l'incapacité d'aller à la selle, d'uriner, de se mouvoir, et surtout elle était absolument incapable de manger. Les fonctions d'alimentation sont des fonctions extrêmement curieuses qui semblent tout à fait naturelles à l'homme normal, mais qui disparaissent complètement dans certains épuisements du système nerveux.

Il y a un problème sur ces phénomènes d'anorexie qui est évidemment singulier. Je ferai remarquer en particulier que cette personne, que j'ai décrite sous le nom de Marceline, présente une hérédité bizarre. Parmi les membres de sa famille dont j'ai décrit les principaux, il y a sept observations (parents immédiats, oncles, tantes, grands-parents) d'absence d'alimentation, d'incapacité de se nourrir, de vomissements incoercibles, comme si la fonction de l'alimentation était liée à l'intégrité de l'activité nerveuse et disparaissait chez quelques individus. Il y a des hommes qui naissent sans avoir de goût musical, sans pouvoir distinguer une note d'une autre ; des enfants qui naissent avec la surdité et avec le mutisme ; d'autres — c'est plus rare parce qu'ils en meurent — qui naissent avec l'absence d'alimentation. L'incapacité d'alimentation était un des caractères essentiels de Marceline. Lorsqu'elle était ainsi tombée au plus bas degré de l'épuisement, elle présentait d'abord cette paresse, cette lenteur, cette tristesse générale, mais elle présentait surtout des amnésies, très étranges : elle oubliait de longues périodes de sa vie.

Dans l'article dont je vous parle, j'ai décrit un accès d'amnésie qui a embrassé neuf années. Elle oubliait tout d'un coup neuf années de sa vie, ne savait plus se conduire, parce que, dans ces neuf années, s'étaient passées des circonstances très variées qui avaient changé sa situation sociale. Elle avait été employée dans une administration quelconque, puis elle avait monté en grade ; on lui avait donné un autre bonnet caractéristique de son grade. Elle ne voulait plus le reprendre, elle ne voulait plus exercer ses nouvelles fonctions, elle avait oublié tout ce qui avait rempli sa vie pendant neuf ans.

Il y avait donc une période d'épuisement qui, parmi tous les troubles, présentait des troubles curieux de la mémoire.

Or, il y avait des moyens artificiels d'exciter l'esprit de Marceline. Vous savez que les forces de l'esprit — nous en parlerons peut-être l'année prochaine — sont éminemment variables. Elles montent et elles baissent sous une quantité d'influences que nous connaissons très mal. Il y a un phénomène important, c'est le phénomène de l'excitation. Nous pouvons tous être excités par des agents physiques, ne fût-ce que par l'alcool, ou par des agents moraux : les compliments, les félicitations, les émotions de différentes espèces, quelquefois même le danger, les ordres ou les menaces. Ces excitations nous transforment modérément.

Cette pauvre femme au contraire était énormément transformée par toutes les excitations morales, qu'elles aient lieu sous la forme d'hypnotisme, d'excitation de la sensibilité, ou sous la forme de menace, d'émotion, etc. Les excitations la transformaient tellement qu'elle changeait tout à fait d'activité, de caractère. Elle prenait un aspect gai et actif sans aucun rapport avec l'état précédent. Ce qu'il y a de plus étrange, c'est que ces excitations qu'on déterminait sur Marceline changeaient tout à fait l'état de la mémoire. Les neuf années oubliées réapparaissaient tout entières ; elle avait une mémoire complète.

En un mot, dans cette observation, nous obtenions exactement l'état de Félida, avec des périodes de dépression, de tristesse, d'inactivité et d'oubli avec de grandes amnésies, et au contraire des périodes d'excitation avec gaieté, activité et mémoire complète. Mais ce qu'il y avait de curieux, c'est que ces périodes n'étaient pas tout à fait naturelles. Elles ne venaient pas spontanément comme dans le cas de Azam ; on pouvait les déterminer artificiellement, on pouvait faire naître l'une ou l'autre.

Cette observation à laquelle je fais allusion nous indique une direction particulière. Nous ne nous trouvons pas devant des métamorphoses profondes du cerveau ou de l'âme humaine. Nous nous trouvons en présence d'activités particulières plus ou moins grandes qui ont comme caractère essentiel de porter sur la mémoire, et ces doubles existences nous mettent en présence du problème : quel est le rôle de la mémoire dans la personnalité ?

Ce rôle de la mémoire, comme nous l'avons vaguement indiqué et comme il faut le reprendre, c'est de donner une nouvelle unité à l'individu. A côté de l'unité corporelle, de l'unité sociale, la mémoire doit donner à l'individu une unité temporelle.

Dans notre prochaine leçon, nous prendrons le problème de la biographie de l'individu, l'histoire de sa vie que chacun de nous doit porter en lui-même.

11 MARS 1929

XXIII. — LA BIOGRAPHIE DE L'INDIVIDU

La description fort rapide que nous avons faite des doubles personnalités nous met en présence d'une fonction particulière de la mémoire qui doit jouer un rôle important dans les modifications de la personnalité. J'ai dû vous faire remarquer d'abord que ces troubles des doubles personnalités n'étaient pas en réalité aussi profonds qu'ils en ont l'air. Ces individus qui présentent plusieurs personnalités ne changent pas énormément. Ceux qui les observent leur trouvent la même figure, le même corps, avec ses faiblesses et avec ses forces ; ils leur trouvent en somme le même esprit, avec les mêmes connaissances et les mêmes ignorances. Si une de ces personnes sait une langue étrangère dans une personnalité particulière, elle la sait également dans une autre. Si elle l'ignore, elle ne la saura pas davantage. Il n'y a pas de facultés merveilleuses qui apparaissent dans un état particulier.

Au fond, ce trouble des doubles personnalités me paraît porter à peu près uniquement sur deux choses qu'il faut bien mettre en relief et qui ont une importance inégale.

D'un côté, et c'est un des phénomènes essentiels, il s'agit d'un trouble de ce qu'on appelle les sentiments. Dans toutes les observations de double personnalité, on note toujours des caractères différents et des dispositions sentimentales différentes. C'est manifeste, aussi bien dans le cas de Félida X que dans le cas de Mollie Fancher et dans toutes les observations que je vous ai signalées, le sujet est toujours triste, tranquille, immobile, avec crainte de l'action. Dans l'autre personnalité, au contraire, il est entreprenant, hardi, très actif, quelquefois même à l'excès.

Reprenez l'histoire de Félida, la première observation de Azam ; prenez la célèbre somnambule avec états réciproques que décrivaient les premiers observateurs, la dame de Mac Nish. Dans l'un des états, elle reste toujours immobile, elle a peur de tout. Dans l'autre, on la représente comme courant après les animaux sauvages, se battant, montant à cheval ,tout à fait active.

Ce sont là des différences fondamentales. Ce sont deux formes de l'activité et des sentiments qui lui correspondent. Les sentiments, nous l'avons étudié assez longuement ici même, ne sont que des régulations de l'action, qui est tantôt arrêtée, calmée, tantôt au contraire développée et exagérée.

Les grandes modifications du sentiment se présentent dans une maladie mentale très étrange et malheureusement très répandue ; je veux parler des psychoses périodiques. Des individus, pendant quelques mois, sont au-dessous d'eux-mêmes, mélancoliques, immobiles, n'osant rien faire, et pendant plusieurs autres mois au contraire deviennent insupportables à cause de leurs ambitions, de leur activité et de leurs dépenses.

Cette alternance de deux états de sentiment et de deux régulations de l'action est extrêmement fréquente, et elle est très importante dans la pathologie mentale d'aujourd'hui. Comme je l'ai soutenu il y a déjà très longtemps, en 1911, dans la seconde édition de « L'état mental des hystériques », les doubles personnalités sont en somme des cas de psychose périodique. C'est là le phénomène fondamental. J'ai essayé de le montrer à propos de cette malade que je désignais sous le nom de Marceline, dont on pouvait déterminer les périodes, qu'on pouvait laisser tomber dans l'inertie et dans l'insensibilité en l'abandonnant à elle-même, qu'on pouvait au contraire exciter et mettre dans un état d'activité et d'élévation tout à fait particulier. Les doubles personnalités sont fondamentalement des formes particulières de psychose périodique.

Mais ce n'est pas suffisant, car les psychoses périodiques qui sont extrêmement fréquentes autour de nous, n'amènent jamais finalement de double personnalité. Les individus qui tombent dans les états mélancoliques, puis dans les états d'excitation presque maniaque, conservent la même personnalité. Ils se disent toujours eux-mêmes. Tout au plus s'appellent-ils le « moi triste » et le « moi gai », mais ils ne se subdivisent pas.

Il y a quelque chose de plus dans les cas de double personnalité, un trouble de la mémoire vient s'ajouter au trouble des sentiments. Les doubles personnalités sont une combinaison de la psychose périodique avec une maladie particulière de la mémoire. Ce qui caractérise Félida, et les malades du même genre, ce n'est pas qu'elle soit, dans une période mélancolique et dans l'autre agitée, c'est que, dans chacune des deux périodes, elle a une mémoire qui paraît être différente ; c'est là le point essentiel. Mais sur cette mémoire comme sur les autres caractères des doubles personnalités, il y a des restrictions à apporter, il faut une certaine prudence.

N'allons pas trop vite pour déclarer que la mémoire est entièrement changée, tout à fait bouleversée, que les souvenirs anciens ont disparu, qu'il y a vraiment une destruction des souvenirs. Cela est évidemment faux. Les souvenirs ne sont pas détruits puisque, dans quinze jours, ils vont réapparaître. Ils existent quelque part, ils restent à l'état latent, exactement comme toutes nos fonctions psychologiques. Nous pouvons marcher, monter sur une bicyclette, parler, et aujourd'hui, en ce moment, vous ne montez pas sur des bicyclettes, vous ne parlez pas ; il y a des fonctions psychologiques qui, chez vous, restent latentes, exactement comme les souvenirs de Félida restent latents pendant six semaines ou deux mois. Ce n'est pas autre chose qu'un arrêt de fonctionnement.

Une foule d'expériences qui ont été faites autrefois, à l'époque où on étudiait beaucoup les doubles personnalités, montrent que cette modification de la mémoire n'est pas si profonde qu'on le suppose. Pendant la période d'amnésie, lorsque ces malades ont l'air d'ignorer ce qui s'est passé pendant quelques mois de leur vie, on peut par différents procédés mettre en évidence l'existence des souvenirs. Les souvenirs existent, ils ne savent pas se montrer, mais on peut les faire réapparaître. C'est ce que nous ont appris autrefois toutes les pratiques de l'hypnotisme, des écritures automatiques, toutes les interrogations sur le subconscient. A chaque instant, on met en évidence la persistance des souvenirs.

Vous verrez dans les anciennes observations ce cas célèbre étudié par Charcot sous le nom de Mme D... qui semblait absolument avoir perdu tous les souvenirs. Nous avons montré que l'oubli présenté par cette femme n'était pas aussi complet qu'on le croyait. Elle ignorait absolument tout de la vie de l'hôpital, elle avait tout oublié, mais si on l'observait, on la voyait s'asseoir auprès des mêmes personnes : elle les connaissait donc. Elle savait retourner à son lit à condition qu'elle ne s'interrogeât pas consciemment. Si elle le faisait automatiquement, elle le faisait très bien. Il y avait une foule d'actions qui étaient restées. Quand on déterminait les souvenirs chez elle par des procédés qui excluaient l'attention, notamment par la distraction, on pouvait très bien arriver à connaître ces souvenirs.

Autrefois, j'avais amusé le service en montrant qu'on pouvait faire parler cette femme et lui faire raconter des événements de sa vie clairement, tandis qu'elle paraissait ne pas vouloir le faire. Si on lui demandait brutalement : « Comment s'appellent vos deux voisines dans la salle ? », elle ne pouvait pas le dire ; il y avait amnésie complète et elle ne savait même plus qu'elle était dans une salle d'hôpital. On employait à ce moment la distraction. On lui mettait un crayon dans la main, on la priait de faire une addition. Pendant qu'elle y travaillait, on se mettait derrière elle, on lui murmurait tout bas : « Comment s'appelle votre voisine de droite ? » ou « Comment s'appelle votre voisine de gauche ? » et elle répondait très bien sans le savoir, sans y faire attention.

Les souvenirs existent donc, ils peuvent être rappelés, ils réapparaissent de temps en temps, seulement, dans certaines conditions, ils ont l'air d'être disparus.

Cette apparence de disparition et de réapparition des souvenirs, cette modification dans l'exposé des souvenirs est sous la dépendance d'une maladie particulière du récit. Comme nous le disions l'année dernière, le phénomène essentiel de la mémoire, c'est la narration. Quand nous nous rappelons une période de notre vie, nous la racontons à nous-mêmes comme si c'était un auditeur ; nous faisons des récits et les bonnes mémoires sont en somme une espèce de talent littéraire, c'est un talent narratif. Un enfant à qui on apprend à raconter ce qu'il a fait quand il a joué dans les Champs-Elysées, apprend à faire un récit, une narration littéraire, cela est évident. Des gens du peuple, qui n'ont pas d'amnésie du tout, savent très mal faire des récits et en somme, ils racontent très mal leur vie. On s'en rend compte très facilement à l'hôpital. Il est impossible d'obtenir d'un malade le récit de sa vie tout simplement au point de vue des grandes maladies qu'il a déjà eues, au point de vue des événements importants ; il ne sait pas le faire ; en particulier, il ne sait mettre aucune espèce d'ordre. Il faut toujours refaire l'observation après lui parce qu'il ne sait pas faire une narration. Les maladies des doubles personnalités doivent être un trouble de ce talent narratif, un trouble de la narration et du récit. Seulement, il s'agit là d'un trouble assez particulier qui n'est pas tout à fait identique aux autres.

Quand nous avons l'année dernière étuudié les organisations de la mémoire, nous avons vu que ces organisations sont très nombreuses, très variées. La plus simple des organisations de la mémoire, c'est la notion d'avant et d'après. C'est le classement des événements dans un certain ordre.

Je vous ai donné une interprétation psychologique peut-être un peu grossière de cette fabrication de l'avant et de l'après. Je vous ai dit que, dans le cours de la vie, une des choses les plus importantes, c'est le phénomène de l'attente. Nous attendons quelque chose ou bien nous ne l'attendons plus. Suivant que nous attendons ou que nous n'attendons pas, notre attitude est entièrement changée ; nous sommes ennuyés ou bien nous sommes gais et réciproquement. Notre vie change suivant les phénomènes de l'attente qui sont extrêmement nombreux, qui ont toutes espèces de formes, formes de l'espoir, du désespoir, de la fatigue, etc.

Quand nous racontons une histoire à des auditeurs, comme quand les premiers aèdes se mettaient à raconter à un public un peu sauvage des événements passés, il est absolument nécessaire, pour donner des sentiments au public, pour l'intéresser, de faire naître en lui les phénomènes de l'attente et de la cessation de l'attente. Si vous racontez des histoires en supprimant tout à fait l'attente, vous n'intéressez pas du tout votre public qui ne sait plus de quoi il s'agit, qui se plaint que vous commenciez par la fin. Vous lui dites que le héros et l'héroïne sont déjà mariés : Eh bien, c'est fini. Maintenant, n'allez pas lui raconter toute l'histoire de la cour et des difficultés qu'ils ont rencontrées, cela ne l'intéressera pas du tout. Les premiers poètes ont commencé à sentir le besoin de faire attendre l'événement intéressant. C'est très manifeste dans les poèmes d'Homère et dans tous les poèmes primitifs.

Comment peut-on faire attendre ? On ne peut faire attendre qu'en ne racontant pas tout de suite l'événement que l'on veut faire attendre. Il est nécessaire de le faire prévoir, de le laisser deviner sans le dire. Par conséquent, il sera indispensable de raconter le récit avec de l'avant et de l'après. C'est l'ordre de la narration, c'est l'ordre des récits. Si je ne me trompe, ces notions si importantes d'avant et d'après, de succession d'événements, ce sont des habitudes littéraires que nous avons peu à peu introduites dans le monde extérieur après les avoir inventées à propos de nos narrations.

Cet ordre des récits existe chez tous les individus qui ont une double personnalité. Quand on leur fait raconter la période dont ils se souviennent, ils la racontent très bien, avec ordre, avec avant et après. Ils savent raconter les événements dans une succession particulière. Ce n'est pas sur ce point que porte le trouble.

Un second phénomène a été présenté l'année dernière comme d'une importance extraordinaire dans la mémoire. C'est ce que nous avons baptisé de ce nom un peu inventé : la présentification. Quand on raconte et quand on fait des récits, il est nécessaire d'inventer en même temps la notion du présent. Je ne reviens pas sur ce problème qui nous a arrêtés pendant plusieurs leçons et qui est en réalité fort difficile ; je vous rappelle l'idée principale.

La présentification répond à un problème très curieux dont les psychologues ne se sont pas toujours assez rendu compte. Une des difficultés de la vie humaine, c'est que nous avons tous deux façons de vivre, deux façons d'exister et que ces deux façons, nous avons peine à les réunir, à les mettre en ordre. Nous avons les actes de nos membres et nous avons les actes de la bouche, les paroles. L'invention de la parole a caractérisé l'humanité ; c'est cela qui a séparé les hommes des animaux. Après le développement des fonctions intellectuelles élémentaires, la fonction de la parole est devenue peu à peu tellement importante que nous avons pris l'habitude de donner à tous les actes quels qu'ils soient une expression verbale. Nous avons deux manières de vivre : en actes et en paroles. Malheureusement, il est peut-être très commode de vivre en paroles, mais cela n'est pas très utile. En dehors des relations sociales, nos rapports avec la nature ne comportent pas l'usage des paroles. La nature n'obéit pas à nos paroles, ce sont les hommes qui obéissent à nos paroles. La nature nous force à avoir des actes matériels, des actes des jambes et des bras ; elle ne comprend que cela, elle est sur ce point très obtuse et ne sait pas parler. Nous sommes donc obligés malgré nous de conserver quelque chose de physique. Alors se pose le problème des relations entre les actes physiques réellement conservés et les paroles si commodes à d'autres points de vue, si faciles, à l'aide desquelles nous préférerions vivre.

Ce problème des relations entre l'action des membres et la parole a toutes sortes d'aspects. Dans les années précédentes, nous nous sommes longtemps arrêtés sur le fameux problème de la croyance, qu'en général on expose si mal. Le problème de la croyance est un problème d'association entre la parole et l'action. Quand un homme vous dit : « Je crois quelque chose », c'est tout simplement comme s'il vous faisait une promesse d'agir. Il croit que tel objet existe ; c'est exactement comme s'il vous disait : « Je me vante de pouvoir vous conduire auprès de l'objet, de pouvoir vous le montrer ». Toute croyance est une promesse d'action dans des cas particuliers, c'est une union établie entre les deux vies si différentes l'une de l'autre.

Ce problème de l'union de la parole, de la vie parlée, et de la vie agie avec les muscles, ce problème se présente à propos de la mémoire comme à propos de tout le reste. Si je ne me trompe, la première mémoire, la plus élémentaire, est indépendante de l'action. En réalité, les premiers narrateurs et les premiers aèdes racontaient des choses pour amuser, pour réjouir les auditeurs. La mémoire a été d'abord un jeu. On racontait pour s'amuser à raconter et les auditeurs, grâce à l'adresse du poète, éprouvaient des sentiments qui les excitaient. Ils pleuraient ou bien ils se réjouissaient des triomphes.

Mais peu à peu on a eu besoin de réunir ces deux choses, car en somme la mémoire était composée des récits de la vie, et ces récits de la vie, on voulait les appliquer à la vie, on voulait s'en servir. Pour que la mémoire serve à quelque chose, il faut la réunir avec l'action. C'est ce qui a été fait au moment du présent.

Dans l'acte du présent, quand nous faisons une action présente, nous avons en même temps un récit. Non seulement en ce moment je vous parle, mais je puis un instant me dire en moi-même : « Je suis en train de faire le cours au Collège de France ». C'est là ce qu'on appelle le présent.

Le présent n'existe pas perpétuellement. Nous ne passons pas notre temps à nous dire : « Je marche, j'avance dans la rue, je mange, etc. » Mais de temps en temps, nous nous arrêtons pour faire le récit au même moment où nous faisons l'action, pour les unifier.

Ce travail d'unification du récit avec le moment présent a eu des conséquences de la plus grande importance. C'est là ce qui a créé ce que nous appelions l'année dernière la mémoire consistante, au lieu de la mémoire inconsistante. Les anciens récits des poètes sont des mémoires inconsistantes. Ni le poète, ni l'auditoire, ne s'occupent de la réalité.

Ces événements sont-ils d'accord avec des faits réels Ne sont-ils pas d'accord ? Quelle est la part d'imagination ou la part de mémoire ? Personne ne demande tout cela. Les auditeurs d'Homère ne discutaient pas sur ce qu'il imaginait, ils ne s'en occupaient pas du tout. Il y avait là une indifférence pour le réel et pour le présent.

Au contraire, quand nous nous occupons du présent, il faut métamorphoser notre récit de manière qu'il puisse concorder avec le présent. Il y a des précautions à prendre pour ne pas rendre le récit trop absurde, trop imaginaire, trop différent de la réalité présente. Il y a des précautions à prendre pour raccorder le récit avec le présent. Ces précautions ont amené à la notion des différents passés et des différents futurs. Il y a le passé immédiat dans lequel il y a attente du présent. Il y a au contraire le futur immédiat qui comprend la cessation de l'attente du présent. Il y a des passés plus lointains dans lesquels il n'y a pas d'attente du présent, mais où il y a cependant des restes de sentiment. Il y a des passés vagues dans lesquels il n'y a plus de sentiment du tout.

Il y a de même des futurs prochains, des futurs lointains et des futurs vagues. Tout cela dépend de ce rapport établi entre la narration et l'action présente.

Une des conséquences de la nécessité de cette présentification qui nous intéresse particulièrement à propos des doubles existences, c'est la construction d'une biographie. Jusqu'à présent, la mémoire mêlait pêle-mêle les événements concernant différents individus. Du moment que vous êtes obligés de distinguer dans vos récits les différents individus, vous devez connaître leurs histoires. Vous avez devant vous un individu particulier ; rien ne sert de lui raconter les histoires concernant mille autres personnages qu'il ne connaît pas ; cela ne l'intéresse pas, cela n'arrange pas son action. Vous ne pouvez pas vous servir de lui en lui parlant de récits lointains. Au contraire, vous avez un très grand intérêt de lui parler de son propre passé.

Prenons un exemple net : vous venez réclamer à un débiteur ce qu'il vous doit. Vous lui rappelez des récits, mais quels récits allez-vous lui rappeler ? Vous n'allez pas lui rappeler des aventures arrivées à d'autres personnes. Vous êtes obligé de lui rappeler que vous lui avez prêté une somme d'argent, qu'il vous l'a demandée, qu'il l'a acceptée, qu'il a pris l'engagement de la rendre. C'est cette promesse-là qu'il faut rappeler et non pas d'autres. Par conséquent, vous êtes obligé de réunir, autour de la perception de l'individu, les récits qui ont rapport à lui et non pas ceux qui ont rapport à d'autres personnes. C'est ce qui amène la construction de l'histoire de chaque individu qui nous environne.

Cette histoire est très manifeste quand on regarde un peu la façon de raconter des enfants, des débiles mentaux ou des arriérés. Ils sont toujours à vous caractériser une personne par un récit. Dans des descriptions que je faisais autrefois, je racontais comment ils désignaient leurs visiteurs. Les enfants idiots ou imbéciles de la Salpétrière n'avaient aucune notion des noms des personnes. Les plus arriérés d'entre eux désignaient les personnes par leurs conduites, ils ne tenaient compte que d'un récit de conduite habituelle. Telle personne était méchante, telle autre était bonne et on avait de bons sentiments pour l'une ou pour l'autre. Les arriérés un peu plus intelligents se servaient de la mémoire pour désigner leurs visiteurs et, comme je l'ai raconté dans un ouvrage précédent, des petites idiotes de la Salpétrière sont restées pendant des années à désigner une dame par cette formule : « Celle qui nous a apporté des cerises ». En effet, cette brave dame était venue une fois visiter l'hôpital et leur avait apporté un panier de cerises. Cet événement était resté très mémorable. Il est probable qu'elles avaient trouvé les cerises très bonnes ; cet événement les avaient frappées et elles ont toujours désigné cette dame par périphrase.

Il est arrivé une seconde période où le nom a changé parce qu'on pensait à une autre histoire et la malheureuse dame n'a plus été bien cotée, puisqu'on l'a appelée : « La dame qui nous a fait gronder. » Voilà des variétés caractérisant le personnage par ses actions.

Cette méthode qui caractérise le personnage par une action est extrêmement répandue, et je crois que cela a été un des caractères des populations primitives. Nous le voyons encore dans les poèmes d'Homère. Ce qu'on appelle les épithètes homériques sont des épithètes de ce genre-là, qui attribuent toujours à un individu une de ses actions caractéristiques.

Quand l'intelligence se développe et quand la mémoire grandit, au lieu d'attribuer à un individu un événement caractéristique, toujours le même, on lui en attribue plusieurs. Chez les arriérés, comme je viens de vous dire, cette évolution ne se fait pas. La dame qui est appelée « la dame qui apporte des cerises », quand il y a un autre événement frappant, est oubliée ; elle devient la « dame qui nous fait gronder ». Il en est ainsi très souvent dans les populations primitives. C'est pourquoi nous avons différents personnages qui ont différents noms et qui sont séparés artificiellement, ce qui rend la reconstitution historique très difficile.

Mais au contraire, chez des individus plus intelligents, les histoires se succèdent les unes aux autres et un de nos voisins est caractérisé par différents épisodes plus ou moins variés. Autrefois, nous appelions cela la biographie ou l'histoire du héros. En effet, tous les progrès psychologiques ne se font pas d'un seul coup pour toutes les personnes ; ils se font lentement pour un individu, puis pour un autre avant de passer à tous. La généralisation d'un procédé psychologique n'est pas immédiate.

Il est bien probable que, dans les temps primitifs, et nous le voyons encore chez les petits enfants, tout le monde n'a pas d'histoire. Il y a des personnes que l'enfant voit de temps en temps, qu'il connaît ; il les reconnaît, il a une attitude avec eux qui est particulière, mais il ne connaît pas leur histoire, il ne s'y intéresse pas. Les peuples primitifs ont toujours fait comme cela ; ils racontaient l'histoire d'un personnage qui devenait un héros et ne racontaient pas l'histoire des autres. Le peuple a toujours été appelé le « vulgum pecus », le troupeau sans histoire. Bien des familles se vantent d'avoir traversé la vie sans histoire. Il en a été ainsi pour beaucoup de personnes.

Peu à peu, on a généralisé l'histoire, comme on a généralisé le nom propre. Je vous ai montré qu'au début, il n'y avait qu'un petit nombre d'individus qui avaient des noms propres ; les autres n'étaient pas désignés par des noms. Le capitaine avait un nom, les soldats n'en avaient pas.

Peu à peu, un grand nombre d'hommes ont eu une histoire. Nous sommes arrivés aujourd'hui à cette période bizarre qui est peut-être un bon développement, peut-être un développement dangereux de la personnalité. Nous avons tous notre histoire et nous sommes tous devenus des héros. Nous nous occupons toujours de l'histoire des personnes que nous connaissons.

Si vous étudiez les relations sociales qui se font dans les salons, de quoi parle-t-on et quelle œuvre poursuit-on ? On poursuit d'abord, je vous l'ai dit, l'œuvre intéressante de l'exercice de la parole. Il s'agit de faire jouer la parole, de faire jouer le récit. La vie des salons a joué un grand rôle dans le développement intellectuel et le développement du langage. Mais en second lieu, le salon sert à établir la biographie des personnes qui nous environnent. De quoi parlent donc ces dames toujours et toujours ?

« Mais qu'est-ce qui est arrivé à un tel ? Est-ce qu'il s'est marié ? Avec qui ? De quelle manière ? Est-ce un bon ou un mauvais mariage ? A-t-il été malade A-t-il eu la grippe ? A-t-il des enfants ? » Pendant des heures et des heures, on ne parle que de cela.

De toutes ces histoires, il va rester quelque chose et les auditeurs sortiront du salon en ayant un peu complété leur petit dictionnaire biographique à propos des personnes qui les environnent. Ils ajoutent une ligne : « Je ne savais pas qu'une telle se soit mariée. C'est une nouvelle. Je le saurai dorénavant. »

Nous sommes arrivés à une époque où, non seulement nous voulons savoir le nom de notre interlocuteur, sa profession, sa situation sociale, mais nous brûlons d'une curiosité indiscrète pour savoir par exemple s'il est riche ou pauvre. Il y a bien des gens qui ne se préoccupent que de cela et qui cherchent tout le temps à le savoir. C'est cette biographie que nous cherchons à faire. A mesure qu'elle s'est développée, elle est devenue pour ainsi dire officielle et, en somme, nous avons tous ce qu'on appelle un « curriculum vitæ » et nous sommes obligés de le fournir à l'administration. Nous avons commencé par telle chose, continué par telle autre : chacun de nous a une histoire officielle.

Comme il arrive toujours, et j'insiste à chaque instant pour vous le montrer, toutes les lois psychologiques sociales ont deux aspects : un aspect extérieur portant sur les autres hommes, un aspect intérieur portant sur nous. Presque toujours — ce n'est pas absolument général — la seconde forme est postérieure à la première. Je crois que dans toute l'évolution de la personnalité, nous nous occupons d'abord de la personne des autres et ensuite de la nôtre. C'est un peu plus difficile de l'appliquer à soi-même. La situation et le nom propre s'appliquent d'abord aux chefs d'armée, ensuite aux soldats, et ensuite à nous-mêmes. La narration s'applique aux chefs, aux soldats, puis à nous ; nous finissons par nous raconter à nous-mêmes une petite histoire et nous créons notre biographie. Elle est bonne ou elle est mauvaise. Hélas ! presque toujours, elle est mauvaise. Ceux d'entre vous qui se sont occupés des observations à prendre à l'hôpital en sont très convaincus. La biographie personnelle est déplorable. Beaucoup de personnes n'en ont pas ; elles en ont beaucoup moins que nous ne croyons. Nous nous figurons que chacun va nous raconter sa jeunesse, les périodes de sa vie. C'est fort inexact.

Autrefois, je voulais interroger les malades d'une manière systématique, et je les interrogeais de dix ans en dix ans.

— Que s'est-il passé avant que vous ayez l'âge de dix ans ? Ou bien — en employant un terme plus précis avec les femmes en particulier — que s'est-il passé avant l'âge de la puberté ? Que s'est-il passé avant vingt ans ? De vingt à trente ans ?

C'est impraticable et ridicule à l'hôpital, parce qu'il suffit de poser à une personne de quarante ans cette question indiscrète pour qu'elle soit ahurie et ne se rappelle plus rien du tout. Il faut la laisser parler à tort et à travers et essayer de mettre de l'ordre plus tard si on peut.

Je crois qu'en général cette biographie est très vague chez tous les hommes qui nous entourent. Nous la faisons d'une manière beaucoup plus irrégulière qu'on ne le croit. Nous admettons qu'elle est correcte et nous nous contentons de petits signes extérieurs quand l'individu répond à peu près. Au fond, elle est très mauvaise. Chacun de nous se trompe perpétuellement. Cela est très bien signalé aujourd'hui et étudié par les romanciers et par les auteurs dramatiques.

Je voulais faire allusion devant vous à l'œuvre d'un poète dramatique étranger, M. Pirandello. Le caractère des pièces que fait jouer Pirandello est assez particulier. Je vous signale notamment une de ses pièces récentes qui a été tant jouée il y a peu d'années et qui a pour titre : « Six personnages en quête d'auteur ». Cette pièce est très singulière et très drôle et, dans les commentaires des critiques, on fait remarquer que le caractère de cette pièce se retrouve dans toutes les œuvres du même auteur.

Il s'agit de six malheureux personnages qui ont été inventés par un auteur dramatique et qui n'ont pas eu de pièce, qui n'ont pas été joués. Ce sont des personnages qui sont réels en tant qu'œuvre imaginaire, mais qui ne sont pas réels en chair et en os et qui n'ont pas eu la réalité de la scène. Ils cherchent avec peine un auteur qui réunisse les personnages dans une pièce quelconque, qui leur donne un rôle réel, qui les fasse vivre.

L'auteur ou le directeur de la scène qui est dans la pièce, accède à leur demande et il veut les faire jouer un rôle. Il s'agit de personnages conventionnels. Il y a la mère, le père, la fille, le petit garçon et la petite fille, personnages traditionnels qui sont imaginaires. On essaie de les faire jouer un rôle.

Mais il arrive des complications épouvantables. Tout le monde s'embrouille ; tous les personnages se contredisent, parce que la vie réelle change leur caractère imaginaire, leur caractère poétique. La conception de l'auteur, c'est qu'il n'existe pas de personnalité. La personnalité est une chimère. Les vraies personnalités sont des types comme Don Quichotte ; celui-là existe comme personnalité, les autres n'existent pas, ce sont des personnages falots qui ne sont pas solides, qui changent à chaque instant.

Nous avons en nous-mêmes des rudiments de personnalité. Il y a en nous l'homme honnête et le coquin qui sont réunis, l'homme de la profession, le magistrat, le professeur ou le prêtre, à côté de l'homme privé, qui est tout à fait différent, et tantôt c'est l'un, tantôt c'est l'autre qui joue son rôle.

Quand on veut les réunir, on aboutit à un abominable gâchis comme dans la pièce que l'auteur a écrite. Rien ne marche dans notre personnalité, c'est le poète qui a inventé la personne et qui l'a décrite.

M. Pirandello est indulgent en ajoutant au personnage du poète un autre personnage : c'est l'aliéné, qui a une vraie personnalité. Les personnages du poète et de l'aliéné sont les vraies personnalités. Les hommes de la réalité qui n'ont pas l'honneur d'être fous ne sont pas des vraies personnes. Ce sont des apparences et des combinaisons mal faites.

Et pourquoi l'aliéné, comme le personnage du poète, a-t-il une personnalité ? Parce qu'il a une unité. L'aliéné persécuté restera pendant trente jours à vous raconter indéfiniment la même histoire, à avoir toujours la même attitude ; tandis que, dans la réalité, les hommes qui ne sont pas persécutés changent tout le temps, ils n'ont pas de fixité. Don Quichotte, lui, a de l'unité, c'est un vrai personnage et qui existe réellement.

Il y a un autre auteur contemporain qui a le sentiment au plus haut degré de cette difficulté de la personnalité, c'est Marcel Proust. Il y a une foule de passages dans ses romans sur la difficulté du récit de la personnalité. L'auteur remarque à chaque instant que nous ne connaissons pas la personne des autres et que, beaucoup plus que nous le croyons, nous les divisons. Nous faisons des doubles personnalités externes de ceux qui nous environnent. Dans « Le Temps retrouvé » (p. 209), Proust nous décrit les différents personnages qu'il a rencontrés auparavant et qu'il voit vieillir. Alors il arrive à la duchesse de Guermantes qui a joué un si grand rôle dans toute son œuvre et il dit : « En somme, cette personne est pour moi trois personnages différents ; elle est un nom, l'objet de mon amour et une femme du monde quelconque. Elle est un grand nom de la noblesse, c'est comme cela que je l'ai connue dans mon enfance et que je l'ai admirée de loin. Elle est ensuite l'objet de mon amour. Quand mon amour est tombé, elle est devenue une femme du monde quelconque. » Mais il ajoute comme curieuse remarque psychologique : « Sa personne ne lui offrait pas à elle-même, comme elle me l'offrait à moi, autant de discontinuité. » Il a raison. Cette duchesse, quand elle se considérait en elle-même, se donnait une unité plus ou moins artificielle et, en tout cas, il ne lui serait jamais venu à l'esprit de se diviser dans les trois personnages que son adorateur avait imaginés.

Il y a donc un dédoublement perpétuel que nous faisons dans la personne des autres et à bien plus forte raison dans la nôtre. Je vous rappelle aussi le passage amusant dans lequel Marcel Proust essaie de se convaincre lui-même de la mort de celle qu'il aimait : Albertine. Il éprouve une singulière difficulté : « Il y a bien un personnage en moi qui connaît la mort d'Albertine ; oui, je la lui ai racontée, il le sait. Mais il y en a un autre qui ne la connaît pas, auquel il faut le raconter. » Alors il emploie des pages et des pages (c'est un écrivain un peu long et un peu confus) à décrire en lui-même une dizaine de personnages différents auxquels il est obligé d'annoncer la nouvelle de la mort d'Albertine. Et chaque personnage reçoit la nouvelle d'une manière différente et réagit d'une façon particulière.

Il y a donc un grand vague dans cette fonction biographique, dans cette fonction de décrire notre personnalité propre. Et pourquoi avons-nous tant de peine à construire à propos de notre présent, de l'état où nous sommes maintenant, de construire notre vie passée, de la raconter ? C'est une vraie difficulté littéraire. Tous nos souvenirs pourraient être évoqués. Ils sont présents et ont envie de venir ; seulement ils ne viennent pas, nous ne savons pas les écouter. C'est parce qu'il y a toujours de la difficulté dans l'acte de la présentification, et il y a de la difficulté à construire une histoire cohérente. On ne fait pas un roman comme on veut, tout le monde ne sait pas le faire. Nous avons de la difficulté à évoquer notre vie passée en rapport avec notre situation présente. Nous rencontrons une foule d'obstacles.

J'ai bien souvent fait allusion ici à l'obstacle déterminé par les événements environnants, par la situation dans laquelle nous sommes. Dans chaque situation, il y a des souvenirs qui reviennent plus facilement que d'autres et les souvenirs qui ont rapport à des situations tout à fait différentes de la situation présente reviennent très difficilement.

Je vous ai raconté souvent une observation que je faisais sur moi-même, autrefois, quand j'avais à faire l'enseignement à de grandes classes d'élèves très nombreux. Par l'habitude du professorat, je n'éprouvais aucune difficulté par rapport au nom des élèves, par rapport à leur travail antérieur. L'habitude me les faisait très bien reconnaître quand ils étaient en classe et j'avais tous les souvenirs biographiques qui avaient rapport à eux. Mais dans la rue, sur les boulevards, il arrivait de temps en temps qu'un de mes élèves venait aimablement me saluer et me parler. J'éprouvais à la fois du contentement et un embarras énorme. Il me fallait parler d'une manière vague parce qu'il m'était absolument impossible de retrouver son nom et son histoire. Je savais vaguement que je le connaissais et, par un petit raisonnement, je disais : « D'après sa conversation, je crois qu'il est un de mes élèves ». Mais je n'en savais pas plus et, jusqu'au lendemain, je restais mécontent et vexé de cette conduite absurde. Mais une fois dans la classe, l'élève à sa place, j'éprouvais un étonnement : « Mais c'est ridicule, je le connais parfaitement. Je sais son nom et tout ce qui le concerne. Pourqui hier ai-je été si stupide ? » L'explication est la différence des situations dans l'évocation des souvenirs.

D'autres différences bien plus considérables viennent jouer un rôle. La plus importante, c'est la différence des sentiments. Le proverbe français explique cela d'une manière concrète : « Dans la gaîté, on voit tout en rose ; dans la tristesse, tout en noir ». Qu'est-ce que cela veut dire ?

Cela veut dire que, dans la gaîté, on évoque tous les souvenirs gais et on n'évoque que ceux-là, on ne peut pas en évoquer d'autres. Dans la tristesse, on évoque tous les souvenirs lugubres. Vous l'avez remarqué souvent. Quand une personne est triste, elle se met à vous raconter tous les désastres qui lui sont arrivés ; on ne peut pas la décider à raconter les événements heureux, elle ne les retrouve pas, elle généralise avec abus et sera disposée à vous dire : « On devrait écrire sur mon front : Pas de chance. Je n'ai jamais eu de chance. » Il y en a eu dans sa vie, elle le sait bien à d'autres moments, mais elle l'a oublié à ce moment-là. C'est la difficulté de l'évocation par l'état des sentiments.

Tout cela rend la biographie plus difficile. Mais la société agit sur nous et elle nous oblige à faire des choses difficiles. On nous oblige à avoir une biographie un peu plus correcte que cela. Les voisins, les amis sont plus ou moins sévères et ils ne seraient pas contents si nous avions oublié trop nettement des événements importants de notre vie, ils nous feraient des reproches. La police même exige un « curriculum vitæ » à peu près exact ; on nous l'impose et alors nous faisons un effort qui est facilité par notre éducation littéraire. Nous tâchons de vaincre ces obstacles, nous tâchons de reconnaître les personnes dans la rue après les avoir vues dans le salon ; nous nous efforçons à cela, nous nous y exerçons même plus ou moins. Nous nous forçons à ne pas obéir trop aux sentiments et nous nous disons : « Quand je suis triste, il faut me rappeler les événements heureux de la vie ».

Un individu normal est un individu qui sait à peu près faire une biographie correcte, malgré les difficultés de la situation présente ; il y arrive d'une manière un peu abrégée, il développe plus certains souvenirs à certains moments qu'à certains autres, mais il les conserve plus ou moins.

Maintenant que nous avons remarqué cette fonction biographique qui est une fonction importante de la vie, vous comprenez facilement que les moindres maladies mentales puissent amener des perturbations considérables dans une fonction aussi difficile et aussi délicate que ce récit biographique. D'abord, nous avons remarqué bien souvent que le malade fatigué, épuisé, a peu de synthèse mentale. Il a peu de largeur du champ de conscience, lequel est presque toujours rétréci. C'est un phénomène banal de toute observation relative à la fatigue, à un tel point que, dans notre dernier ouvrage, nous avons présenté le rétrécissement de l'esprit comme une des réactions de la fatigue.

Un individu bien portant s'intéresse à beaucoup de choses dans la vie. Il s'intéresse à l'histoire, à l'érudition aussi bien qu'à la philosophie, aussi bien qu'à des sciences mathématiques, qu'à la musique. Vous avez tout de suite remarqué qu'un individu fatigué supprime ces intérêts. Il vous dira : « Oh ! je n'irai plus à un concert, je n'ai plus le temps ni le courage de m'intéresser à la musique. Je renonce aux langues étrangères, c'est déjà assez difficile de parler français. » Puis il supprime la lecture, l'érudition, la philosophie, une foule de choses.

Il est très curieux, lorsqu'on observe des malades, de voir comme leur esprit est devenu petit et comme ils ne s'intéressent en somme qu'uniquement à leur santé, à ce qu'ils ont mangé ou à la façon dont ils vont à la selle ; ils finissent par ne plus songer à autre chose. La vie est devenue étroite, elle se rétrécit, et ce rétrécissement va jouer un rôle dangereux quand il s'agira de la biographie, puisque je viens de vous dire qu'il est difficile de réunir tous les événements de la vie autour d'un même centre qui est notre présent. L'individu fatigué va renoncer à tout cela, et c'est pourquoi, dans toutes les maladies mentales, vous voyez des oublis de la jeunesse, des périodes heureuses, ou au contraire les oublis des périodes tristes. Un individu en état d'agitation maniaque ne peut se rappeler aucun échec. Il n'y a pas moyen de lui dire qu'une action est dangereuse, qu'elle a souvent échoué, et qu'elle lui a amené de mauvaises conséquences. Il a oublié tout cela et ne veut pas évoquer ces souvenirs.

Donc déjà la fatigue et le rétrécissement de l'esprit vont jouer un très grand rôle ; et alors que penserez-vous du développement des sentiments anormaux et des sentiments exagérés comme cela arrive chez les malades ? Quand un individu se met à être tout entier de la fatigue, à n'avoir que de la fatigue, à ne songer qu'à des réactions de rétrécissement, qu'à des réactions d'arrêt, qu'à des réactions de repos, il devient étroit dans sa mémoire, comme dans ses goûts, comme dans ses préférences et va rétrécir sa biographie de toutes les manières.

Maintenant ce rétrécissement que va amener le sentiment ne portera pas au hasard sur n'importe quel événement de la vie ; il portera sur les événements qui sont difficiles à évoquer dans cette même période et difficiles à présentifier. Notre sujet va être disposé à supprimer de sa biographie les événements gais quand il est triste et les événements tristes quand il est gai. Vous voyez ce caractère qui commence dans toutes les névroses périodiques. L'individu triste supprime beaucoup de sa vie, il supprime à peu près tout ce qui a rapport aux périodes gaies. L'individu gai fait le contraire et cela indéfiniment.

Il arrive dans certains cas que cette disposition pathologique se systématise d'une manière assez régulière. Les doubles personnalités sont des systématisations de ces troubles de la biographie. Sous l'influence de l'exaltation ou sous l'influence de la dépression, ces personnes font un tri dans leurs souvenirs et ne peuvent évoquer que des souvenirs d'un certain jour.

Il y a quarante ans, quand Azam et tous ceux qui ont travaillé après lui ont fait l'étude des doubles personnalités, il y a eu dans toutes ces études, comme cela arrive toujours, des imprudences et des maladresses. Les observateurs eux-mêmes ont beaucoup trop systématisé les oublis de leurs sujets. Ils les ont rendus beaucoup plus précis qu'ils n'étaient et, en faisant des tableaux, en mettant les souvenirs dans telle case et les oublis dans telle autre, ils ont augmenté la disposition pathologique de leurs malades. Quand on supprime ces expressions, quand on supprime ces tableaux au moins devant le sujet, on rend les amnésies beaucoup plus vagues.

Permettez-moi de vous renvoyer encore à cette observation de Marceline que je vous ai signalée dans la seconde édition de « L'état mental des hystériques ». Cette personne avait été habituée, au début de son traitement, à des séances d'hypnotisme, à des amnésies et à des souvenirs extrêmement réguliers. Quand elle était excitée, en état d'élation, elle avait exactement les souvenirs des périodes d'élation précédentes et elle avait exactement l'oubli de toutes les périodes de dépression. C'était mathématique. Elle était bien réglée à ce moment-là. J'ai cru qu'il y avait dans ce règlement une influence de la méthode d'observation, que ces habitudes de déterminer des sommeils, de les appeler d'un nom particulier, avaient fixé l'amnésie, et pendant un certain temps, je me suis complètement abstenu de toutes les pratiques de ce genre et de toutes les interrogations. Les oublis et les doubles personnalités ont continué parfaitement bien.

Mais quand je remonte dans ce travail auquel je fais allusion, la biographie n'est plus divisée exactement. Il y a des erreurs dans les évocations des souvenirs. Par exemple, quand Marceline est en période de tristesse, elle a oublié non seulement les périodes gaies, mais elle a oublié également des périodes qui étaient tristes. Quand on se reporte à son observation, on voit que l'oubli a fait tache d'huile, qu'il s'étend même sur les périodes qu'il ne devrait pas atteindre. J'ai décrit dans cet ouvrage un accès d'amnésie qui s'est étendu sur une période de neuf années. Elle était revenue neuf années en arrière, mais il est facile de constater par les notes prises que, pendant ces neuf années de retour en arrière, il y avait déjà eu des périodes de dépression. Or, d'après la loi précédente, elle devait conserver le souvenir des dépressions, et elle ne le conservait pas. Il y avait donc eu une systématisation de la double personnalité qui était faite un peu par la méthode d'observation, un peu également par les délires du sujet. C'est pourquoi on a critiqué amèrement ces études sur les doubles personnalités en ne voyant que ce défaut-là. On a oublié qu'il y avait au-dessous du délire et de l'éducation du sujet, une disposition particulière à oublier certaines périodes et à ne se souvenir que de certaines autres, et que cette disposition se rattachait à une fonction psychologique importante que nous avons appelée la fonction de la biographie.

Dans la prochaine leçon, nous avancerons dans l'étude de la personnalité en consacrant quelques-unes de nos réflexions à l'étude de l'individualité.

14 MARS 1929

XXIV. — L'INDIVIDUALITE

La conception d'une science est toujours une chose très difficile et très vague. On fait presque toujours les études scientifiques sans bien savoir ce que l'on fait et sans bien savoir vers quoi on se dirige. Cette difficulté me paraît surtout manifeste quand il s'agit de la science psychologique, la plus nouvelle et la plus mouvante des sciences d'aujourd'hui.

Toutes ces réflexions, je les faisais en lisant dernièrement des articles de ces revues françaises qui se rattachent plus ou moins à la psychoanalyse de M. Freud. Dans ces articles, on critiquait très sévèrement la psychologie plus ou moins classique qui se fait aujourd'hui. On reprochait surtout à la psychologie d'être trop générale et trop abstraite.

Toute psychologie considérée comme classique s'applique à un très grand nombre d'hommes, à des hommes très différents les uns des autres. Elle émet des règles générales. « Or, disaient ces auteurs, il est impossible qu'il y ait des règles générales quand il s'agit de choses réelles. Une chose réelle ne se répète pas indéfiniment et une généralité est nécessairement une abstraction. Nous voulons échapper à l'abstraction ; elle nous effraie et elle est pour nous un symptôme de fausseté, d'irréalité. Nous voulons toucher le vrai, le réel dans les sciences psychologiques. »

Ils arrivent à une conception que nous répétons bien souvent. Le vrai réel, c'est l'action d'un homme, c'est entendu, mais il ne s'agit pas d'un caractère général et banal d'une action. Il ne s'agit pas de nous dire : « En général, les hommes mangent, marchent, racontent des récits ». Il s'agit d'une action individuelle qui est faite par un homme déterminé, qui ne peut être faite que par lui, et qui est faite par lui dans un endroit de l'espace bien précis et dans un moment du temps exactement déterminé qui ne se reproduira jamais. Voilà l'idéal de la description psychologique. Il faut décrire les actes originaux dans un endroit et dans un temps déterminés. Toute psychologie qui sort de là n'est qu'une abstraction chimérique.

Cette prétention est très jolie, mais est-elle complètement applicable ? Est-ce qu'elle aboutit à quelque chose de sérieux ? Il s'agit là toujours de programmes. J'ai un peu horreur des programmes. En fait de science, on nous dit toujours ce qu'il faudrait faire. Il faut d'abord chercher à le faire et il faut voir si c'est faisable.

Une psychologie de ce genre, qui décrirait exactement la chose faite par un individu donné, à un instant donné, aurait à mon avis bien des difficultés et bien des défauts. D'abord, n'oubliez pas qu'elle serait interminable. Vous pourriez remplir non pas un volume, mais dix mille avec la description des actes d'un seul homme. Et que ferez-vous des autres ? Il faudra recommencer, vous n'en finirez jamais.

Les choses considérées de cette manière ne sont pas pratiques. Il n'y a pas d'enseignement possible. Il y a surtout un autre inconvénient qui me paraît capital. Une psychologie faite de cette manière-là serait une psychologie parfaitement inutile qui ne servirait à personne. Ce serait un travail cyclopéen et tout à fait vain.

En effet, qu'est-ce qui est intéressant dans une étude quelconque ? Ce sont les applications possibles. Nous sommes obligés de tenir compte de la pratique, de nous occuper de ce que nous ferons d'une science. Que pouvons-nous faire de la description d'un acte individuel qui, par définition, ne recommencera jamais ? Nous ne le savons pas. Nous avons absolument besoin, dans toute la société, de nous occuper des actes futurs.

Pourquoi étudions-nous une action ? C'est parce que, dans une circonstance donnée, elle recommencera, parce que nous aurons à nous défendre contre elle, à essayer de la modifier. La psychologie, comme toutes les sciences, a des préoccupations pratiques. Elle a la prétention de rendre service aux magistrats qui auront à juger des criminels et de rendre service aux pénitenciers qui essaient de modifier l'état des criminels et leurs tendances. Elle a des préoccupations pédagogiques quand il s'agit de l'éducation des enfants et de la modification de leurs instincts. Elle a des préoccupations thérapeutiques quand il s'agit des malades et, dans tous ces cas, nous avons besoin d'une règle d'action qui s'appliquera aux autres criminels, aux autres enfants, aux autres malades, sans cela nous n'en sortirions pas, et cette science difficile et interminable ne servirait absolument à rien. Il faut nécessairement un certain degré de généralisation.

Cependant cette préoccupation nous inquiète. Il y a quelque chose de juste dans cette recherche perpétuelle du plus réel. Au fond, à chaque époque, nous tâchons de renverser les sciences précédentes en étant un peu plus réels qu'elles. Dans notre jeunesse, nous parlions de psychologie objective opposé à une psychologie subjective. On parlait de psychologie plus physiologique, plus naturaliste, opposée à une psychologie métaphysique. C'était la même idée : la direction vers une psychologie plus concrète correspond à quelque chose. Mais à quoi ? Il y a là si je ne me trompe un malentendu dans le nom de la science dont on parle. Cette description psychologique concrète, nous la connaissons bien ; il y a un domaine où elle existe, mais ce domaine n'est pas celui de la science. Ce domaine, c'est celui de l'histoire.

Vous êtes en train de nous présenter comme idéal de la psychologie la science historique. Or il est très difficile de savoir ce que c'est que l'histoire. C'est encore plus difficile que de savoir ce que c'est que la psychologie. Nous sortons absolument des conceptions usuelles.

L'histoire nous a présenté l'année dernière un problème très intéressant, qui n'est pas résolu, bien entendu. Qu'est-ce que l'histoire et que faisons-nous quand nous nous acharnons à savoir ce qu'a fait Napoléon III à son couronnement, l'endroit du sol où a débarqué Guillaume le Conquérant ? Quelle drôle d'idée de chercher ces choses ! Et nous décrivons là des faits individuels, accomplis par Napoléon ou Guillaume le Conquérant à une date donnée, à un endroit donné du sol. C'est bien de l'histoire, ce n'est plus de la science psychologique. Et alors, à propos de l'histoire, se présente ce problème très difficile à résoudre : Pourquoi les hommes font-ils de l'histoire ? Où veulent-ils en venir ? Qu'est-ce qu'ils cherchent ?

Ce n'est pas facile à savoir et, au fond, nous ne sommes arrivés qu'à des conclusions très hypothétiques. Le commencement de l'histoire, c'est une question de sentiment. Les hommes se sont amusés au récit des histoires de leurs ancêtres. On racontait des événements historiques parce qu'ils sont enthousiasmants, parce qu'ils excitent le chagrin, la douleur, ou la colère, le triomphe ; c'est un amusement. Mais, depuis cette époque, l'histoire a changé. Elle a changé par l'introduction d'une très singulière notion que nous ne comprenons pas du tout, c'est la notion de vérité historique.

Quelle singulière idée que de chercher de la vérité dans un événement qui n'existe pas, qui a disparu et qui, par définition, ne reviendra pas. Mais c'est l'opposé de la vérité ordinaire. La vérité ordinaire décrit non pas un événement unique, mais une succession d'événements, une loi de l'apparition des événements et parle des événements futurs. Ici, vous mettez de la vérité dans un événement passé.

Nous nous sommes tirés d'affaire par une métaphore, par une sorte d'imagination pour nous représenter ce que pourrait être l'histoire. J'ai essayé de vous exposer cette idée assez singulière : l'histoire révèle dans l'esprit humain un rêve singulier, elle révèle une foi particulière dans un progrès invraisemblable de l'esprit humain. Cette foi, c'est la confiance dans le mouvement que nous pourrons faire dans le temps. Nous nous mouvons dans l'espace et nous comprenons la géographie. La géographie nous dit : « A tel endroit, il y a une route ; à tel endroit, il y a une gare ; à tel endroit, il y a un restaurant ». Nous le comprenons très bien. Pourquoi ? Parce que nous savons que nous pourrons un jour aller à cet endroit et que nous sommes heureux de savoir ce que nous y trouverons ; c'est un intérêt pour nous. Quand il s'agit du temps, il est certain que nous ne pourrons plus jamais aller nous promener à l'endroit où a débarqué Guillaume le Conquérant. Nous ne le pouvons pas actuellement. Mais les historiens se conduisent comme des rêveurs, comme s'ils imaginaient qu'on pourra un jour y aller, et ils se représentent un homme débarquant au XVIe siècle et qui sera très content de savoir ce qu'on mange, ce qu'on boit, comment on s'habille. Voilà pourquoi ils nous décrivent ces réalités du temps passé.

S'il en est ainsi — et c'est une représentation imaginaire de la valeur de l'histoire — eh bien, l'histoire a sa raison d'être ; elle pourra rendre service à quelques personnes, plus tad, dans bien des siècles. Mais vous voyez que ce n'est pas du tout le caractère des sciences ordinaires. Les sciences ordinaires ont une prétention beaucoup plus terre à terre ; elles ont la prétention de s'appliquer à nos mouvements réels dans l'espace, elles ont la prétention de nous dire : « Si vous faites 100 mètres, vous trouverez ceci ou cela. Si vous changez de spectacle ou de ville, vous trouverez des individus ayant telle ou telle conduite ». Les sciences en somme sont restées encore au mouvement dans l'espace, et ne se préoccupent que de mouvements réels, tandis que l'histoire envisage un mouvement théorique, un mouvement imaginaire dans le temps. Par conséquent, nous ne pouvons pas, dans la psychologie, supprimer complètement les généralisations. La psychologie est restée en grande partie une science qui n'est pas historique ; elle est restée une science pratique qui doit servir dans différentes choses et elle est obligée de tenir compte des réalités générales. Elle ne peut pas marcher vers le vrai réel, vers le réel concret qui serait l'individu.

Quoi qu'il en soit et quoique, en général, la psychologie soit astreinte à la généralité, il est incontestable que, chemin faisant, elle rencontre de plus en plus le problème de la généralité, le problème de l'individu isolé et du fait spécial dans le temps et dans l'espace. On pourrait dire que la psychologie, comme toute espèce de science, se meut dans un domaine restreint. Elle évolue de tel endroit jusqu'à tel autre puis elle arrive à des frontières dans lesquelles son caractère est obligé de changer, où elle perd son utilité.

Quand nous considérons les conduites inférieures des hommes, les conduites élémentaires, nous n'avons pas d'hésitation. Dans les conduites élémentaires, la généralité est énorme, et toutes les conduites se répètent indéfiniment. Si on examine le réflexe alimentaire, par exemple, tous les animaux, tous les oiseaux, tous les mammifères et tous les hommes ont le réflexe pharyngien. Ils avalent leurs aliments, ils s'en nourrissent, les cherchent, les portent à la bouche. C'est une règle générale, il ne faut pas supprimer cela de la psychologie. Ce fait de l'alimentation est un des phénomènes de la vie économique les plus importants.

Si nous continuons à marcher plus loin, — nous passons bien des intermédiaires, notamment les actes en rapport avec la perception, — nous arrivons à des croyances. Il est incontestable que la croyance est moins répandue et moins générale que n'est l'alimentation. La croyance, ainsi que j'ai essayé de vous la définir, suppose le langage séparé de l'action, et elle suppose un effort pour unir l'un avec l'autre. C'est déjà rare. Si vous prenez des millions d'individus, d'êtres vivants qui ont l'alimentation, vous arriverez à une centaine seulement qui ont la croyance ; vous vous restreignez, mais vous restez dans la généralité.

Les lois de la croyance s'appliquent à un très grand nombre d'êtres ; il y a beaucoup d'hommes qui ont eu, qui ont encore des croyances, et les conduites relatives à la croyance sont de première importance pour comprendre l'humanité, les criminels, faire de la pédagogie et de la thérapeutique. C'est encore très général.

Prenons garde, si nous montons encore plus loin, nous allons avoir la même évolution, nous allons avoir affaire à des conduites qui se restreignent de plus en plus. La croyance réfléchie est déjà bien plus restreinte que la croyance asséritive du commencement, elle s'applique à moins d'hommes.

Si vous arrivez jusqu'au raisonnement, aux idées scientifiques, aux notions relatives au déterminisme, c'est encore plus restreint. Si vous arrivez aux conduites expérimentales, aux hommes qui savent faire l'expérience et s'en servir, il y a en a beaucoup moins. Peut-être y en a-t-il un tout petit nombre.

Et puis, si vous montez jusqu'à la conscience du progrès, jusqu'aux adaptations au progrès, jusqu'à la recherche des choses originales, vous tombez dans les artistes, et les artistes véritables sont très rares ; vous vous restreignez de plus en plus. C'est-à-dire en somme que la psychologie se trouve placée dans un domaine très restreint entre les sciences physiologiques beaucoup plus générales, beaucoup plus larges et les sciences historiques beaucoup plus étroites et beaucoup plus restreintes ; elle est dans la transition, entre la généralité et l'originalité individuelle. Cela nous amène à concevoir qu'il y a des frontières supérieures aux études psychologiques, et ces frontières, nous les voyons aujourd'hui quand nous arrivons à l'individualisme.

En effet, les conduites personnelles nous présentent exactement l'évolution que nous venons de signaler. Les conduites personnelles sont au début très générales et très systématiques ; elles existent partout et on peut les prévoir.

Les premières conduites personnelles sont des réflexes d'équilibre. Tout animal qui se meut a des réflexes d'équilibre. C'est général. Vous avez ensuite les conduites sentimentales, les régulations de l'action qui consistent à dépenser moins ou plus. C'est encore très général. Un très grand nombre d'hommes ont des sentiments et c'est le commencement de la personnalité. La personnalité va grandir peu à peu, comme nous l'avons étudié. Elle grandira avec les croyances, avec le nom propre, et tout cela, ce sont encore des conduites générales, mais plus restreintes déjà, parce que tous les êtres humains ne sont pas capables d'avoir des croyances sur leur personnalité et de comprendre bien la salutation et le nom popre. Plus nous avançons ,plus la restriction s'opère ; vous arrivez à ces conduites dont nous parlions dernièrement, ces conduites personnelles avec la notion du moi, avec l'usage des pronoms personnels. C'est de plus en plus réduit.

Nous devons signaler un terme auquel les études sur la personnalité nous amènent, au seuil d'autres études peut-être, qui ne sont pas précisément scientifiques, car je crois toujours à la variété de la connaissance humaine qui n'est pas figée et qui changera perpétuellement. La science d'aujourd'hui est transitoire, c'est incontestable, et elle deviendra plus tard tout à fait différente.

Nous arrivons à la limite de l'étude psychologique générale de la personnalité et nous nous trouvons en présence d'un certain nombre de faits qui touchent par un côté à la psychologie et qui, par un autre, lui échappent, qui sont tout à fait différents. Prenons quelques-uns seulement de ces faits, car ce serait une étude interminable à faire sur les derniers degrés de l'évolution psychologique.

Je voudrais insister d'abord sur les conduites de responsabilité, sur l'évolution de la notion de responsabilité.

La notion de responsabilité, comme beaucoup de notions psychologiques, a été à mon avis présentée à l'envers de ce qu'elle est en réalité. Les moralistes et les philosophes ont pris la responsabilité telle qu'elle existe aujourd'hui et ils l'ont étendue, ils l'ont mise au principe même des conduites humaines. Cette responsabilité morale, unique, individuelle, distincte des autres, c'est une terminaison de l'évolution de la responsabilité. La responsabilité me paraît commencer d'une manière beaucoup plus banale et beaucoup plus simple. Elle est une des formes de ce phénomène fondamental de l'intelligence, de l'ordre et de l'obéissance. Quand les premiers sauvages ont commencé la conception de l'ordre, ils ont eu des conduites banales qui se liaient à la constatation de l'obéissance. Un chef donne un ordre. Vous savez que c'est une action qu'il commence et qu'il n'exécute pas ; il attend que l'exécution soit faite par d'autres qui ont vu le commencement de son action. Il attend cette exécution parce qu'elle fait partie de son intention. Ce qu'il a voulu faire en donnant le signal de l'acte, c'est assister à l'exécution de l'action qui aura les mêmes effets que s'il la faisait lui-même.

L'individu auquel il s'adresse et auquel il a commandé l'action, ne l'exécute pas. Le chef immédiatement est troublé, il a une déception, et vous savez ce qu'amènent les déceptions : elles amènent une dérivation des forces, dérivation d'autant grande que l'effort était plus considérable au commencement. Or le commandement a exigé un effort, donc dérivation très grande et phénomènes de colère. Le sujet qui n'obéit pas reçoit les manifestations de la colère du chef. Il est battu, tout simplement, et il est battu parce qu'il n'a pas exécuté l'acte. C'est le mécanisme psychologique de la déception. Il n'y a rien de moral là-dedans, il n'y a pas de question de responsabilité bien nette ; il y a une conséquence de l'ordre et de la déception causée par la non-exécution.

L'inverse se présente quand l'ordre est exécuté. Le chef qui voit son action se faire en profite comme s'il la faisait lui-même. Une action bien consommée amène le phénomène du triomphe. C'est une joie avec expansion des forces désormais inutiles sous forme de gaspillage, forme un peu spéciale que nous avons étudiée il y a quelques années. Par conséquent le chef répand sur son entourage, et en particulier sur le sujet qui obéit, ses forces qu'il gaspille et il les répand d'une manière aimable ; c'est le bénéfice, c'est la congratulation, les caresses et les cadeaux. Voilà le commencement de la responsabilité.

Cette responsabilité a évolué et s'est compliquée de bien des manières. Elle s'est compliquée d'abord par l'introduction des croyances. Le chef croit que le sujet a fait ou n'a pas fait son acte. Il n'a pas besoin de le voir tout entier, et ne voit qu'un commencement de résistance et de désobéissance. Il y a la croyance ; cette croyance élargit le champ des punitions, des sanctions. L'individu sera puni, même quand il commence à désobéir, et cela pourra amener des sentiments permanents. Le chef va avoir en tête l'idée que ce sujet désobéira toujours, et ce sentiment de désagrément qu'il éprouve donnera lieu à l'antipathie et à la haine. Le sujet qui n'obéit pas rencontrera la haine de son chef, et celui qui obéit aura comme conséquence l'amour de son chef. Il y a élargissement considérable de la responsabilité.

Un progrès va encore être réalisé par la croyance réfléchie. La croyance réfléchie fait intervenir non seulement les passions momentanées, mais le caractère de l'individu, les nombreuses tendances qu'il peut avoir en lui-même, et alors l'obéissance ou la résistance vont dépendre de l'individu presque tout entier qui deviendra tout entier l'objet d'amour ou de haine:

Un très grand changement s'opère dans la responsabilité à l'époque vague à laquelle nous avons fait souvent allusion : l'époque des conduites secrètes, l'époque du langage intérieur et l'époque de la religion qui le suit. A ce moment, l'individu finit par croire que, en dedans de lui-même, une action peut être cachée ; il a pris l'habitude des actes secrets. Les actes secrets, la parole intérieure lui permettent d'échapper au chef qui le regarde, qui le voit : il peut se dissimuler. Mais il a déjà remarqué que, bien souvent, il se croyait caché quand il ne l'était pas, qu'il y a des espions qui se sont rendu compte de ce qu'il a fait, tandis qu'il croyait être tout seul. Il a donc des craintes sur ce point.

Arrivent les constructions de la divinité, les idées que l'on se sait aimé ou détesté par des personnages qu'on ne voit pas, que ces personnages que l'on ne voit pas peuvent tout le temps suivre vos actions, qu'ils savent vos intentions les plus secrètes. On va devenir responsable devant eux et même devant des gens qui ne vous voient pas. C'est un grand progrès de la responsabilité : la punition ou la récompense vont apparaître même pour des actes cachés. C'est la religion qui a créé la responsabilité intérieure, qui a fait naître les idées de remords, de repentir, la crainte d'une punition, même quand personne ne vous a vu. La religion a fait transformer sur ce point la responsabilité.

Cependant il reste encore des difficultés et la responsabilité, même ainsi comprise, n'est pas celle que nous comprenons aujourd'hui. Vous pouvez vous rendre compte de ces difficultés si vous vous rappelez les études que nous avons faites il y a quelques leçons sur les appartenances chez les primitifs. Nous savons que les primitifs ont une notion très vague de ce qui dépend d'eux et de ce qui n'en dépend pas, et, comme la punition et la récompense se rattachent à des actions que l'on possède soi-même, les primitifs ont des notions très vagues sur la responsabilité.

Nous sommes toujours étonnés quand nous lisons une description de la responsabilité des primitifs. Par exemple, dans les ouvrages de Lévy-Bruhl, vous verrez d'innombrables cas où un individu est accusé et puni pour un crime qu'il n'a pas commis du tout et qu'il ne pouvait même pas commettre car il ne se trouvait pas dans le même pays. Cet individu accusé et condamné pour un crime qu'il n'a pas commis, ne proteste pas du tout comme nous ferions aujourd'hui ; il trouve la sanction tout à fait naturelle parce que le crime a été commis par un parent ou par un individu de la tribu. Il est très juste que la sanction tombe sur lui, il fait partie de la tribu, par conséquent l'acte est une de ses appartenances et il est puni très justement pour ce crime. La notion de responsabilité, quoique évoluée, quoique déjà en rapport avec des divinités qui voient un acte, n'est pas la même qu'aujourd'hui. C'est une conception beaucoup plus vague.

C'est qu'en effet, nous avons fait faire à la responsabilité un nouveau progrès, grâce à l'évolution de la mémoire et grâce à l'évolution de ces conduites personnelles supérieures que nous commençons à entrevoir. Pour que l'individu soit responsable, il faut que le crime fasse partie intégrante de son histoire et il faut que son histoire soit bien racontée, qu'il n'y ait pas de fausseté dans l'histoire du héros. Il faut que le crime se rattache à sa vie antérieure.

Il y a maintenant une unité historique et non pas seulement une unité de ses actes dans l'espace. Il y a une unité historique de toute sa vie et la responsabilité porte sur cette unité historique. Un changement s'est accompli. La responsabilité dépend de toute notre vie.

Mais du moment qu'elle dépend de notre vie à nous et de notre histoire à nous, elle ne se rattache pas à l'histoire des autres ; il faut absolument la séparer. Nous voilà un individu spécial tout à fait particulier avec son histoire à lui, avec sa responsabilité à lui, et nous n'hésitons pas à dire : « Personne d'autre dans l'univers ne doit posséder la même histoire que moi. Ce crime n'appartient à l'histoire de personne d'autre. Il n'appartient qu'à moi seul, à un individu unique dans le monde ».

Les croyances sur ce point sont très nombreuses. On pourra étudier toutes les notions morales et toutes les notions médicales qui nous montrent cette évolution de la responsabilité d'abord générale et vague, en rapport tout simplement avec le rôle d'un chef, ensuite de plus en plus précise et maintenant se rattachant à toute l'histoire individuelle de la vie et à cette seule histoire individuelle.

L'étude des individus est devenue depuis quelque temps l'étude des caractères. Depuis longtemps, moralistes et psychologues s'occupent de décrire les caractères. Cette description a toujours été fort difficile ; elle supposerait connue une foule de choses qui ne le sont pas. Un caractère, c'est la conduite particulière d'un individu. Il faudrait que nous sachions les différents éléments de sa conduite et nous ne les connaissons pas tous, ce qui fait que la notion de caractère a évolué à toutes les époques suivant les progrès de la psychologie elle-même.

Au commencement, les caractères étaient distingués d'après les différentes actions que l'on connaissait. Voilà un homme qui a des actions de cruauté, un autre des actions belliqueuses, cet autre les actions d'un ouvrier ; un autre a des actions intellectuelles. Les caractères seront intellectuel, combatif, etc. Ils sont déterminés par les actions du sujet que l'on connaît. C'est déjà assez restreint, mais l'évolution va continuer.

Voyons par exemple le genre d'études que nous avons faites ici même depuis très longtemps sur la hiérarchie des tendances psychologiques. J'ai essayé de vous montrer qu'à chaque époque, les hommes acquéraient des manières nouvelles de se conduire, qu'ils progressaient, qu'il y avait des conduites inférieures et des conduites supérieures.

Les caractères vont encore être distingués par cette évolution même. Il y a des caractères inférieurs qui n'ont que les conduites très élémentaires, réflexes ou perceptives, comme les idiots ou les imbéciles. Il y a des individus qui n'ont que la croyance asséritive sans aucune réflexion. Il y a au contraire des individus capables de réflexion, de raisonnement, de progrès, de liberté, etc. Voilà encore une nouvelle distinction des caractères.

Depuis quelque temps, nous nous occupons de la force des actions et de la régulation de cette force des actions. Nous savons que, suivant la manière dont nous réglons nos actions, suivant que nous dépensons très peu en restreignant les actes ou que nous dépensons beaucoup en gaspillant les actes, nous avons tel sentiment et les gens autour de nous diront : tel caractère. Il a le caractère paresseux, le carectère triste, le caractère morose, le caractère gai, le caractère trop gai, etc. Cela va encore créer des distinctions de plus en plus nombreuses : à mesure que l'on découvrira des fonctions psychologiques nouvelles, le caractère changera.

Mais nous voyons poindre maintenant une notion sur les caractères qui devient très embarrassante. Autrefois, nous n'admettions que quelques caractères et tous les hommes étaient groupés dans quatre ou cinq tempéraments, comme disaient les anciens, plus tard dans une vingtaine de caractères. Mais voici qu'on commence à nous dire, quand on nous parle d'un enfant par exemple : Quel caractère a-t-il ? Mais pardon, il n'en a pas, il a n'importe lequel, il est banal. Il ne faut pas qu'un individu soit banal, on ne le veut plus et on répète : « Tout individu doit avoir son caractère ». On cherche un caractère individuel et plus on précise, plus on arrive à cette idée singulière : les caractères individuels sont tous distincts les uns des autres. Un homme n'est pas exactement le même que son voisin. Il n'a pas exactement le même caractère. Nous marchons vers une individualité de plus en plus grande.

Je n'insiste pas sur les caractères parce que cela nous entraînerait dans de longues études historiques différentes de notre sujet. Il y a un autre ensemble de conduites très intéressantes, qui prennent de plus en plus d'importance et qu'on pourrait grouper sous ce nom : les conduites de l'originalité, les conduites vis-à-vis des individus originaux.

Remarquez qu'au commencement, les hommes n'aiment pas les hommes originaux. Un original est un individu qui n'est pas pareil aux autres hommes de son groupe, qui ne répète pas exactement leurs conduites dans des circonstances particulières. Les peuples primitifs exigeaient l'uniformité sociale, ils l'exigeaient dans tous les cas. Dans les sociétés primitives, un original provoque un sentiment de gêne, d'embarras et d'antipathie. On l'interprète presque toujours en rattachant son caractère à quelque divinité mystérieuse. C'est un caractère diabolique, c'est le démon qui agit en lui, et dans quelques cas rares, c'est un Dieu. Cet original, ou bien on va en faire un prophète, ou bien on va le brûler d'une manière quelconque ; c'est la règle qu'adoptaient tous les peuples primitifs.

Remarquez que nous en avons conservé quelque chose. Aujourd'hui encore, surtout chez les enfants et les jeunes gens, vous voyez facilement la haine de l'original. Les enfants d'autrefois ne pouvaient pas entendre un accent étranger sans rire. Il me semble que j'ai encore des souvenirs de ce genre dans ma jeunesse : un accent anglais ou allemand nous surprenait et nous paraissait quelque chose d'extravagant.

Nous avons déjà changé sur ce point. Vous savez que nous ne sommes guère étonnés, aujourd'hui, par les accents étrangers. Ils nous paraissent aussi intéressants et aussi naturels que d'avoir une chevelure brune ou blonde. Cela nous paraît un caractère de l'individu qui n'est pas déplaisant et ne provoque pas de colère. C'est qu'il y a eu un progrès dans nos conduites de l'originalité. Ce progrès s'est manifesté de différentes manières.

Il a paru, sur ce point, un article purement médical, qui se rattache à ces revues de psychanalyse dont je vous parlais. Cet article, de M. Edouard Pichon, est intitulé : « Adaptations réciproques de la société et des psychismes exceptionnels ».

L'auteur s'occupe surtout des psychismes exceptionnels, pathologiques et fait remarquer qu'autrefois, les populations détestaient les anormaux au point de vue mental. L'aliéné, l'épileptique, l'individu plus ou moins arriéré, étaient très mal vus et très mal compris. La société ne cherchait qu'à les supprimer ; on les tuait presque toujours, ou, quand les mœurs sont devenues plus douces, on les enfermait dans des prisons perpétuelles.

De nos jours, dit Edouard Pichon, il y a une tout autre conception de la société, c'est de rendre l'originalité assimilable. L'auteur emploie le mot incorporable et il l'applique à des individus qui ne le sont pas. Il y a tout un paragraphe sur ce qu'il appelle l'assimilation des inincorporables. Il y a des individus qui sont rebelles à notre société, à nos mœurs, à notre législation ; nous ne devons pas toujours les considérer comme des fous incurables. Nous devons avoir pour eux certaine indulgence, les tolérer dans la mesure du possible, les adapter, et tâcher de profiter de leur adaptation quand cela est possible. M. Pichon réserve pour des cas exceptionnels la suppression de l'individu, car il reste partisan de la peine de mort pour certains êtres tout à fait inincorporables.

Il y a un progrès sur ce point. Quand nous considérons les troubles névropathiques, nous avons infiniment plus d'indulgence qu'on n'en avait autrefois. Que ferait-on de la société aujourd'hui si l'on supprimait tous les névropathes ? Que resterait-il ? Pas grand'chose. Nous sommes obligés de les tolérer et de les rendre un peu adaptables, un peu incorporables dans la société.

De plus en plus, le problème se présente, à mon avis, sous une forme encore plus curieuse, quand nous considérons, non pas seulement les originaux inférieurs, pathologiques, mais les originaux supérieurs. Sur ce point, il y aurait une bien curieuse étude à faire. Il y a eu une époque, l'époque de Lombroso, par exemple, où on étudiait beaucoup ce qu'on appelait l'homme de génie. On tâchait de comprendre dans quelles conditions il se formait et on tâchait, autant que possible, de les reproduire et d'en faire le plus possible. Ce n'était pas très facile.

Je voudrais que l'on étudiât surtout la réaction que l'individu génial provoque chez les autres. Comment adoptons-nous aujourd'hui un homme de génie ? Oh ! pas très bien ; nous avons toujours de la peine à le tolérer. Les hommes de génie sont surtout adoptés après leur mort ; c'est une règle générale, mais il faut cependant les tolérer. De plus en plus, nous savons que ces individus, quelquefois un peu baroques, ne sont pas inutiles. On nous a appris qu'une société ne vit que par son élite. Il faut absolument qu'il y ait des hommes supérieurs aux autres, différents des autres, pour tâcher de la faire avancer. Tous nos progrès ont été des conséquences d'œuvres géniales. Revoyez, à ce propos, les études remarquables d'un ancien Professeur du Collège de France, M. Tarde. Vous savez tout ce qu'il a dit sur l'évolution et le progrès : qu'il ne se fait jamais par la généralité, qu'il ne se fait que par l'imitation d'un homme de génie. Et d'ailleurs, ici même, quand nous vous parlions des différentes étapes de la hiérarchie psychologique, j'avais l'habitude de vous dire : Nous savons qu'il y a deux étapes, une étape inférieure et une étape supérieure. Nous ne savons pas du tout comment passer de l'une à l'autre.

Il y a un animal de génie qui a inventé les actes suspensifs à côté des actes réflexes. Il y a un homme de génie qui a inventé l'ordre et qui en a tiré le langage. Mais comment l'a-t-il fait et qui est-ce ? Nous n'en savons rien du tout. Nous admettons donc qu'il y a toujours une création géniale, nous commençons à le savoir, ce qui fait que nous devenons un peu plus aimables avec l'homme de génie ; nous tâchons de ne pas le supprimer entièrement. On lui a fait la vie dure évidemment, parce qu'on n'aime pas les supériorités et parce qu'on a peur qu'il envahisse, mais on le laisse subsister ; il y a même des époques de grand danger dans lesquelles on l'appelle.

Pendant la guerre, il y a eu en France un fait psychologique extravagant : c'est un Ministère des Inventions. C'est un fait psychologique bien bizarre. Comment les inventions, qui sont des choses absolument irrégulières, qui sont en général livrées au hasard, qu'on ne peut pas prévoir, ont-elles été l'objet d'un ministère ? Un ministère c'est le comble de la bureaucratie, de l'organisation, de la répétition des actes. On a adapté les inventions aux mœurs communes. D'ailleurs, cela nous montre qu'il y a une part d'habitude et de répétition qui entoure même les inventions et les actes de l'homme de génie. Un acte comme une invention géniale n'est pas l'objet de la psychologie, c'est certain, car il ne peut pas se répéter par définition, mais il y a autour de lui une foule de conduites, de réactions, d'habitudes qui deviennenet régulières et qui peuvent être l'objet d'une science psychologique. Il y a dans les sciences psychologiques de la conduite vis-à-vis de l'acte d'invention, de la conduite vis-à-vis de l'homme de génie, conduite qui est très peu connue et qui nous échappe par certains côtés, mais que nous tâchons de récupérer.

Il est impossible, quand on fait cette énumération, de ne pas dire un mot d'un problème philosophique presque en dehors de la psychologie, mais qui prend une grande importance, de la même manière que l'acte d'invention et de génie. C'est le fameux problème de la liberté. Ce problème ne peut pas, pratiquement, être compris par une science quelconque. Toute espèce de science demande la répétition dans des conditions déterminées. Une science est fondée sur l'idée même de déterminisme. Les discussions indéfinies qui ont été faites sur ce point ne peuvent jamais aboutir. Une science ne peut pas admettre la liberté, c'est impossible. Si la liberté existe, elle sera en dehors de la science. Cela, personnellement, m'est égal, c'est même très possible. Mais ceux qui sont entêtés dans la conception d'une science universelle qui embrasse tout, ne peuvent jamais admettre une liberté.

La conception de la liberté a évolué comme la responsabilité, comme la conduite vis-à-vis de l'originalité. Le concept de liberté était autrefois un concept très simple : c'était le concept du mouvement libre. Si on vous attaque, les mains derrière le dos, vous n'avez pas la liberté de vos mains ; c'est simple. Si vous êtes un esclave que l'on fait travailler à force de coups, vous n'avez pas la liberté. Voilà ce qu'était la liberté autrefois. Elle se comprenait par la possibilité de certains mouvements opposés à l'impossibilité des mêmes mouvements. Elle avait donc autrefois une signification parfaitement intelligible.

L'idée de liberté a grandi de plus en plus quand il y a eu la pensée intérieure qui n'est pas surveillée comme les autres et qui a une certaine liberté par rapport aux autres. Nous ne pouvons pas dire tout haut de grosses sottises ou des inconvenances, on nous en empêche. Mais nous pouvons les penser tout bas et par conséquent nous nous jugeons libres.

C'est de cette manière qu'a été conçu pendant très longtemps le problème de la liberté de penser. La liberté de penser, c'est la pensée intérieure qui échappe à l'influence sociale et aux répressions sociales.

Puis le problème de la liberté a monté et est devenu de plus en plus embarrassant. La liberté consiste aujourd'hui dans une action qui n'est pas déterminée ou qui ne serait pas déterminée, qui par conséquent ne dépendrait pas du tout des précédentes, ne dépendrait pas des actes passés et ne dépendrait pas des hommes qui nous entourent. Il est trop évident que c'est une exception. La plupart de nos actions ne sont pas de ce genre-là. Nos actions tiennent compte de la société, des conditions physiologiques ; elles tiennent compte surtout des actes précédents.

Nous avons tout le temps insisté sur la notion de tendance. La notion de la tendance est une notion déterminée. Elle suppose qu'ue action qui a été faite plusieurs fois se répétera plus facilement qu'une autre et qu'il y a une disposition à la répéter. La notion de tendance, c'est le contraire de la notion de liberté.

Malgré ces difficultés, la notion de liberté se répand de plus en plus. Nous avons toujours l'idée que la liberté est possible ; nous croyons plus ou moins être libres, nous voulons que les autres le soient. Nous respectons la liberté d'autrui. Au fond ,que signifie ce respect de la liberté d'autrui et cette idée qu'on doit la respecter ?

C'est une allusion aux conduites précédentes vis-à-vis de l'acte d'invention et de l'acte génial. L'acte d'invention et, par définition même, la découverte du génie est une chose non déterminée. Nous n'avons pas trouvé le moyen de faire éclore des génies à chaque instant et nous ne savons pas ce qu'il faut mettre en jeu pour faire naître et pour faire agir l'homme de génie. Nous ne croyons pas qu'on puisse le déterminer. L'acte de liberté, c'est au fond un acte de génie, c'est une invention inattendue, indépendante de toutes les circonstances de notre vie.

Cette notion de l'acte de génie m'amène à une singulière réflexion. Vous avez vu combien tous les faits psychologiques ont une tendance, si je puis ainsi dire, à se démocratiser. Le fait psychologique était toujours au début un fait isolé ayant rapport à un homme déterminé. Le chef avait un nom propre et lui seul avait un nom propre. Ensuite, certains avaient une généalogie et eux seuls l'avaient, les rois, les princes seuls avaient leur histoire. On ne faisait pas d'histoire pour tout le monde. Nous avons défini la biographie : l'histoire du héros. Puis je vous ai fait remarquer que, peu à peu, nous sommes devenus plus ambitieux, nous nous sommes créé une biographie à chacun de nous, et, en somme, nous croyons chacun de nous être un héros. Le héros, qui était primitivement exceptionnel est devenu banal. Nous sommes tous des héros et nous avons tous notre histoire, notre biographie.

Je pense qu'aujourd'hui, nous avons élargi tout cela, nous l'avons transformé. De même que nous nous croyons tous un héros qui a une biographie, au fond du cœur, si nous cherchons bien, nous nous croyons tous un génie, tout au plus dirons-nous : un petit génie, mais nous nous croyons tous capables d'inventer quelque chose d'inouï, de très différent de ce qui s'est passé, nous croyons à la liberté. Notre liberté est au fond une généralisation de l'acte de génie que nous attribuons à chacun de nous. Du moment qu'on se croit une liberté, c'est qu'on se croit capable d'une invention extraordinaire.

On pourrait décrire un très grand nombre de transformations de ce genre qui se rattachent à l'idée du progrès, que nous avons précisée ici-même, il y a bien des années. Comment résumer tout cela ?

Je crois que nous évoluons vers une conception de la personnalité qui serait caractérisée par la liberté de chacun, par le fait d'être chacun de nous un personnage inventeur extraordinaire, original, avec un caractère spécial, différent des autres, avec une responsabilité propre. En un mot, nous donnons de plus en plus à la personnalité un caractère nouveau qui est son originalité irréductible.

Voyez l'évolution de nos pensées dans nos relations sociales des uns avec les autres. Je pourrais prendre un exemple de cette pensée, c'est l'idée singulière d'intimité. Beaucoup de personnes ont le rêve d'intimité. Etre intime avec quelqu'un, qu'est-ce que cela veut dire ?

Il est évident qu'il faut éliminer une foule de relations vulgaires. Autrefois, quand on parlait d'intimité, en particulier au XVIIe siècle, on disait qu'il s'agissait de conversations ou d'actes sexuels. C'est inexact. Il y a des individus qui peuvent avoir des relations sexuelles pendant trente ans sans avoir aucune espèce d'intimité. Il n'y a pas d'action usuelle, déterminée, toujours la même, qui amène l'intimité. La meilleure définition de l'intimité, c'est le fameux mot de Montaigne : « Parce que c'était lui, parce que c'était moi ». C'est une relation avec un individu qu ne peut exister avec aucun autre. Cet individu suprimé, nous n'avons plus la même relation avec un autre, tout est fini, tout est disparu.

La personnalité devient donc originale. De plus en plus, nous avons séparé les hommes les uns des autres. La personnalité, c'est non seulement l'unité de l'homme, l'unité individuelle, mais cette personnalité le sépare des autres. Séparation corporelle d'abord, de plus en plus nette, séparation sociale avec des sentiments particuliers qui l'isolent des autres, séparation par la hiérarchie sociale, parce qu'il occupe tel ou tel rang dans la société, et enfin séparation parce qu'il ne ressemble à personne. Il est absolument différent des autres. Nous marchons vers l'idéal de la personnalité qui est devenue quelque chose d'incomparable, de tout à fait spécial.

Cette notion échappe un peu à la psychologie, bien entendu. Elle s'y rattache encore par quelques liens comme tout à l'heure les idées de l'homme de génie et de l'invention se rattachaient un peu à la psychologie. L'intermédiaire entre les conduites psychologiques ordinaires et les conduites vis-à-vis de l'originalité individuelle, ce sont les phénomènes de mémoire et les phénomènes du temps.

En somme, ce qui a créé l'originalité, c'est le récit biographique. Les hommes se ressemblent si on ne prend que leur corps, dans l'espace, ils ont tous un cœur, des poumons, un estomac, ils se ressemblent physiquement. Ils se ressemblent moins si on les prend dans la société. Les relations sociales sont déjà de plus en plus différenciées. Si vous introduisez la mémoire, les hommes deviennent encore plus différents les uns des autres. Il y a dans le récit, le récit dans le temps, quelque chose d'incompréhensible, de tout à fait original, qui ne se retrouve pas chez les autres. La personnalité est devenue ainsi distincte parce qu'on y a introduit le temps. Nous arrivons à un moment où la personnalité d'un individu n'est plus une question de science, où elle est une question d'histoire.

Prenez par exemple la personnalité d'un grand personnage, Napoléon ou Louis XVI. Elle ne concerne plus les lois psychologiques. Il n'y a pas de loi psychologique s'appliquant à Napoléon ou à Louis XVI ; nous tombons dans l'histoire. Mais ici la psychologie s'arrête pour ainsi dire devant une conception nouvelle, celle de la réalité dans le temps, tout à fait différente des autres. La personnalité s'est édifiée de plus en plus dans le temps et dans l'espace, et partout elle a présenté le même caractère d'unification et de distinction.

Ce n'est pas tout que d'avoir vu l'évolution d'une notion. Presque inévitablement, notre esprit inquiet se pose une question bien émouvante, mais impossible à résoudre. Vous avez raconté, direz-vous, que la personnalité marche, qu'elle évolue, qu'elle est arrivée à tel degré. Eh bien dites-nous donc ce qu'elle deviendra demain. A-t-elle un avenir ?

Dans notre prochaine leçon, qui sera la dernière de ce cours sur la personnalité, je vous demanderai une permission, c'est de ne pas être tout à fait sérieux. Il est évident que si nous voulions conserver les expériences médicales, les expériences sociales même, je devrais m'arrêter ici et vous dire : « L'avenir de la personnalité ? Je n'en sais absolument rien ». Mais quand la science fait défaut, l'imagination et la rêverie restent encore, et si vous le voulez bien, nous consacrerons la dernière leçon à quelques rêveries sur l'avenir de la personnalité.

18 MARS 1929

XXV. — L'AVENIR DE LA PERSONNALITE

Dans la dernière leçon de nos cours, nous nous sommes permis quelquefois certaines réflexions sur les problèmes naturellement insolubles, qui forment la frontière de toute étude ; toute étude scientifique est limitée, elle a un domaine restreint, et à côté d'elles surgissent bien d'autres questions qui formeront l'objet de la science future ou qui resteront toujours insolubles.

Nous avons étudié la personnalité à un point de vue assez particulier, au point de vue de son évolution ; nous avons considéré la personnalité humaine comme une construction, une invention des hommes, dans laquelle il y avait un fondement, un point de départ naturel ; la vie, pour une raison quelconque, que nous ne connaissons pas du tout, s'écoule entre des êtres séparés les uns des autres. On peut la comparer à la pluie qui tombe : il y a un réservoir d'humidité, une vapeur d'eau qui forme peut-être une masse unique ; mais pour une raison particulière, mettez si vous voulez la résistance de l'air, la masse d'eau tombe sous forme de gouttelettes séparées. Eh bien, de même la vie se présente sous forme de gouttes séparées les unes des autres ; c'est là ce que donne la nature primitive. Les raisons pour lesquelles cela s'est passé ainsi sortent du domaine de la psychologie.

Sur ce fait de la subdivision de la vie en petits éléments distincts les uns des autres, s'est groupé, par suite du développement des actions puis de l'adaptation des êtres, tout un ensemble de conduites psychologiques qui ont donné naissance successivement aux différentes formes de la personnalité.

Nous avons traversé d'abord ce que nous appelons la phase du corps propre ; puis la phase des sentiments qui correspond à une espèce d'organisation de la personnalité dans l'espace. Nous avons vu la formation de l'individu, du personnage, du « moi », de la personne dans le milieu social. Plus tard, si on se place au point de vue du temps, on voit se faire petit à petit la construction de l'individualité, que nous avons étudiée dans la dernière leçon. Toutes ces constructions finissent par édifier un ensemble que nous appelons aujourd'hui notre personnalité.

Eh bien, toutes les études faites au point de vue de l'évolution, ont, si je ne me trompe, un caractère un peu triste, il y a toujours dans la considération de l'évolution quelque chose de triste et de fâcheux. Je m'en suis rendu compte encore dernièrement dans mon livre qui a paru sur les sentiments. J'ai décrit d'abord les sentiments comme une découverte très intéressante de la conduite humaine. La conduite humaine avait besoin de régulations et les sentiments ont mis de l'ordre dans les conduites et ont fait faire à l'humanité bien des progrès ; et puis, arrivé à un certain point, j'ai constaté que la description des sentiments présentait quelque chose d'assez surprenant : plus les hommes devenaient intelligents, plus les hommes arrivaient à un stade psychologique supérieur, plus les sentiments diminuaient et disparaissaient. Il est incontestable qu'un homme d'aujourd'hui, un homme adulte qui a passé quarante ans, a bien moins de sentiment qu'un individu sauvage, primitif ou bien qu'un enfant de l'âge de cinq ou six ans. Il y a des âges pour les sentiments, des âges pour les passions, et quand l'homme devient plus fort et plus élevé, tous ses sentiments diminuent. On peut même se demander si les sentiments n'ont pas une tendance à disparaître de plus en plus.

Nous avons étudié la foi démesurée des maniaques, des extatiques, et nous avons remarqué que ces états n'étaient pas bons, qu'ils n'étaient pas toujours désirables, et qu'en somme il y avait un état de calme avec suppression des grands sentiments, qui était souvent bien préférable. En résumé, les sentiments se sont présentés à nous comme ayant eu un commencement, par la nécessité de régler les réactions réflexes des êtres primitifs ; ils ont eu une apogée quand ils se sont développés, à l'époque des grandes passions ; et actuellement ils diminuent et tendent à disparaître. On peut très bien envisager une espèce de surhomme, comme disait Nietzche, chez lequel il y aurait plutôt du calme que des passions et des sentiments. Les sentiments semblent donc marcher graduellement vers une diminution, un anéantissement assez bizarres et au fond assez cruels.

Eh bien, quand on considère la personnalité comme une conduite, on ne peut pas résister à une idée qui vient à tout le monde et pourrait se formuler par ce mot simple et vulgaire : Et après ?

Après ce développement de la personne, après l'individualité, que va-t-il arriver ? Arrivera-t-il quelque chose ? Est-ce que l'évolution de la personnalité va s'arrêter à ce niveau ? Est-ce qu'elle va disparaître ou grandir encore ?

Ce problème, malheureusement, nous est posé d'une manière inévitable : il nous est posé par des événements naturels encore plus graves peut-être que la division de la vie en gouttelettes, il nous est posé par le phénomène physique de la mort. La mort, quand nous la considérons chez les autres — et nous évitons presque toujours d'y penser pour nous-même — la mort se présente comme une disparition de la personnalité. Et alors, que devient son évolution ? que devient la personnalité, et qu'est-il arrivé ?

C'est un problème évidemment bien insoluble qui se pose quand on contemple l'évolution de la personnalité. Je me garde bien de prétendre le résoudre.

Ce problème se présente à nous sous deux aspects et donnerait lieu, pour être traité sérieusement, à deux études différentes.

On peut considérer la personnalité en dehors de notre propre personne, en envisageant l'ensemble des êtres, de l'humanité. Quand nous avons parlé des sentiments, nous avons décrit l'évolution des sentiments dans la race humaine, mais nous avons évité, pour ainsi dire, de considérer ce qui se passe en nous. On peut considérer la personnalité à ce premier point de vue : d'une manière générale, qu'est-ce que la personnalité deviendra chez nos descendants, est-ce qu'ils continueront son évolution dans le même sens ? ou bien régressera-t-elle ? C'est la première question de sociologie et de psychologie générale sur l'avenir de la personnalité.

Et puis ensuite, avec beaucoup de précaution, il faut évidemment considérer un autre aspect de la question : il n'y a pas que la personnalité en général, la personnalité des autres et de l'humanité, il y a la nôtre. Que devient notre propre personnalité ? Que peut-on penser, ou du moins rêver, sur ce problème de la persistance de la personne ?

Ce sont deux aspects de la question que je voudrais signaler à vos réflexions. Je vous indiquerai la difficulté des problèmes, et c'est vous qui un jour arriverez à en trouver la solution.

D'abord si nous considérons la personnalité en dehors de nous, la personnalité en général, nous pouvons remarquer qu'elle a du bon, qu'elle a joué un grand rôle dans l'évolution, mais qu'elle a aussi des défauts. Par exemple, on peut constater, en particulier chez nous, en France, que la personnalité est extraordinairement développée ; elle est développée en France, je crois plus que dans les autres pays, et ce développement excessif de la personnalité entraîne avec lui les inconvénients de ce qu'on appelle l'individualisme. Chez nous, même dans les groupements sociaux, l'individu s'occupe de lui-même, parce qu'il essaie d'y jouer un rôle, parce qu'il aura une récompense quelconque ou qu'il évitera un danger. Il ne se préoccupe qu'accessoirement de la société dans laquelle il entre, il en profite dans la mesure où il peut en profiter, et c'est tout ; en somme il reste très individualiste, ce qui amène des jalousies formidables, des concurrences absolument déplorables et nuit au succès de la société elle-même. Supposez un travail pour lequel vous réunissez une vingtaine de personnes, ce travail ne réussira que si toutes les personnes collaborent ; pour cela il faut qu'il y en ait une qui soit le chef et d'autres les sujets ; il faut des gens qui fassent la basse besogne et d'autres les hautes besognes. Il y en a qui tireront vanité et profit de l'œuvre commune et d'autres qui resteront ignorés, inconnus, c'est inévitable.

Chez nous, c'est très difficile à organiser ; nous en avons la preuve dans la peine que nous avons à constituer ne serait-ce que les jeux sportifs par équipes, comme on le fait en Amérique et dans différents pays. Si en effet vous considérez d'autres pays, vous notez cette manie de la société ; les individus sont toujours groupés et quand ils sont groupés dans des sociétés quelconques, — car il y en a des milliers, sociétés de jeux, d'amusements, de travail ou de bénéfice — ils ont une espèce de fierté qui est la fierté de la société et non pas une fierté individuelle. Quelle que soit la besogne qu'ils aient à faire, humble ou belle, ils sont heureux du succès de l'ensemble et ne s'occupent pas de leur personnalité.

Je crois, sans exagérer, qu'il y dans certains pays étrangers beaucoup moins de concurrence, de jalousie, d'individualisme qu'en France où l'on est toujours prêt à arrêter son voisin et où on redoute énormément son succès. Il y a donc là une difficulté dans l'évolution de la personnalité, et on voit qu'à côté de l'individualisme naissent des formes de conduite qui ne sont pas les mêmes.

Pour vous rendre compte du changement de la personnalité, je voudrais que vous parcouriez un livre extrêmement remarquable à toutes sortes de points de vue, qui n'est pas précisément un livre de psychologie, mais de sociologie, l'ouvrage de M. André Siegfried : « Les Etats-Unis d'aujourd'hui » (1927). Cet ouvrage, écrit par un économiste, et qui donne des descriptions de l'industrie, du commerce américains, a une inspiration philosophique générale très intéressante. — J'ai conservé un peu les illusions de nos classiques et je tiens que dans un ouvrage quelconque on réunisse toujours deux qualités : la compétence technique et les idées philosophiques générales. Si l'une de ces qualités manque, on n'aboutit à rien, qu'à des choses sans valeur.

Or, ce qui m'a frappé, c'est que l'ouvrage de M. André Siegfried est d'un bout à l'autre inspiré par certaines conceptions philosophiques. Ces conceptions philosophiques sont extrêmement intéressantes, et même, pour nous, un peu surprenantes. L'auteur reste convaincu, après une longue étude de l'Amérique du Nord, que les Etats-Unis et toutes leurs conduites, aussi bien individuelles que pécuniaires ou commerciales, sont inspirés et dirigés par une question religieuse : c'est la religion qui a poussé l'Amérique et c'est la religion qui, aujourd'hui, est en train de la faire régresser.

Les idées qui inspirent cet ouvrage sont singulières : M. Siegfried soutient que l'Amérique a été bâtie toute entière par la religion anglaise puritaine, par le puritanisme protestant. Ce puritanisme protestant a pu se développer en Amérique pendant longtemps et avec succès pour des raisons historiques : c'est que l'immigration américaine qui a toujours joué un rôle énorme, se faisait surtout avec les pays du Nord de l'Europe, la Suède, la Norvège, le Danemark, l'Allemagne, l'Angleterre, la Hollande, et que cette immigration amenait des individus ayant une même religion, une même culture, qui par conséquent s'assimilaient très vite à l'Amérique. J'ai été frappé, au cours des nombreux voyages que j'ai faits, de l'assimilation extraordinairement rapide qui avait lieu, surtout avant la guerre ; c'était très surprenant. Les Américains s'amusaient à nous montrer ce qu'ils faisaient des petits enfants plus ou moins sauvages qui arrivaient : on commençait par les laver, les habiller proprement ; on les mettait sur des bancs, on les faisait chanter en anglais, quoiqu'ils ne comprissent rien, et les Américains nous disaient qu'au bout de six semaines, ces enfants seraient devenus des Américains parfaits.

Malheureusement, après la grande guerre, l'immigration qui ne demandait qu'à continuer a changé de caractère : l'immigration ne vient plus des mêmes pays, elle vient maintenant de la Pologne, de l'Asie Mineure, de la Turquie, de la Grèce, de pays étrangers au puritanisme protestant, et cette immigration a amené énormément d'éléments de religion différente, catholique ou israélite notamment. Ce qui a a créé aux Etats-Unis un malaise moral extrêmement curieux ; car, chose étrange, que M. Siegfried nous décrit longuement et dont il finit par nous convaincre, le protestantisme a été en Amérique un instrument de domination des esprits, et c'est le catholicisme qui vient apporter un instrument de libération et de lutte contre la domination.

En effet le puritanisme protestant, avec ses organisations rigides et sa satisfaction de soi-même, est arrivé à un résultat merveilleux au point de vue du progrès et du progrès indéfini. Je ne peux pas vous décrire longuement ce résultat. Il a notamment standardisé le travail humain ; les usines sont arrivées à leur maximum de production, tout homme est à sa place et n'a qu'une besogne à faire, toujours la même, la plus petite possible. Pour obtenir cela de l'homme et de l'ouvrier — car c'est assez pénible — on a usé d'un moyen frappant : c'est le confort. On lui a donné de hauts salaires, une organisation de la maison parfaite, toutes les jouissances et distractions possibles, mais toujours des distractions — comme dit M. Siegfried — absolument standardisées. Il faut qu'il se réjouisse de la même chose que tout le monde, du même cinéma, de la même musique ; il faut qu'il soit heureux parce qu'il peut prendre son bain tous les jours, il faut qu'il ait le goût du confort, toujours le même, absolument systématique, répandu partout.

Les populations qui viennent de l'Orient, en particulier les populations catholiques, n'ont pas toujours les mêmes idées ; ces populations sont imprégnées des idées individualistes, imprégénées de cette idée que nous ne sommes pas tous pareils, que chacun de nous a ses goûts, sa valeur, ses distractions habituelles, que chacun travaille un peu à sa manière, qu'il met de l'originalité dans son travail, qu'il veut avoir le droit d'inventer ; tout ouvrier, en un mot, se présente comme un artisan du Moyen-Age qui aime l'invention, qui met de l'orgueil dans sa besogne. D'où une lutte qui s'établit entre ces deux classes.

La conclusion qui se dégagerait n'est qu'à moitié désignée dans l'ouvrage de M. Siegrfried, c'est que, dans les Etats-Unis en particulier — je prends cet exemple qui pourrait se répéter de divers côtés — la personnalité humaine est en train d'évoluer, de se transformer. Sans doute il reste encore des personnalités avec nos manières de penser et je vous ai dit pour vous les faire comprendre que la personnalité telle que nous l'envisageons en France consiste à se considérer chacun comme un roi, comme un chef, à se considérer chacun comme un héros, comme un petit génie. Il reste encore des hommes de ce genre, ce sont les grands chefs, les grands fondateurs d'usines, les grands fondateurs d'entreprises, mais au-dessous d'eux il y a des populations énormes qui sont en train de perdre leur personnalité, en train de régresser, de perdre leur individualité : elles consentent à ne pas être originales, à ne pas être des génies ; c'est un recul en arrière, c'est une cessation du progrès, et je pourrais vous rappeler à ce propos cette idée qu'exprimait un professeur du Collège de France, M. Le Roy, quand il disait que l'évolution n'est pas terminée ; l'évolution paraît terminée dans les races humaines, parce que nous ne changeons plus de corps, mais une ère nouvelle apparaît quand on change d'esprit ; et M. Le Roy serait disposé à croire qu'il se forme une humanité nouvelle intérieure et extérieure. Est-ce possible ? Oui, si nous revenons à ces idées de société et de personnalité sociale dont je vous ai parlé.

Si une société se forme, ne fût-ce qu'une association de football, si une équipe est constituée, et si cette équipe essaie d'agir, de vivre dans son ensemble en se moquant des individus, en ne tenant pas compte de ces individus, elle tend à prendre une sorte d'existence personnelle. Il en est ainsi de toutes les sociétés aujourd'hui ; voyez le développement des sociétés, des syndicats, la formation des Chambres de députés, la formation des sociétés scientifiques, la création des différents groupements de nations. Vous voyez perpétuellement se former des sociétés nouvelles.

Permettez-moi de vous rappeler la grande rêverie de Shopenhauer qui disait : « La personnalité se développera, la personnalité passera à la terre entière ; la terre sera une personne, c'est la terre qui marchera, c'est la terre qui aura des organes ; quant à l'homme il sera une cellule de la terre. La personnalité envahira tout le globe terrestre et peut-être même tout le système solaire ; la personnalité changera et s'appliquera à des groupes de plus en plus étendus et en dehors de notre propre individualité ».

C'est une rêverie qui montre au moins une chose, c'est que la personnalité humaine n'est pas si puissante et si définitive qu'on est disposé à le croire. Même dans l'évolution de l'humanité qui l'a inventée, elle n'est pas sûre de grandir indéfiniment, elle peut décroître, se transformer, s'appliquer à autre chose et à ce moment, on nous oubliera, comme on oublie les ouvriers qui ont mis des briques dans un bâtiment ; on ne s'occupera que de la société, de la personnalité nouvelle. Voilà la conclusion assez triste que nous pouvons formuler sur l'évolution future de l'humanité en ce qui concerne la personnalité en général, la personnalité des autres.

Mais, direz-vous, ceci n'est pas extrêmement intéressant. Après tout, que nos petits neveux n'aient pas une personnalité, tant pis pour eux ; nous, nous en avons une, et nous en sommes heureux et fiers. Que devient notre propre individualité ?

Quand on aborde cette question qui est extrêmement dangereuse, il faut toujours prendre des précautions oratoires ; il faut toujours commencer par dire : il n'y a qu'une chose certaine, c'est que nous ne le savons pas, que notre science est très limitée, très étroite, qu'elle porte sur un temps particulier, les années pendant lesquelles nous vivons ; dès que nous sommes en dehors de ces limites, nous ne savons rien. Par conséquent, si par hasard vous savez quelque chose, si vos croyances, vos fois particulières vous donnent quelque lumière sur ces régions où nous nous perdons, il faut conserver soigneusement ce que vous savez. Il faut se pénétrer de cette idée qu'aucune discussion plus ou moins scientifique sur la question de l'immortalité de l'âme ne doit toucher aux croyances et aux fois particulières ; ces croyances sont parfois elles-mêmes une bénédiction, par conséquent, qu'on les conserve comme quelque chose de précieux, même si elles ne sont pas d'accord avec les rêveries philosophiques qui n'ont jamais beaucoup de fondement.

Cette précaution prise, revenons sur cette idée de ce qu'on appelle aujourd'hui l'immortalité de l'âme ou la vie future. Qu'est-ce que cette idée ? Que signifie-t-elle ? A-t-elle quelque valeur ? Est-ce qu'elle correspond à quelque interprétation que nous puissions comprendre ?

Une première remarque que je suis obligé de faire, c'est que nous nous trompons bien souvent sur l'origine d'une pareille idée. Nous avions peut-être une sorte de gloriole en disant que les religions spiritualistes et perfectionnées ont inventé l'immortalité de l'âme, que cette invention est un progrès dans l'évolution de l'esprit humain. Malheureusement je crois que ce n'est pas vrai. Les religions modernes qui se sont développées et ont amené des progrès, ont emprunté aux religions anciennes bien des choses, le christianisme en particulier. C'est un fait qui m'avait frappé autrefois à l'Ecole normale, il y a bien des années, le christianisme est imprégné des religions égyptiennes. J'ai étudié autrefois un personnage d'Egypte, Saint Clément d'Alexandrie, à la fois philosophe et érudit, s'occupant de questions variées. J'ai constaté que le christianisme a emprunté à la religion égyptienne la plupart des idées sur la vie future, le Purgatoire, le Paradis. Ces conceptions sont développées dans les religions égyptiennes avec une puissance tout à fait extraordinaire.

Vous pourrez vous en rendre compte en lisant un petit ouvrage qui vient de paraître sous le titre « Tout Ank Amon », par Mme G.-R. Tabouis (1928). Il est des plus intéressants et écrit d'une manière vivante et pittoresque.

D'ailleurs la religion égyptienne elle-même n'est pas responsable ; les études qu'on fait aujourd'hui sur les populations primitives le démontrent de mille manières. L'idée de survie après la mort, l'idée de conservation de quelque chose de l'individu est une des notions les plus primitives de l'humanité, c'est une vieille notion des peuplades sauvages. Vous n'avez qu'à lire les ouvrages de M. Lévy-Bruhl et de Durkheim sur la religion des peuples primitifs, vous verrez le rôle énorme qu'on donne à la survie de l'individu qui est mort. Cette survie est décrite de plus d'une manière et détermine même des phénomènes psychologiques très curieux, comme celui du double enterrement sur lequel je vous conseille de méditer.

On fait un enterrement à la mort d'un individu et quelque temps après, six mois ou un an, on fait une seconde cérémonie pour le faire mourir définitivement. Cela correspond à une évolution du souvenir du mort. Ces peuples primitifs se représentent toujours le mort comme vivant encore. Après la mort l'individu est quelquefois dangereux ou bienveillant, le plus souvent on le considère comme dangereux. L'individu peut persécuter les vivants, venir les écouter, les surveiller, il peut leur faire du mal. Il faut tâcher de le calmer, se défendre contre lui. C'est là une idée dominante dans toutes les religions primitives et dans toutes les mœurs des populations sauvages même en l'absence de véritable religion.

D'ailleurs cette idée n'est pas une découverte métaphysique, ce n'est pas une idée difficile à comprendre, il me semble qu'elle est banale, toute naturelle ; elle résulte de faits psychologiques élémentaires : elle résulte de la conservation des tendances. Un individu près de nous, un voisin, n'existe pour nous que par les conduites que nous avons à son égard, conduites de défense, d'affection ou de secours ; salutations diverses, appréciations de toutes espèces, classement dans la hiérarchie sociale ;

un individu n'existe que par les actions que nous faisons vis-à-vis de lui. Eh bien, ces actions, elles ont mis du temps à se former, elles ont commencé dans notre enfance, se sont perpétuées par l'habitude. Nous avons énormément d'habitudes vis-à-vis d'une personne qui vient de mourir, surtout d'une personne qui forme notre société, un de nos parents, de nos amis ; nous avons une foule de tendances vis-à-vis d'elle. Et la mort propose à ces populations primitives un problème abominablement difficile à accepter : la mort leur propose de renoncer subitement à toutes les tendances sociales vis-à-vis de cet individu. Elle dit : cet individu ne réapparaîtra plus, vous n'avez donc plus à vous préparer à saluer cet individu, il ne vous fera plus jamais ni bien ni mal, vous n'avez donc pas à vous défendre de lui, à lui rendre service. Mais, direz-vous, j'ai vis-à-vis de lui encore beaucoup d'habitudes, de tendances à lui parler, à l'interroger : il ne répondra plus jamais, c'est fini, arrêtez tout cela. Comment voulez-vous que toutes ces tendances s'arrêtent immédiatement ? C'est très difficile, et cela ne peut pas se faire au début.

La croyance à la perpétuation de la vie des morts est donc tout simplement l'exagération des anciennes tendances et des anciennes habitudes. Je vous ai raconté l'histoire de cette malade qui donnait des coups de poing et des coups de pied à la tombe de sa belle-mère, en proférant des injures. N'est-ce pas une forme de croyance à la vie future ? Elle continuait à se conduire vis-à-vis de sa belle-mère comme si elle était vivante, elle croyait donc à la permanence de la vie chez sa belle-mère. C'est une croyance naturelle. Je dirai presque que, si vous considérez les animaux, qui n'ont pas de jugement comme nous, ni de conduite intellectuelle, les animaux pratiquent la croyance à la vie future ; on a décrit maintes fois l'histoire des chiens qui pleurent leur maître, le cherchent partout, parce que, pour l'animal, comme pour les primitifs, le maître n'est pas mort, il est absent tout simplement.

L'idée d'immortalité est donc une vieille idée ayant son point de départ dans la conservation des tendances, une vieille idée naturelle qui existe chez les êtres vivants élémentaires et qui a régné pendant très longtemps.

Peu à peu il s'est fait dans l'humanité un certain progrès intellectuel, progrès intellectuel assez triste que nous avons longuement décrit sous le nom de conduites de la mort. J'ai essayé à plusieurs reprises de vous décrire des conduites particulières que les hommes ont peu à peu appris à faire vis-à-vis des morts, conduites spéciales dans lesquelles l'enterrement n'est qu'une partie, qu'un élément. Ces conduites sont très intéressantes ; leur caractère essentiel c'est la suppression des tendances primitives. Peu peu, les hommes ont fini par comprendre que les morts ne reviennent pas ; en fait, pratiquement, ils ne reviennent pas. Et comme nos conduites doivent s'adapter aux événements tels qu'ils sont sur la terre, il a fallu nous adapter à cette disparition, et pour cela ne pas conserver indéfiniment les mêmes tendances. Vous avez, vis-à-vis d'une personne, des habitudes acquises par des conduites très anciennes ; mais si cette personne est morte, plus vous conserverez vos habitudes, plus vous vous fatiguerez inutilement.

Les hommes ont appris la liquidation des conduites sociales, vis-à-vis des morts. Comme je vous l'ai dit, l'exemple le plus remarquable est la conduite de l'héritage. Rien de plus curieux au point de vue psychologique. L'héritage, c'est la négation de toutes les tendances relatives au respect de la propriété. Tant que la personne est vivante, vous admettez qu'elle ait des propriétés, vous rattachez à sa personne ses appartenances et vous respectez ses appartenances comme vous la respectez elle-même. Le lendemain de sa mort, on se précipite pour hériter, on ne respecte plus aucun de ses titres ; dans le cortège de l'enterrement on se dispute déjà la place qu'il occupait ; les parents, les amis, les connaissances, ne s'occupent plus que de prendre une partie de l'héritage ; on a supprimé le respect des appartenances.

Il en est ainsi de toutes les conduites. Un homme intelligent ne continue pas à avoir de la haine pour une personne qui est morte. Les idées de mort, les conduites vis-à-vis des morts sont venues détruire ces superstitions primitives et ces croyances à la perpétuité des morts. Plus les hommes sont devenus civilisés, plus cette idée de mort a grandi. Il en est résulté certaines luttes, certaines batailles entre les premières croyances à la perpétuité des morts et les conduites relatives à la disparition des morts. Ces deux idées ont lutté l'une contre l'autre ; la lutte a obligé les conduites à se transformer et, peu à peu, des idées primitives de persistance de la vie chez l'homme tout entier, sont sorties les idées d'immortalité religieuse, caractéristiques des temps modernes.

On a essayé de justifier cette croyance à la vie future, qui n'avait plus de raison d'être depuis la transformation des idées sur la mort.

La première raison qu'on en a donné est une raison morale. Sans doute, disent les religieux, vous ne devez pas conserver de haine pour un mort, sans doute vous ne devez pas conserver pour le mort de ressentiment personnel. Mais il y a les notions de justice, il y a le droit à la punition ou à la récompense : le mort s'est bien ou mal conduit, le crime réclame le châtiment ; or le mort n'a pas été suffisamment puni sur cette terre, par conséquent nous devons supposer l'existence de la vie future pour le punir : drôle d'idée, travail bien inutile. C'est le côté moral des idées relatives à l'immortalité.

En second lieu s'est produite une évolution plus curieuse encore, c'est qu'on n'a plus conservé l'homme tout entier, on n'en a conservé qu'un petit morceau. Nous savons très bien que l'homme tout entier ne reste pas et qu'il n'existe plus après la mort ; nous le croyons, nous le comprenons ; ce n'est pas tout l'homme qui persiste, ce n'est pas l'homme auquel nous sommes habitués avec son corps propre, son individualité ; c'est une partie spirituelle de lui, et nous retombons dans une étude faite il y a quelques années sur la notion d'esprit : les hommes qui vivent en société, qui ont des conduites les uns vis-à-vis des autres, peuvent avoir en outre une conduite secrète, une conduite de mensonge ; les hommes ont appris à faire des actes, à dire des paroles, à avoir des désirs en dedans d'eux-mêmes, sans que les voisins puissent l'apercevoir ; les hommes ont eu, peu à peu, une vie intérieure. Cette vie secrète, intérieure, a donné naissance à la conception de l'esprit, esprit qui n'est pas un être corporel, mais qui, cependant, peut jouer un rôle dans l'univers. C'est à cet esprit dégagé du corps qu'on a restreint l'idée primitive de la persistance des morts.

Le concept initial a donc subi une double évolution : d'abord raisons morales substituées aux habitudes et aux tendances, et en second lieu limitation de la persistance à l'esprit seul.

Sans doute ces idées sont très importantes et je les crois de première utilité ; il est bien probable que pendant des siècles et des siècles on n'a gouverné l'humanité que par la menace de l'enfer et il est peut-être bon de le conserver pour cet usage ; il n'y a pas d'hésitation sur ce point. Mais si l'on se place à un point de vue un peu désintéressé, scientifique, vraiment, ces idées sont-elles bien sérieuses ? Peut-on fonder sur elles des espoirs ou des interprétations de la survie de la personne ? Ce n'est pas bien démontré, et aujourd'hui les esprits s'orientent d'une autre manière.

La conception morale de la punition de l'homme est bizarre et bien peu intelligente. C'est une singulière idée de punir pendant l'éternité un homme fragile dont les actions ont été déterminées par mille influences héréditaires, mille influences du milieu qui l'entourait, par toutes sortes de suggestions. Jusqu'à quel point un individu est-il vraiment l'auteur responsable de ses actes ? C'est très difficile à déterminer. Il y a une liberté, nous l'avons dit, chez cet homme, mais cette liberté est minime à côté de la part énorme de déterminisme qui entraîne ses actes, à côté des habitudes et des passions. La punition pendant toute l'éternité n'a pas de sens ; d'ailleurs beaucoup de religions commencent à y renoncer.

La récompense pendant toute l'éternité n'a pas non plus beaucoup de sens et surtout, nous arrivons à cette triste constatation qu'on ne la comprend plus, on ne sait plus en quoi elle consiste. Je voudrais vous signaler un ouvrage de M. Bourdeau sur « La Vie future » (1904). M. Bourdeau a essayé de faire une enquête assez amusante. Il a voulu recueillir, exactement et avec érudition, toutes les croyances des différentes populations, des différents hommes, sur la vie future ; il a voulu montrer comment telle population, comment telle religion se représentaient la vie future. Son livre, qui est très important, qui a décrit des milliers de conceptions de la vie future, laisse une impression intermédiaire entre le rire et la tristesse ; le rire, parce que cela n'a pas le sens commun et que cette représentation de la vie des morts dans les nuages ou les souterrains ne signifie rien ; et puis, la tristesse, puisqu'il est pénible de voir à quoi ont abouti les hommes quand ils ont essayé interminablement de se représenter cette vie future ; on pourrait presque rappeler cette expression proverbiale : « bâiller comme un saint dans le Paradis ». Les hommes n'ont jamais su imaginer d'une façon satisfaisante ce qu'ils pourraient faire dans la vie future. En somme, de cette persistance de la vie sans aucune espèce de fonctions précises, il ne reste pas grand chose.

Si le côté moral est peu intelligent, le côté spirituel ne l'est pas beaucoup non plus. Cette conception de l'esprit indépendant du corps est bien arriérée. En réalité ce qu'on appelle spirituel, c'est une forme d'action ; or une forme d'action ne se comprend que par le mouvement ; si on supprime tout à fait l'action, il n'y a pas non plus de pensée ; la spiritualité, l'esprit, séparé complètement du corporel, est une notion vide, inexistante.

On a pourtant essayé de justifier autrement cette persistance des morts, on a essayé de la justifier et de la comprendre. Vous savez que pendant des siècles on a tenté de résoudre la question par l'expérience, par l'expérience spirite. J'espère que ceux qui ont suivi ces cours sont édifiés sur ce point : il n'y a malheureusement rien d'intéressant dans la religion spirite ou dans les expériences spirites, absolument rien. S'il y a quelque chose dans ces phénomènes, cela correspond à l'idée qu'exprimait M. Charles Richet : ce sont des phénomènes physiologiques peu connus, phénomènes physiologiques qui se passent chez un homme vivant, chez le médium lui-même. Toutes les invocations, de Socrate, de Gutenberg, etc., sont des plus puériles, ce sont des manifestations du sujet lui-même.

Cette évolution des religions, si curieuse, n'a donc pas résolu le problème ; elle nous laisse toujours en présence des mêmes difficultés, apparues dès le commencement des idées sur l'immortalité. Ces difficultés venaient de l'opposition entre la conduite de la mort et la persistance des tendances : contradiction absolument insoluble dans laquelle l'humanité s'est débattue perpétuellement.

Faut-il en conclure qu'il n'y a rien, que ces idées primitives ne correspondaient à rien ? C'est peu probable parce que tout a une raison au fond ; tout se transforme, la science nous présente des choses comme incompréhensibles à une époque, qui deviennent compréhensibles à une autre. N'oubliez pas ce mot si souvent répété : l'esprit humain, l'intelligence humaine ont un plafond très bas ; de même que les avions, ils ne peuvent pas dépasser certaines limites ; il y a des problèmes que nous ne comprenons pas, que nous ne pouvons pas résoudre, parce que notre capacité d'ascension est beaucoup trop faible.

Voyons un peu dans quel sens il faudrait orienter la spéculation philosophique pour donner une interprétation à ce que nous venons de dire.

Je vous reporte au cours que nous avons fait l'année dernière sur la mémoire et sur le temps. J'ai essayé de vous dire que la notion de temps était elle-même aussi difficile à comprendre, aussi incomplète que la notion de la personnalité. La notion de temps est une construction, exactement comme la notion de personnalité, construction imparfaite, toute relative à l'esprit humain ; et nous avons dit que, sous l'influence d'Einstein, cette conception était battue en brêche et se transformait complètement.

Il ne faut pas oublier que les problèmes relatifs à l'immortalité, à la survie de l'être humain, sont mal placés ; on met ces problèmes dans les études sur la personnalité et sur la morale et dans les études sur l'esprit, on les place dans ces chapitres de la philosophie : ce n'est pas leur place. Ces conceptions sur la durée sont des conceptions relatives à la notion du temps. Le temps présente beaucoup de mystères. Il en est un sur lequel nous avons insisté l'année dernière, c'est la différence entre la durée apparente et la durée réelle, que nous ne connaissons pas. Ce que nous appelons durée apparente, c'est une certaine conduite que nous avons adoptée, conduite qui ne s'applique qu'au temps présent, au temps qui marche. L'humanité a toujours vécu sur cette vieille conception : le temps est un mouvement perpétuel, le temps marche devant nous. « O temps, suspends ton vol ! » C'est ainsi que nous traduisons notre adaptation à la durée : nous n'avons pas changé, c'est le temps qui a changé. Cette idée d'un temps qui marche implique bien des conceptions curieuses. La plus bizarre de toutes c'est la destruction du passé : c'est le vieux dieu Chronos qui mange ses enfants. Cette imagination relative à l'existence des choses — que le monde n'existe que dans l'instant présent, que l'avenir n'existe pas, qu'il n'y a rien dans l'avenir, que c'est un trou, que le passé également est un trou, qu'il n'existe pas ; que tout a disparu du passé, qu'il n'existe que la seconde, le quart de seconde, l'instant présent — il est facile de dire d'avance que c'est probablement une absurdité. C'est quelque chose d'incompréhensible et qui est en opposition même avec les idées que nous avions émises précédemment, en opposition avec les conceptions relatives à la causalité et au déterminisme ; il est donc bien probable que c'est une conception fausse.

Il est probable qu'il faut renverser les termes. On dit : c'est le temps qui marche. Moi, je crois que le temps ne marche pas du tout, qu'il ne s'occupe pas de nous, qu'il n'existe pas sous la forme qu'on lui attribue. Le temps, objectivement, c'est une espèce d'étendue analogue à l'espace, c'est une espèce d'espace avec des propriétés un peu différentes. C'est un espace plus difficile à parcourir que l'espace ordinaire. Dans l'espace ordinaire, nous pouvons résoudre le problème par le mouvement de nos jambes. Dans le temps nous ne le pouvons pas ; nous avons beau nous déplacer, nous ne ferons pas que les marronniers soient actuellement en fleurs. Il y a donc probablement un temps extérieur ; il paraît changer, parce que c'est nous qui marchons, et la vie consiste probablement dans un mouvement de marche et de progression dans le temps. La plante pousse dans l'espace ; nous, nous marchons dans le temps. Ce qui caractérise ce mouvement dans le temps, c'est que nous ne pouvons pas le changer, ni le ralentir, ni l'accélérer ; nous sommes entraînés, tous à la même vitesse, par un mouvement que nous ne pouvons pas transformer.

De cette conception du temps il résulte une chose importante : ce que nous appelons le passé, ce que nous construisons comme passé, n'est pas forcément le néant, n'est pas forcément disparu, nous n'avons pas de preuve. Vous avez marché et dépassé le temps présent, vous n'y êtes plus, mais rien ne dit que ceux qui existaient à un moment n'existent pas encore. J'ai pris l'année la comparaison d'un train qui marche de Paris à Marseille, et qui jamais ne pourra revenir en arrière, qui jamais ne reviendra à Melun ou Fontainebleau ; or nous ne pouvons pas dire, alors qu'il a passé Fontainebleau, que Fontainebleau n'existe plus, qu'il a disparu. Pourquoi disons-nous que le mort n'existe plus, qu'il est anéanti ? Parce que nous ne savons pas revenir en arrière, nous ne savons pas reculer et nous disons que les hommes ont disparu, nous parlons des morts comme s'ils n'existaient pas. Il est probable que notre esprit a une courte vue, il est probable que le passé tout entier ne disparaît pas, il est probable qu'il subsiste. Seulement il faut avoir le courage d'élargir un peu notre conception de l'immortalité.

Je me souviens d'une discussion amusante d'un philosophe américain, William James, au cœur tendre, qui aimait beaucoup les animaux et ne pouvait pas se consoler de ce que l'immortalité fût réservée uniquement aux hommes. Il disait : un bon chien mérite aussi bien l'immortalité que moi et il proposait d'accorder l'immortalité même aux animaux. Il avait parfaitement raison : la persistance du passé pour un animal doit exister comme pour l'homme.

Tout ce qui a existé existe et dure dans un espace que nous ne comprenons pas, où ne pouvons pas aller. Plus tard, qu'arrivera-t-il ? Si les hommes ne se transforment pas, il resteront toujours les mêmes ; mais il se peut que les hommes soient capables de se transformer.

Je ne puis mieux faire que de vous citer à ce propos un passage de l'ouvrage admirable de E. Renan, « L'Avenir de la Science » (1848-1890-1925, page 99), passage superbe qui est le suivant :

« La vieille manière d'envisager l'immortalité est à mes yeux « un reste des conceptions du monde primitif et me semble aussi étroite « et aussi inacceptable que le Dieu anthropomorphique. L'homme, en « effet, n'est pas pour moi un composé de deux substances, c'est une « unité, une individualité résultante, un grand phénomène persistant, « une pensée prolongée. D'un autre côté, niez l'immortalité d'une « façon absolue, et aussitôt le monde devient pâle et triste. Or, il est « indubitable que le monde est beau au-delà de toute expression. Il « faut donc admettre que tout ce qui aura été sacrifié pour le progrès « se retrouvera au bout de l'infini, par une façon d'immortalité que « la science morale découvrira un jour, et qui sera à l'immortalité « fantastique du passé ce que le palais de Versailles est au château « de cartes d'un enfant. »

Et je voudrais vous signaler un autre ouvrage, peu connu, un ouvrage de Lacombe, cité dans un ouvrage de H. Berr sur « L'Histoire traditionnelle et la synthèse historique » (1921) :

« Ne pourrait-on pas, grâce à la science, à l'art, susciter dans le « germe, dans l'esprit porteur du germe jusqu'à des idées, des souvenirs « plus précis de son existence antérieure ? C'est sans doute une espérance « qui semblera bien chimérique... Mais y a-t-il des choses qui soient « chimériques définitivement et pour tout l'avenir ? »

« Bon espoir gît au fond », devise de Rabelais, je crois. Ici je « pense à faire mon chapitre d'espérance si hardie en l'avenir de « l'homme.

« Osez espérer tout, y compris l'immortalité, et l'espérer de votre « génie, de votre travail. Savoir et bonté. »

TABLE DES MATIÈRES

PREMIÈRE PARTIE

LA PERSONNALITÉ CORPORELLE

I. — Le problème de la personnalité 5
II. — La cénesthésie 16
III. — Le sens de l'attitude et de l'équilibre 28
IV. — Le corps propre 39
V. — La dépersonnalisation 52
VI. — Les sentiments fondamentaux 63
VII. — Le problème de la conscience 76
VIII. — La prise de conscience 88

DEUXIÈME PARTIE

LA PERSONNALITÉ SOCIALE

IX. — Les sentiments sociaux d'amour 101
X. — Les sentiments de haine 114
XI. — L'égoïsme et l'intérêt personnel 127
XII. — L'individuation 140
XIII. — Les possessions 153
XIV. — Les pouvoirs et la hiérarchie 165
XV. — Le personnage 177
XVI. — La valorisation sociale 189
XVII. — Les délires de valorisation 201
XVIII. — Les sentiments d'emprise 215
XIX. — Le moi, l'esprit 228
XX. — Les illusions de l'autisme 241

TROISIÈME PARTIE

LA PERSONNALITÉ TEMPORELLE

XXI. — Les somnambulismes 257
XXII. — Les doubles personnalités 271
XXIII. — La biographie de l'individu 285
XXIV. — L'individualité 299
XXV. — L'avenir de la personnalité 313

Psychanalyse et Civilisations
Série Trouvailles et Retrouvailles
dirigée par Jacques Chazaud

Renouer avec les grandes œuvres, les grands thèmes, les grands moments, les grands débats de la Psychopathologie, de la Psychologie, de la Psychanalyse, telle est la finalité de cette série qui entend maintenir l'exigence de préserver, dans ces provinces de la Culture et des Sciences Humaines, la trace des origines. Mais place sera également donnée à des Essais montrant, dans leur perspective historique, l'impact d'ouverture et le potentiel de développement des grandes doctrines qui, pour faire date, continuent de nous faire signe et nous donnent la ressource nécessaire pour affronter les problèmes présents et à venir.

Déjà parus

Ey-Lacan du dialogue au débat ou l'homme en question, M. CHARLES, 2004.
La spiritualité en perspectives, J. CHAZAUD (sous la dir.), 2004.
Psychanalyse des psychonévroses et des troubles de la sexualité, S. NACHT, 2004.
Humeur, passion, pulsions, J. GILLIBERT, 2004.
Les hallucinations, J. LHERMITTE, 2004.
Essai sur le syndrome psychologique de la catatonie, H. ELLENBERGER, 2004.
La notion d'ambivalence, J. BOUTONIER, 2004.
Les folies à éclipse, Maurice LEGRAIN, 2003.
Bourneville, la médecine mentale et l'enfance, J.GATEAUX-MENNECIER, 2003.
Traverses freudiennes, J. CHAZAUD, 2003.
L'acte manqué paranoïaque, D. DEVRESSE, 2003.
Cas atypiques, Corps marqués par délires et chiffres, David MALDAVSKY , 2003.
Les constitutions psychiques, R. ALLENDY, 2002.
La psycho-analyse, E. REGIS et A. HESNARD, 2002.
Psychologie analytique ert religion, R. HOSTIE, 2002.
Le patient absent de Jacques Lacan (L'innommable menace), P. LABORIE, 2002.

587938 - Novembre 2014
Achevé d'imprimer par

1livre.com
du rêve à la réalité !

Made in United States
Orlando, FL
04 November 2026

90204509R00184